心力衰竭的管理：外科卷

主编　Jai Raman（美）
主译　赵　强　朱　丹

上海科学技术出版社

图书在版编目(CIP)数据

心力衰竭的管理：外科卷/(美)拉曼(Raman,J.)主编；赵强，朱丹主译. —上海：上海科学技术出版社，2013.11
Management of Heart Failure：Surgical
ISBN 978-7-5478-1815-2

Ⅰ.①心… Ⅱ.①拉… ②赵… ③朱… Ⅲ.①心力衰竭—诊疗 Ⅳ.①R541.6

中国版本图书馆 CIP 数据核字(2013)第 125546 号

Translation from the English Language edition：
Management of Heart Failure，Volume 2：Surgical
by Jai Raman（Eds.）
© Springer-Verlag London Limited 2008
All Rights Reserved

上海世纪出版股份有限公司
上 海 科 学 技 术 出 版 社 出版、发行
(上海钦州南路 71 号　邮政编码 200235)
新华书店上海发行所经销
苏州望电印刷有限公司印刷
开本 787×1092　1/16　印张：20.25　插页：4
字数：450 千字
2013 年 11 月第 1 版　2013 年 11 月第 1 次印刷
ISBN 978-7-5478-1815-2/R・596
定价：168.00 元

本书如有缺页、错装或坏损等严重质量问题，
请向工厂联系调换

内容提要

本书由芝加哥大学 Jai Raman 教授主编,为《心力衰竭的管理:内科卷》的姊妹篇,系统阐述了心力衰竭的病理生理和外科治疗策略;心脏移植、OPCAB、二尖瓣修复、心室成形及机械辅助等多种技术在心力衰竭治疗中的应用;使用起搏器除颤装置、外科消融技术治疗心力衰竭中的心律失常;特殊情况心力衰竭如肺栓塞致右心衰竭和小儿心力衰竭的治疗;麻醉和围术期血流动力学管理;并概述了心力衰竭治疗的新技术。

本书为各编者多年临床经验的总结,是各级心脏外科医生难得的心力衰竭外科专业参考书,也可为心血管内科医生、麻醉医生和监护室医生的临床工作提供参考。

译者名单

主　译

赵　强　朱　丹

译　者

（上海交通大学医学院附属瑞金医院）

赵　强　朱　丹　陈安清　王　哲
陈海涛　孔　烨　刘　俊　周　健
蔡俊峰　瞿晓红　章剑锋　刘子雄
叶晓峰　李海清　刘祖赟　石　磊

主　审

赵　强

作者名单

Salim Aziz, M.D.
Clinical Professor of Surgery, George Washington University, Washington DC, USA

Emile A. Bacha, M.D.
Department of Cardiac Surgery, Children's Hospital Boston, Boston, MA, USA

Rinaldo Bellomo, M.D.
Department of Intensive Care and, Austin Hospital, Melbourne, VIC, Australia

James D. Bergin, M.D.
Department of Heart Failure and Heart Transplantation, University of Virginia Health Sciences Center, Charlottesville, VA, USA

Gabriele Bertoni, M.D.
Department of Cardiothoracic Surgery, John Radcliffe Hospital, Oxford, UK

Steven F. Bolling, M.D.
The University of Michigan, Section of Cardiac Surgery, Taubman Health Care Center, Ann Arbor, MI, USA

Gil Bolotin, M.D., Ph.D.
Department of Cardiac Surgery, Rambam Medical Center, Haifa, Israel

Mark A. Chaney, M.D.
Department of Anesthesia and Critical Care, University of Chicago, Chicago, IL, USA

Filippo Civaia, M.D.
MRI and CT Scan Department, Centre Cardiothoracique de Monaco, Monte-Carlo, Monaco

Vincent Dor, M.D.
Department of Thoracic and Cardiac Surgery, Centre Cardiothoracique de Monaco, Monte-Carlo, Monaco

Mercedes Dullum, M.D.
Department of Cardiothoracic Surgery, Vleveland Clinic Florida, Weston, FL, USA

A. Eker, M.D.
Department of Thoracic and Cardiac Surgery, Centre Cardiothoracique de Monaco, Monte-Carlo, Monaco

Patricia Gramling-Babb, M.D.
Chief of Cardiac Anesthesia, Jacksonville Medical Center, Jacksonville, Florida, FL, USA

Mahesh P. Gupta, Ph.D.
Department of Cardiac and Thoracic Surgery, The University of Chicago, Chicago, IL, USA

Hilton M. Hudson II, M.D.
Department of Cardiothoracic Surgery, Franciscan Physicians Hospital, Munster, IN, USA

Stuart W. Jamieson, M.B., F.R.C.S.
Division of Cardiothoracic Surgery, University of California San Diego Medical Center, San Diego, CA, USA

Valluvan Jeevanandam, M.D.

Department of Cardiothoracic Surgery, University of Chicago, Chicago, IL, USA

James K. Kirklin, M.D.
Surgery and Cardiothoracic Transplantation, University of Alabama at Birmingham, Birmingham, AL, USA

Bradley P. Knight, M.D.
Department of Cardiac Electrophysiology, University of Chicago, Chicago, IL, USA

Masashi Komeda, M.D., Ph.D.
Department of Cardiovascular Surgery, Graduate School of Medicine, Kyoto University, Kyoto, Japan

Irving L. Kron, M.D.
Department of Surgery, University of Virginia Health Sciences Center, Charlottesville, VA, USA

Murali Macherla, M.D.
Cardiothoracic Surgeon, Albuquerque, NM, USA

Michael M. Madani, M.D.
Department of Cardiothoracic Surgery, University of California, San Diego, CA, USA

J. G. Maessen, M.D.
Chief of Cardiothoracic Surgery, University of Maastricht, The Netherlands

Komeda Masashi
Department of Cardiovascular Surgery, Graduate School of Medicine, Kyoto University, Kyoto, Japan

David C. McGiffin, M.D.
Department of Surgery, University of Alabama at Birmingham, Birmingham, AL, USA

Francois Montiglio, M.D.
ICU of Cardiothoracic Surgery, Centre Cardiothoracique de Monaco, Monte-Carlo, Monaco

Patrick Murray, M.D.
Department of Medicine, Section of Nephrology, University of Chicago Hospitals, Chicago, IL, USA

Francis D. Pagani, M.D., Ph.D.
Department of Surgery, University of Michigan Medical Center, Ann Arbor, MI, USA

Benjamin B. Peeler, M.D.
Department of Surgery, University of Virginia Health Sciences Center, Charlottesville, VA, USA

Jai Raman, M.B.B.S., M.Med. (Syd), F.R.A.C.S., Ph.D. (Melb)
Department of Cardiac Surgery, University of Chicago, Chicago, IL, USA

Mohamed Saab, M.D.
Department of Thoracic and Cardiac Surgery, Centre Cardiothoracique de Monaco, Monte-Carlo, Monaco

Michael Sabatier, M.D.
Department of Thoracic and Cardiac Surgery, Centre Cardiothoracique de Monaco, Monte-Carlo, Monaco

R. Ramesh Singh M.B., BCh, A.F.R.C.S.I.
University of Virginia Health Sciences Center, Charlottesville, VA, USA

David Song, M.D.
Department of Plastic Surgery, University of Chicago, Chicago, IL, USA

Martinus T. Spoor, M.D.[†]
The University of Michigan, Section of Cardiac Surgery, Taubman Health Care Center, Ann Arbor, MI, USA

Yoshikazu Suzuki, M.D.
Section of Cardiac Surgery, Department of Surgery, University of Michigan Cardiovascular Center, Ann Arbor, MI, USA

Keiichi Tambara, M.D., Ph.D.
Department of Cardiovascular Surgery, Graduate School of Medicine, Kyoto University, Kyoto, Japan

Stephen Westaby
Department of Cardial Surgery, John Radcliffe Hospital, Oxford, UK

John Paul Williams, M.D.

原著前言

当我坐在这里思考心力衰竭领域的问题时，不断有活跃于历史舞台而默默无闻的无名英雄涌现于我的脑海，从移植协调员到康复治疗师，从心力衰竭内科医师到移植外科医师，从重症监护医师到移植药剂师，等等。尤其是最近发生在美国中西部的飞机失事中，密歇根大学的一支获取胸腔供体器官的整个团队失去了他们的生命，使得所有这些变得更有个人感情色彩。更加令人痛心的是，撰写了本书一个章节的 Martinus Spoor 医生，也在那次飞机失事中丧生。因此，谨用此书来纪念他以及更多像他一样不为众人所知的幕后英雄。

首先从心脏移植开始，虽然 Christiaan Barnard 于 1967 年获得心脏移植成功并在全世界范围内掀起了热潮，但是正是由于 Norman Shumway 等多年努力建立的这方面理论体系以及其他许多团队的工作，才使心脏移植逐步成熟。Vincent Dor 的工作同样不应为人忽视，我记得他在很多次会议上的发言，展示其几何左心室重建的疗效。经过大约 20 年的时间，人们从早期怀疑变成现在普遍接纳，正是因为像他这样的先驱者持之以恒，将他们的临床和科学观察紧密结合，为后人铺路垫石，这也促进了心力衰竭专科化的发展。如果还有人记得 19 世纪晚期 Billroth 宣称欲图在心脏上手术是有勇无谋而且是危险的，很难想像时至今日冠状动脉外科已成为 20 世纪末非常常规的外科手术。然而，由于血管成形和支架植入微创技术在临床应用越来越广泛，越来越多的患者从心肌梗死中存活，这些患者继而更关注他们的心血管风险和远期生存率改善。改善生存率的代价就是战胜不同程度的心力衰竭。现在，心力衰竭已成为发达国家住院治疗的最常见病因。心力衰竭的出现意味着下一步要开始考虑接受心脏移植和免疫抑制治疗。然而，使用其他方法和结合更佳药物治疗的延缓移植的技术，已经把这个专科变成多学科的学科群。我们有很多用于心力衰竭治疗的选择方法，从药物到再同步化特殊技术、静脉超滤、不停跳心脏手术等。

冠状动脉外科数量在下降，而且大多患者合并程度不一的心力衰竭和更多弥漫性病变，他们通常服用阿司匹林和波力维。因为生存者有各种或大或小的心血管事件，这些老患者需要反复住院和多次干预治疗，对健康提供者和服务者的合作提出了巨大挑战。

随着团队处理这类复杂患者的数量不断增加，从事于不知疲倦地改善这些严重患者疗效的无名英雄也越来越多。请记住，所有这些都是媒体不断聚焦的，如新的干细胞治疗、新的机器人手术、新的心力衰竭药物等，但很少有人注意到那些日常琐碎的事件，如心肌梗死或心脏手术后的心脏康复治疗，而这些可以显著改善心力衰竭患者的良好存活。几乎没有人知道操作心脏手术中心肺机或支持患者生命的大型心室辅助装置的灌注师的存在。团队合作从各个方面管理患者这一基本理念可以使多数这类患者成功康复。

由此我需要感谢世界各地的无名英雄，感谢他们和他们的成就。同时感谢所有对这本书作出贡献的人，本书是目前有关心力衰竭治疗的第一部专著（两册）。感谢 Springer 的编辑 Grant Weston，预见本书的出版"比一般风险要高"。毫无疑问，这两册书的内容需要改进和不断更新，但我们的目标是对心力衰竭综合治疗提供一个极佳的视角。

Jai Raman
美国芝加哥大学成人心脏外科主任、教授
2007 年 10 月

译者前言

心力衰竭是各类心脏疾病发展的最终结果和死亡原因，已成为心脏病学领域中最常见的疾病之一，也是治疗的难点，需要心脏内外科临床医生和研究工作者继续努力攻克的难题。医学进步一方面提高了疾病诊治的成功率，另一方面也增加了疾病由急性期进入慢性期的概率。随着社会老龄化，冠心病心肌梗死导致心力衰竭，药物治疗和介入治疗虽改善了缺血性心脏病患者的近远期生存率，但随之而来的残留心肌损害的逐步加重，心脏瓣膜病经手术治疗后残留右心和（或）左心功能不全，先天性心脏病经外科纠治后心室功能不全，非心源性疾病继发心功能不全等多种因素都增加了心力衰竭的发病率。心力衰竭在全球的发病率逐年增加，每年消耗大量的医疗资源和经费。现代科技进步促进了心力衰竭治疗的发展，使其不再是一个单纯的内科或者外科疾病，需要多学科综合治疗。

外科治疗心力衰竭和心脏外科的发展几乎同时起步，经过多年的发展，手术成功率和近远期疗效已明显提高。随着心力衰竭发病率的增高，外科医生仍面临进一步降低尤其是高危心力衰竭患者围术期死亡率和提高远期生存率的挑战。心脏移植是治疗心力衰竭的金标准，但供体匮乏限制了该技术的推广。在此背景下，外科医生充分了解各种技术，结合病情选择合适的方案对患者的预后有更重要的意义。

由芝加哥大学 Jai Raman 教授主编，全球多位著名专家共同编写的《心力衰竭的管理》一书分为内科卷和外科卷两册。外科卷系统阐述了心力衰竭的病理生理、外科治疗策略；心脏移植、OPCAB、二尖瓣修复、心室成形及机械辅助等多种技术在心力衰竭治疗中的应用；使用起搏器除颤装置、外科消融技术治疗心力衰竭中的心律失常；特殊情况心力衰竭如肺栓塞致右心衰竭和小儿心力衰竭的治疗；麻醉和围术期血流动力学管理；并概述了心力衰竭治疗的新技术。本书是各级心脏外科医生难得的心力衰竭外科专业参考书，也是心血管内科医生、麻醉医生和监护室医生十分有益的参考书。

根据笔者多年的临床经验和对本书的阅读理解,翻译此书以飨广大读者,以此推动我国心力衰竭外科的发展。本书的翻译是上海交通大学医学院附属瑞金医院心脏外科团队辛勤工作的成果,在此表示衷心感谢。由于经验和外语水平有限,在翻译过程中难免有错误之处,敬请广大读者批评指正。

赵 强 朱 丹

上海交通大学医学院附属瑞金医院

2013 年 1 月

目　录

1. 外科概况 ····· 1
2. 病理生理——临床表现和现代治疗 ····· 11
3. 外科治疗策略 ····· 25
4. 终末期心力衰竭：移植与非移植外科方法 ····· 44
5. 心脏移植治疗终末期心脏病 ····· 75
6. OPCAB治疗心力衰竭 ····· 101
7. 循环辅助作为心肌恢复或移植过渡 ····· 112
8. 左心室成形术治疗缺血性心肌病 ····· 138
9. 改良Dor法及其失败原因 ····· 153
10. 二尖瓣修复术 ····· 160
11. 永久性机械循环辅助装置终点治疗 ····· 180
12. 实用外科方法与技术 ····· 192
13. 室性心动过速导管和外科治疗 ····· 217
14. 心力衰竭患者房颤导管消融治疗 ····· 222
15. 房颤的外科治疗 ····· 226
16. 起搏器、除颤装置和术后心律失常的处理 ····· 234
17. 心室束缚、形态改变和心肌梗死限制 ····· 240
18. 其他技术处理特殊情况：肺动脉血栓内膜剥脱术治疗右心衰竭 ····· 252
19. 小儿心力衰竭的外科治疗和先天性心脏病引起的心力衰竭 ····· 263
20. 麻醉及血流动力学管理 ····· 270
21. 围术期及ICU处理，液体管理和肾功能支持 ····· 280
22. 新疗法和新起点 ····· 299

1. 外 科 概 况

Jai Raman

1.1 心力衰竭外科治疗的历史和发展

本章重点回顾心力衰竭外科治疗的早期历史，手术方式从二尖瓣手术，到左心室室壁瘤手术，再到心脏移植。在本章内，除了对心力衰竭的历史有一个简要概览外，还会提到目前心力衰竭外科治疗方面的新观点及新技术。

险症必需猛剂，否则无治（莎士比亚：《哈姆雷特》4.3.9）

历史上，首先提出心力衰竭概念的是 Sushruta，他是公元前 600 年古印度一位杰出的医学家和外科医师，他具体描述了现在称之为心力衰竭的症状，患者表现为呼吸困难、咳嗽、气促和水肿。在他的著作 Sushruta Samhita 里，他把这些症状看成是一个和"胆汁"——或者说循环体液——相联系的特殊器官系统的失调，并予以患者催吐剂、利尿剂和泻药作为治疗手段[1]。

1.2 西方传承

从医学的西方传承来看，Lancisi(1654 - 1720)为当代心脏病病理学奠定了基础。特别是他描述"心脏瘤样病变"，即现在所说的心脏扩大，并认识到颈静脉怒张是右心扩大的特殊病理表现。

Albertini(1672 - 1733)，波洛尼亚人，师从于杰出的内科医师 Malphigi。他是第一个认识到呼吸困难是心脏病一项重要症状的医师。Morgagni(1682 - 1777)，一名来自帕多瓦的解剖学教授，认识并从解剖上区分了两种心脏增大的主要类型，即心脏扩大和心脏肥大。他还推断出呼吸困难和哮喘可能是心源性的，并特别将这些症状和右心衰竭联系在一起。法国医师 Senac(1693 - 1770)最先论述了心脏病病因中炎症的重要性，并对由瓣膜关闭不全而造成的震颤做了描述。Laennec(1781 - 1826)在 1819 年发明了听诊器，他认为心脏扩大和肥大是最重要的心脏病变。William Stokes(1804 - 1878)则指出心肌的重要性，并分析了它与瓣膜病之间的联系[2]。

1.3 Frank-Starling 定律

1895 年，著名的德国医师 Otto Frank 证明了心脏充盈量及其大小对决定心肌收缩力的重要性。1915年,E. H. Starling在一项心肺实验中确凿地证实了前负荷和心脏充盈与心肌收缩力之间的关系,此即为"Starling心脏定律",也就是后来Frank-Starling曲线或关系的基础。Frank-Starling曲线是表示心脏大小和心肌收缩关系的曲线图[3]。这一曲线或者定律,是判定心室扩张的限度,以及判断心脏增大到一定程度时出现失代偿的最基本的理论依据。

现代医学对于心力衰竭治疗的重视一如往昔。过去数十年间,针对心力衰竭治疗的设备和外科技术均取得了很大的进步。然而,非心脏外科专业的医学界对此却知之甚少。心力衰竭常被认为是外科的终极前沿,但从心脏外科的发展历史来看,事实却并非如此。

心脏外科是一门相对新兴的外科专业,目前正处于不断进步的阶段。对于心脏,人们总是怀着极大的敬畏,伟大的维也纳外科医师Theodor Billroth在19世纪80年代称:试图对心脏动手术是有危险的。

欧洲历史中,第1例针对心力衰竭的外科手术是1814年左右由阿拉贡的Francisco Romero完成,他对1例利尿剂治疗无效的心包积液患者行心包引流术。同年,拿破仑皇家卫队的外科医师Dominique Larrey对1例表现为心脏压塞的外伤性心包积液患者行引流术。

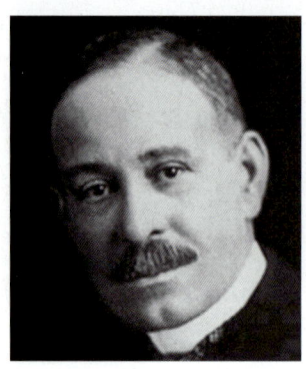

图 1.1　Daniel Hale Williams被认为是第一位修补心脏外伤的医师,Provident医院,芝加哥,1893年。

一名非洲裔美国外科医师Daniel Hale Williams在芝加哥大学校园附近创立了Provident医院。1893年,他首次为1例名为James Cornish的患者实施了心脏伤口修补手术。Daniel Hale Williams在6名黑人同事的帮助下将这位濒死患者抬进手术室,小心地沿第5肋骨切开,显露出仍然跳动的心脏和几乎是致命的伤口。Williams及其同事评估伤口后,缝合了位于心脏表面两条冠状动脉之间的一条较小却不整齐的伤口,并关闭心包。这一事件与本书有着莫大的关系。本书在芝加哥大学得以成书出版,而第1例重大心脏手术正是在该校一家附属医院进行的。更加鲜活的事实是,本书的两位作者都曾在这所大学任教(图1.1)。

同一时期,在欧洲有2例相似手术。1894年,Ansel Cappelen在挪威奥斯陆大学缝合了1例心室表面2 cm长的撕裂伤口,4天之后,这个患者最终伤重不治身亡。

1896年,法兰克福大学的Ludwig Rehn修补了1例较大的心脏外伤,而且患者获得存活,被认为是第一次成功的心脏修补。

20世纪最初的几十年决定了心脏外科的方向,特别是对风湿性二尖瓣狭窄导致的心力衰竭的治疗。

1.4　心脏外科的先驱

1902年,Lauder Brunton发表了著名的论文《初论手术治疗二尖瓣狭窄的可行性》,行文严谨而极富先见之明。Brunton爵士在伦敦St. Bartholomew医院任职时,对多种医疗器械进行了研究,以期使之能够用于穿过心室或心耳。他还提出应对瓣膜交界部而非瓣叶进行分离。尽管他的论述有大量的尸体解剖实验做依据,并颇富远见,这篇文章还是引来了一阵批评之声。主流心脏病学专家对此持怀疑态度,并认为二尖瓣狭窄的预后取决于心肌的状况而非二尖瓣口的大小。一百多年几乎没有任何改变!不幸的是,半个世纪之后,Brunton 的预测才得到证实。

大西洋彼岸的 Elliot Cutler,波士顿 Peter Bent Brigham 医院的一名医师,终日与各种切割工具打交道。1923 年 5 月 20 日,他对一名卧床不起的二尖瓣狭窄患者实施了手术,该患者之后存活了四年半的时间,但他当时并不能确定患者二尖瓣狭窄的改善程度。由于重点被放在了切开瓣膜而不是瓣膜交界上,之后进行的二尖瓣切开手术都以失败而告终。

1925 年 5 月 6 日,在 Brunton 的论文发表 23 年之后,Henry Souttar 以手指穿过左心耳,完成二尖瓣闭式分离。令他吃惊的是,术后出现二尖瓣反流。虽然如此,他依旧确立了闭式分离的原则。

1910 年,Alexis Carrel 在美国外科协会上报道了在芝加哥大学和纽约洛克菲勒研究院进行的实验。他描述了一种相对安全的方法:阻断腔静脉血流或阻断心脏血流,使得"切除二尖瓣或三尖瓣,或心内膜赘生物清除术变得可行"(图 1.2)。

历史上许多医师认为,Billroth 并非自执一词,人类心脏一直被视为外科医师的禁区器官。第二次世界大战引发了人们外科理念的诸多变化,面对着大规模伤病和苦痛的军医们,在抗生素、麻醉和输血方面取得了开创性的进展。

Dwight Harken 是一名年轻的美国外科军医,也是最早使用这些改良方法来治疗心脏疾患的外科医师之一(图 1.3)。Harken 的患者中,很多都是从欧洲前线撤回的年轻士兵,心脏中残存着弹片或者子弹,任由这些榴霰弹片留在体内是很危险的,而试图将它们取出则可能是致命的。在动物实验中,他尝试发明一种方法,使得他能够切开搏动的心脏,探入手指,找到弹片,并将之移除。最初的 14 个实验动物均死亡了;第 2 组的 14 个中,有一半存活;到了第 3 组,14 个里面只有 2 例死亡。Harken 将这一方法成功地应用到了患者身上,无死亡病例,从而证明了对人类实施心脏手术是可行的。

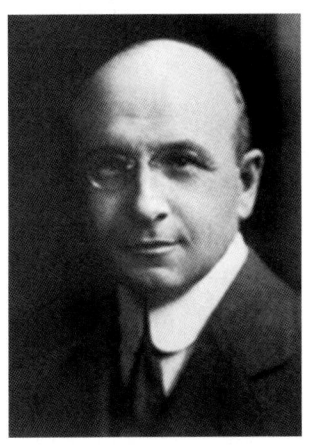

图 1.2 Alexis Carrel,心外科技术、血管吻合、移植技术的先驱。

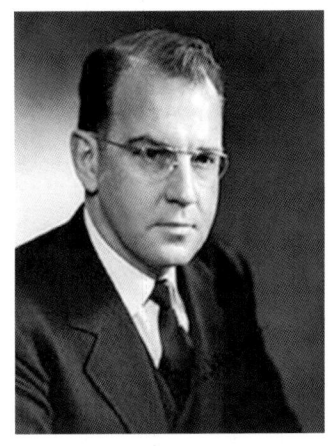

图 1.3 Dwight Harken,心胸外科先驱者。

时隔不久,外科医师们开始考虑 Harken 的这一方法可否用于心脏瓣膜病变。1947 年,

Harken 重复施行了 Cutler 手术，但患者死亡。1948 年，时隔几日，Harken 和费城的 Charles Bailey 医师分别发表了用瓣膜刀和特制的手术刀成功地施行了闭式二尖瓣交界扩张术。在大西洋彼岸，伦敦 Brompton 医院的 Russell Brock 运用 Souttar 的经左心耳手指闭式分离法，取得了良好疗效。巴黎的 Dubost 研发出一种可靠的机械扩张器，随后，1955 年南非的 Oswald Tubbs 对此做了进一步改进。以上即为治疗心力衰竭的瓣膜修复手术的早期演变历程——一项真正全球性的努力。通过这些努力，二尖瓣狭窄患者的痛苦和绝望得到极大缓解[4]。

在接下来的数年内，麻醉、体外循环、瓣膜置换术和心肌保护等领域都取得了令人瞩目的进步，进而促进了现代心脏外科的发展。

1.5 20 世纪心脏外科的发展

在心血管外科的发展中，Alexis Carrel 是一位富有创造力的探索者，他提出了许多先驱性的理念，从而使现代心脏外科手术以及包括心脏在内的其他实体器官移植成为可能[5]。他在芝加哥大学完成了大多数的早期研究，之后在纽约的洛克菲勒中心继续工作。然而，这样一位持之以恒的外科先驱，竟然连美国的行医执照都没有！足见其信念之真。

沿着 Carrel 的指引，许多团队和个人在心脏手术的各个方面不断取得进展。在加利福尼亚的斯坦福，Shumway 和同事们不知疲倦地工作以使心脏移植成为现实[6]。最终，得益于环孢素（环孢霉素 A）的采用，心脏移植获得成功[7]。

回顾充血性心力衰竭（congestive heart failure, CHF）其他外科治疗的发展历程，在 20 世纪 80 年代中期，巴黎的 Chachques 及其同事[8]利用一项非常有趣的发现，尝试骨骼肌转型来改善衰竭心脏的泵功能。在手术中患者的左侧背阔肌被取下，但保留其血管神经蒂的完整，然后将肌肉包裹心脏，经过 10 周左右的时间，转移后的背阔肌可逐步转变为抵抗疲劳状态。这项技术被称作动力性心肌成形术，该术式虽然在某些程度上可以缓解心力衰竭的症状，但因并发症严重而遭到质疑。此外肌肉转型需时过长，重症心力衰竭患者可能会因此而病情恶化。这种方法的作用机制大概是遏制心室的扩大。

Randas Batista 是来自巴西的一名极富魅力的外科医师，1997 年他因左心室减容手术而初次为世人瞩目[9]。尽管如今以他名字命名的手术方式已不经常使用，但是他向世界展示了扩大心室减容的重要性。Batista 手术可以减小心室壁张力，从而在短期内缓解病症。令人遗憾的是，大部分患者的心室扩大会复发，从而导致死亡或者需接受移植手术。

另外有一种技术也对充血性心力衰竭外科治疗产生了一定的影响。来自密西根安阿伯的 Steven Bolling 及其同事们认为，二尖瓣反流是许多心力衰竭失代偿患者的必然病程并有相应临床表现。这个小组主张采用激进的二尖瓣成形术，并在实践中取得了相当好的疗效[10]。

缺血性心脏病导致心力衰竭的患者中，患者通常有大面积的心肌瘢痕，有些心肌可能是运动异常，有些则是真正的室壁瘤。摩纳哥的 Vincent Dor 医师长期以来主张对有室壁瘤或心室节段运动异常的患者实施左心室重建手术[11]。这种技术改良了由 Denton Cooley 医师提出的室壁瘤线性修复术[12]。Cooley 本人后来对面积较大的室壁瘤也实施了补片修补技术[13]。

Dor 医师在 20 世纪 90 年代早期的工作表明,通过切除运动不协同的瘢痕组织,荷包缝合缩小室壁瘤颈部,植入补片关闭心室并减小其容积可以获得较好的疗效[14]。Jatene 关注室间隔的反常运动,也对改善这些重建手术的预后作出了贡献[15]。在澳大利亚墨尔本、美国芝加哥的医学中心,作者采用另一种改良 Dor 法也取得了令人鼓舞的结果[16]。具体是不采用荷包缝合,代之以一小片裁剪过的补片,这样可以使重建的心室更小、形态也更趋正常。来自克利夫兰诊所的 Patrick McCarthy 医师则采用另一种 Dor 改良术式[17],他采用一个大荷包缝合而不使用补片,结果也令人振奋。Yacoub 和其同事则研究用左心辅助来挽救衰竭的心脏[18]。

当然,最激动人心和令人瞩目的进展是第 1 例心脏移植手术的成功。尽管无数美国和欧洲的研究人员经过了数十年的辛勤工作和不懈努力,但第 1 例心脏移植手术却并不是在这些发现与进步的熔炉中淬炼出来的,而是发生在遥远的南半球。1967 年 12 月,南非 Groote Schuur 医院的 Christiaan Barnard 医师为一名中年男子进行了心脏移植。他将 1 名死于机动车辆事故的 23 岁女子的心脏植入了患者的胸腔,患者术后存活了 18 天,排异药物使他的身体变得虚弱,最终死于肺炎。第 2 例心脏移植手术由美国的 Adrian Kantrowitz 完成,患者只活了 6 小时。Barnard 医师的下一例心脏移植手术患者则存活了 18 个月。

这些心脏移植手术虽然很成功,但患者的存活时间很短,或死于排异,或死于感染。截至 1971 年,最初的 170 位接受心脏移植的患者中 146 人已经死亡。心脏移植受到了负面的评论,甚至是谴责。

只有一位外科医师——最近去世的 Norman Shumway 医师,坚持这种高风险外科手术。在整个 19 世纪 70 年代里,他建立了一个由科学家和医师组成的团队,以一种严谨、科学的方式来应对组织排异这个复杂的生物学难题。他发展了心内膜活检技术来监测排异,这项技术是在世界上另一个地方偶然发现的,却给 Shumway 带来了获益,不得不说上帝是公平的。

在挪威哈当厄尔峡湾的土地上生长的一种真菌能产生环孢素,它是一种钙调磷酸酶抑制剂。环孢素的使用可以革命性地抑制器官排异,同时不完全消除机体对外界感染的抵抗力。由此,全世界的医院又重新建立了心脏移植科,他们的患者也开始存活并且幸福地生活了。

1.6 充血性心力衰竭

1.6.1 简介

心力衰竭是一个被广泛应用的术语,既代表一个范围较广的疾病谱,又可以作为某些疾病的病因。然而,在所有的这些情况里,共同特点是由于某种程度的心肌衰竭而导致心脏不能有效工作[19]。因此,心力衰竭既可以是一个临床的定义,也可以是一个生理学的定义。

就充血性心力衰竭而言,与其说是一种疾病,不如说是一种临床综合征。充血性心力衰竭的特点包括:运动耐受力下降,生活质量较差,以及预期寿命缩短。高血压和瓣膜病一度是进行性心力衰竭最常见的原因。然而,随着人口老龄化,缺血性心脏病和心室舒张功能不全已经成为心力衰竭的重要病因。当心脏扩大时,心室壁张力也逐渐增大,Frank-Starling 曲线不再适用,心脏扩大使心脏需要消耗更多的能量以泵出同等量的血液,从而维持和心脏扩张前同样的心排血量。从生理学上讲,与心肌衰竭不同,心脏泵功能衰竭是指整体上的心力衰竭,而心肌衰竭则表示心肌收缩力的减退[20]。一种有效定义心力衰竭的方法是,在心脏静脉回流正常情况下,当血管充盈压正常时,若心脏不能泵出足够血液来满足机体的代谢需要,此种情况可称为心力衰竭。

1.7 简要概括

总体来看,心力衰竭患者的存活率与心肌衰竭的程度相关,而他们的症状则更多地与充血性心力衰竭及其代偿机制有关。大多数心力衰竭患者的心脏是增大的,从专业角度来讲是心室扩大。心室扩大通常是一个病情不稳定的进行性过程,病程中患者易出现心脏性猝死。White在他的一份里程碑式的论文里,证明了心室容积是决定心肌梗死患者存活年限的主要因素。导致整体心脏泵功能衰竭的原因有很多,见表1.1。

表1.1　心力衰竭的常见原因[21]

冠心病	肥厚型心肌病
病因未明的扩张型心肌病	限制型心肌病
病因明确的扩张型心肌病	心包疾病
● 高血压	肺动脉高压
● 毒物	先天性心脏病
● 病毒	高心排血量状态
● 寄生虫	未控制的心动过速
瓣膜狭窄或关闭不全,伴或不伴左心功能不全	

心力衰竭病因及发病机制的复杂多样性,使得对该领域的研究较为困难。大型动物模型的缺乏进一步阻碍了研究的深入,这些动物既要适合于对人类心力衰竭的研究,又要可靠、稳定、易于重复,以便进行长期的研究。

尽管其他心血管领域已经取得长足发展,充血性心力衰竭仍是唯一一个患病率在增加的心血管疾患。据报道,在美国和其他工业化国家,充血性心力衰竭是65岁以上住院患者最常见的原因,并因其是导致人们患病和死亡的首要原因而凸显。虽然在改善患者症状和降低死亡率上已经取得了显著进展,然而据有关研究发现,充血性心力衰竭患者被认为是"注定要承受某种程度的残疾并且终将因此病而死亡"[22]。

1.8 问题的严重性

美国心脏协会报道指出美国有超过500万人有充血性心力衰竭,而且每年有至少550 000个新增病例。2001年美国有650万个住院日与充血性心力衰竭相关,同年有53 000例死亡以充血性心力衰竭为主要诊断。同一时期,曾经接受住院治疗的心力衰竭患者的门诊次数也达1 200万~1 500万人次[23]。1995年美国卫生保健支出中因心力衰竭而导致的费用超过了100亿美元[23,24]。对支出进行进一步分析,同时检查了联邦医院和非联邦医院的花费,揭示1994年美国治疗心力衰竭的总开支超过了400亿美元[25]。

过去20年里,虽然缺血性心脏病的治疗方法得到不断优化和进展,但针对心力衰竭的治疗仅仅稍有改进。从45岁到75岁,心力衰竭的发病率每10年就翻1倍。在新近诊断为充血性心力衰竭的患者中,第1年死亡率为34%,82%的患者在诊断后6年内死亡。在明确诊断后的第2~6年里,与充血性心力衰竭相关的死亡率是普通人群的4~8倍。此类病症中,症状的恶化并不总是死亡的前兆。44%充血性心力衰竭患者的死亡是突发的,没有预先的征兆。此类患者群体的猝死率是普通人群的5倍[26]。

1.9 发病率和患病率

澳大利亚充血性心力衰竭的发病人数估算是300 000人,即占总人口的1%~2%。在美国,发病率的数据是在由国立心肺血管研究所赞助的在马萨诸塞州弗莱明翰进行的一项研究的基础上估算的。充血性心力衰竭的发病率男女相当,65岁以后年发病率接近10/1 000。心肌梗死患者的心力衰竭发病率是无心肌梗死患者的5倍。充血性心力衰竭在美国是住院的首要原因。

同样,澳大利亚尚无确切的发病数据,但可根据美国的数据粗略地推算。澳大利亚卫生和福利研究院估算心力衰竭占心血管疾病死亡病例的5%,占所有心血管疾病入院病例的10%。但是,65岁以上的患者因心力衰竭入院达86%[27]。

大概有500万美国人患有充血性心力衰竭,这个数据里男女患病率相当。40~59岁的人群中,充血性心力衰竭的患病率是2%,60~69岁患病率>5%,而70岁以上的人群中患病率为10%。在过去的20年里,随着人口老龄化,充血性心力衰竭的发病率也在稳定地增长[24](图1.4)。

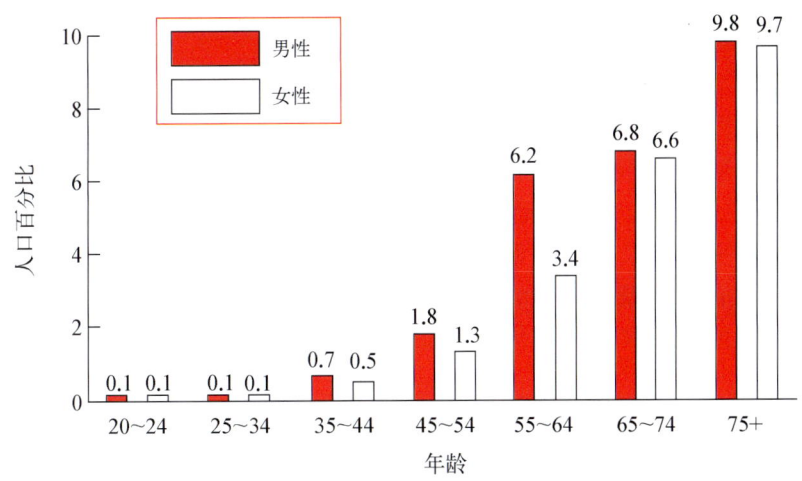

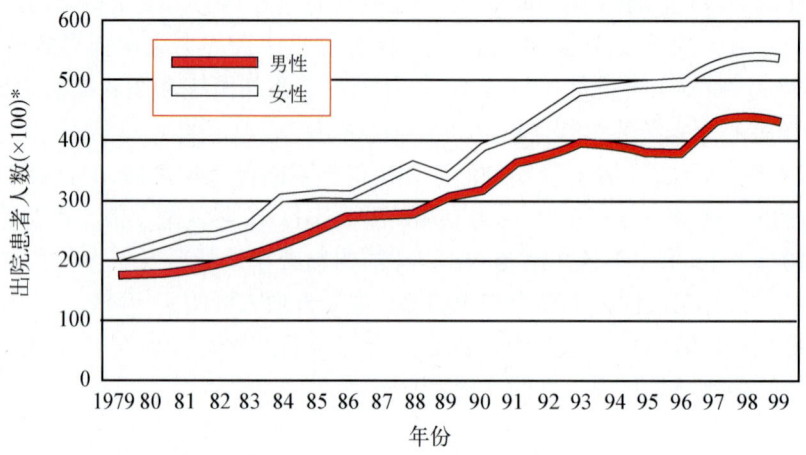

图 1.4 心力衰竭的患病率和慢性心力衰竭的出院数。＊出院患者中包括存活患者和死亡患者。来源：疾病控制中心/国家卫生统计中心和美国心脏协会。

1.10 疾病进程和现有治疗方法

起病初，心脏通过加快心率进行代偿——这导致心肌细胞肥大——同时相应于负荷心脏也开始扩大。然而，最终当这些代偿机制失效时，心脏持续性扩大。在一段不定的时期内，心脏可以持续地扩大而没有临床症状，结果导致患者可能相当晚才表现出症状，而此时其心脏已经出现了一定程度的不可逆性扩大[25]。临床症状的严重程度取决于疾病的临床分级、代偿或失代偿的水平、心力衰竭的原因，以及诱使心力衰竭加重的因素，如肺部感染或者突然的液体超负荷。大多数患者可通过药物来控制疾病，它们能帮助缓解症状但不能从根本上阻止疾病的进展。患者通常联合应用多种药物，或称为"鸡尾酒"疗法，这些药物需要小心地监测并需经常调整。除了控制症状，有些药物有明显副作用。然而，对于进行性心肌扩大，药物是无效的，唯一的解决方案是外科手术[28]。

治疗终末期心力衰竭的金标准是原位心脏移植。这是一项昂贵的治疗方法，并且受到供体器官严重缺乏的限制。移植后的患者必须终身坚持免疫抑制治疗，这会导致感染、排异和移植物动脉硬化的风险。

一些其他的手术方案，如冠状动脉旁路移植术、动力性心肌重建术、二尖瓣成形和左心室减容手术，手术结果并不一致，成功率也不相同。对大面积心肌梗死导致心肌运动异常的患者，左心室室壁瘤修复或梗死病灶隔离术是一种有效的技术。除了这些方法，尚没有出现其他的手术方案来治疗充血性心力衰竭。因此，这是一个等待着新技术出现的领域。

下个章节讨论心力衰竭的病理生理、临床表现和治疗，是本书其他章节逐步深入的基础。

记忆要点

> ➤ 第 1 例有记录的心脏外伤成功修复是 1893 年由 Daniel Hale Williams 医师在芝加哥 Provident 医院施行的
> ➤ 很多基础知识和技术进步是建立在 1904~1912 年之间 Alexis Carrel 医师在芝加哥和纽约进行的开拓性工作的基础之上的
> ➤ 现代心力衰竭外科治疗从治疗二尖瓣疾病开始
> ➤ 然而,继心脏移植成功之后,心力衰竭外科治疗成为一个更新的前沿学科
> ➤ 心力衰竭是发达国家最常见的住院原因和入院诊断
> ➤ 目前,针对心力衰竭已经有一些可以施行的术式,并且效果良好

参 考 文 献

1. Bhishagratna KL. Sushruta Samhita [in English]. Vol. 1. Varanasi, India: Chowkhamba Sanskrit Series Office; 1991.
2. Moon RO. Heart disease. In: Bett WR, ed. A Short History of Some Common Diseases. Oxford University Press, Oxford, UK; 1934: 109 - 114.
3. West JB, ed. Best and Taylor's Physiological Basis of Medical Practice. 12th edn. Williams & Wilkins, Philadelphia, PA; 1990: 227.
4. Shumacker HB. The Evolution of Cardiac Surgery. Bloomington, Indiana: Indiana University Press; 1992.
5. Garrion FH. An Introduction to the History of Medicine. 4th edn. WB Saunders, Philadelphia, PA; 1960: 733 - 734.
6. Lower RR, Dong EJ, Shumway NE. Long-term survival of cardiac homografts. Surgery. 1965; 58: 110.
7. Borel JF, Feurer C, Gubler HU, Stahelin H. Biological effects of cyclosporine A: A new lymphocytotoxic agent. Agents Actions. 1976; 6: 468.
8. Chachques JC, Grandjean PA, Tomassi JJ, et al. Dynamic cardiomyoplasty — A new approach to assist chronic myocardial failure. Life Support Syst. 1987; 5: 323 - 326.
9. Batista RJV, Santos JLV, Takeshita N, et al. Partial left ventriculectomy to improve left ventricular function in end-stage heart disease. J Card Surg. 1996; 11: 96 - 97.
10. Bach DS, Bolling SF. Early improvement in congestive heart failure after correction of secondary mitral regurgitation in end-stage cardiomyopathy. Am Heart J. 1995; 129: 1165 - 1170.
11. Dor V, Saab M, Coste P, Kornaszewski M, Montiglio F. Left ventricular aneurysm: A new surgical approach. J Thorac Cardiovasc Surg. 1989; 97: 11 - 19.
12. Cooley AD, Collins HA, Morris GC, Chapman DW. Ventricular aneurysm after myocardial infarction: Surgical excision with use of temporary cardiopulmonary bypass. JAMA. 1958; 167: 557 - 560.
13. Cooley DA. Repair of post-infarction aneurysm of the left ventricle. In: Cooley DA, ed. Cardiac Surgery: State of the Art Reviews. Vol. 4, No. 2. Philadelphia: Handley and Belfus; 1990: 309.
14. Dor V, Sabatier M, DiDonato M, et al. Efficacy of endo-ventricular patch plasty in large post infarction akinetic scars and severe left ventricular dysfunction: Comparison with a series of large dyskinetic scars. J Thorac Cardiovasc Surg. 1998; 116: 50 - 59.
15. Jatene AD. Left ventricular aneurysmectomy. J Thorac Cardiovasc Surg. 1985; 89: 321 - 331.
16. Raman JS, Sakaguchi G, Buxton BF. Outcome of geometric endo-ventricular repair in impaired left ventricular function,

Ann Thorac Surg. 2000; 70: 1127-1129.

17. McCarthy PM, Young JB, Starling RC, et al. Anterior infarct exclusion surgery for ischemic cardiomyopathy. Circulation. 1999; 100(18, suppl I): 514.

18. Suzuki K, Murtuza B, Suzuki N, Smolenski RT, Yacoub MH. Intra-coronary infusion of skeletal myoblasts improves cardiac function in doxorubicin induced heart failure. Circulation. 2001; 104(12, suppl I): I213-I217.

19. Ross J Jr. Assessment of cardiac function and myocardial contractility. In: Hurst's "The Heart." 8th edn. McGraw Hill, New York, 1994: chap 23.

20. White HD, Norris RM, Brown MA, Brandt PWT, Whitlock RML, Wild CJ. Left ventricular end-systolic volume as the major determinant of survival after recovery from myocardial infarction. Circulation. 1987; 76: 44-51.

21. Packer M. Treatment of congestive heart failure. In: Willerson JT, ed. Treatment of Heart Diseases. Gower Medical Publishing, London, New York; 1992: chap 2.

22. Guidelines for the evaluation and management of heart failure. Report of the American College of Cardiology/American Heart Association Task Force on Practice Guidelines (Committee on Evaluation and Management of Heart Failure). Circulation. 1995; 92: 2764-2784.

23. AHA-ACC Practice guidelines on the management of heart failure. 2005.

24. Parmley WW. Cost-effective management of heart failure. Clin Cardiol. 1996; 19: 240-242.

25. Linzbach AJ. Heart failure from the point of view of quantitative anatomy. Am J Cardiol. 1960; 5: 370-382.

26. O'Connell JB, Bristow MR. Economic impact of heart failure in the United Sates: Time for a different approach. J Heart Lung Transplant. 1994; 13: S107-S112.

27. Australian Institute of Health & Welfare. Heart failure. 2003: Available at: http://www.aihw.gov.au/cvd/majordiseases/heartfailure.

28. Faulkner S, Stoney W, Alford W, et al. Ischemic cardiomyopathy: Medical versus surgical treatment. J Thorac Cardiovasc Surg. 1977; 74: 77-82.

2. 病理生理——临床表现和现代治疗

Mahesh P. Gupta，Jai Raman

2.1 病理生理

著名生物学及医学作家 Lewis Thomas 在 1983 年发表的《人造心脏》文中指出：

> 我们并未真正地完全理解心肌病的潜在机制，对在其他常见心脏病中引起心肌或者瓣膜功能丧失的生化反应也知之甚少。然而，已有的线索已经足够激发起许多基础研究人员的热情，以寻求这些引人入胜的问题的答案。麻烦的是，许多好的问题最终会引申出预防的问题，例如衰竭心肌的代谢和固有的病理改变，营养、病毒感染、凝血异常、血压过高、生活方式和其他未知因素的影响，而这些问题是长期存在的，完成这些研究需要付出无法估计的时间。我们既不能预测特定研究方向的结果，因为不管科学研究给出什么样的结果，都是新的进展；我们也不能保证研究结果是否具有价值。但是，我们可以确信，如果不进行这些研究，我们将永远面临和沉陷于无法承受的高昂医疗开支、迷惑的伦理学问题、技术半途而废的尴尬境地[1]。

16 年后，Willerson 在一篇关于心力衰竭的编者按中写道："尚未阐明的是，在初次损伤之后是什么导致了心力衰竭的进展，我们如何进行干预。"[2]

为了更全面地了解充血性心力衰竭心室束缚治疗的机制，非常有必要全面掌握这一常见心脏疾病的病理生理学知识。本章将从生物化学、分子学或细胞学水平，更多地在系统水平来探讨充血性心力衰竭的病程进展。

2.1.1 心力衰竭的始发

心肌的原发损伤或者受损有时是亚临床的，因此仅有一小部分患者立即发生心力衰竭症状，这些损伤在经过数月或数年之后导致慢性充血性心力衰竭。启动充血性心力衰竭主要有三方面的因素：
- 原发性心肌损伤；
- 单个(特别是左心室)或双心室负荷异常；
- 外界因素作用于心脏。

超过半数的原发性心肌损伤是由于心肌缺氧和(或)心肌梗死导致缺血性心脏病[3]。心肌损伤导致心力衰竭也由自身免疫反应、感染、代谢损伤以及毒性反应引起[4]。特发性扩张型心肌病可能归咎于自身免疫抗体作用于心肌细胞上的抗原。这类患者可通过免疫调节治疗获得改善[5]。毒素及代谢问题包括乙醇(酒精)的毒性及甲状腺功能亢进。

异常负荷作用于心肌可能是由于长期压力负荷过重(例如体循环动脉高血压)或者容量负荷过重(例如主动脉瓣及二尖瓣反流)。

导致心力衰竭的外部原因包括缩窄性心包炎、心动过速,由于严重贫血或大的动静脉瘘或分流可导致高排低阻性心力衰竭。

2.1.2 心力衰竭的进展

心力衰竭发生和发展过程中的潜在机制包括原发损害后导致的心室重构。正常心肌细胞代谢过程中建立了一个破坏性的恶性循环,导致心肌细胞肥大及纤维化,这一导致心室超微结构改变的渐进过程称为重构。重构的发生起初是一种改善心功能的适应性反应,不幸的是,长时间的反应就产生负面效应和异常适应性改变[6]。

2.1.3 分子及细胞学基础

多种因素在细胞水平作用于心室。例如,体循环动脉压力过高激活在成人体内通常是静止的胚胎生长因子,这些因子加速蛋白质合成及肌细胞生长,最终导致心室肥大[7]。舒张功能不全进展为收缩功能不全,最终发展成巨大、扩张、收缩功能严重低下的心室。

心肌梗死是另一个诱发心室重构的导火索。不可逆性心肌损伤致使心脏失去收缩功能,剩余心肌发生代偿性改变。这一功能性超负荷,作用于未发生心肌梗死的区域,加上心肌梗死区域发生内在改变(如心肌细胞肌丝滑脱),就会发生重构。这个过程最终导致心腔扩大,产生严重的功能失常。

心肌重构的产生机制是复杂的,而且尚未研究透彻。目前的假设学说集中于一些细胞活性因子及生长因子,例如肿瘤坏死因子[9]。心力衰竭患者心肌中发现肿瘤坏死因子水平增高。肿瘤坏死因子水平增高可能是通过包括诱导一氧化氮合酶等机制从而导致心肌细胞功能异常的[10,11]。

虽然心力衰竭的异常适应性改变如果在早期发现并获得成功治疗,是可以逆转的[12],但是进一步的细胞学改变导致心脏正常区域发生细胞凋亡—程序性细胞死亡—纤维增生,最终造成永久性功能损害[13]。

慢性充血性心力衰竭的共同结局是收缩功能不全,可以理解为左心室在收缩期无法将其内容物(血液)搏出。虽然单独使用时左心室射血分数是一个相对较弱的预后指标[14],但是它仍最经常地用于客观评估心力衰竭的严重程度。

左心室无法以正常的速率填充至正常容量,称之为舒张功能不全[15]。在某些舒张功能不全患者,收缩功能可以正常。多种因素可导致这种情况发生,包括严重的左心室肥大、限制性浸润性心肌病、缩窄性心包炎等。目前没有精确的方法来量化舒张功能不全,也没有有效的方法来治疗或控制舒张期功能障碍,因此病情会逐步加重[16]。

2.1.4 异常适应的全身反应

慢性充血性心力衰竭触发了心脏和机体系统为维持组织器官的正常血流灌注而发生适应性改变。随着时间延长,这些代偿机制适得其反,导致心力衰竭的进展和症状恶化(图2.1)。

慢性充血性心力衰竭激活机体多种稳态机制,例如肾素-血管紧张素-醛固酮系统的激活。通过测定肾小动脉内的受体发现,肾脏血流灌注减少,导致肾脏释放肾素。血管紧张素Ⅱ早期作用于出球小动脉,尽管肾脏灌注压下降仍增加肾小球滤过压。醛固酮系统被血管紧张素Ⅱ激活,以保持肾脏中水盐平衡。这一机制起初维持正常机体和肾脏血流灌注,而经过一段较长时间后,可引发水肿、肺动脉压力增高、后负荷增加,图2.2详细描述了这些机制。

图2.2显示充血性心力衰竭交感神经系统激活,肾素-抗利尿激素释放。去甲肾上腺素、抗利尿激素、心房利钠肽释放说明神经-内分泌系统激活[18]。后负荷增加和心肌细胞损害导致心功能下降,形成恶性循环。去甲肾上腺素直接刺激心脏,增加体循环血

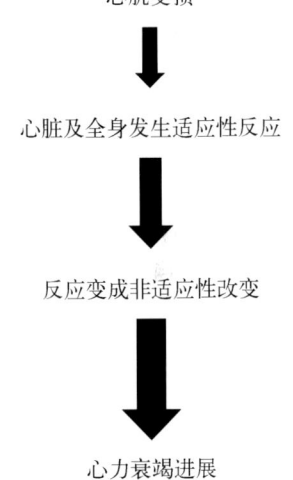

图2.1 心力衰竭发生过程。

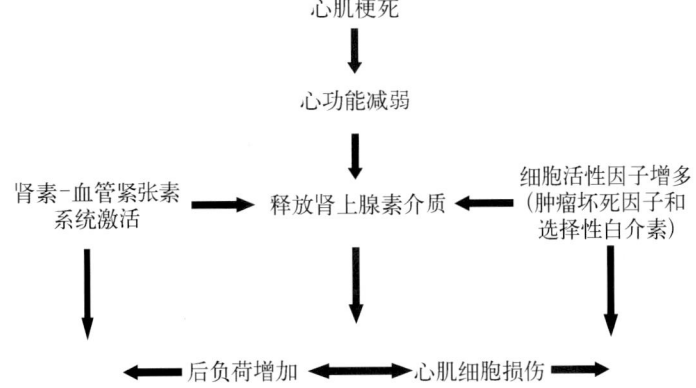

图2.2 心力衰竭进展环路图,肾素-血管紧张素系统与肾上腺素反应系统、细胞活性因子间的相互关系。

管张力、心肌缩短率和收缩力[19]。组织中长时间去甲肾上腺素活性增高易诱发室性心律失常及心源性猝死。血液循环中高浓度去甲肾上腺素与心力衰竭的预后呈负相关[20],与心脏内去甲肾上腺素的局部浓度相比,血液循环中的浓度虽然变化较大且不可靠,但可作为预后评估的粗略指标。充血性心力衰竭时心脏循环系统中去甲肾上腺素溢出,能检测到增高的浓度,可以提供准确的预后指导[21]。

充血性心力衰竭中内皮素水平增加,促使外周血管收缩、心肌细胞肥大、恶性重构[22]。此外,由于心房扩大和房内压力增加,心房和脑分泌利钠肽(心钠肽 ANP 和脑钠肽 BNP)。

神经内分泌素、细胞活性因子、氧化亚氮通过复杂的机制相互作用,产生慢性心力衰竭的症状。

2.1.4.1　心力衰竭过程中的胚胎基因活化

心脏扩大包括心肌细胞形态增大及肌小节增多。这些肌小节的增多方式依赖于肌细胞承担的负荷类型。在压力超负荷的情况下,肌小节并联增多导致左心室壁增厚。反之,在容量超负荷情况下,肌小节串联增加导致心室腔扩大。肥大肌细胞的肌小节在性质上亦有差异。大量数据显示心肌细胞的肥大伴随着一组基因的诱导,而这些基因一般在胚胎心脏发育时表达。这些基因包括激活的肌球蛋白重链(MHC)、骨骼肌动蛋白、心房利钠因子及α-MHC和SR-Ca ATP酶抑制因子。这些改变早期可能对于超负荷的心脏来说是有益的,然而长时间的肌细胞肥大会导致肌细胞功能异常,最终导致心力衰竭。动物试验研究结果同样表明,α-MHC含量不足同样损害心力衰竭时的心肌收缩。通过去除α-MHC基因的试验,可以直接证明α-MHC含量不足与心力衰竭发生呈病因相关。研究数据显示即便是α-MHC含量少量下降也会引起心肌内在收缩力改变,符合维持临界水平的α-MHC含量对于心脏的正常泵血功能非常重要的观点。

收缩蛋白功能降低的另一可能原因是调节蛋白表达和(或)活性的改变。在心力衰竭动物模型中,可以发现肌球蛋白轻链、肌球肌钙蛋白复合物的改变。可以观察到,机械应力增加的患者心脏标本内肌球蛋白轻链亚型的改变,心力衰竭的人类心肌中肌钙蛋白T接合变体表达的改变。磷酸化状态的肌钙蛋白I的改变也与心力衰竭时心肌细胞收缩活动降低有关。此外,肌质网Ca^{2+}腺苷三磷酸酶以及钙的释放通路缺陷,在心肌收缩异常中也起到重要作用。

2.1.4.2　心力衰竭时心肌细胞死亡

研究发现,除了肌细胞基因失调外,在衰竭的心脏中心肌细胞的死亡是造成心室功能减退的重要原因。在心脏负荷增加的同时,心肌细胞肥厚性生长以代偿需求的增加,是一种类似于在细胞增殖时促使细胞周期加速的现象。肌细胞中出现一个持续的细胞生长信号,在有些时候可致使细胞功能障碍以及细胞死亡。随着死亡细胞的增多,存活细胞的工作负荷强度增大,此过程进一步加重,最终导致器官衰竭。无论是在人类或动物体内,无论是缺血性心脏病、特发性扩张型心肌病、高血压性心肌病、病毒性心肌炎、起搏器导致心肌病,还是各种心力衰竭转基因模型,心肌细胞死亡是心肌病理改变的常见原因。然而,心肌细胞的死亡机制在心力衰竭过程中仍然存在高度争议。一些研究证明,半胱氨酸天冬氨酸蛋白酶在心肌细胞死亡过程中起到一定作用,但有些研究者并不同意该观点。半胱氨酸天冬氨酸蛋白酶在缺血性心脏病中的作用是被普遍接受的,对于非缺血缺氧性心脏病则存在争议。笔者的研究表明,在压力超负荷的心脏,聚ADP核糖聚合酶,一种没有被劈开的介导DNA修复的核酶,一种半胱氨酸天冬氨酸蛋白酶依赖的细胞死亡标志物,其表达随着心脏肥厚程度的加重而进行性增加,与腺苷二磷酸核糖多聚酶复合体(poly ADP ribose polymerase,PARP)的核酶间接影响DNA的修复相关,随心脏肥大的程度而表达增多,提示血流动力学压力对心肌细胞有害,其机制与传统的半胱天冬酶介导的细胞凋亡不一样。在各种人类及动物心力衰竭模型中,可发现PARP被激活。最近一项研究提出,可以通过抑制PARP或其他中间介质在细胞死亡过程中的激活来预防心肌细胞坏死,从而避免超负荷的心脏走向衰竭。

2.1.5 遗传学与心力衰竭

当着手研究充血性心力衰竭的复杂临床表现之前,先简要了解遗传因素在充血性心力衰竭发生中的作用。大约 20% 的扩张型心肌病患者可能具有遗传方面的缺陷,例如家族性肥厚型心肌病患者就是由于基因突变影响了 β-MHC、心脏肌钙蛋白 T 和 I、原肌球蛋白、肌质纤维蛋白 C、肌球蛋白轻链 1 和 2[23]。在一定条件下,例如 Duchenne 型肌营养不良、抗肌萎缩蛋白基因异常与心肌功能的异常存在明确关联。

2.2 临床表现

心力衰竭常被定义为心脏泵血功能下降,导致排血量不能满足机体代谢的需要,可表现为左心室衰竭、右心室衰竭及全心衰竭。心室收缩功能正常的情况下也可以发生心力衰竭。

左心衰竭表现为呼吸短促,病情严重时,静息状态下也会出现。目前根据引起呼吸短促的活动能力水平来定义心功能等级,这就是目前被广泛接受和使用的纽约心脏学会(New York Heart Association,NYHA)分级。该分级方法被应用于患者的评价、预后的判断及治疗措施的选择。详见表 2.1。

表 2.1 NYHA 分级

NYHA Ⅰ级	剧烈运动后才出现呼吸短促,活动耐受力正常
NYHA Ⅱ级	日常活动就出现呼吸短促,如爬坡或上楼梯
NYHA Ⅲ级	轻微活动就会出现呼吸短促,如行走数米即出现症状
NYHA Ⅳ级	静息时或稍有活动即出现症状

心脏功能的轻微受损,患者可以无临床症状,但随着代偿机制丧失,就会出现心力衰竭的临床表现。这些症状主要与心房压增加和心排血量下降有关,分别导致淤血和周围组织低灌注。左、右心力衰竭可以单独发生,但事实上,它们常以不同的衰竭程度同时存在,最终引起广泛的心力衰竭综合征。

2.2.1 急性左心衰竭

急性左心衰竭的主要病因是急性心肌梗死,其他原因包括急性主动脉瓣或二尖瓣反流及暴发性心肌炎。患者常表现为突发呼吸困难和咳粉红色泡沫状痰。这些临床表现虽然是急性肺水肿的特征,但事实上,目前急性左心衰竭的诊断多基于胸片中"湿肺(wet lungs)"的表现。全身灌注不足,进展为低血压和少尿,严重情况下出现心源性休克。

2.2.2　慢性左心衰竭

患者常表现为不同程度的活动后呼吸困难,其原因较多。例如,导致活动时左房压上升的原因有:
- 呼吸肌疲乏;
- 代谢因素,如酸中毒和肾功能损伤;
- 由于心排血量下降和肌肉调节功能较差导致的肌肉疲乏。

临床检查可以发现由于心排血量下降和反射性交感神经兴奋引起的体征,包括心动过速、四肢湿冷和偶尔发绀。听诊时两肺底有湿啰音,虽然这对诊断的意义不大,因为这只能说明肺底有分泌物。可以有胸腔积液,同时由于第三心音的出现而构成奔马律。对于重度心力衰竭患者,心底和纤维框架扩张导致二尖瓣瓣环扩张和二尖瓣反流,主要表现为心尖部可闻及全收缩期杂音。

2.2.3　急性右心衰竭

右心衰竭主要是由肺动脉栓塞或右心室梗死引起的,患者常表现为呼吸困难、体循环低血压、四肢湿冷、颈静脉压升高及偶尔有肝肿大。

2.2.4　慢性右心衰竭

患者多主诉疲乏,呼吸困难也很常见。常主诉有腹部肿胀感和食欲下降,这是由于腹水、肝脏淤血和胃肠道水肿引起的。体检能发现颈静脉搏动增强,有时候在颈静脉波谱上可发现大的"V"波,与肿大的肝脏搏动一致,提示有功能性三尖瓣反流。这类患者胸骨左缘可闻及全收缩期杂音,可合并四肢水肿和腹水。患者有时也会出现黄疸和蛋白质合成障碍,这是由慢性肝功能受损所导致的。

2.2.5　并发症

心力衰竭可引起多种心律失常,尤其是心房纤颤,会导致不同程度的血流动力学异常。心力衰竭的晚期会发生室性心律失常,更容易恶化导致猝死。由于心律失常和心脏扩张,诱发心腔内血栓形成,栓子脱落导致肺循环或体循环栓塞。慢性肺淤血也是肺部感染的易感因素,下肢静脉和盆腔静脉血流淤滞引起的深静脉血栓形成会导致肺动脉栓塞和猝死。

终末期心力衰竭也会引起其他重要器官如肝、肾功能衰竭。

2.2.6　诊断

虽然心力衰竭可以表现为一系列临床特征,但其他辅助检查可以进一步确诊,如心电图

(ECG)、胸片、心脏超声、心脏造影、心室放射性核素扫描、磁共振(MRI)及心肺运动试验等。这些检查可用于描述疾病的病程和进展。

2.3 心力衰竭的现代治疗方法

慢性心力衰竭是一个复杂的医学状态,在不同的病变程度都需要采取治疗措施。在澳大利亚、美国、加拿大及英国,慢性心力衰竭是最为常见的住院原因。心力衰竭治疗的最大进展是医院成立"心力衰竭临床"和心力衰竭治疗小组,由一批致力于研究、探索和治疗心力衰竭的医务人员组成[25]。

针对心肌梗死或心脏外科手术后心脏康复的多学科心力衰竭联合治疗项目,对于降低与心力衰竭相关的住院率已卓有成效[26]。接受临床专科治疗的心肌病患者的症状得到明显改善,住院时间也在缩短[27]。

预防也起着非常重要的作用。西苏格兰研究(The West of Scotland Study)显示,通过提倡普伐他汀药物治疗的初级预防,能够预防心肌梗死和降低高危人群的心力衰竭发生率[28]。4S(Scandinavian Simvastatin Survival Study)研究连续5年随访冠心病患者,全组病例随机分配到安慰剂组和辛伐他汀治疗组。研究结果显示,安慰剂组心力衰竭的发生率显著高于辛伐他汀治疗组[29]。

运动治疗项目能够提高患者身体素质和提高对活动的耐受程度,因此能明显改善心力衰竭患者的功能状态[30]。所以,传统治疗方法里具有里程碑意义的卧床休息这一治疗方法,对于心力衰竭患者不再是推荐方法。

心力衰竭的治疗和预防虽然有上述这些进展,但是其有效治疗仍然是临床上迫切需要解决的问题。在讨论心室束缚的应用及其效果的研究之前,这章的以下部分将回顾分析心力衰竭的治疗进展,包括药物治疗和外科手术治疗。

2.3.1 药物治疗

2.3.1.1 正性肌力药物

地高辛,是一种对心脏具有直接正性肌力作用的药物,作为药物治疗心力衰竭已经在临床上应用了很多年。尽管如此,DIG(Digitalis Investigation Group)临床试验发现,地高辛对心力衰竭患者的病死率并没有多大的影响[31]。但是该研究同时显示,洋地黄药物治疗能够缩短心力衰竭恶化患者的住院时间。新型正性肌力药物仍然不能降低心力衰竭患者的病死率。比如PROMISE(Prospective Randomised Milrinone Survival Evaluatioin)研究发现,米力农(40 mg/天)治疗组患者的所有原因的病死率比安慰剂组高28%,这个研究结果显然辜负了该课题的名称[32]。

2.3.1.2 血管扩张剂

1986年首次报道Veteran Administration Co-opertive Vasodilator-Heart Failure Trial (V-HeFT-I)的结果显示,在使用地高辛和利尿剂治疗的心力衰竭患者增加血管扩张剂肼屈嗪

(300 mg/日)和硝酸异山梨酯(160 mg/日),其 1 年病死率降低 38%,2 年病死率降低 25%,整个随访期间病死率降低 28%(平均随访 2.3 年)[33]。1991 年 V-HeFT-II(同样由该课题小组完成)报道,血管紧张素转换酶(ACE)抑制剂依那普利的疗效优于联合应用两种直接血管扩张剂 18%[34]。但是,肼屈嗪和硝酸异山梨酯联合治疗能够提高心室功能和改善运动时氧耗峰值。

2.3.1.3 钙通道阻滞剂

除了氨氯地平,钙通道阻滞剂与心力衰竭恶化有关,且增加患者的病死率[35]。PRAISE (Rrospectvie Randomised Amlodipine Survival Evaluation)试验发现,虽然氨氯地平对患者病死率没有影响,但非缺血性心肌病患者非致死性和致死性心血管事件的发生率降低 31%[36]。

2.3.1.4 β受体阻滞剂

心力衰竭患者激活交感神经系统。另一种针对神经激素激活导致的副作用的治疗可以使用 β 受体阻滞剂。比如卡维地洛,是一种非选择性 β 受体阻滞剂,同时具有 α1 受体阻滞和抗氧化作用。最近一个研究发现,卡维地洛治疗 6～12 个月后,心力衰竭患者的病死率降低 65%[37]。澳大利亚的一项研究也发现,卡维地洛能够改善心力衰竭患者的射血分数和降低其心源性死亡率和并发症发生率[38]。

2.3.1.5 血管紧张素转换酶(ACE)抑制剂

目前有大量的临床研究证实了 ACE 抑制剂在治疗心力衰竭中的作用,现已成为治疗心力衰竭的一线药物。ACE 抑制剂改善心力衰竭患者的血流动力学,还提高其功能状态,对患者运动耐量、呼吸困难、疲乏及水肿均有益。The Survival and Ventricular Enlargement(SAVE)研究显示,对于心肌梗死后无症状的左心室功能不全患者,卡托普利治疗能够降低其所有原因的死亡率和心血管事件发生率[39]。SOLVD (Studies of Left Ventricular Dysfunction) 研究表明,相比安慰剂组,依那普利治疗能够降低心力衰竭恶化患者的死亡风险和住院时间[40]。

还有很多其他的临床研究均证实了不同的 ACE 抑制剂在治疗心肌梗死后心力衰竭中的作用。但是,即使这些药物能够暂时延缓心力衰竭的进展并提供了一个坚实治疗基础,每种药物都有一些严重的并发症。虽然有最佳的药物治疗,由于心室的持续性扩大,病情仍然会继续恶化。

2.3.2 外科治疗

除了一线药物治疗外,一些外科技术获得了发展并应用于治疗心力衰竭,这些技术包括以下部分。

2.3.2.1 左心室辅助装置

有时心肌病患者的病因是特发性或可恢复性的,因此可以长期应用心室辅助装置直至患者病情恢复[41]。虽然有很多有利倾向的研究报道[42],但使用这些装置引起出血、感染、溶血[43]以及血栓栓塞的风险较高[44],然而这些装置可以有效地让患者在中短期治疗后过渡到心脏移植治疗[45]。心室辅助装置价格昂贵、体积笨重,由于价格的限制,目前多应用于 NYHA Ⅳ级并准备行心脏移植的年轻心力衰竭患者。

2.3.2.2 心肌成形术

1985年进行了首例动力性心肌成形术,使用带完整神经血管蒂的左侧背阔肌。根据Pette对肌肉生理学的有趣研究,骨骼肌经长期电刺激后可转化为具有抗疲劳性质[46]。

骨骼肌的这种转化方式在实验中被应用于增加心脏功能[47]和作为可植入式心脏外球囊辅助装置[48]。虽然这种装置前景可观,但在早期实验研究,由于较高的死亡率和并发症发生率而被中止[49]。一项关于心肌成形术有效性的随机研究由于进行得较迟,其研究结果在心肌刺激器完全退出市场后才公开报道。但是,该项随机研究结果显示,NYHA Ⅲ级的心力衰竭患者行心肌成形术后能够改善临床症状[50]。不幸的是,该项研究结果报道得太迟了,不能使该技术复活。

2.3.2.3 二尖瓣瓣环成形术

来自Ann Arbor Michigan的Bolling等采用了一种更为激进的方法来治疗扩张型心肌病和二尖瓣反流患者。他们报道的二尖瓣修复术的中期结果比较满意,采用了一种激进的瓣环成形术来缩小二尖瓣瓣环[51],这仅适用于心脏失代偿的机制是由中度至重度二尖瓣反流引起的。

Dr McCarthy领导的Cleveland Clinic心力衰竭治疗小组报道的结果令人满意,他们采用Alfieri式"缘对缘"二尖瓣修复联合瓣环成形术治疗心肌病导致的二尖瓣关闭不全患者[52]。

2.3.2.4 部分心室切除术(Batista术)

前面已经提到过,Dr Randas Batista是第一位致力于研究降低心室容量来治疗心力衰竭的心脏外科医师。Batista工作在巴西一个相对比较贫穷的地方,他设计了在左心室乳头肌之间切除部分左心室来缩小扩张的左心室容积,他同时也提倡Alfieri二尖瓣修复术。1997年他报道了联合这两种技术的治疗结果,比较满意[53]。来自Cleveland Clinic的McCarthy对该手术产生了极大的兴趣,他详细评估了该手术的疗效,其研究结果显示,虽然该手术死亡率和致残率较高,但存活的患者短期内血流动力学和心室功能明显得到改善[54]。不幸的是,大多数患者心室扩张复发,且最终发展至死亡或者心脏移植[55]。

2.3.2.5 左心室室壁瘤修复术

瘢痕性左心室合并较大的室壁瘤行心室重建术越来越常见。左心室室壁瘤可以是大的囊状薄壁瘢痕或小的收缩反常的瘢痕节段,但不管哪种情况,都会导致心脏扩张。早期修复左心室室壁瘤采用线性切除[56],该技术易致已经异常的心室发生扭曲,疗效欠佳[57]。很多治疗小组意识到保持左心室几何形状的重要性,因此出现了腔内室壁瘤缝合术(endoaneurysmorrhaphy)[58]。

1989年,Dor[59]报道心室内补片修复符合生理,Jatene[60]证实了室壁瘤切除后缩小心室缺损大小的重要性。后期的血流动力学检查结果也支持在补片修复重构的左心室同时,可以行冠状动脉移植术[61]。

1992年Dor的研究进一步深入,并推荐对梗死后无收缩的心室扩张进行心室成形术[62]。这是基于对全层瘢痕形成导致的不良后果的观察,包括钙化、心室收缩功能丧失、Dressler综合征以及残留心室腔进行性扩张[63]。这种技术的改良术式即心室内补片成形术也被应用于治疗缺血性顽固性室性心动过速[64]。最近McCarthy报道一组缺血性心肌病患者行"心脏再塑"手术(与Jatene术或Dor术类似,但没有补片),其疗效满意[65]。

Buckberg 目前正与 SAVE(Surgical Anterior Ventricular Infarct Exclusion)国际试验项目合作,评价切除运动障碍的梗死心室前壁治疗室壁瘤患者的疗效[66]。最后需要强调的是,目前根据笔者的经验[67],心室内几何修复术治疗前壁和下壁心肌瘢痕的疗效确切。这种手术方式类似于 Cooley 和 Dor 修复方式,但采用的缝合方法不是荷包缝合,而是标准心包补片缝合方法。

心脏移植对选择性顽固性心力衰竭患者是可接受的金标准,即使该技术 10 年生存率为 65%～70%,供体缺乏意味着只能满足少部分患者的需要[68]。

2.3.3 其他辅助疗法

2.3.3.1 起搏治疗

起搏治疗应用于治疗有症状的缓慢性心律失常或房室收缩不同步患者。这些起搏器需要是双腔而且有频率应答的[69]。

在收缩性心力衰竭和合并左束支传导阻滞的患者,使心脏同步收缩的双心室起搏技术是很有应用前景的新方法[70]。该技术是目前较多国际试验的研究主题。

对于室性心律失常易患人群,选择性植入心内除颤器装置可以降低院外心源性猝死的发生率[71]。

2.3.3.2 运动训练

20 世纪 90 年代,部分研究小组的研究证实了低强度运动训练治疗心力衰竭患者的疗效[72]。基于这些研究结果,另一些研究小组的研究显示,抵抗训练可以改善心肌收缩力[73]和血流动力学[74]。不管哪种强度和模式,已有足够的证据表明,运动训练对心力衰竭患者有利[75,76]。因此,目前多数心力衰竭治疗小组和诊治中心都有治疗心力衰竭患者的综合治疗方案,这些方案包括运动训练和一般的康复治疗措施。

2.4 心脏束缚——预防心脏进一步扩张

虽然目前有很多方式有助于缩小扩张的心室(除了心肌成形术),但均不能确切地限制心脏进一步扩张。心力衰竭患者的心脏随时间会逐步增大,所以,需要发明一种新技术,不仅缩小心脏而且能够限制心室的大小。因此,基于对心肌成形术机制的推断,笔者致力于心室约束这一概念的研究。幸运的是,已有部分文献支持笔者的推断,这些文献研究认为心肌成形术中使用的肌肉起腰带作用[77],刺激这些肌肉给心肌一定的张力进而增强其约束性[78]。而且一项同期研究采用 Goretex 补片包裹扩张的心脏取得了较好疗效[79]。澳大利亚墨尔本奥斯汀医院的 Raman 和 Power 将该方法应用于不同阶段的进行性心室扩张的动物模型,并且在患者中取得了令人鼓舞的治疗结果[80]。这也奠定了像 Acorn cardiac support device 和 Paracor device 等装置的应用基础,这将在第 13 章中详细讨论。

记忆要点

> - 充血性心力衰竭是由于心脏泵血功能下降导致排血量不能满足机体代谢需要而引起的一个复杂临床综合征
> - 心肌细胞的代偿机制促进了一系列病理生理学机制的发生
> - 一段时间后,这些机制引起伴随患者一生的心力衰竭的各种表现
> - 心力衰竭有多种临床表现,但都源自深层次的心肌细胞和分子机制,并最终引起广泛的临床表现

参 考 文 献

1. Thomas L. The artificial heart. In: Late Night Thoughts on Listening to Mahler's Ninth Symphony. Viking Penguin, New York; 1983.
2. Willerson JT, Delgado R III, Mann D. Treating relentlessly progressive congestive heart failure: What next? Tex Heart Inst J. 1998; 25: 235-237.
3. Gheorghiade M, Bonow RO. Chronic heart failure in the United States: A manifestation of coronary artery disease. Circulation. 1998; 97: 282-289.
4. Willerson JT. Other cardiomyopathies. In: Willerson JT, Cohn JN eds. Cardiovascular Medicine. New York: Churchill Livingstone; 1995: 888-894.
5. Luppi P, Rudert WA, Zanone MM, Stassi G, Finegold D, et al. Idiopathic dilated cardiomyopathy: A superantigen driven autoimmune disease. Circulation. 1998; 98: 777-785.
6. Cohn JN. Overview of pathophysiology of clinical heart failure. In: Hosenpud JD, Greenberg BH eds. Congestive Heart Failure: Pathophysiology, Diagnosis and Comprehensive Approach to Management. New York: Springer-Verlag; 1994: 11-16.
7. Katz AM. The cardiomyopathy of overload: An unnatural growth response in the hypertrophied heart. Ann Intern Med. 1994; 121: 363-371.
8. McKay RG, Pfeffer MA, Pasternak RC, et al. Left ventricular remodelling after myocardial infarction: A corollary to infarct expansion. Circulation. 1986; 74: 693-702.
9. Torre-Amione G, Kapadia S, Benedict C, Oral H, Young JB, Mann DL. Pro-inflammatory cytokine levels in patients with depressed left ventricular ejection fraction: A report from the Studies of Left Ventricular Dysfunction (SOLVD). J Am Coll Cardiol. 1996; 27: 1201-1206.
10. Haywood GA, Tsao PS, von der Leyden HE, et al. Expression of inducible nitric oxide synthase in human heart failure. Circulation. 1996; 93: 1087-1094.
11. Oral J, Kapadia S, Nakano M, et al. Tumour necrosis factor-alpha and the failing human heart. Clin Cardiol. 1995; 18 (suppl 4): IV20-IV27.
12. Li G, Willerson JT. Molecular biologic alterations in heart failure. In: Frazier OH ed. Support and Replacement of the Failing Heart. Philadelphia: Linppincott-Raven; 1996: 69-74.
13. Anversa P, Kajstura J, Olivetti M. Myocyte death in heart failure. Curr Opin Cardiol. 1996; 11: 245-251.
14. Hosenpud JD, Greenberg BH, eds. Congestive Heart Failure: Pathophysiology, Diagnosis and Comprehensive Approach to Management. New York: Springer-Verlag; 1994: 623-624.
15. Bonow RO, Udelson JE. Left ventricular diastolic dysfunction as a cause of congestive heart failure: Mechanisms and

management. Ann Intern Med. 1992; 117: 502 – 510.
16. Vasan RS, Benjamin EJ, Levy D. Prevalence, clinical features and prognosis of diastolic heart failure: An epidemiologic perspective. J Am Coll Cardiol. 1995; 26: 1565 – 1574.
17. Willerson JT, Cohn JN, eds. Cardiovascular Medicine. New York: Churchill-Livingstone; 1995: 952 – 953.
18. Benedict CR. Neurohumoral aspects of heart failure. Cardiol Clin. 1994; 12: 9 – 23.
19. Hosenpud JD, Greenberg BH, eds. Congestive Heart Failure: Pathophysiology, Diagnosis and Comprehensive Approach to Management. New York: Springer-Verlag; 1994: 13 – 14.
20. Cohn JN, Levine TB, Olivari MT, et al. Plasma norepinephrine as a guide to prognosis in patients with chronic congestive heart failure. N Engl J Med. 1984; 311: 819 – 823.
21. Meredith IT, Eisenhofer G, Lambert GW, Dewar EM, Jennings GL, Esler M. Cardiac sympathetic nervous activity in congestive heart failure: Evidence for increased neuronal norepinephrine release and preserved neuronal uptake. Circulation. 1993; 88: 136 – 145.
22. Wei CM, Lerman A, Rodeheffer RJ, et al. Endothelin in human congestive heart failure. Circulation. 1994; 89: 1580 – 1586.
23. Mestroni L, Giacca M. Molecular genetics of dilated cardiomyopathy. Curr Opin Cardiol. 1997; 12: 203 – 209.
24. Towbin JA, Hejtmancik JF, Brink A, et al. X-linked dilated cardiomyopathy: Molecular genetic evidence of the Duchenne muscular dystrophy (dystrophin) gene at Xp21 locus. Circulation. 1993; 87: 1854 – 1865.
25. Cintron G, Bigas C, Linares E, Aranda JM, Hernandez E. Nurse practitioner role in a chronic congestive heart failure clinic. In hospital time, costs and past satisfaction. Heart Lung. 1983; 12: 237 – 240.
26. Rich MW, Beckman V, Wittenber C, Level CL, Freedland KE, Carney RM. A multidisciplinary intervention to prevent the readmission of elderly patients with congestive heart failure. N Engl J Med. 1995; 33: 1190 – 1195.
27. Smith LE, Fabri SA, Pai R, Ferry D, Heywood T. Symptomatic improvement and reduced hospitalization for patients attending a cardiomyopathy clinic. Clin Cardiol. 1997; 20: 949 – 954.
28. Shepherd J, Cobbe SM, Ford I, et al., for the West of Scotland Coronary Prevention Study Group. Prevention of coronary heart disease with pravastatin in men with hypercholesterolemia. N Engl J Med. 1995; 333: 1301 – 1307.
29. Scandinavian Simvastatin Survival Study Group. Randomized trial of cholesterol lowering in 4,444 patients with coronary heart disease: The Scandinavian Simvastatin Survival Study(4S). Lancet. 1994; 344: 1382 – 1389.
30. Squires RW, Lavie CJ, Brandt TR, Gau GT, Bailey KR. Cardiac rehabilitation in patients with severe left ventricular dysfunction. Mayo Clin Proc. 1987; 62: 997 – 1002.
31. Digitalis Investigation Group. The effect of digoxin on mortality and morbidity in patients with heart failure. N Engl J Med. 1997; 336: 523 – 533.
32. Packer M, Carver JR, Rodeheffer RJ, et al. for the PROMISE Study Research Group. Effect of oral milrinone on mortality in severe chronic heart failure. N Engl J Med. 1991; 325: 1468 – 1475.
33. Cohn JN, Archibald DG, Ziesche S, et al. Effect of vasodilator therapy on mortality in chronic congestive heart failure: Results of a Veterans' Administration Co-operative Study. N Engl J Med. 1986; 314: 1547 – 1552.
34. Cohn JN, Johnson G, Ziesche S, et al. A comparison of enalapril with hydralazine-isosorbide nitrate in the treatment of chronic congestive heart failure. N Engl J Med. 1991; 325: 303 – 310.
35. The Multi-center Diltiazem Post-infarction Research Group. The effect of diltiazem on mortality and reinfarction after myocardial infarction. N Engl J Med. 1988; 319: 385 – 392.
36. Packer M, O'Connor CM, Ghali JK, et al., for the Prospective Randomized Amlodipine Survival Evaluation Study. Effect of Amlodipine on morbidity and mortality in severe chronic heart failure. N Engl J Med. 1996; 335: 1107 – 1114.
37. Packer M, Bristow MR, Cohn JN, et al., for the U.S. Carvedilol Heart Failure Study Group. The effect of carvedilol on morbidity and mortality in patients with chronic heart failure. N Eng J Med. 1996; 334: 1349 – 1355.
38. Australia/New Zealand Heart Failure Research Collaborative Group. Randomized, placebo-controlled trial of carvedilol in patients with congestive heart failure due to ischaemic heart disease. Lancet. 1997; 349: 375 – 380.

39. Pfeffer MA, Braunwald E, Moye LA, et al, on behalf of the SAVE Investigators. Effect of captopril on mortality and morbidity in patients with left ventricular dysfunction after myocardial infarction: Results of the Survival and Ventricular Enlargement Trial. N Engl J Med. 1992; 327; 669-677.
40. The SOLVD Investigators. Effect of enalapril on mortality and the development of heart failure in asymptomatic patients with reduced left ventricular ejection fractions. N Engl J Med. 1992; 327; 685-691.
41. Westaby S, Coats AFS. Mechanical bridge to recovery. Eur Heart J. 1998; 19; 541-547.
42. Schmid C, Hammel D, Deng MC, et al. Ambulatory care of patients with left ventricular assist devices. Circulation. 1999; 100(suppl. II); II-224-II-228.
43. Mueller J, Wallukut G, Weng YG, et al. Weaning from mechanical cardiac support in patients with idiopathic dilated cardiomyopathy. Circulation. 1997; 95; 542-549.
44. Schmid C, Weyand M, Hammel D, Deng MC, Nabavi D, Scheld HH. Cerebral and systemic embolization during left ventricular support with the Novacor N100 device. Ann Thorac Surg. 1998; 65; 1703-1710.
45. Levin H, Chen J, Oz M, et al. Potential for left ventricular assist devices as outpatient therapy with awaiting transplantation. Ann Thorac Surg. 1994; 58; 1515-1520.
46. Pette D, Smith ME, Staudte HW, et al. Effects of long-term electrical stimulation on some contractile and metabolic characteristics of fast rabbit muscles. Pfluegers Arch. 1973; 338; 257-261.
47. Chachques JC, Grandjean PA, Carpentier A. Dynamic cardiomyoplasty: Experimental cardiac wall replacement with a stimulated skeletal muscle. In: Chiu RC-J ed. Bio-mechanical Cardiac Assist: Cardiomyoplasty and Muscle-Powered Devices. Mt Kisco, NY: Futura Publsishin Co; 1986; 59-84.
48. Chiu RC-J, Walsh GL, Dewar ML, et al. Implantable extra-aortic balloon assist powered by transformed fatigue-resistant skeletal muscle. J Thorac Cardiovasc Surg. 1987; 94; 694-698.
49. Magovern JA, Furnary AP, Christlieb IY, Kao RL, Park SB, Magovern GJ. Indications and risk analysis for clinical cardiomyoplasty. Seminars in Thoracic & Cardiovascular Surgery. 1991; 3(2); 145-148.
50. Young JB, Kirklin JB. Cardiomyoplasty-Skeletal Muscle Assist Randomized Trial (C-SMART): 6 month results. Circulation. 1999; 100[18(suppl. I)]; 514.
51. Bolling SF, Deeb GM, Brunsting LA, et al. Early outcome of mitral valve reconstruction in patients with end-stage cardiomyopathy. J Thorac Cardiovasc Surg. 1995; 104; 676-683.
52. Bishay ES, McCarthy PM, Cosgrove DM, et al. Mitral valve surgery in patients with severe left ventricular dysfunction. Eur J Cardiothorac Surg. 2000; 17; 213-221.
53. Batista RJV, Nery P, Bocchino L, et al. Partial left ventriculectomy to treat end stage heart disease. Ann Thorac Surg. 1997; 64; 634-638.
54. Dowling RD, Koenig SC, Ewert DL, Cerrito P, Laureao MA, Gray LA. Does partial left ventriculectomy improve left ventricular systolic and diastolic function? Circulation. 1999; 100[18(suppl. 1)]; 801.
55. Starling RC, McCarthy PM, Hoercher KJ, Buda T, Goormastic M, Young JB. Partial left ventriculectomy for dilated cardiomyopathy: A viable option for end-stage heart failure? Circulation. 1999; 100[18(suppl. 1)]; 801.
56. Reddy SB, Cooley DA, Duncan JM, et al. Left ventricular aneurysm: Twenty-year surgical experience with 1572 patients at the Texas Heart Institute. Cardiovasc Dis Bull Tex Heart Inst. 1981; 11; 165-186.
57. Kesler KA, Fiore AC, Naunheim KS. Anterior wall ventricular aneurysm repair: A comparison of linear versus circular closure. J Thorac Cardiovasc Surg. 1992; 103; 841-848.
58. Jatene AD. Surgical treatment of left ventricular aneurysm. In: Baue AE, Geha AS, Hammond GL, Laks H, Naunheim KS eds. Glenns's Thoracic & Cardiovascular Surgery. Vol. 2. 5th ed. Norwalk, CT: Appleton & Lange; 1991; 1829-1836.
59. DiDonato M, Dor V, Sabatier M, et al. Outcome of left ventricular aneurysmectomy with patch repair in patients with severely depressed pump function. Am J Cardiol. 1995; 76; 557-561.
60. Cox JL. Surgical management of left ventricular aneurysms by the Jatene technique. In: Cox JL, Sundt TL, eds.

Operative Techniques in Cardiac & Thoracic Surgery — A Comparative Atlas. Vol. 2. WB Saunders, Elsevier Publishing, Orlando FL; 1997: 132-138.

61. Dor V, Sabatier M, DiDonato M, et al. Late hemodynamic results after left ventricular patch repair associated with coronary grafting in patients with post-infarction akinetic or dyskinetic aneurysm of the left ventricle. J Thorac Cardiovasc Surg. 1995; 110: 1291-1301.

62. Dor V. Reconstructive left ventricular surgery for post-ischemic akinetic dilatation. Semin Thorac Cardiovasc Surg. 1997; 9(2): 139-145.

63. Klein M, Herman M, Gorlin R. A hemodynamic study of left ventricular aneurysms. Circulation. 1967; 35: 614-630.

64. Dor V. The treatment of refractory ischemic ventricular tachycardia by endo-ventricular patch plasty reconstruction of the left ventricle. Semin Thorac Cardiovasc Surg. 1997; 9(2): 146-155.

65. Judd RM, Kim RJ, Chen E-L, et al. Contrast enhanced magnetic resonance imaging defines the pre-operative location and extent of myocardial scar prior to the Dor procedure. Circulation. 1999; 100[18(suppl. 1)]: 798.

66. Buckberg GD. Defining the relationship between akinesia and dyskinesia and the cause of left ventricular failure after anterior infarction and reversal of remodelling to restoration. J Thorac Cardiovasc Surg. 1998; 116: 47-49.

67. Raman J, Dixit A, Storer M, Hare DL, Buxton BF. Geometric endo-ventricular patch repair of inferior left ventricular scars improves mitral regurgitation and clinical outcome. Ann Thorac Surg. 2001; 72: 1055-1058.

68. Dabol R, Edwards NM. Cardiac transplantation and other therapeutic options in the treatment of end-stage heart disease. Compr Ther. 2000; 26: 109-113.

69. Krum H, on behalf of the National Heart Foundation of Australia Chronic Heart Failure Clinical Practice Guidelines Writing Panel. Guidelines for management of patients with chronic heart failure in Australia. Med J Aust. 2001; 174: 459-466.

70. Barold SS. Biventricular cardiac pacing: Promising new therapy for congestive heart failure. Chest. 2000; 118: 1812-1819.

71. Hauer RN, Aliot E, Block M, et al. Indications for implantable cardioverter-defibrillator (ICD) therapy. Study Group on Guidelines on ICDs of the Working Group on arrhythmias of European society of cardiology. Eur Heart J. 2001; 22: 1074-1081.

72. Adamopoulos S, Coats A, Brunotte F, et al. Physical training imprives skeletal muscle metabolism in chronic heart failure. J Am Coll Cardiol. 1993; 21: 1101-1106.

73. Hare DL, Ryan TM, Selig SE, Pellizzer A, Wrigley TV, Krum H. Resistance exercise training increases muscle strength, endurance and blood flow in patients with chronic heart failure. Am J Cardiol. 1999; 83: 1674-1677.

74. McKelvie RS, Mccartney N, Tomlinson C, Baier R, MacDougall JD. Comparison of hemodynamic responses to cycling and resistance exercise in congestive heart failure secondary to ischemic cardiomyopathy. Am J Cardiol. 1995; 76: 977-979.

75. Honig B, Maier V, Drexler H. Physical training improves endothelial function in patients with chronic heart failure. Circulation. 1996; 93: 210-214.

76. Katz SD, Yuen J, Bijou R, LeJemtel TH. Training improves endothelium-dependent vasodilatation in resistance vessels of patients with heart failure. J Appl Physiol. 1997; 82: 1488-1492.

77. Copuya ER, Gerber RS, Drinkwater DJ, et al. Girdling effects of non-stimulated cardiomyoplasty on left ventricular function. Ann Thorac Surg. 1993; 56: 867-870.

78. Patel HJ, Polidori DJ, Pila JJ, et al. Stabilisation of chronic remodelling by asynchronous cardiomyoplasty in dilated cardiomyopathy: Effects of a conditioned muscle wrap. Circulation. 1997; 96: 3665-3671.

79. Vaynbalt M, Chiavarelli M, Shah HR, et al. Cardiac binding in experimental heart failure. Ann Thorac Surg. 1997; 64: 81-85.

80. Raman J, Power JM, Buxton BF. Ventricular containment as an adjunct to conventional cardiac surgery. Ann Thorac Surg. 2000; 70: 1124-1126.

3. 外科治疗策略

Irving L. Kron, R. Ramesh Singh, James D. Bergin, Benjamin B. Peeler

心脏……自己能跳，除非永远停止。
Leonardo da Vinci (1452 – 1519)

3.1 概述

心力衰竭不是一个单独的疾病，而是许多种不同的心脏病到了晚期所表现出来的复杂临床综合征。任何心脏结构或功能上的异常都会损害心室的充盈和射血能力，导致心力衰竭。它被定义为心脏功能减退，从而使得相对于人体代谢需求的心排血量减少，以及相关代偿机制失代偿。

在美国，心力衰竭是患者住院最常见的病因之一，每年新诊断病例在 40 万～70 万。目前大多数治疗策略的重点都是解决病情的急性恶化，造成 3 个月内的再次住院率达 20%～50%，而 2 年内的病死率高达 35%～50%[1,2]。目前，每年患病人数超过 500 万，死亡人数超过 70 万。大约 1/3 的心力衰竭患者心功能分级为 NYHA Ⅲ 或 Ⅳ 级（表 3.1），治疗这些患者的费用日益增长，每年已达到 50 亿美元[3]。

表 3.1 纽约心脏学会(NYHA)心功能不全分级

级别	描述
Ⅰ级	存在心脏疾病但体力活动不受限。正常体力活动不会引起疲劳、心悸、呼吸困难或心绞痛
Ⅱ级	存在心脏疾病伴轻度体力活动受限，休息时无不适，但正常体力活动会引起疲劳、心悸、呼吸困难或心绞痛
Ⅲ级	存在心脏疾病伴明显体力活动受限，休息时无不适，但轻度体力活动即会引起疲劳、心悸、呼吸困难或心绞痛
Ⅳ级	存在心脏疾病而且无法从事任何体力活动，即使休息时仍有不适，任何体力活动都会引起症状加重

3.2 病理生理学

心力衰竭可以根据特定的机制和表现进行分类。两个最基本的分类是"后向衰竭"——最早由 Hope 于 1832 年提出，以及"前向衰竭"——大约 80 年后由 Mackenzie 提出。"后向衰竭"是指由于心室功能衰退造成的血液淤滞，它表现为左心室衰竭引起的肺水肿和右心衰竭引起的静脉淤血。"前向衰竭"是指由于右心室或左心室泵功能的减退，使得排入肺循环或体循环的血量不足。尽管这两种血流动力学状态在理论上可以分开来，但它们几乎都是同时发生的。收缩和舒张功能障碍都会引起临床表现。收缩功能障碍更为人们所熟悉,常表示泵衰竭;而舒张功能障碍则是由于心室功能不全,造成充盈不良。心力衰竭通常是指左心衰竭。孤立的右心衰竭是存在的,但在临床实践中,伴随左心衰竭更为典型[4]。

3.3 诱发因素

导致、促使心力衰竭恶化或促进其发展的一些诱发原因,应该加以明确并进行处理。

3.3.1 缺血性心脏病

在美国,冠状动脉粥样硬化是心肌病的最常见原因,其中50%～75%的患者有心力衰竭。此外,在其他原因引起的心力衰竭患者中,也可能存在冠状动脉疾病,有时是容易被忽视的诱发因素[5]。这种状态下发生的心力衰竭有两种机制:心肌梗死(myocardial infarction, MI)后左心室功能障碍和重构;或者由于慢性但潜在可逆的缺血性功能障碍引起的心肌冬眠。缺血性心脏病患者可能由于上述一种或两种机制造成心力衰竭[6,7]。

3.3.2 瓣膜性心脏病

10%～12%的心力衰竭患者,其首发病因为瓣膜疾病[8]。此外,瓣膜功能异常是很多心力衰竭的继发或者是叠加症状。这种情况的一个例子就是严重扩张型心肌病患者几乎都有不同程度的二尖瓣或三尖瓣反流[9]。

瓣膜功能异常对心脏产生两种形式的应力:容量超负荷和压力超负荷。这两种应力均增加心脏的后负荷。瓣膜病患者经常表现出巨大的心脏储备能力。由于不同代偿机制的存在,这些患者可以持续表现为无症状、代偿良好的状态,直到发展为严重的瓣膜和心室功能障碍。相反,那些急性瓣膜功能障碍的患者,因为没有经过前期的渐进性适应过程,将迅速恶化为重度心力衰竭[4]。

3.3.3 其他因素

还应评估其他潜在的可逆的妨害心室功能以及引起或者加重心力衰竭的因素,这包括但不局限于高血压、肾病和药物治疗(这些药物列于表3.2)[10]。

表3.2 增加心力衰竭患者不利影响危险的相关药物

药物类型(药物)	副 作 用
抗炎症类药物 　皮质类固醇 　非类固醇类抗炎药	 水钠潴留 水钠潴留;对利尿剂反应下降;增加体循环血管阻力

(续表)

药物类型(药物)	副作用
心血管类药物 　Ⅰ型抗心律失常药 　索他洛尔 　伊布利特 　米诺地尔 　钙通道阻断剂	负性肌力作用;诱发心律失常 诱发心律失常 诱发心律失常 水潴留;激活神经体液 负性肌力作用;激活神经体液
糖尿病类药物 　二甲双胍 　噻唑	乳酸性酸中毒 水潴留
血液系统类药物 　阿那格雷 　西洛他唑	磷酸二酯酶抑制剂;心悸;心动过速;诱发或恶化心力衰竭 磷酸二酯酶抑制剂;室性心律失常
神经和精神类药物 　安非他明 　卡马西平 　氯氮平 　麦角生物碱 　培高力特 　三环抗抑郁药	交感神经兴奋;高血压;心动过速 负性肌力作用;缓慢性心律失常 加重心肌炎和心肌病 交感神经兴奋;瓣膜纤维化 瓣膜纤维化 负性肌力作用;诱发心律失常
其他 　β_2 受体激动剂	交感神经兴奋;快速性心律失常;低血钾

3.4 心力衰竭患者的评估

对心力衰竭患者的评估首先应从病史和体格检查开始。X线胸片和一系列诊断性检查也被用于建立诊断,明确病因,评价紧急程度和严重程度。对心力衰竭患者评估的推荐标准由一个 ACC/AHA 的工作小组在 2001 年建立,详见表 3.3[11]。

表 3.3　心力衰竭分期和各阶段推荐治疗

A 期 有心力衰竭的高危因素,但尚无症状或心脏结构改变	治疗高血压 鼓励戒烟 治疗血脂异常 鼓励有规律的体力活动 戒酒和戒用违禁药物 合适患者可服用血管紧张素转换酶抑制剂
B 期 有心脏结构改变但尚无症状	应用所有 A 期方案 合适患者可应用 β 受体阻滞剂

（续表）

C 期 有心脏结构改变,既往或现在有心力衰竭症状	应用所有 A 期方案 常规使用药物：血管紧张素转换酶抑制剂,β受体阻滞剂,洋地黄 限制饮食中盐的摄入
D 期 强化药物治疗下心力衰竭仍然进展或休息时有症状,顽固性心力衰竭需要特殊干预	应用所有 A、B、C 期的方案 机械辅助装置 心脏移植 持续静脉内输注正性药物减轻症状 临终关怀

根据前面所讨论的,心力衰竭有两大类症状：第一,后向衰竭造成液体的过度积聚,引起呼吸困难、水肿、肝淤血和腹水；第二,由于前向衰竭造成的心排血量减少,主要表现为乏力,引起疲劳和虚弱。

3.4.1　临床表现

临床表现出来的症状对判断心力衰竭的急性程度非常重要。急性和亚急性（几天至几周）的表现特点主要是静息和（或）活动时的呼吸困难,其他特殊形式的呼吸困难,如端坐呼吸和夜间阵发性呼吸困难也都常见。可能出现右心衰竭和快速型心律失常,相应地出现肝淤血和心悸的症状。

慢性（数月）表现不同于上述,疲劳、厌食、肠扩张和外周水肿比呼吸困难更为明显。这是因为肺静脉的容量适应了慢性容量超负荷,使得肺泡的液体积聚较少,尽管总肺水是增加的。

3.4.2　病史

虽然仅凭病史不足以诊断心力衰竭[12,13],但病史对于判断心力衰竭的程度和进展期仍是最好的鉴别手段,病史还能提供心力衰竭病因学方面的线索。

3.4.3　体格检查

体格检查可以提供有关容量超负荷、心室扩大、肺动脉高压和心排血量减少的程度等重要信息。

3.4.4　辅助检查

对所有患者来说,标准的检查内容应该包括血液检查、X线胸片和心电图。X线胸片表现为肺血管淤血和心脏扩大支持心力衰竭的诊断。X线胸片还有助于排除表现为呼吸困难的肺部疾病[14-16]。正常心电图在有症状的收缩功能障碍患者中并不常见（98％阴性预测值）[17]。

所有新发病的心力衰竭患者都应进行超声心动图检查。在心力衰竭的处理中，这是最有用的无创检查之一。除了对诊断心力衰竭有很高的敏感性和特异性之外（分别为80％和100％）[18]，它还能探测到其他一些重要的发现。通过多巴酚丁胺试验来评测室壁节段运动情况，可以提高超声心动图鉴别缺血性和非缺血性扩张型心肌病的能力[19]。这项技术对于预测心脏功能的恢复也非常有用[20,21]。超声心动图还可以评估心包厚度、心脏瓣膜病、血栓形成、心肌结构异常、心腔大小和功能，以及用多普勒脉冲测量心排血量。

事实上，任何不明原因的心力衰竭，都应评估是否存在缺血性心脏疾病，因为后者作为扩张型心肌病的原因并不少见[5,22]，可以通过几种技术手段进行这种评估。

无创性运动试验不仅可以提供是否存在缺血性心脏病的重要信息，而且对于危险分层和预后判断十分有益。最大摄氧量（VO_{2max}）的测定，可以为估计心肌功能障碍的严重程度提供客观指标。

有心绞痛或运动试验阳性的患者，必须行冠状动脉造影。但是，即使是运动试验正常的患者，如果有原因不明的心力衰竭，也应强烈建议心导管检查。ACC/AHA冠状动脉造影委员会发布了心力衰竭患者行冠状动脉造影的推荐指南，如表3.4所示[23]。冠状动脉造影还可以发现心脏瓣膜病，并进行分级，而这种瓣膜病可能引起心力衰竭的症状。

表3.4 心力衰竭患者行冠状动脉造影的推荐指南

Ⅰ类
1. 因收缩功能障碍导致的伴有心绞痛或局部心壁运动异常的心力衰竭，和(或)核素显像证据，或当考虑到血管重建时可逆的心肌缺血
2. 心脏移植前
3. 心力衰竭继发于梗死后室壁瘤或其他因心肌梗死导致的机械性并发症
Ⅱa类
1. 收缩功能障碍，无创检查无法解释其病因
2. 收缩功能正常，但心力衰竭的发作被怀疑是由缺血引起的左心室功能障碍
Ⅲ类
心力衰竭，既往冠状动脉造影显示正常冠脉，没有新的证据提示缺血性心脏病
ACC/AHA指征分类
Ⅰ类：有证据和(或)共识表明，手术或治疗方法是有益的而且是有效的
Ⅱ类：对手术或治疗方法的有益性（有效性）存在相互矛盾的证据或有意见分歧的情况
Ⅱa类：证据或观点偏向于有益性和有效性的比重较大
Ⅱb类：证据或观点尚未能充分证明其有益性和有效性
Ⅲ类：有证据或共识表明手术或治疗措施无益，而且在有些病例可能有害

心内膜活检对于发现扩张型心肌病病因的作用并不确定，仅凭活检所得到的对临床有用的信息是很少的[22,24,25]。因此，心肌活检用于怀疑患有影响到心肌的全身性疾病的患者，包括血色素病、淀粉样变性和结节病。

3.5 现代治疗策略

传统认为,心力衰竭继发于左心室功能受损,这意味着是由于心肌收缩力下降引起了心脏收缩功能障碍。但现代观念认为,心脏收缩功能障碍继发于心室腔容积的结构性扩大。因此,心腔扩大是室壁活动减弱的早期反应,而不是由于心肌收缩力下降。心腔扩大可以增加舒张末期容积,这对维持正常每搏量是必要的。结果,心腔的长度和形状发生了变化,这种变化与前负荷介导的肌小节长度增加没有关系,这种病理改变称为重构。随着心脏的重构和扩大,曲率半径增加。根据LaPlace定律,这会使室壁张力更大,引起心肌耗氧量增加、心内膜下血流减少、能量损害以及心律失常增多。总体而言,重构的程度与不良的预后直接相关[26]。按照这一观点,造成射血分数下降和不良预后的关键是心脏重构,而不是心肌收缩力下降。幸运的是,重构过程的某些方面看起来是可逆的[27-32]。

过去20年间心力衰竭的治疗取得了巨大进展。多年来,药物治疗一直占主导地位。现行药物疗法改善了死亡率,能够限制进行性心腔重构,并且改善生存率。多种药物应用于心力衰竭以缓解症状,改善预后。几项大的试验显示,应用血管紧张素转换酶抑制剂[33-35]和新的β受体阻滞剂[36-40]可以改善死亡率、左心室功能、远期疗效和住院率。进一步资料表明,这些药物由于具有逆转心脏重构的特性,而有助于改善存活率。

尽管心力衰竭的药物支持有明显的进步,但是结果却远不够完美,死亡率仍然较高,而且住院费用也很昂贵。终末期心力衰竭患者还是需要外科治疗。不幸的是,外科治疗的进展没有获得根本性的改进。心脏移植仍然是那些虽然进行了最佳药物治疗却仍有症状的终末期心力衰竭患者的首选治疗手段。和其他移植疗法一样,供心的持续短缺和严格的选择标准一直限制着这种治疗的年增长率。因此,心脏移植对大多数心力衰竭患者来说,并不是可以选择的方案,而只能在一些大的、高度专业的医疗中心进行。

3.6 心力衰竭的外科治疗

用于治疗终末期心力衰竭的外科技术仍在积极探索中。尽管在这一领域缺少大的多中心随机临床研究,但还是取得了重要进展。成熟的治疗策略包括起搏器植入、冠状动脉再血管化、左心室重建、二尖瓣修复、心肌成形和机械循环辅助。

3.6.1 起搏器植入

起搏器植入的一般指征包括慢性房颤需要作房室结消融以控制心律和有症状的心动过缓患者。使用双心室起搏,也称为再同步化治疗,可以改善部分中重度心力衰竭患者的症状[44,45]。因此,USFDA批准双心室起搏用于治疗中重度心力衰竭。但是,什么时候应该使用双心室起搏还未明确。这是因为尚有一些潜在问题未解决,包括起搏器植入过程中发生严重并发症的风险[44],以及缺乏长期的研究资料[11]。另外还不知道是否应该在植入起搏器时常规植入除颤器。

3.6.2 左心室成形术

心力衰竭时,心肌损害引起心室扩大和室壁瘤都会损害心脏强有力的收缩能力,导致心排血量下降。1996年Batista等最早介绍了逆转心室扩大的外科治疗概念,对NYHA分级Ⅳ级的特发性扩张型心肌病患者行部分左心室切除术。他们描述的手术过程涉及两个乳头肌之间正常肌肉组织的切除,范围从心尖延伸到二尖瓣环。根据切除组织的多少,二尖瓣可能被保留、修复或替换。手术使心室恢复了大致正常的容积、重量、直径之间的关系[46]。根据LaPlace定律,心室直径的缩小,使得室壁张力降低,可能有更加协调的收缩(舒张)活动,从而改善收缩能力。虽然很多患者的心力衰竭症状在术后初期有了显著改善[47,49-55],但该手术的围术期死亡率较高,而且许多患者术后心脏再次扩大[49,56],心力衰竭症状的复发率也很高。最终,对这种手术的热情降低了。

治疗心肌病的外科新方法得益于对左心室壁瘤治疗的研究。Dor法是心肌梗死室壁瘤形成后的一种外科重建技术[58]。在Dor法应用以前,心肌梗死室壁瘤的外科治疗包括室壁瘤局部的切除,把仍有活力的心室壁复位(室壁瘤内缝合术),以试图恢复左心室的几何学形态,但是没有发现这种方法能改善左心室功能[59]。在Dor法手术中,也称心室内环形补片成形术(endoventricular circular patch plasty,EVCPP),沿无活力的瘢痕化室壁瘤颈部环形放置一根荷包缝线,以缩小旷置的心室壁。心室瘢痕化的范围比局部心室壁是活动减弱还是反向活动更重要。瘢痕越大,术后左心室射血分数(left ventricular ejection fraction,LVEF)改善越明显,但是围术期死亡率明显升高(大瘢痕12%,小瘢痕为2.2%)。残留缺损用Dacron片、心包片或者自体心内膜组织片覆盖。这种手术缩短了长轴,而保持短轴长度不变,使心室形态在舒张期更接近球形,而收缩期更为椭圆形[60,61],左心室的几何学形态更接近正常,从而改善收缩功能。在最初行Dor法的患者中,手术总死亡率为8%。急诊行外科修补的手术死亡率高达16.3%,而择期手术死亡率为6.2%。LVEF的改善在术后1年能够获得持续,而且92%的患者舒张末期容积指数降低,心力衰竭症状得到改善[63]。

对Dor法的一项改良术式,即心室前壁心内膜外科重建(surgical anterior ventricular endocardial restoration,SAVER),它是对心肌梗死后扩张重构无收缩功能的心室节段进行旷置。多中心RESTORE试验评价了该技术的有效性,其中89%的患者同时进行了旁路移植手术,26%的患者做了二尖瓣修补术或替换术。研究结果显示,左心室舒张末期容积指数明显减小,而且LVEF从29%上升至39%[62]。此外,人们还注意到,即使没有行同期二尖瓣手术,Dor法还是改善了大部分病例的二尖瓣反流(mitral regurgitation,MR)程度,这可能是由于缩小了心腔的大小,并纠正乳头肌的方向[64]。至于是否选择非停跳技术或持续阻断主动脉,对术后结果并没有什么影响。此外,由于持续阻断造成缺血时间延长所带来的不利影响会被潜在的获益所抵消。Cope等在2001年比较了心肌病患者行心脏移植和非传统手术的费用[66],该研究比较了心脏移植、单独冠状动脉旁路移植手术(CABG)、二尖瓣替换术和Dor法的手术费用和存活率,结果显示心脏移植总的费用,包括获取供心的费用明显更高,其他三组的费用基本相似,四组的手术存活率相差无几。因此,左心室重建手术在有选择的患者中是心脏移植的有效替代疗法。关于左心室重建手术指征的推荐指南发布于2002年的一篇综述中,如表3.5所示[63]。

表3.5 心室成形术指征

1. 前间壁心肌梗死,伴左心室扩大(舒张末期容积指数>100 ml/m²),并有
2. 左心室射血分数(LVEF)降低(甚至<20%),并有
3. 左心室局灶性运动障碍或无运动区域>30%心室周径,并有
4. 至少符合下面一条:
   a) 有心力衰竭的症状
   b) 心律不齐
   c) 无症状患者激发试验有缺血表现

3.6.3 二尖瓣修复术

二尖瓣反流(MR)常常是终末期心肌病的并发症。它可以由心室几何形状改变导致的二尖瓣环扩大和乳头肌缺血功能障碍所引起[67,68]。虽然几十年来的教学一直是说,关闭二尖瓣缝隙等于移除了"脱垂"的瓣膜,可能承担难以接受的外科死亡率。但重要的是,必须意识到血液反流到左心房会引起容量负荷过大,造成一系列恶性循环,二尖瓣环进一步扩大,二尖瓣反流加重,导致更加严重的充血性心力衰竭症状[69]。在缺血性心肌病患者,严重的二尖瓣反流是一个很难处理的问题。不仅这些患者的症状会更加恶化,而且他们的死亡率也会增加。据报道,这类患者药物治疗的1年生存率<20%[70]。心功能在NYHA分级Ⅲ/Ⅳ级的扩张型心肌病患者,如果有显著(>2+)的继发性二尖瓣反流,应该考虑行二尖瓣修复术[3]。一些研究表明,二尖瓣修复术对于终末期心肌病患者,不仅是可行的,而且能改善心室功能和总体生存率[70-75]。如果不能做二尖瓣修复术,那就有必要行二尖瓣替换术,并保留瓣下结构。同时保留前后瓣叶的瓣下结构,有助于在二尖瓣替换术后保持正常的心室形态和功能[76-79]。但是,大多数研究对非缺血性扩张型心肌病患者二尖瓣反流的处理都是以修复为主。

缺血性二尖瓣反流的机制似乎更加复杂。通常是由于心室扩大,使后瓣功能受到限制。继发于缺血性心肌病的严重二尖瓣反流患者,有两个相互独立的病理生理学改变,不仅加重了泵衰竭,而且需要分别进行外科处理。对这些患者的外科治疗,尤其是那些需要同时做二尖瓣手术和冠状动脉旁路移植手术的,一直以来都有较高的手术风险[80]。显然这些患者与单独冠状动脉旁路移植手术或二尖瓣手术的患者相比,手术风险有非常明显的增加[72]。幸运的是,随着心肌保护和外科技术的发展,这些非常困难的患者中的一部分,现在不仅手术风险降低了,而且正体验着症状的改善。最近一项研究结果表明,同时行冠脉旁路移植和二尖瓣修复手术,其结果可以与单行CABG和心脏移植媲美,这就为这些患者提供了一个合理的替代治疗手段。

3.6.4 外科再血管化

冠心病(coronary artery disease,CAD)引起的心力衰竭,通常是由于心肌梗死和随后发

生的心室重构。如果缺血是慢性的,那些可以恢复的或者有活力的心肌被称为"冬眠心肌细胞",但如果损伤是短暂的,那么这些心肌被称为"顿抑细胞"。如果这些患者心肌功能的衰退部分是由心肌冬眠引起,那么其左心室功能损害并不是一个完全不可逆的过程。心肌梗死所累及的心室节段,大约40%在以后可能会自发地或在再血管化后恢复。成功进行了再血管化的患者,LVEF 也会有明显改善,甚至恢复正常[82,83]。通过铊灌注成像、PET 扫描或者超声心动图多巴酚丁胺试验检查,显示心肌细胞仍有活力的患者,再血管化后每年的病死率明显下降约 80%。患者的受益程度与左心室功能障碍的严重程度有直接关系。相反,心肌已经没有活力的患者,再血管化和药物治疗的结果没有差别[7]。

对射血分数<20%的患者行外科再血管化,以复苏冬眠心肌细胞,现在已经很普遍了。这些患者一般情况通常较差,术前危险因素更多。虽然住院死亡率升高了 4%~6%,但 1 年生存率有 90%,5 年生存率也达到 64%[84]。缺血性心肌病患者,如果证实有存活心肌,血管条件允许进行再血管化,而手术风险尚可接受,其围术期生存率达到 88%,而且 1 年后仍有 72%的患者存活。这些结果被很多作者报道,而且是可重复的[86-89]。

通常认为,缺血性心肌病有明显左心室扩大的患者,行 CABG 后效果不好,就应该做心脏移植[90]。但是,Aziz 和他的合作者们在比较了缺血性心肌病和特发性心肌病心脏移植的效果后,对这一观点提出了异议[91]。尽管两组的手术病死率实质上是相同的,分别是 11.2%和 10.6%,但 10 年生存率有显著性差异,分别是 39%和 80%。因此,要决定为严重左心室功能减退的患者手术并不是那么简单。单独行 CABG 有很出色的近期疗效,但是与 CABG 同期行左心室重建相比,其中期疗效较差[92]。

3.6.5 PTCA 和 CABG 的比较

冠状动脉成形术的作用取决于动脉狭窄的形态和程度。如果动脉狭窄是轻度或中度,而且只有 1~2 支冠状动脉狭窄,冠状动脉成形术的指征就高于旁路移植手术,在非糖尿病患者中则更为有效。糖尿病患者可以从 CABG 中得到更大的获益,特别是多支血管病变、多发病变,或者严重的冠心病[93]。

由 ACC/AHA/ACP-ASIM 发布的对冠心病自然血管再血管化指征的推荐指南如表 3.6 所示[94]。该指南于 2002 年更新后再次获得批准。

首选药物治疗和首选外科手术的随机临床研究结果显示,左主干狭窄>69%,以及多支血管病变合并左前降支近段狭窄>69%的患者,行冠状动脉旁路移植手术有更好的远期生存率。由于经皮穿刺腔内冠状动脉成形术(percutaneous transluminal coronary angioplasty,PTCA)和旁路移植手术这一随机临床试验所收集的高危亚组病例数尚不足,所以还不能认为 PTCA 这一替代治疗会对这些患者产生同样的远期生存率。

药物治疗和 CABG 随机研究的荟萃分析,结果进一步表明,没有严重症状但却有左前降支近段病变的患者,选择手术治疗有更好的生存率,即使其左心室功能正常并且只有一支血管病变。对于这些患者,来自 PTCA 和 CABG 对照研究的资料似乎显示,外科手术作为替代 PTCA 的再血管化治疗,即使是血管造影适合做 PTCA 的患者,至少在前 5 年,其生存率也不差于 PTCA。

表 3.6 稳定性心绞痛患者行经皮腔内血管成形术(PTCA)及冠状动脉旁路移植术(CABG)血运重建的建议

Ⅰ类
1. CABG：患者有严重的左主干冠状动脉疾病
2. CABG：患者有 3 支血管病变，有左心室功能异常（射血分数<50%）患者的生存受益更大
3. CABG：患者有 2 支血管病变，合并严重的左前降支近段病变(CAD)和左心室功能异常（射血分数<50%）或无创检查可提示有明显的心肌缺血
4. PTCA：患者有 2 支或 3 支血管病变，伴有明显的左前降支近段病变，并且解剖上适合导管治疗，左心室功能正常，没有需药物治疗的糖尿病
5. PTCA 或 CABG：患者有 1 支或 2 支血管 CAD，没有明显的左前降支近段病变，但有大面积存活心肌，并且在无创检测有高风险指征
6. CABG：患者有 1 支或 2 支血管 CAD，没有明显的左前降支近段病变，有心源性猝死或持续性室速病史
7. CABG 或 PTCA：既往有 PTCA 史，再狭窄并有大面积存活心肌和(或)无创检查提示为缺血高风险患者
8. PTCA 或 CABG：患者既往药物治疗无效，并且进行血运重建的风险可以接受

Ⅱa 类
1. 再次 CABG 适应于有多发性大隐静脉移植物狭窄的患者，特别是供应左前降支冠状动脉的移植物有显著的狭窄。PTCA 适应于大隐静脉移植物局灶性病变或不能承受再次外科手术的大隐静脉移植物多发性狭窄的患者
2. PTCA 或 CABG：患者有 1 支或 2 支血管病变，不伴有明显的左前降支近段病变，但有中等区域的存活心肌和无创检查证明有心肌缺血
3. PTCA 或 CABG：患者有 1 支病变，伴有严重的左前降支近段病变

Ⅱb 类
1. 与 CABG 相比较，可考虑行 PTCA：患者有 3 支或 2 支血管病变，伴有严重的左前降支近段病变，解剖上适合导管治疗，并且有糖尿病或左心室功能异常
2. PTCA：患者有严重的左主干疾病，但不适合做 CABG
3. PTCA：患者有 1 支或 2 支血管病变，没有严重的左前降支近段病变，有心源性猝死或持续性快速性室性心律失常

Ⅲ类
1. PTCA 或 CABG：患者有 1 支或 2 支血管病变，没有严重的左前降支近段病变，症状轻微，心肌缺血引起的可能性小，或未接受充分的药物治疗，而且：
   a) 只有一小块存活心肌，或
   b) 无创检查未见缺血表现
2. PTCA 或 CABG：患者冠状动脉有临界狭窄（非左主干冠状动脉直径狭窄 50%～60%），而且无创检查未见缺血表现
3. PTCA 或 CABG：患者冠状动脉狭窄不严重（直径狭窄<50%）
4. PTCA：患者有明显的左主干病变，而且适合 CABG

注：在以上建议里，PTCA 代表着 PTCA 和(或)其他导管为基础的技术如支架、旋切导管和激光治疗。

ACC/AHA 指征分类：
Ⅰ类：有证据和(或)共识表明，手术或治疗方法是有益和有效的
Ⅱ类：对手术或治疗方法的有益性和有效性存在相互矛盾的证据或有意见分歧
Ⅱa 类：证据或观点偏向于有益性和有效性的比重较大
Ⅱb 类：证据或观点尚未能充分证明其有益性和有效性
Ⅲ类：有证据或共识表明手术或治疗措施无益，而且在有些病例可能有害

3.6.6 机械循环辅助

循环辅助装置最初被设计用来支持血流动力学衰竭的患者。现在,它们被用于广泛的临床领域,包括顽固性心力衰竭。它也被确认作为心脏移植的过渡治疗方案。在植入左心室辅助装置后,70%的患者成功进行了心脏移植[3]。这些装置允许患者回家等待合适的供心。它们还使患者在心脏移植前可以适当活动和康复。

心室辅助装置对心肌功能的改善有许多有益的作用,包括收缩功能改善,逆转心力衰竭时出现的β受体下调,以及减少心肌纤维化而使心腔形状正常化[95-98]。

这些装置可以分为四种主要类型。

3.6.6.1 反搏装置(主动脉内球囊反搏)

这是最常用的机械支持装置,有很长的成功记录历史。其设计简单,使用方便,而且最便宜。但是,这类装置在有明显外周血管病变、主动脉夹层分离和明显的主动脉瓣反流时,使用受到限制。

3.6.6.2 心肺辅助装置

该装置限于心导管室外使用,可提供全心肺支持,类似于心脏手术过程中体外循环所提供的支持。

3.6.6.3 左心室辅助装置

这类装置可以进一步分为中期和长期辅助装置。中期辅助装置可以被认为是真正的移植过渡手段,其设计并非长期永久的[99],移植时会被去除。

长期辅助装置是为心力衰竭患者设计的一种替换治疗手段。尽管FDA批准这种装置作为移植过渡,但是病变严重却不符合移植标准的患者,使用长期左心室辅助装置与单独应用最佳药物治疗相比,可以改善生存率[100]。

3.6.6.4 全人工心脏

另外一种机械装置是全人工心脏,它是在切除患者自己的心室后再在原位植入人工装置。2004年的一项研究发现[101],与对照组相比,全人工心脏支持的患者的生存率比心脏移植有明显提高(79%和46%),1年总生存率也明显高于移植组(70%和31%)。虽然包括感染、血栓和出血在内的并发症比较多见,但似乎只对一小部分患者的预后产生影响。

随着预期寿命的提高,目前机械辅助装置不断应用和发展。将来,它们可能会使相当数量的患者不再需要心脏移植。

3.6.7 心肌成形术

心肌成形术是先从患者的背部或腹部切取一块骨骼肌,然后把它围绕在病变心脏上,并使其与心脏同步收缩。这种手术是试验性的,仅在有限数量的患者中施行。一些研究显示,进行这种手术的患者,手术死亡率降低,症状得到改善[102]。但是,心肌成形术远期疗效的资料有限,对于治疗慢性心力衰竭的远景尚不肯定[103]。

3.6.8 阻止心脏扩大的机械装置

Acorn CorCap 心脏辅助装置是一种简单但机制深奥、治疗中度心力衰竭的新方法。它是对扩张型心肌病患者在标准药物治疗和心力衰竭外科治疗的同时进行的一种附加治疗。将具有生物相容性的网格状套子依心脏轮廓,缝合固定于心室周围。通过支撑心脏和减少应力介导的心肌拉伸,限制了左心室的扩张,并改善 LVEF。初步资料提示,这种装置对心力衰竭症状、LVEF、舒张末和收缩末期直径,以及生活质量都有改善作用[104]。

3.6.9 心脏移植术

对于很多经过最佳药物治疗仍有症状的终末期心力衰竭患者,心脏移植术是首选治疗方法。在这一患者人群中,它可以改善生存率和生活质量。1999 年国际心肺移植协会报道,心脏移植第 1 年后的年死亡率大约是 4%,1 年生存率为 79%,8.8 年总生存率为 50%[105]。

应该考虑做心脏移植的患者列于表 3.7[106]。主要目标是改善生存率,提高生活质量。心脏移植的益处在垂死的住院患者中很容易得到表现,但在很多能下地活动的患者中却并不明显。符合 ACC/AHA 工作小组推荐指南行心脏移植的最低要求如下所示:

因心力衰竭反复住院。

药物治疗的强度不断升级。

相对适应证有 VO_{2max} 反复 <14 ml/(kg·min),而在其他方面符合候选标准时,VO_{2max} < 10 ml/(kg·min) 是心脏移植绝对指征。

表 3.7 药物最大化治疗无效患者的心脏移植指征

A. 收缩性心力衰竭,定义为左心室射血分数(LVEF)<35% 除外以下病因: 1) 淀粉样变   2) HIV   3) 心脏肉瘤
B. 缺血性心脏病伴有顽固性心绞痛   1) CABG 或介入疗法无效   2) 最大耐受剂量的药物治疗无效   3) 不能耐受直接心肌血运重建,或经心肌血运重建或手术尝试不成功
C. 植入式心脏除颤器无法控制的顽固性心律失常   1) 电生理指导下的单独或联合药物治疗无效   2) 不适合消融治疗
D. 肥厚型心肌病 NYHA 分级 Ⅳ 级症状持续,即使进行以下最大化治疗   1) 酒精注射   2) 肥厚心肌切除术   3) 二尖瓣置换术   4) 起搏器治疗
E. 先天性心脏病,没有不可逆转的肺动脉高压

ACC/AHA 工作小组推荐的其他指征包括：

顽固性心源性休克。

需持续依赖静脉内正性肌力药物来保持足够的组织灌注。

严重的缺血症状限制了日常活动且无法进行再血管化治疗（绝对指征），或者反复出现不稳定心绞痛无法进行其他干预治疗（相对指征）。

各种治疗方法都难以控制的有症状的严重室性心律失常。

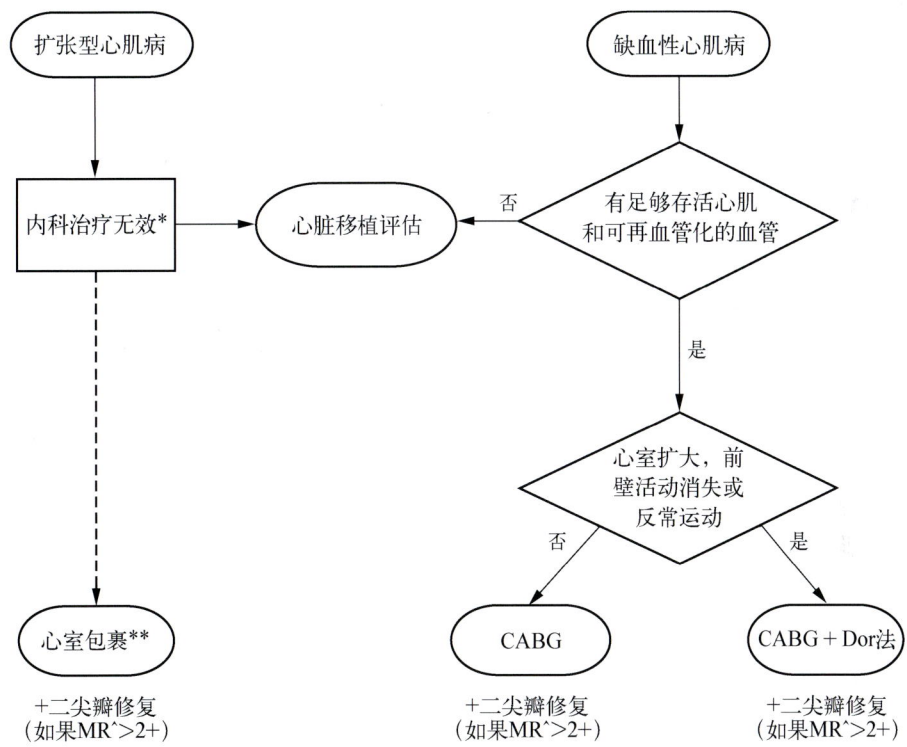

图 3.1 心力衰竭外科治疗流程图。＊表示包括出现宽 QRS 波形植入双腔起搏器。＊＊表示没有足够证据支持该方法。^表示二尖瓣反流。无合适外科治疗策略时推荐进行心脏移植的评估。

3.7 总结

概括来说，根据基础心肌病类型，心力衰竭的外科治疗分为两大类。因此，必须非常小心准确地诊断出这些患者是扩张型心肌病还是缺血性心肌病。对于扩张型心肌病，并没有很多外科方法可供选择。如果最大化的内科治疗无效，包括为宽 QRS 波综合征安装双心室起搏器，通常就应该为这些患者进行心脏移植的评估了。如果这些患者是外科治疗的合适候选者，其二尖瓣反流程度为 2+ 或以上，就应行二尖瓣修复术。各种心脏外包裹装置的效果仍不清楚。如果患者病情不稳定，可以使用心室辅助装置作为心脏移植的过渡。

缺血性心肌病引起的心力衰竭的外科治疗复杂得多。治疗方法的选择要根据心室大小和有无二尖瓣反流。如同扩张型心肌病患者一样,二尖瓣反流程度为2+或以上的,应该行二尖瓣修复。没有瓣膜病变的缺血性心肌病患者,如果有存活心肌和可供移植的血管,则应行CABG。但是,如果这些患者心室扩大伴有前壁无收缩活动或活动反常,则应在CABG同时行Dor法手术。心脏移植适用于上述治疗策略都失败或者没有足够存活心肌的患者(图3.1)。

心力衰竭在美国是引起死亡的一个主要原因。尽管内科治疗在不断完善,但仍有大量心力衰竭患者需要更加先进的治疗方法。对于任何对药物疗法无效的患者,都应积极考虑外科治疗,包括再血管化、纠正二尖瓣反流、逆转左心室重构,这类手术应在大的专门从事终末期心力衰竭患者治疗的中心施行。

> **记忆要点**
>
> - 在美国、发达国家和发展中国家,心力衰竭是主要的死亡原因
> - 患者最好由多学科队伍进行评估
> - 药物治疗失败的患者可进行外科治疗
> - 患者常需作心脏移植的评估,以此作为终末期心力衰竭的最终治疗方法
> - 不同的治疗方法适合于不同的临床情况

参 考 文 献

1. Mills RM, Young JB. Practical Approaches to the Treatment of Heart Failure. Baltimore, Philadelphia: Williams & Wilkins; 1998.
2. Carson PE. Beta blocker treatment in heart failure. Prog Cardiovasc Dis. 1999; 41(4): 301-321.
3. Zeltsman D, Acker MA. Surgical management of heart failure: An overview. Annu Rev Med. 2002; 53: 383-391.
4. Greenfield LJ, Mulholland MW. Surgery: Scientific Principles and Practice. 2nd ed. Philadelphia: Lippincott-Raven Publishers; 1997.
5. Bortman G, Sellanes M, Odell DS, Ring WS, Olivari MT. Discrepancy between pre- and post-transplant diagnosis of end-stage dilated cardiomyopathy. Am J Cardiol. 1994; 74(9): 921-924.
6. Marwick TH. The viable myocardium: Epidemiology, detection, and clinical implications. Lancet. 1998; 351(9105): 815-819.
7. Allman KC, Shaw LJ, Hachamovitch R, Udelson JE. Myocardial viability testing and impact of revascularization on prognosis in patients with coronary artery disease and left ventricular dysfunction: A meta-analysis. J Am Coll Cardiol. 2002; 39(7): 1151-1158.
8. Baldasseroni S, Opasich C, Gorini M, et al. Left bundle-branch block is associated with increased 1-year sudden and total mortality rate in 5517 outpatients with congestive heart failure: A report from the Italian network on congestive heart failure. Am Heart J. 2002; 143(3): 398-405.
9. Koelling TM, Aaronson KD, Cody RJ, Bach DS, Armstrong WF. Prognostic significance of mitral regurgitation and tricuspid regurgitation in patients with left ventricular systolic dysfunction. Am Heart J. 2002; 144(3): 524-529.
10. Amabile CM, Spencer AP. Keeping your patient with heart failure safe: A review of potentially dangerous medications. Arch Intern Med. 2004; 164(7): 709-720.

11. Hunt SA, Baker DW, Chin MH, et al. ACC/AHA guidelines for the evaluation and management of chronic heart failure in the adult: Executive summary. A report of the American College of Cardiology/American Heart Association Task Force on Practice Guidelines (Committee to revise the 1995 Guidelines for the Evaluation and Management of Heart Failure). J Am Coll Cardiol. 2001; 38(7): 2101–2113.

12. Davie AP, Francis CM, Caruana L, Sutherland GR, McMurray JJ. Assessing diagnosis in heart failure: Which features are any use? QJM. 1997; 90(5): 331–339.

13. Morgan S, Smith H, Simpson I, et al. Prevalence and clinical characteristics of left ventricular dysfunction among elderly patients in general practice setting: Cross sectional survey. BMJ. 1999; 318(7180): 368–372.

14. Gillespie ND, McNeill G, Pringle T, Ogston S, Struthers AD, Pringle SD. Cross sectional study of contribution of clinical assessment and simple cardiac investigations to diagnosis of left ventricular systolic dysfunction in patients admitted with acute dyspnoea. BMJ. 1997; 314(7085): 936–940.

15. Badgett RG, Mulrow CD, Otto PM, Ramirez G. How well can the chest radiograph diagnose left ventricular dysfunction? J Gen Intern Med. 1996; 11(10): 625–634.

16. Knudsen CW, Omland T, Clopton P, et al. Diagnostic value of B-Type natriuretic peptide and chest radiographic findings in patients with acute dyspnea. Am J Med. 2004; 116(6): 363–368.

17. Davie AP, Francis CM, Love MP, et al. Value of the electrocardiogram in identifying heart failure due to left ventricular systolic dysfunction. BMJ. 1996; 312(7025): 222.

18. Erbel R, Schweizer P, Krebs W, Meyer J, Effert S. Sensitivity and specificity of two-dimensional 36 I. L. Kron et al. echocardiography in detection of impaired left ventricular function. Eur Heart J. 1984; 5(6): 477–489.

19. Vigna C, Russo A, De Rito V, et al. Regional wall motion analysis by dobutamine stess echocardiography to distinguish between ischemic and nonischemic dilated cardiomyopathy. Am Heart J. 1996; 131(3): 537–543.

20. Naqvi TZ, Goel RK, Forrester JS, Siegel RJ. Myocardial contractile reserve on dobutamine echocardiography predicts late spontaneous improvement in cardiac function in patients with recent onset idiopathic dilated cardiomyopathy. J Am Coll Cardiol. 1999; 34(5): 1537–1544.

21. Naqvi TZ, Goel RK, Forrester JS, Davidson RM, Siegel RJ. Usefulness of left ventricular mass in predicting recovery of left ventricular systolic function in patients with symptomatic idiopathic dilated cardiomyopathy. Am J Cardiol. 2000; 85(5): 624–629.

22. Felker GM, Thompson RE, Hare JM, et al. Underlying causes and long-term survival in patients with initially unexplained cardiomyopathy. N Engl J Med. 2000; 342(15): 1077–1084.

23. Scanlon PJ, Faxon DP, Audet AM, et al. ACC/AHA guidelines for coronary angiography: Executive summary and recommendations. A report of the American College of Cardiology/American Heart Association Task Force on Practice Guidelines (Committee on Coronary Angiography) developed in collaboration with the Society for Cardiac Angiography and Interventions. Circulation. 1999; 99(17): 2345–2357.

24. Starling RC, Van Fossen DB, Hammer DF, Unverferth DV. Morbidity of endomyocardial biopsy in cardiomyopathy. Am J Cardiol. 1991; 68(1): 133–136.

25. Mason JW. Endomyocardial biopsy and the causes of dilated cardiomyopathy. J Am Coll Cardiol. 1994; 23(3): 591–592.

26. Cohn JN. Structural basis for heart failure. Ventricular remodeling and its pharmacological inhibition. Circulation. 1995; 91(10): 2504–2507.

27. Lee KS, Marwick TH, Cook SA, et al. Prognosis of patients with left ventricular dysfunction, with and without viable myocardium after myocardial infarction. Relative efficacy of medical therapy and revascularization. Circulation. 1994; 90(6): 2687–2694.

28. Gioia G, Powers J, Heo J, Iskandrian AS. Prognostic value of rest-redistribution tomographic thallium-201 imaging in ischemic cardiomyopathy. Am J Cardiol. 1995; 75(12): 759–762.

29. Pagley PR, Beller GA, Watson DD, Gimple LW, Ragosta M. Improved outcome after coronary bypass surgery in

patients with ischemic cardiomyopathy and residual myocardial viability. Circulation. 1997; 96(3): 793-800.

30. Baer FM, Theissen P, Schneider CA, et al. Dobutamine magnetic resonance imaging predicts contractile recovery of chronically dysfunctional myocardium after successful revascularization. J Am Coll Cardiol. 1998; 31(5): 1040-1048.

31. Wellnhofer E, Olariu A, Klein C, et al. Magnetic resonance low-dose dobutamine test is superior to SCAR quantification for the prediction of functional recovery. Circulation. 2004; 109(18): 2172-2174.

32. Bax JJ, Poldermans D, Elhendy A, et al. Improvement of left ventricular ejection fraction, heart failure symptoms and prognosis after revascularization in patients with chronic coronary artery disease and viable myocardium detected by dobutamine stress echocardiography. J Am Coll Cardiol. 1999; 34(1): 163-169.

33. Pfeffer MA, Braunwald E, Moye LA, et al. Effect of captopril on mortality and morbidity in patients with left ventricular dysfunction after myocardial infarction. Results of the survival and ventricular enlargement trial. The SAVE Investigators. N Engl J Med. 1992; 327(10): 669-677.

34. Effect of ramipril on mortality and morbidity of survivors of acute myocardial infarction with clinical evidence of heart failure. The Acute Infarction Ramipril Efficacy (AIRE) Study Investigators. Lancet. 1993; 342(8875): 821-828.

35. Kober L, Torp-Pedersen C, Carlsen JE, et al. A clinical trial of the angiotensin-converting-enzyme inhibitor trandolapril in patients with left ventricular dysfunction after myocardial infarction. Trandolapril Cardiac Evaluation (TRACE) Study Group. N Engl J Med. 1995; 333(25): 1670-1676.

36. CIBIS Investigators and Committees A randomized trial of beta-blockade in heart failure. The Cardiac Insufficiency Bisoprolol Study (CIBIS). Circulation. 1994; 90(4): 1765-1773.

37. The Cardiac Insufficiency Bisoprolol Study II (CIBISII): A randomised trial. Lancet. 1999; 353(9146): 9-13.

38. Effect of metoprolol CR/XL in chronic heart failure: Metoprolol CR/XL Randomised Intervention Trial in Congestive Heart Failure (MERIT-HF). Lancet. 1999; 353(9169): 2001-2007.

39. Packer M, Bristow MR, Cohn JN, et al. The effect of carvedilol on morbidity and mortality in patients with chronic heart failure. U.S. Carvedilol Heart Failure Study Group. N Engl J Med. 1996; 334(21): 1349-1355.

40. Yancy CW, Fowler MB, Colucci WS, et al. Race and the response to adrenergic blockade with carvedilol in patients with chronic heart failure. N Engl J Med. 2001; 344(18): 1358-1365.

41. Aikawa Y, Rohde L, Plehn J, et al. Regional wall stress predicts ventricular remodeling after anteroseptal myocardial infarction in the Healing and Early Afterload Reducing Trial (HEART): An echocardiography-based structural analysis. Am Heart J. 2001; 141(2): 234-242.

42. Konstam MA, Kronenberg MW, Rousseau MF, et al. Effects of the angiotensin converting enzyme inhibitor enalapril on the long-term progression of left ventricular dilatation in patients with asymptomatic systolic dysfunction. SOLVD (Studies of Left Ventricular Dysfunction) Investigators. Circulation. 1993; 88(suppl 5, pt 1): 2277-2283.

43. Australia/New Zealand Heart Failure Research Collaborative Group. Randomised, placebo-controlled trial of carvedilol in patients with congestive heart failure due to ischaemic heart disease. Lancet. 1997; 349(9049): 375-380.

44. Abraham WT, Fisher WG, Smith AL, et al. Cardiac resynchronization in chronic heart failure. N Engl J Med. 2002; 346(24): 1845-1853.

45. Cazeau S, Leclercq C, Lavergne T, et al. Effects of multisite biventricular pacing in patients with heart failure and intraventricular conduction delay. N Engl J Med. 2001; 344(12): 873-880.

46. Batista RJ, Santos JL, Takeshita N, Bocchino L, Lima PN, Cunha MA. Partial left ventriculectomy to improve left ventricular function in end-stage heart disease. J Card Surg. 1996; 11(2): 96-97; discussion 8.

47. Batista RJ, Verde J, Nery P, et al. Partial left ventriculectomy to treat end-stage heart disease. Ann Thorac Surg. 1997; 64(3): 634-638.

48. Schreuder JJ, Steendijk P, van der Veen FH, et al. Acute and short-term effects of partial left ventriculectomy in dilated cardiomyopathy: Assessment by pressure-volume loops. J Am Coll Cardiol. 2000; 36(7): 2104-2114.

49. Etoch SW, Koenig SC, Laureano MA, Cerrito P, Gray LA, Dowling RD. Results after partial left ventriculectomy versus heart transplantation for idiopathic cardiomyopathy. J Thorac Cardiovasc Surg. 1999; 117(5): 952-959.

50. Angelini GD, Pryn S, Mehta D, et al. Left-ventricular-volume reduction for end-stage heart failure. Lancet. 1997; 350 (9076): 489.

51. Franco-Cereceda A, McCarthy PM, Blackstone EH, et al. Partial left ventriculectomy for dilated cardiomyopathy: Is this an alternative to transplantation? J Thorac Cardiovasc Surg. 2001; 121(5): 879–893.

52. Moreira LF, Stolf NA, Bocchi EA, et al. Partial left ventriculectomy with mitral valve preservation in the treatment of patients with dilated cardiomyopathy. J Thorac Cardiovasc Surg. 1998; 115(4): 800–807.

53. Bestetti RB, Moreira-Neto F, Brasil JC, Bombonato R, Sgarbieri RN, Haddad J. Partial left ventriculectomy: Preoperative risk factors for perioperative mortality. Int J Cardiol. 1998; 67(2): 143–146.

54. Gradinac S, Miric M, Popovic Z, et al. Partial left ventriculectomy for idiopathic dilated cardiomyopathy: Early results and six-month follow-up. Ann Thorac Surg. 1998; 66(6): 1963–1968.

55. Stolf NA, Moreira LF, Bocchi EA, et al. Determinants of midterm outcome of partial left ventriculectomy in dilated cardiomyopathy. Ann Thorac Surg. 1998; 66(5): 1585–1591.

56. McCarthy JF, McCarthy PM, Starling RC, et al. Partial left ventriculectomy and mitral valve repair for end-stage congestive heart failure. Eur J Cardiothorac Surg. 1998; 13(4): 337–343.

57. Starling RC, McCarthy PM, Buda T, et al. Results of partial left ventriculectomy for dilated cardiomyopathy: Hemodynamic, clinical and echocardiographic observations. J Am Coll Cardiol. 2000; 36(7): 2098–2103.

58. Dor V. Left ventricular aneurysms: The endoventricular circular patch plasty. Semin Thorac Cardiovasc Surg. 1997; 9(2): 123–130.

59. Froehlich RT, Falsetti HL, Doty DB, Marcus ML. Prospective study of surgery for left ventricular aneurysm. Am J Cardiol. 1980; 45(5): 923–931.

60. Di Donato M, Sabatier M, Dor V, et al. Effects of the Dor procedure on left ventricular dimension and shape and geometric correlates of mitral regurgitation one year after surgery. J Thorac Cardiovasc Surg. 2001; 121(1): 91–96.

61. Di Donato M, Sabatier M, Dor V, Toso A, Maioli M, Fantini F. Akinetic versus dyskinetic postinfarction scar: Relation to surgical outcome in patients undergoing endoventricular circular patch plasty repair. J Am Coll Cardiol. 1997; 29(7): 1569–1575.

62. Dor V, Saab M, Coste P, Sabatier M, Montiglio F. Endoventricular patch plasties with septal exclusion for repair of ischemic left ventricle: Technique, results and indications from a series of 781 cases. Jpn J Thorac Cardiovasc Surg. 1998; 46(5): 389–398.

63. Menicanti L, Di Donato M. The Dor procedure: What has changed after fifteen years of clinical practice? J Thorac Cardiovasc Surg. 2002; 124(5): 886–890.

64. Kaza AK, Patel MR, Fiser SM, et al. Ventricular reconstruction results in improved left ventricular function and amelioration of mitral insufficiency. Ann Surg. 2002; 235(6): 828–832.

65. Maxey TS, Reece TB, Ellman PI, Kern JA, Tribble CG, Kron IL. The beating heart approach is not necessary for the Dor procedure. Ann Thorac Surg. 2003; 76(5): 1571–1574; discussion 4–5.

66. Cope JT, Kaza AK, Reade CC, et al. A cost comparison of heart transplantation versus alternative operations for cardiomyopathy. Ann Thorac Surg. 2001; 72(4): 1298–1305.

67. Izumi S, Miyatake K, Beppu S, et al. Mechanism of mitral regurgitation in patients with myocardial infarction: A study using real-time two-dimensional Doppler flow imaging and echocardiography. Circulation. 1987; 76(4): 777–785.

68. Kono T, Sabbah HN, Rosman H, Alam M, Jafri S, Goldstein S. Left ventricular shape is the primary determinant of functional mitral regurgitation in heart failure. J Am Coll Cardiol. 1992; 20(7): 1594–1598.

69. Yoran C, Yellin EL, Becker RM, Gabbay S, Frater RW, Sonnenblick EH. Dynamic aspects of acute mitral regurgitation: Effects of ventricular volume, pressure and contractility on the effective regurgitant orifice area. Circulation. 1979; 60(1): 170–176.

70. Blondheim DS, Jacobs LE, Kotler MN, Costacurta GA, Parry WR. Dilated cardiomyopathy with mitral regurgitation: Decreased survival despite a low frequency of left ventricular thrombus. Am Heart J. 1991; 122(suppl 3, pt 1):

763 - 771.
71. Chen FY, Adams DH, Aranki SF, et al. Mitral valve repair in cardiomyopathy. Circulation. 1998; 98(suppl 19): II124 - II127.
72. Cohn LH, Rizzo RJ, Adams DH, et al. The effect of pathophysiology on the surgical treatment of ischemic mitral regurgitation: Operative and late risks of repair versus replacement. Eur J Cardiothorac Surg. 1995; 9(10): 568 - 574.
73. Bolling SF, Deeb GM, Brunsting LA, Bach DS. Early outcome of mitral valve reconstruction in patients with end-stage cardiomyopathy. J Thorac Cardiovasc Surg. 1995; 109(4): 676 - 682; discussion 82 - 83.
74. Bolling SF, Pagani FD, Deeb GM, Bach DS. Intermediate-term outcome of mitral reconstruction in cardiomyopathy. J Thorac Cardiovasc Surg. 1998; 115(2): 381 - 386; discussion 7 - 8.
75. Smolens IA, Pagani FD, Bolling SF. Mitral valve repair in heart failure. Eur J Heart Fail. 2000; 2(4): 365 - 371.
76. Sintek CF, Pfeffer TA, Kochamba G, Fletcher A, Khonsari S. Preservation of normal left ventricular geometry during mitral valve replacement. J Heart Valve Dis. 1995; 4(5): 471 - 475; discussion 5 - 6.
77. Sarris GE, Cahill PD, Hansen DE, Derby GC, Miller DC. Restoration of left ventricular systolic performance after reattachment of the mitral chordae tendineae. The importance of valvularventricular interaction. J Thorac Cardiovasc Surg. 1988; 95(6): 969 - 979.
78. Natsuaki M, Itoh T, Tomita S, et al. Importance of preserving the mitral subvalvular apparatus in mitral valve replacement. Ann Thorac Surg. 1996; 61(2): 585 - 590.
79. Komeda M, David TE, Rao V, Sun Z, Weisel RD, Burns RJ. Late hemodynamic effects of the preserved papillary muscles during mitral valve replacement. Circulation. 1994; 90(5 Pt 2): II190 - II194.
80. Cohn LH, Couper GS, Kinchla NM, Collins JJ, Jr. Decreased operative risk of surgical treatment of mitral regurgitation with or without coronary artery disease. J Am Coll Cardiol. 1990; 16(7): 1575 - 1578.
81. Gangemi JJ, Tribble CG, Ross SD, McPherson JA, Kern JA, Kron IL. Does the additive risk of mitral valve repair in patients with ischemic cardiomyopathy prohibit surgical intervention? Ann Surg. 2000; 231(5): 710 - 714.
82. Sheiban I, Tonni S, Marini A, Trevi G. Clinical and therapeutic implications of chronic left ventricular dysfunction in coronary artery disease. Am J Cardiol. 1995; 75(13): 23E - 30E.
83. Ragosta M, Beller GA, Watson DD, Kaul S, Gimple LW. Quantitative planar rest-redistribution 201Tl imaging in detection of myocardial viability and prediction of improvement in left ventricular function after coronary bypass surgery in patients with severely depressed left ventricular function. Circulation. 1993; 87(5): 1630 - 1641.
84. Pagano D, Bonser RS, Camici PG. Myocardial revascularization for the treatment of post-ischemic heart failure. Curr Opin Cardiol. 1999; 14(6): 506 - 509.
85. Trachiotis GD, Weintraub WS, Johnston TS, Jones EL, Guyton RA, Craver JM. Coronary artery bypass grafting in patients with advanced left ventricular dysfunction. Ann Thorac Surg. 1998; 66(5): 1632 - 1639.
86. Dreyfus GD, Duboc D, Blasco A, et al. Myocardial viability assessment in ischemic cardiomyopathy: Benefits of coronary revascularization. Ann Thorac Surg. 1994; 57(6): 1402 - 1407; discussion 7 - 8.
87. Tjan TD, Kondruweit M, Scheld HH, et al. The bad ventricle — Revascularization versus transplantation. Thorac Cardiovasc Surg. 2000; 48(1): 9 - 14.
88. Lansman SL, Cohen M, Galla JD, et al. Coronary bypass with ejection fraction of 0. 20 or less using centigrade cardioplegia: Long-term follow-up. Ann Thorac Surg. 1993; 56(3): 480 - 485; discussion 5 - 6.
89. Kaul TK, Agnihotri AK, Fields BL, Riggins LS, Wyatt DA, Jones CR. Coronary artery bypass grafting in patients with an ejection fraction of twenty percent or less. J Thorac Cardiovasc Surg. 1996; 111(5): 1001 - 1012.
90. Bolling SF, Smolens IA, Pagani FD. Surgical alternatives for heart failure. J Heart Lung Transplant. 2001; 20(7): 729 - 733.
91. Aziz T, Burgess M, Rahman AN, Campbell CS, Yonan N. Cardiac transplantation for cardiomyopathy and ischemic heart disease: Differences in outcome up to 10 years. J Heart Lung Transplant. 2001; 20(5): 525 - 533.
92. Maxey TS, Reece TB, Ellman PI, et al. Coronary artery bypass with ventricular restoration is superior to coronary

artery bypass alone in patients with ischemic cardiomyopathy. J Thorac Cardiovasc Surg. 2004; 127(2): 428 – 434.

93. Runyan S, Dobie S. CABG compared with PTCA in heart disease. J Fam Pract. 1998; 46(2): 112 – 113.

94. Gibbons RJ, Chatterjee K, Daley J, et al. ACC/AHA/ACP-ASIM guidelines for the management of patients with chronic stable angina: A report of the American College of Cardiology/American Heart Association Task Force on Practice Guidelines (Committee on Management of Patients With Chronic Stable Angina). J Am Coll Cardiol. 1999; 33(7): 2092 – 2197.

95. Ogletree-Hughes ML, Stull LB, Sweet WE, Smedira NG, McCarthy PM, Moravec CS. Mechanical unloading restores beta-adrenergic responsiveness and reverses receptor downregulation in the failing human heart. Circulation. 2001; 104(8): 881 – 886.

96. Heerdt PM, Holmes JW, Cai B, et al. Chronic unloading by left ventricular assist device reverses contractile dysfunction and alters gene expression in end-stage heart failure. Circulation. 2000; 102(22): 2713 – 2719.

97. Bruckner BA, Stetson SJ, Perez-Verdia A, et al. Regression of fibrosis and hypertrophy in failing myocardium following mechanical circulatory support. J Heart Lung Transplant. 2001; 20(4): 457 – 464.

98. Vatta M, Stetson SJ, Perez-Verdia A, et al. Molecular remodelling of dystrophin in patients with end-stage cardiomyopathies and reversal in patients on assistance-device therapy. Lancet 2002; 359(9310): 936 – 941.

99. Pennington DG, Swartz MT. Mechanical circulatory support prior to cardiac transplantation. Semin Thorac Cardiovasc Surg. 1990; 2(2): 125 – 134.

100. Rose EA, Gelijns AC, Moskowitz AJ, et al. Long-term mechanical left ventricular assistance for end-stage heart failure. N Engl J Med. 2001; 345(20): 1435 – 1443.

101. Dor V, Sabatier M, Di Donato M, Montiglio F, Toso A, Maioli M. Efficacy of endoventricular patch plasty in large postinfarction akinetic scar and severe left ventricular dysfunction: Comparison with a series of large dyskinetic scars. J Thorac Cardiovasc Surg. 1998; 116(1): 50 – 59.

102. Acker MA. Dynamic cardiomyoplasty: At the crossroads. Ann Thorac Surg. 1999; 68(2): 750 – 755.

103. Hayward MP. Dynamic cardiomyoplasty: Time to wrap it up? Heart. 1999; 82(3): 263 – 264.

104. 50th Annual Scientific Session of the American College of Cardiology. Orlando, Florida, USA. March 18 – 21, 2001. J Am Coll Cardiol. 2001; 37(2 Suppl A): 1A – 647A.

105. Hosenpud JD, Bennett LE, Keck BM, Fiol B, Boucek MM, Novick RJ. The Registry of the International Society for Heart and Lung Transplantation: Sixteenth official report — 1999. J Heart Lung Transplant. 1999; 18(7): 611 – 626.

106. Steinman TI, Becker BN, Frost AE, et al. Guidelines for the referral and management of patients eligible for solid organ transplantation. Transplantation. 2001; 71(9): 1189 – 1204.

4. 终末期心力衰竭：移植与非移植外科方法

Stephen Westaby，Gabriele Bertoni

4.1 概述

终末期心力衰竭是让人恐惧和近乎绝望的。介入治疗急性冠状动脉综合征的成功以及对特发性扩张型心肌病和心律失常治疗的不断改进，使得终末期心力衰竭患者的年龄范围变广、数量增多。先天性心脏病行姑息性手术患者构成了年龄相对较小的一个群体。许多患者的病情残酷地恶化并且生活质量极差。

10%的心力衰竭患者可以归类为D期(NYHA Ⅳ级)，即使经过仔细的药物和同步化治疗，在静息状态下也有明显的症状和终末期心脏结构的改变。这些患者越来越依赖住院治疗来稳定症状以及院外对症处理。目前，美国有超过30万而英国有大约60 000名D期心力衰竭患者。20%的患者在65岁以下，其中美国60 000名，英国12 000名。对这些患者的治疗造成巨大的财政负担，而且并不能明显改善预后。虽然如此，文明社会还是打算在有限范围内增加投资来改善患者的生活质量以及延长生存寿命，此时，考虑相对较多的是患者的年龄和经济情况，而非治疗的伦理困境。终末期肾脏病的治疗为此开了先河，目前血液透析对绝大多数患者来说没有年龄限制，总体能延长大约60%患者的2年生存期。选择75岁以下而且没有其他合并症的患者行肾移植术。然而，对于肝衰竭患者没有姑息性治疗，若得不到肝脏供体并接受移植，就只能接受死亡的事实。直到最近，心力衰竭的治疗和肝衰竭差不多面临相同的境地。许多国家的卫生保健体制仍然没有条件使用机械循环辅助装置，其中包括英国。

心脏移植1年存活率>80%，10年生存率接近50%，这是一项有效并且令人兴奋的治疗措施[1]。然而心力衰竭的自然进程中，80%患者的年龄>65岁，而且大部分年轻患者有严重的合并症。通过严格的选择标准，这些因素极大地限制了心脏移植的广泛应用。目前在美国和英国每年大约分别只有2 200和150个供体心脏，随着供体数量的减少，这些限制条件使得人们毫无争议地考虑终末期心力衰竭治疗的成本问题[2]，以至于Adamson在他的文章《心力衰竭治疗的新挑战》[3]中指出，从流行病学角度考虑，心脏移植是一种次要的治疗方法。因此，发展心力衰竭的非移植外科治疗并使其广泛应用已成为首选。

药物治疗和外科治疗的目的都是阻止或者逆转心脏重构的进程。目前，有一些指南能够说明何种治疗最适合于何种个体或者病理过程。具有循证医学依据的治疗方法，只能通过大量细致的研究和临床检查，以确定病理过程以及结构和功能异常的程度后才能获得。研究目的就是要明确是否有适合外科修复的病变，失去功能的心肌是否有恢复可能。如果前面二者都没有，全心移植或者机械左心室辅助装置是否可行。左心室的形态和容积是预测生存率的一个重要指标。缺血性心肌病和特发性扩张型心肌病，进行性心腔球形扩张和出现二尖瓣反流是预后不良的标志(1年病死率为54%~70%)[4]。二尖瓣反流继发于左心室形态的改变、乳头肌功能不全以及二尖瓣瓣环扩大。容量过负荷引起左心室进行性扩张,加重二尖瓣反流,降低生存率。左心室收缩末容积指数(LVESVI)>150 ml/m^2、左心室射血分数(LVEF)<30%的患者,5年生存率仅为54%[5]。

虽然左心室重构的进展对预后的影响已十分明了,但是还没有明确的指南或者方法能指明何种心脏内科或外科治疗方法最适合于特定的一名患者。"国家优秀临床机构指南(英国2004)"关于慢性心功能不全最佳治疗方案的描述,针对外科治疗仅有简短而且模糊的语句:"除非患者有顽固性心绞痛,否则不应常规考虑对由于左心室收缩功能不全造成心力衰竭患者的冠状动脉进行再血管化""有顽固症状或心源性休克的患者应转诊至专科医生"[6]。近十多年来,心力衰竭非移植外科治疗经历了重要的发展,确立了外科医师对各种病理状态患者减轻症状以及改善预后的作用。由于移植的限制,修复可能是比替换病变的心脏更加可取,但是这必须是在明确个体化治疗(心脏内科介入和外科手术)的前提下进行。本章节就是关于选择的问题,是否需要治疗、如何治疗以及治疗的时机。

4.2 心力衰竭患者接受手术的过程

在进入外科评估前,通常有三个阶段的诊疗过程。有心力衰竭症状和临床体征的患者首先到家庭医师处就诊,而这些医师通常先选择药物治疗。但有时很难判断左心室功能不全的病因。Glasgow的一项研究表明,95%有症状和71%无症状的左心功能不全患者有冠心病[7]。有症状的心力衰竭患者通常有心肌梗死历史(50%和14%),同时伴有心绞痛(62%和43%)。有症状的心力衰竭患者中高血压占80%。在意大利SEOSI研究和意大利心脏内科心力衰竭调查中,70%的患者有心肌梗死史,而15%的患者有高血压性心脏病[8]。特发性扩张型心肌病和瓣膜性心脏病患者各占15%。

在不同卫生保健体系中年龄有着不同的影响作用。年龄较大的患者,除非发现有心脏杂音(即表示有瓣膜疾病)或者心绞痛,否则不太考虑进一步转诊治疗。而75岁以下的患者,通常被推荐到当地的心脏医生接受检查,确定病因以及左心功能不全的程度。在这一阶段,经常通过心动超声、冠状动脉造影来鉴别缺血性、限制型或特发性扩张型心肌病。

当地心脏内科医师会将患者转诊至相应地区的具有处理心力衰竭经验的心脏介入医师或外科医师接受进一步治疗。如果有心律失常,就推荐至电生理医师。如果患者症状严重并且年龄<65岁,通常就推荐去心脏移植中心。这样,患者可以得到再血管化治疗、植入除颤器或者接受同步化治疗,或者评估是否适合做心脏移植。作者认为,很少的患者能被转诊并及时接受常规的外科评估,对非移植外科方法的知晓也有限。缺血性心肌病在终末期心力衰竭患者中约占2/3,而冬眠心肌、前侧壁或者室间隔瘢痕、二尖瓣反流都应通过手术修复。同样,特发性扩张型心肌病患者,心室重构以及严重恶化的二尖瓣反流都能从二尖瓣修复或者外部心室限制治疗中受益。即使没有明确的可纠治的病变,一个合适非移植治疗的患者也可以考虑安装长期机械循环辅助装置作为最终治疗,也可能逆转心室重构过程,心功能恢复至脱离辅助装置[9]。

终末期心力衰竭专科治疗中心可以提供定期随访和有计划的治疗方案,能够显著减少再次住院率以及缩短失代偿期。由于手术方式的多样性,因此终末期心力衰竭的外科治疗必须达到个性化方案,所有 C 或者 D 期患者必须由包括外科在内的多学科心力衰竭治疗团队联合评估。要选择合适的治疗必须要有非常详细的资料,包括冠状动脉解剖、心肌结构、动态直径、心室功能、心肌活力以及恢复潜力。手术前必须考虑一些严重的合并症,特别是肾脏和肝脏的状况。外科医师的作用就是决定哪个或者哪些手术对患者个体最适合,外科手术风险是否可以接受,以及该患者临床状态受益的可能性。很多冬眠心肌再血管化或左心室重建手术的时机都太晚,以至于这些手术不能改善患者的症状或者预后。外科医师必须认识到各种手术的局限性,而且只有在优化的药物治疗已经将患者调整至最佳状态时才进行手术。通常应首先考虑和实行非移植外科手术,以便将来还可以行心脏移植或者机械循环辅助。

4.3 手术策略的决定

治疗方案取决于心力衰竭的病因、临床阶段、心脏大小、可以手术的目标病灶以及左心室功能的改善潜力(图 4.1)。合适的心脏移植必须经过医学鉴定决定,只有在其他手段都使用过而且效果不好的情况下才能进入等待移植的名单。

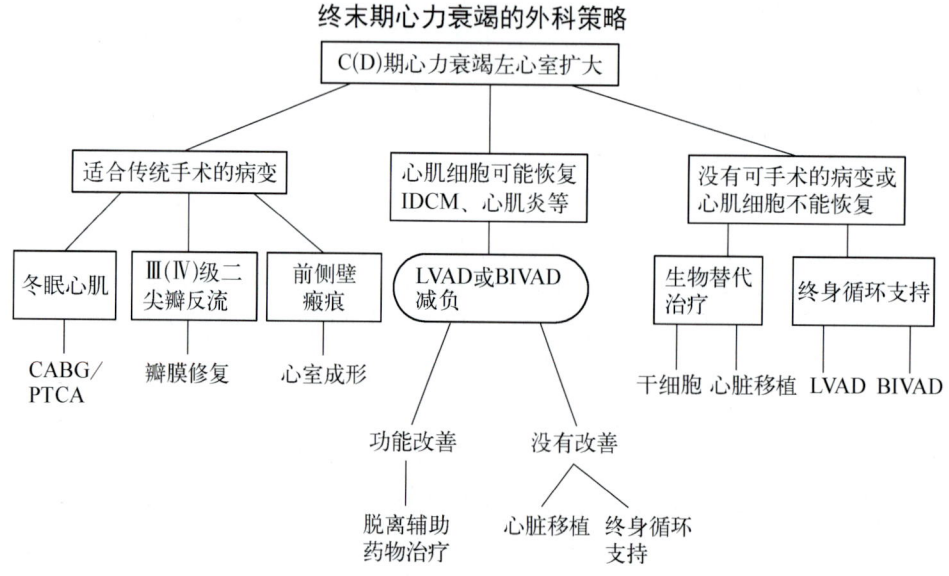

图 4.1 终末期心力衰竭患者决策制定过程流程图,修补比移植优先考虑。CABG:冠状动脉旁路移植术;PTCA:经皮冠状动脉成形术;ICDM:特发性扩张型心肌病;LVAD:左心室辅助装置;BIVAD:双心室辅助装置。

进入外科评估时,许多患者处于心力衰竭 C 期或 D 期,左心室扩大,心排血量下降。急性或者慢性心力衰竭患者失代偿发生心源性休克时,必须进行紧急的机械循环辅助,其诊断、进一步评估和最终治疗方案的决定只能暂停。详细的心脏评估必须基于对其他危险因素的慎重考虑,包括年龄、呼吸、循环、肾脏和肝功能不全。临床综合评估包括冠状动脉造影、心脏超声、磁共振(MRI)、心肌活力检查和 6 分钟行走的功能评估,以及运动时混合静脉血氧含量(MVO_2)的测定,这些数据能够反映心脏病理生理以及功能状态[10]。根据这些检查的结果,多学科小组就可以决定是否有常规心脏手术可以修复的病变,以及可能恢复的心肌(顿抑心肌、冬眠心肌、扩张型心肌病或者心肌炎),或者的确无非移植外科手术的可能。这样心脏移植或者长期循环辅助成了唯一选择。

接着就可以与家属交代选择内科保守或者手术治疗各自风险以及潜在可能的益处。

4.4 缺血性心肌病的治疗决策

4.4.1 缺血性心肌病发病机制

心力衰竭发生的初期,无论药物治疗或者外科处理都是防止心室重构的进展。外科策略通常根据 LaPlace 定律,即通过左心室压力、心室腔半径以及心室壁厚度来估计心肌壁张力大小。心力衰竭时心脏的心室腔内径扩大,意味着心肌细胞承受更大的收缩期心肌壁张力。分子增生效应使心肌细胞和心腔肥大。缺血性心肌病的心室壁包含由不可逆损伤造成的坏死或瘢痕组织,以及不同比例的存活心肌细胞混杂形成的微环境,术中探查、经皮冠状动脉成形术(percutaneous transluminal coronary angioplasty,PTCA)或冠状动脉旁路移植术(coronary artery bypass grafting,CABG)后左心室壁部分节段室壁运动从消失变成运动减弱或正常,足以证明这一现象。心肌组织内这种缺血性形态的改变因为对心内膜下血流的影响作用而加重恶化。反复心肌梗死导致更多的瘢痕组织。最终,左心室收缩和舒张功能不全会造成充血性心力衰竭综合征。另一方面,左心室功能不全患者通常猝死于缺血心肌引起的再次心肌梗死或者心室颤动。

已经证明左心室功能受损程度对生存率的影响。当运动障碍的心肌占到总体心肌组织的 20% 以上时(透壁心肌梗死组织的 40%),左心室逐步扩大并开始出现心力衰竭症状。当超过 50% 的心肌受损时,增加的室壁张力导致远处正常组织的心内膜下心肌缺血,这进一步加重左心室功能不全。Yoshida 和 Gould[11]确定了心肌梗死范围、左心室功能不全的程度和远期死亡率之间的关系。他们的研究表明,左心室心肌梗死范围>23% 将导致左心室射血分数(left ventricular ejection fraction,LVEF)下降(<45%),3 年死亡率>40%(表 4.1)。与此相比,范围小的心肌梗死 3 年死亡率仅为 5%。LVEF<43% 的患者 3 年死亡率为 38%,而 LVEF>43% 的患者 3 年死亡率仅为 6%。然而,单独 LVEF 对于预测有冬眠细胞患者的死亡率意义不高。存活心肌数量是一个独立的生存率预测指标,也是合并 LVEF 下降患者最可能从再血管化受益的标记。LVEF<43% 但是没有存活心肌细胞患者的 3 年死亡率是 63%,与此相比,有大量存活细胞患者的死亡率为 13%。而那些心肌梗死区内都是瘢痕细胞的患者,无论有没有再血管化,3 年死亡率都是 50%,提示这组患者未能从治疗中受益。

表 4.1 心肌缺血范围与生存率关系

心肌缺血范围	3年死亡率(%)	P值
心肌梗死或瘢痕≥23%	43	0.014
心肌梗死或瘢痕<23%	5	
EF<43%	38	0.029
EF>43%	6	
EF≤43%无存活心肌	63	0.059
EF≤43%有存活心肌[a]	13	

注：a：所有有存活心肌的患者，3年死亡率是8%(80%的患者做过CABG手术)，患者的心肌瘢痕组织>23%，死亡率是50%($P=0.018$，只有40%的患者进行过CABG手术)[11]。
EF：射血分数。
根据2007年美国心脏病学会。

心肌梗死后左心室重构，包括梗死区扩张、心肌代偿性增生、左心室整体扩张，导致心脏形态更加球形化。运动异常区域以外的心肌工作负荷增大，室壁张力增加，造成左心室壁拉长和变薄，心室几何形状的改变、局部室壁张力和充盈压的升高，联合增加了对心排血量起主要作用的非缺血区心肌组织的代谢需求，由此这些心肌代偿性肥大。LVEF低下(<30%)提示心室已经重构，但LVEF低下的扩张心室仍可以达到和LVEF 60%的心室同样多的每搏量。LVEF降低并不能完全反映心室收缩功能损害的程度，却能反映出心室重构的程度。尽管LVEF是生存率的一个重要判断指标，但活动耐量和LVEF相关性很差。LVEF>40%患者的年死亡率不是很高(<10%)，而那些LVEF<30%的患者年死亡率则>25%[12]，LVEF在15%~40%之间的患者年死亡率和LVEF密切相关。

绝大多数重症冠心病患者在运动时表现有心室舒张功能的异常，包括心室充盈率峰值降低和时间-峰值充盈率增加。心肌舒张早期过程是主动消耗能量的，所以低氧会损害乳头肌的舒张功能。缺血造成的左心室收缩和舒张功能的受损可以十分严重，以至于左心室舒张末期压力(LV end-diastolic pressure，LVEDP)上升，这造成缺血发作时呼吸困难和心绞痛。静息时左心室功能受损可能是由心肌瘢痕、顿抑或者冬眠造成。通常心功能不全是由这些原因综合作用造成的。有些活动能力受损的患者静息时LVEDP中度升高，但在胸部X线片上却只有心影的中度增大。通常这些患者的心室壁只有中等程度的瘢痕，而在心室非瘢痕区有显著的缺血性功能不全，再血管化对他们是有益的。另一些患者心脏中度到重度增大、心指数降低、继发性右心房压升高并导致肝肿大以及静脉血回流障碍，后一组患者通常有广泛的心肌瘢痕组织，并且单纯再血管化不太可能获得改善。

心肌顿抑、冬眠和心力衰竭的关系仍很复杂。有些冠心病患者没有心肌顿抑的发生，而有些患者在日常活动中反复发生间歇性顿抑。如果顿抑发生的频率过快，并在下次发作前收缩功能损伤未完全恢复，那么慢性的心室功能不全就会产生。反复顿抑可能导致心肌冬眠，包括细胞代谢和结构的改变[13]。结构改变取决于缺血期间心肌血供受影响的时间。由此，心肌细胞可能经过功能性冬眠期(没有收缩蛋白结构的改变)，进展到细胞形态学发生改变的结构性冬眠期。结构改变包括肌纤维材料的丢失以及糖原的堆积[14]。

进入结构性冬眠期后,经再血管化后的功能恢复时间会较长,而且取决于新蛋白质合成和细胞修复的程度。如果不进行再血管化治疗,反复缺血会导致细胞坏死或凋亡,提示冬眠心肌也不能完全适应慢性灌注不足。细胞破坏和心肌丢失伴随着修复性的纤维化。即使没有发生心肌梗死,它们的共同作用也能造成左心室在结构和功能完整性方面的退化。因此,要使再血管化获得成功,必须在功能性冬眠向结构性冬眠转化之前手术。心肌梗死后经溶栓治疗的患者中78%存在冬眠心肌细胞[15]。心血管事件(包括死亡、非致死性心肌梗死、不稳定性心绞痛)在有冬眠细胞患者中发生率为33%,而有瘢痕组织患者中仅为8%[16]。

4.4.2 冠状动脉旁路移植术或者心脏移植?

选择心脏再血管化还是心脏移植这两种不同的方法,必须慎重考虑。大多数缺血性心肌病患者年龄>65岁,有吸烟史合并慢性梗阻性肺病,伴有外周血管疾病。他们经常合并肾功能不全,也不会考虑接受移植。在等待做移植的名单中,只有不足10%可能做心脏移植的患者最终得到了供体。

近期研究显示,高达50%准备行心脏移植的冠心病患者有冬眠心肌[17]。为了降低等待移植期间的死亡,并提供移植的替代疗法,多家心脏中心现在已经开始选择性地对"非强心药物依赖"的患者进行较高风险的冠状动脉旁路移植术,同期合并或不合并左心室成形术。心绞痛患者行PTCA还是CABG,主要依据症状和冠状动脉造影而决定。准备做心脏移植的患者可能比较适合于行没有胸骨切口的PTCA治疗。早期研究显示,没有压榨性心绞痛的心力衰竭患者行冠状动脉旁路移植术的近期疗效不好,而且围术期病死率为10%~20%。再血管化并不能改善瘢痕组织的功能,目前还不能根据心动超声、冠状动脉造影或者心室造影的检查结果来明确何处心肌会受益于灌注的改善。

运用能提供心肌活力证据的影像学检查方法,可以预测节段性或整个左心室心功能在再血管化后能否改善。这些技术能提供心功能恢复的最大依据,包括功能不全区域的心肌代谢活性、细胞膜完整性、收缩功能储备。正电子发射断层摄影术(positron emission tomography,PET),铊-210和锝-99m灌注追踪技术的单光子发射计算机断层摄影术(single photon emission tomography,SPECT),以及小剂量多巴酚丁胺负荷试验,已成为准确的、可被接受的心肌活力测定方法,尤其在联合应用时[18]。造影剂增强MRI能准确提供左心室容量、心室壁厚度、瓣膜功能等信息,也占有一席之地[19]。可疑冠心病或者扩张型心肌病准备行心脏移植的患者,无症状或者仅有轻度心绞痛但有呼吸困难、合并左心室功能不全(LVEF<35%)的冠心病患者,都有可能从心肌活力测定中受益。心肌活力测定对不稳定型心绞痛、心肌梗死后心绞痛和严重慢性稳定型心绞痛患者是多余的,因为缓解症状本身就是再血管化的指征。没有心绞痛、靶血管条件良好、而且有>25%心肌活性的缺血性心肌病患者可能从冠状动脉旁路移植术中获益。反之,心肌细胞活力<25%、靶血管条件差或者再次手术的患者则不太可能改善症状[20]。其他不利特性包括:高龄、女性、严重的冠心病、术前心律失常和肾功能不全。表4.2为冠状动脉旁路移植术而非心脏移植治疗终末期缺血性心肌病的指南。

表 4.2　冠状动脉旁路移植术而非心脏移植治疗终末期缺血性心肌病的指南

参　　数	治疗方案
可逆的心肌缺血 　　LVESVI<60 ml/m²	单纯 CABG
全层瘢痕和左心室室壁瘤	线性切除±CABG
左心室无收缩/反常运动 　　LVESVI>60 ml/m² 合并可逆的心肌缺血	CABG+左心室重建手术
Ⅲ(Ⅳ)级二尖瓣反流	二尖瓣修复±CABG
无可逆的心肌缺血 　　LVESVI>100 ml/m²	左心室辅助装置或心脏移植 （没有保守治疗方案）
肺动脉高压 　　(PAP>70 mmHg)右心室衰竭	

注：LVESVI：左心室收缩末容积指数（正常<30 ml/m²）；CABG：冠状动脉旁路移植；PAP：肺动脉压力。摘自 Hausmann 等[27]。

4.4.3　左心室成形术的作用

左心室成形术是由左心室室壁瘤切除术继承而来，目前在透壁期之前就进行溶栓治疗通常能阻止心肌梗死发生。事实上仅有再灌注治疗很少能改善左心室收缩功能。随着梗死心肌的修复，瘢痕组织大多在心内膜下区域，而心外膜表面因为有再灌注心肌而看起来正常，这与呈皮革状全层瘢痕组织而且有运动障碍的左心室室壁瘤完全不一样。Bogaert 等利用 MRI 发现，心肌梗死溶栓后心外膜区活力良好，但心内膜和中层心肌损失 80%～90%的收缩心肌[21]。心外膜区的这种补偿尚不足以防止缺血节段扩大或者心室球形改变。>40%的左心室变成无功能区后，左心室收缩末直径指数从正常的 25 ml/m² 增加到>60 ml/m²，这与其后的心脏病死亡率相关。

随着左心室的增大，进行性左心室扩大和收缩期室壁张力增大，使缺血性心肌病患者症状逐渐恶化。搏出量和整个左心室功能随着非室壁瘤区域缺血的加重而逐渐减弱。一旦出现失代偿，心脏功能会快速下降，并且手术死亡率会上升。因此，患者行左心室成形术指征为：LVEF<30%；平均肺动脉压>25 mmHg；左心室运动异常部分>60%；左心室舒张末期容积(LVEDV)>250 ml(LVEDVI>140 ml/m²)。多数这类患者虽经药物治疗，但心功能已达 NYHA Ⅲ级或者Ⅳ级。

传统的左心室室壁瘤切除术通过降低左心室室壁张力来改善左心室功能和心力衰竭的症状。这种对具有反常运动的瘢痕组织进行线性切除，通常会把左心室腔变成类似盒子的形状。Cooley 和 Jatene 通过应用腔内补片成形技术重建心腔椭圆形，降低手术死亡率[22,23]。Dor 进一步改进了这个方法，他将这种技术应用于心外膜正常但运动不良的心肌节段，而不是已经确定为反常运动的瘢痕组织[24]。手术时梗死区的心外膜可能看起来是正常的，但是单纯再血管化后心内膜的瘢痕仍会阻止心室壁活动的改善。

Dor 法手术的详细步骤在其他地方都有叙述。总的来说就是缩小左心室腔，重塑左心室椭圆形形态,整体降低室壁张力(图4.2)。手术也改善了远处心肌的功能。必要时同期行合适靶血管的再血管化手术和二尖瓣成形术。Ⅲ或Ⅳ级二尖瓣反流最好应用标准的二尖瓣瓣环成形术。而Ⅱ级二尖瓣反流可以经左心室切口行二尖瓣 Alfieri 缝合法达到满意的治疗效果[25](图4.3)。

4.4.4 缺血性心肌病的二尖瓣修复术

有一些临床情形,不管同期是否行再血管化治疗,二尖瓣成形术可以改善心力衰竭患者的预后。概括如下:

(1) 缺血造成心绞痛并有一定程度的二尖瓣反流,二尖瓣反流在急性缺血发作时明显恶化,造成静息状态下呼吸困难或伴有肺水肿的左心室衰竭。

(2) 位于膈面(为右冠状动脉或者左旋支优势分布类型)的急性心肌缺血或者心肌梗死,造成后内乳头肌功能不全和二尖瓣反流。

(3) 急性心肌梗死后数天发生乳头肌断裂(75%为下基底部),并造成急性严重的肺水肿。

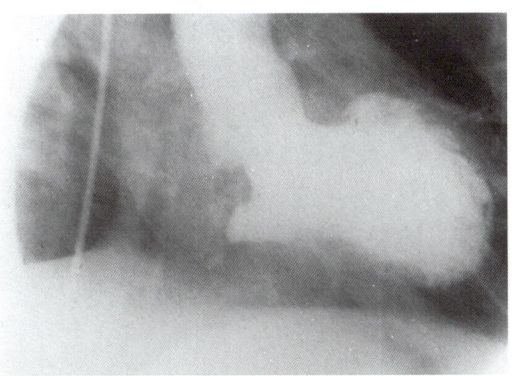
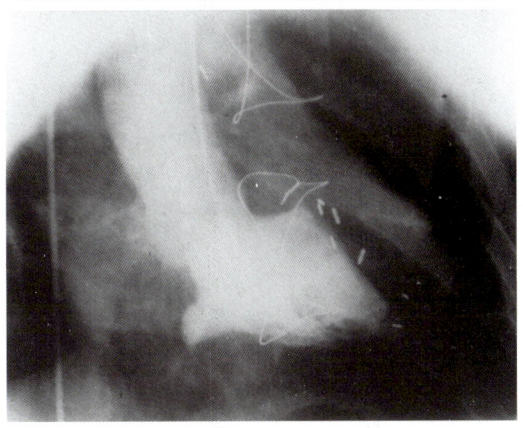

图 4.2 一例射血分数非常低和左心室舒张末期容积大的患者行左心室成形术,显示了手术前后心室容积和射血分数的变化。

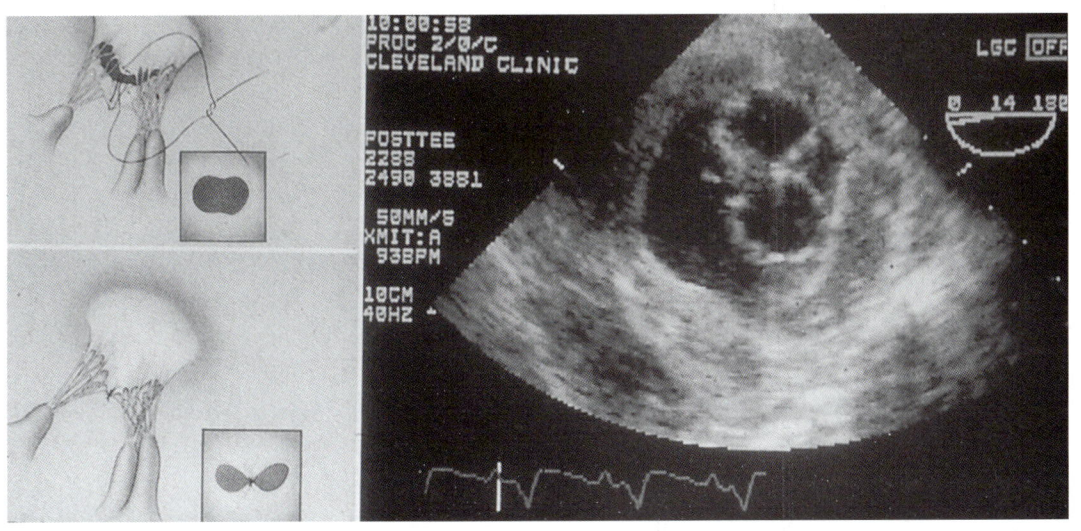

图 4.3 Alfieri 法缝合二尖瓣前后瓣叶,防止了前瓣叶脱垂并使二尖瓣二孔化。

（4）有心肌梗死病史的慢性进行性呼吸困难（心功能Ⅲ或Ⅳ级），左心室增大伴有心功能不全和不同程度的肺动脉高压。这种情况占了大部分的比例。

目前，推荐缺血性二尖瓣反流修复的标准为 LVESVI>18 ml/m²，或者经计算二尖瓣反流超过前向 LVEF 的 50%。心绞痛、靶血管良好、轻到中度二尖瓣反流、PET 扫描发现后外侧可逆性缺血心肌，可以仅行单纯再血管化治疗。如需行瓣膜置换术，则尽可能保留瓣下结构，从而保护左心室的形态和功能。切断所有腱索将使左心室最大射血降低 47%，对左心室功能的损害很大（图 4.4）。

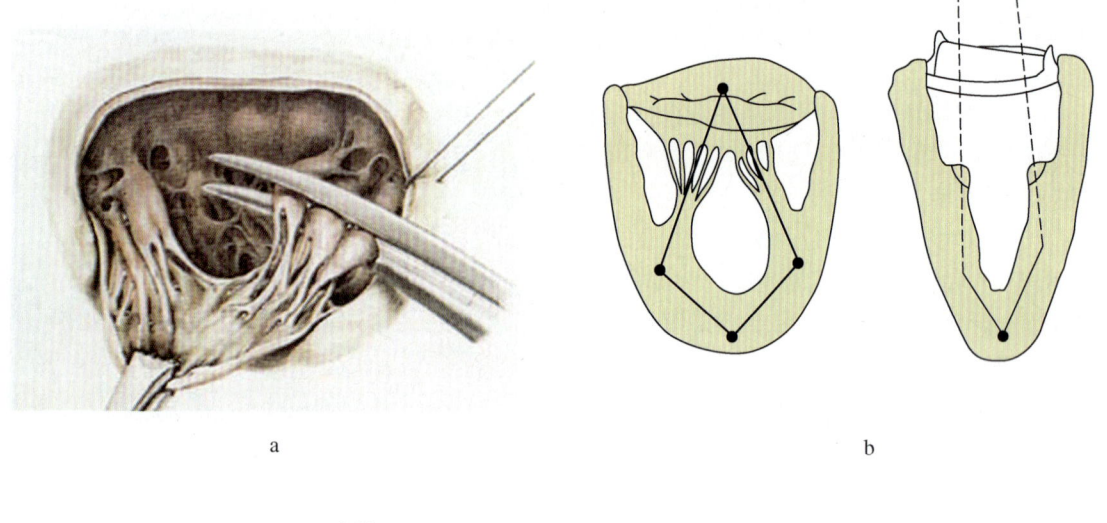

a   b

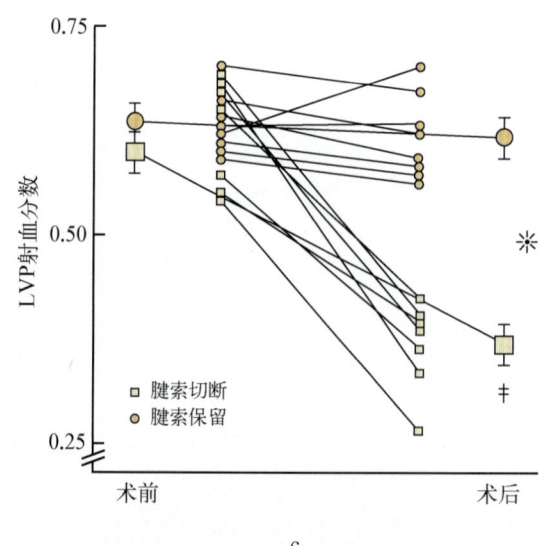

c

图 4.4 二尖瓣置换中横断二尖瓣瓣下结构的副作用。

缺血性二尖瓣反流通常是由于整个瓣膜装置对合不良造成的功能问题，而不是单纯的某一个乳头肌的功能不全。过度缩小瓣环的瓣膜成形术能显著增加瓣叶的对合。主动脉与二尖瓣的增大夹角和左心室容积的增加，能避免前叶的收缩期前向运动（SAM）。选择偏小的瓣膜成形环即刻重塑病变心脏的基底部，有助于重建左心室的椭圆形态。

显然，许多缺血性心肌病患者采取保守治疗是不可行的。这些患者多有终末期左心室重构，LVESVI＞100 ml/m²，没有心绞痛但有呼吸困难，心肌活力测定没有可逆的缺血心肌。此时多伴有右房压＞20 mmHg 的右心功能衰竭和肺动脉高压。心脏移植或者终身的左心室辅助装置（left ventricular assist device，LVAD）支持是这些患者唯一的选择。心脏移植的作用将在本章后续部分中进行叙述。终身机械循环辅助系统已经通过"充血性心力衰竭机械辅助治疗的随机研究"（Randomized Evaluation of Mechanical Assistance for the Treatment of Congestive Heart Failure，REMATCH）的测试，并随小型化非搏动性泵的问世而更有希望[26]。

4.5 缺血性心肌病非移植治疗的转归

有些中心选择部分准备心脏移植的患者改做冠状动脉旁路移植术，这些中心的文献报道了高危再血管化的病例选择和疗效。柏林的 Hausmann 等比较了 225 例等待心脏移植患者行冠状动脉旁路移植术和 231 例患者接受移植的疗效[27]。这不是一项随机研究，两组的区别是：心脏移植组有更长的症状期，右心心力衰竭，而且有冠状动脉旁路移植术术史的比例更高。冠状动脉旁路移植术组的手术风险大，因为患者舒张末期压力增大（LVEDP＞24 mmHg），术前低心排血量［＜2.0 L/(min·m²)］，而且心功能为Ⅳ级。冠状动脉旁路移植术组和心脏移植组住院死亡率分别是 7.1% 和 18.2%，LVEF 为 10%～20% 和 20%～30% 的患者住院死亡率没有明显差异。冠状动脉旁路移植术组和心脏移植组 6 年存活率分别是 78.9% 和 68.9%。冠状动脉旁路移植术的术后研究显示，患者平均肺动脉压明显下降，从 28.2 mmHg 降到 21.2 mmHg（P＜0.01），肺毛细血管楔压从 19.2 mmHg 降到 13.1 mmHg（P＜0.01），LVEF 平均从 0.24 增至 0.39（P＜0.0001）。其他的报道有相仿的结果[28]。

观察性研究显示，冬眠心肌再血管化治疗后能大大改善左心室局部或者整体的功能[29]。这些患者心力衰竭症状减轻，生活质量提高，生存率改善。通过对一组 69 例的三支血管病变而且 LVEF＜35% 患者的治疗，Hass 证明了心肌活力测定对病例选择的必要性[30]。35 例术前仅根据冠状动脉造影进行手术，而 34 例依据 PET 扫描显示冬眠心肌且选择合适的靶血管。结果显示，冬眠心肌组住院死亡率低（0 和 11.4%，P＝0.04），术后并发症发生率低（33% 和 67%，P＝0.05），低心排血量发生率低（3% 和 17%，P＝0.05），而且 1 年生存率高［(97±8)% 和 (79±8)%，P＜0.01］。有存活心肌患者的 LVEF 从 26% 增加至 35%（P＝0.003），而那些没有存活心肌患者的 LVEF 则没有改变。同样，Pagley 回顾了一组 70 例缺血性心肌病患者行冠状动脉旁路移植术，证明了冬眠心肌组的近期和长期无心血管事件生存率明显改善[31]。这些患者在年龄、性别、临床症状表现时间、血流动力学变化、病变血管数量和 LVEF 无明显差异，而心肌活力指数是无心血管事件生存的唯一独立的预测因素。Tjan 等比较 51 例准备心脏移植但改作冠状动脉旁路移植术的患者（所有患者 LVEF＜20%）和 163 例行心脏移植的患者的疗效[28]。生存率分析是依据独立的心脏移植为基准。两组间左心室功能、肺毛细血管楔压和血清肌酐值无明显差别。冠状动脉旁路移植术组的患者年龄较大(63±3岁),且女性比例高。两组的1年生存率相似(冠状动脉旁路移植术组71.9%和心脏移植组66.3%)。冠状动脉旁路移植术组住院生存率为88.2%。术前血清肌酐值和不应用乳内动脉是不良预后因素。作者总结得出,经心肌活力和一般危险因素(如年龄、外周血管疾病、高血压史、靶血管条件等)的评估,大约有50%准备心脏移植患者可以改行冠状动脉旁路移植术。相反,根据术前LVEF进行选择是没有用处的。只有心肌活力程度是预后的预测因素。作者同时推荐术前应用主动脉球囊反搏和术中备用LVAD。

随着获得供体的难度增加,许多心脏移植中心现在开始倾向于把高风险再血管化治疗作为一种替代治疗。

尽管冠状动脉旁路移植术比心脏移植有更好的近期疗效,但是这些益处也受时间限制。Luciani的研究显示,尽管终末期左心室功能不全患者行冠状动脉旁路移植术的术后5年生存率为75%,但仅有47%没有心力衰竭症状[32]。然而,冠状动脉旁路移植术可能改变患者死亡方式。大多数患者死于左心室功能衰竭,而>60%的未手术缺血性心肌病患者则死于心律失常。

4.5.1 心肌功能的改善程度

尽管再血管化能给症状和生存率的改善带来益处,但很难预测心肌功能的改变。Bax等研究了局部的灌注、糖代谢和收缩功能,结果显示3个月后只有70%的顿抑心肌节段和31%的冬眠心肌功能得到了改善[33]。14个月后,顿抑心肌节段没有进一步的改善,而61%的冬眠心肌在室壁活动方面逐渐改善。Haas通过术中活检研究了功能恢复的时间和功能不全区域的组织学结果之间的关系[34]。他们通过PET区分顿抑心肌和冬眠心肌,240个无功能节段中的70%为顿抑心肌,另有24%为冬眠心肌。冬眠心肌室壁活动异常更严重,术后恢复不完全。只有31%的顿抑心肌节段和18%的冬眠心肌节段再血管化后1年功能完全恢复。细胞内更严重的超微结构退行性改变导致功能不能恢复。作者总结出心肌顿抑比冬眠更常见,心肌形态决定了再血管化后心肌功能恢复的时间和范围。

仅有31%的顿抑心肌节段最后完全恢复了功能,这个观察结果挑战了人们对"顿抑"的定义,因为人们总是希望顿抑心肌能够完全恢复。严重的、长时间的冠心病、心肌梗死史、充血性心力衰竭史和其他因素(如左心室重构程度和室壁张力持续增加)都可能影响心肌功能的恢复。组织学检查提示,这些患者的心肌处于顿抑和冬眠之间,冬眠性结构合并有限的心肌活力。Kim等使用增强MRI发现,78%全层有活力的收缩功能异常的节段再血管化后,心肌收缩力得到改善[35]。相反,瘢痕组织厚度达50%~75%的区域,其90%的功能没有改善,尽管它表面确实有一层有活力的组织覆盖,但这些区域在心动超声室壁运动标准中可能被定义为完全不能生存的。Mae等提示心肌节段的纤维化程度是功能改善的决定性因素[36]。另有研究表明,严重运动减弱或者运动消失的节段相对于正常的节段,其α受体密度增加2.4倍,而β受体密度降低了50%[37]。冬眠心肌中α和β受体密度数量级上的改变可能部分造成了冬眠心肌功能的减弱,并且证实了β受体密度的改变与冬眠心肌有关。在考虑非移植手术时必须牢记这些研究的发现,必须平衡手术死亡的风险和症状改善可能性之间的关系。

不同于冠状动脉旁路移植术后功能恢复较慢并且不确定，左心室成形术能产生立竿见影的疗效。Dor 研究了一组 LVEF 为$(17\pm3)\%$ 的 781 例左心室成形术患者(平均年龄 57 ± 7 岁)[38]，所有患者术前心功能都是Ⅲ级或者Ⅳ级，住院死亡率为 19.3%，但是射血分数从$(17\pm3)\%$增加到$(37\pm10)\%$ ($P<0.0001$)。多因素分析显示，影响早期死亡率的因素为左旋支的严重狭窄和体外循环时间。经过 1 年随访，患者心功能显著提高，没有心功能仍处于Ⅳ级的患者，LVEF 的改善能够维持[$(39\pm11)\%$]，并且诱发的或自主发生的室性心动过速发生率减少，5 年的远期病死率为 10%。Buckberg 等报道一组有多次充血性心力衰竭史而且左心室严重扩大的老年患者(平均年龄 77 岁，心功能皆为Ⅳ级)行左心室成形术的结果[39]。术前，平均 LVEF 为 20%($\pm8.5\%$)，LVEDV 为 300 ± 105 ml，LVESV 为 243 ± 81 ml(LVEDVI 为 169 ± 55 ml/m^2，LVESVI 为 132 ± 41 ml/m^2)。术后，LVEF 从 20%增加到 35%，平均 LVEDV 减少了 80 ml(从 300 ml 减到 220 ml)，平均达到 28%。LVESV 从 243 ml 减少到 149 ml，平均为 49%。LVEDVI 减少了 48 ml/m^2(从 170 ml/m^2 减到 121 ml/m^2)，LVESVI 减少了 45 ml/m^2(从 132 ml/m^2 减到 81 ml/m^2)。

降低心室容积的另一个好处就是因为心室形态的改变而使心肌纤维重新排列，从而有利于前向射血。Spotnitz 描述了心肌横截面上全层的剪切平面[40]，心肌收缩纤维垂直于这些平面排列，而心脏肌肉收缩引起的增厚正是由于这些纤维的扭转或者变形。这些形变使左心室射血，并由 MRI 所证实。收缩时心肌纤维向心尖部成角并且形成圆锥形。Dor 法重铸了椭圆形的心肌纤维排列方向，并且改善了左心室收缩时室壁的收缩增厚。重新成形后使心室壁上的环状肌和乳头肌有更好的排列方向，并且重新建立一个椭圆形来改善收缩时的扭转挤压。

1998 年，Buckberg 和 Dor 就开始着手一项基于多中心的关于左心室成形术结果的国际多中心研究[41]。9 个中心共报道了 449 例患者，平均年龄 63 ± 10 岁，基础 LVEF 为$(28\pm10)\%$，LVESVI 中位值为 110 ml/m^2。67%的患者有前外侧壁的运动不良，33%有左心室室壁瘤(反常运动)。96%的患者行冠状动脉旁路移植术，23%的患者行二尖瓣成形术，仅有 7%的患者需要主动脉球囊反搏支持。住院死亡率为 5.7%，预计 1.5 年死亡率为 10%，因充血性心力衰竭再次住院为 5%。术后 LVEF 增加到$(39\pm12)\%$(增加了 10.5%)，中位 LVESI 为 68 ml/m^2(减少了 35.4 ml/m^2)。行左心室成形术和冠状动脉旁路移植术患者的远期生存率达到 88%，说明这一治疗策略是安全的，至少和单独冠状动脉旁路移植术相当。同期左心室成形术是否能够改善冠状动脉旁路移植术的预后还要由一系列的外科随机研究来证明，比如目前正在进行的缺血性心力衰竭外科治疗研究(STITCH)。

无论既往接受了冠状动脉旁路移植术还是左心室成形术，都不能排除心脏移植，尽管长期的缺血性心脏病患者因为经常合并糖尿病、慢性阻塞性肺气肿、肾功能不全或者右心心力衰竭而不能接受心脏移植。

4.5.2　干细胞治疗的应用前景

总的来说，这些研究提示，当缺血性心肌病患者病情稳定可行择期手术时，修复手术要优于心脏移植。这个理念可能因为引入自体干细胞治疗而很快得到加强，自体干细胞治疗就是手术开始时从患者的髂嵴取出骨髓干细胞，经过实验室培养，在冠状动脉旁路移植术的手术过程中直接注射入缺血心肌[42]。另一种选择是,运用电机械标测系统(electromechanical mapping,EMM)经导管注入心内膜[43],这个装置可以对缺血但是仍有活力的心肌进行定位,并且允许注射管直接定位于心室内的目标部位。大约3 000万干细胞被注射到目标心肌,来诱导血管再生和可能产生新的心肌细胞。Texas心脏中心已经进行了超过500例的此类治疗,并且取得了相当安全的结果和临床疗效,包括心肌灌注增加的客观证据、LVEF改善和平板运动试验时间延长。自体骨髓干细胞没有自体骨骼肌卫星细胞那样的心律失常风险,也没有胚胎干细胞那样的有争议的伦理问题。尽管还不明确干细胞能否产生新的血管或心肌细胞,或者刺激两种细胞的发育,但是其治疗方案的有效性和安全性已经得到证明,美国食品和药品管理局已经核准进行随机临床试验。

4.6　哪些患者应该接受心脏移植?

心脏移植是最终的治疗方案。1976年Stanford小组就已经报道了其对生存率和症状改善的益处。直到最近,由于药物和非移植手术治疗心力衰竭进展的原因,才又对心脏移植进行深入的评估[44]。心脏移植候选者的确定,是基于心脏移植比器官保留治疗方法更能改善生存率和生活质量[45]。目前还没有此类的前瞻性随机研究。心脏移植的住院生存率从20世纪80年代早期的75%左右提高到2000年的85%,10年生存率约为50%[46]。在心脏移植预后改善的同时,心脏内科心力衰竭专科医生的药物治疗也降低了心力衰竭的死亡率。在1990~2000年期间等待移植的患者中,接受LVAD和静脉正性药物治疗患者(状态1)的死亡率降低了63%,而在家等待移植并且病情相对稳定患者(状态2)的死亡率降低了55%。事实上,器官共享联合网络认为状态2类患者的1年死亡率等同于移植后的1年生存率[(87±1)%],也就是说状态2类等待移植者没有明确的生存优势[1]。在1990~1999年之间,心脏移植等待名单中的患者死亡率从432.2/(1 000人·年)降至172.4/(1 000人·年),显然死亡率随着危险程度而改变。在血流动力学极不平稳需要LVAD支持或者大剂量正性肌力药物维持的状态1a类患者中,等待期死亡率仍高达589/(1 000人·年)。与此形成对比的是,需要小剂量强心药物维持的状态1b类患者的等待期死亡率为204.7/(1 000人·年),状态2类患者的死亡率为130.7/(1 000人·年)。

德国心脏移植协会和欧洲国际移植基金会研究了德国1997年等待心脏移植的所有899名成年患者。在移植预后和临床资料比较研究COCPIT(Comparative Outcomes and Clinical Profiles in Transplantation)中,根据心力衰竭生存评分将患者划分成高危、中危和低危三组[47],三组在等待期的死亡率分别为32%、20%和20%。有争议的是,移植术后18个月只有高危组显示出了明显的生存优势。为了对状态2类患者进行仔细的危险分层,纽约宾夕法尼亚大学和哥伦比亚大学分别根据心力衰竭指数确立了一套预测系统[48]。高危患者的1年生存率为(43±7)%,中危患者为(72±5)%,低危患者为(93±2)%。这显示出高危和中危患者在等待期的无心血管事件生存率明显差于移植后的生存率,而低危组患者的生存率却优于移植后的生存率。鉴于此,Deng的报道指出,应用包括心脏同步化治疗和植入性除颤装置的现代内科治疗,许多稳定的非正性肌力药物依赖的D期患者的预后要比心脏移植好。

显然,非常有限的供体器官应该给那些最有希望在预期寿命和生活质量上受益的患者。心脏移植的绝对指征包括顽固性心源性休克、需要静脉强心药物支持(所有状态 1 类患者)或者氧消耗峰值(MVO_2)<10 ml/(kg·min)的有持续心功能Ⅳ级症状的患者。在状态 2 类患者中,因血流动力学和肾脏原因而停用血管紧张素转换酶(ACE)抑制剂,以及不能耐受β受体阻滞剂,也增加了对心脏移植的需求。在上述的高危组患者,治疗结果是有区别的,内科治疗的 1 年生存率<50%,而移植术后为 83%。实际上,绝大多数等待移植的患者都属于状态 2 类患者,需要口服药物并且 MVO_2 在 11~14 ml/(kg·min)之间。许多这类患者能通过移植中心的随访和治疗获得症状和预后的改善。通过排除那些肾功能不全和合并症的患者,而选择病患较轻的患者,大大增加了改善的可能性。最多有 30% 的 2 类患者因为有非常好的早期生存率而被移出等待名单。Shah 等显示 2 类患者在接受最优化治疗 6 个月并移出等待名单后,1 年和 3 年的生存率分别为 100% 和 92%[49]。特发性扩张型心肌病患者的预后要好于缺血性心肌病患者。鉴于此,如果患者确实临床稳定并且 MVO_2 的改善能持续>2 ml/(kg·min),他们就可能不需要接受移植。因此,需要对 2 类移植候选反复患者评估,测量其 MVO_2。

虽然已经知道心脏移植能改善许多 D 期心力衰竭患者的短期生存率,但是还需要继续努力来确定哪些患者能从供心获得最大的远期疗效。由于缺少对心力衰竭不同病因患者风险校正(个体化)的时间相关生存率评估所需的可靠信息,关于心脏移植精确指征和移植手术时机的认识在各移植中心之间还没有统一。生存收益差是通过计算患者个体移植后的预期生存率,然后减去同时期非移植的预期生存率得出的。举例来说,一位患者预期移植术后的 1 年生存率为 60%,不进行移植手术的 1 年生存率为 20%,那么其 1 年生存收益差为 40%。相反,一个症状稳定的终末期心力衰竭患者,其预期药物治疗的 1 年生存率为 70%,心脏移植的 1 年生存率为 90%,那么这个患者的生存收益差较低(20%),但从移植物和患者生存率高这个角度来看,却有更好的供心利用价值。目前,供心的分配依据两条看似矛盾的原则管理:公平原则,即供心对所有患者都是公平的,优先供给更接近死亡的患者;效益原则,即供心使患者和移植物的存活率最大化。应用这些原则,需要了解可接受的降低移植术后预期生存率的底线,以及终末期心力衰竭亚组患者药物治疗的中期生存率的个体化信息。不同于死亡率,患者短期和长期的生活质量很难评估,而且取决于其他脏器系统的状况,而后者又受心力衰竭的程度和时间的影响。因此,移植评估中很重要的组成部分就是对独立影响生存期或生活质量的合并症进行评估。

Kirklin 等研究了从加拿大移植研究数据库(Cardiac Transplant Research Database, CTRD)中来自 42 个北美机构的 7 283 名患者,随访总数达 24 000 患者年,结果显示有多种合并症的患者比那些没有合并症的中期生存率低[50]。如果患者年龄<65 岁,且没有其他危险因素(胰岛素依赖型糖尿病,外周血管疾病,COPD,烟龄<6 个月,性别不匹配,先天性疾病),会被纳入低危组。而供体年龄<40 岁,而且供心缺血时间<240 分钟,并发症发生率低。反之,如果患者有明显合并症,特别是在移植时处于机械通气状态,供体年龄>56 岁,供心缺血时间>360 分钟,都会带来不利的影响。低危组患者的 1 年生存率为 89%,2 年生存率为 80%,而高危组分别为 71% 和 58%。

表 4.3 列出了心脏移植等待患者的一般指南。实际工作中,更容易确定的是禁忌证(表 4.4)。尽管年龄限制是很难判断的,除非是在可得到的供体基础上,但 Frazier(个人交流)表示对于 70 多岁的缺血性心肌病患者移植是非常有效的治疗方案。

表 4.3　心脏移植的常见适应证

终末期心力衰竭考虑心脏移植的标准
尽管使用最大化的药物治疗,包括最大耐受剂量的洋地黄、利尿剂、血管扩张剂,尤其是血管紧张素转换酶抑制剂,仍有明显心功能不全(NYHA Ⅲ～Ⅳ级心力衰竭)
顽固性心绞痛或顽固性致命性心律失常
排除了替代移植的所有外科治疗方法,例如:
　　对有明显可逆性心肌缺血的再血管化手术
　　对严重主动脉瓣病变的瓣膜置换术
　　对严重二尖瓣反流的瓣膜置换或成形术
　　适合心室成形术

经最佳治疗后仍有严重心力衰竭的心脏移植适应证
绝对适应证
　　最大耗氧量<10 ml/(kg·min)
　　NYHA Ⅳ级
　　反复住院治疗的充血性心力衰竭
　　不能手术的冠状动脉疾病和LVEF<20%的难治性缺血性心肌
　　反复发作的室性心律失常
相对适应证
　　最大耗氧量<14 mg/(kg·min)(或更高但其他多种危险因素)
　　NYHA Ⅲ～Ⅳ级
　　近期因心力衰竭住院治疗
　　不稳定型心绞痛,EF<25%,不适合冠状动脉旁路移植术或PTCA术

表 4.4　心脏移植禁忌证

一般禁忌证
任何非心脏疾病,本身可缩短预期寿命,或增加排斥反应和免疫抑制并发症导致的死亡风险

特殊禁忌证[a]
　年龄>65岁(各中心可能不一样)
　活动性感染
　溃疡性疾病活动期
　严重糖尿病导致终末期器官损害
　严重周围血管病变或脑血管病变
　共存肿瘤
　病态肥胖症
　肌酐清除率<40～50 ml/min,有效肾血浆流量(ERPF)<200 ml/min[b]
　胆红素>2.5 mg/dl,转氨酶>正常值2倍[c]
　重度肺功能障碍,FVC和FEV1<预测值40%,特别是合并肺部原发疾病
　肺动脉收缩压>60 mmHg,平均肺动脉瓣压差>15 mmHg,或肺循环阻力>5 Wood单位[d]
　急性肺栓塞
　活动性憩室炎
　危及生命的不合作高危因素
　　　不能强烈配合移植手术
　　　认知严重障碍,不能理解医疗计划
　　　精神状况严重不稳定,影响医疗计划的执行
　　　近期吸烟史(6个月内)
　　　酗酒或吸毒史
　　　没有稳定的联系方式(固定电话或地址)
　　　曾经不配合药物治疗或随访
　　　无独立的家庭或社会支撑
　　　有明显抑郁或情绪不稳定

注:a:可能为相对的或绝对的,取决于严重性或中心的原则。
b:如果正性肌力药物支持和血流动力学治疗使肌酐水平<2 mg/dl和肌酐清除率>50 ml/min,可能适合于心脏移植,也可考虑心肾联合移植。
c:需要肝脏穿刺活检排除肝硬化或其他肝脏固有疾病。
d:这些仅适用于阻力增加到对药物没有反应(固定)。

4.7 终身机械循环支持

鉴于社会不太接受对65岁以上的患者放弃治疗,效果不确定的机械循环支持目前提供了一个非常重要的、容易获得的治疗选择,并且有可能以50：1的数量超过移植。

尽管有证据显示,非正性肌力药物和装置依赖患者的心脏移植安全性较低,但是REMATCH研究强力证实了机械辅助装置可作为药物最大化治疗的一种替代[26]。机械辅助装置在急性心力衰竭和慢性心力衰竭中的应用有非常明显的差异。对于慢性心肌病患者,长期心力衰竭,在药物治疗最大化下仍有严重的症状或失代偿,通常在择期下安装血泵。一般来说,终末器官已经经历一段很长时间的低心排血量状态,并且已经随时间逐渐适应。这种情况下,大多数患者只要单独安装LVAD就可以了。即使有高肺血管阻力,右心室很少需要机械支持(<10%的患者)[51]。另一方面,大面积心肌梗死导致急性心源性休克的患者,先前没有心肌病,就会面临严重的低血流状态,如果不及时纠正就会造成多器官功能衰竭,此时双心室支持就特别有意义。在极端情况下,需要使用CardioWest全人工心脏的双心室辅助支持生命,等待患者接受移植[52](图4.5)。

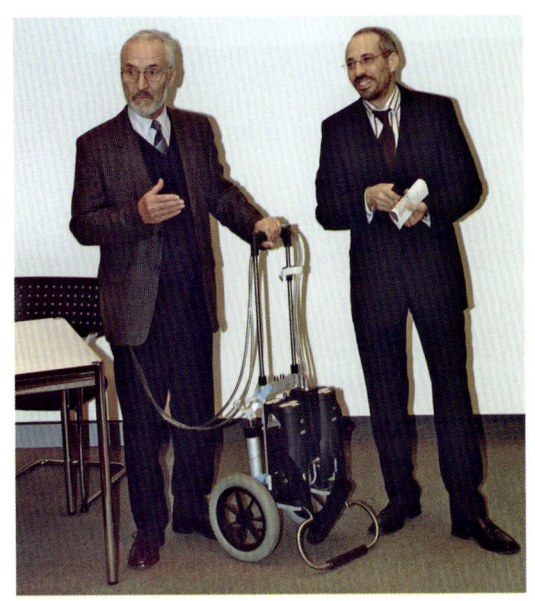

图4.5 行CardioWest全人工心脏辅助等待心脏移植的门诊患者(经A. Banyosy医师和R. Korfer许可)。

4.8 特发性扩张型心肌病的治疗决策

相对缺血性心肌病,特发性扩张型心肌病的自然病程更难预测。那些在移植名单上处于D期的患者,往往能取得较好的病情缓解与长期生存。Shah对从移植等待名单上除名的患者进行生存分析显示,从移除之日起8年内,特发性扩张型心肌病患者的生存率达到80%,而缺血性心肌病患者只有约30%[50]。在内科治疗获得改善的基础上,使用左心室辅助装置对左心室减负,明显使一些特定患者的心肌功能产生可持续的恢复[53]。随着人们对左心室恢复机制认识的日益清晰,也随着非心脏移植外科治疗手段的普及,关于心脏移植该不该作为特发性扩张型心肌病首选治疗的争论也油然而生。

扩张型心肌病患者的预计死亡率与心室收缩功能障碍的严重程度直接相关。心室球形度增加及出现二尖瓣反流均是预后不佳的指标(1年死亡率为54%~70%)。衰竭的左心室在扩

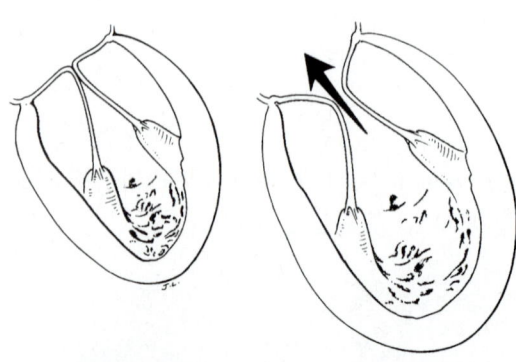

图 4.6 特发性扩张型心肌病二尖瓣反流的机制。

张的同时,乳头肌移位,二尖瓣瓣叶对合面积减少,从而产生二尖瓣关闭不全的中心性反流(图 4.6)。这一反流也更增加了已扩张心腔的容量负荷。

4.8.1 二尖瓣修复术

20 世纪 80 年代早期,出现一些对扩张型心肌病行二尖瓣置换术后高死亡率的报道,提示即使消除了反流至左心房的血流,已经衰竭的左心室功能仍将继续恶化。最近更多报道显示,保留瓣下结构的二尖瓣成形术围术期死亡率低,中位生存率高,症状也随心指数的提高而缓解。Bolling 报道了一系列危重患者二尖瓣成形术的手术效果[53]。该组患者左心室收缩功能均严重不良,LVEF 从 8% 到 25%[平均值(16±3)%],平均病程 4 年(范围 0~16 年)。所有患者都接受了使用小一号成形环的瓣膜成形术,其中一半同期行三尖瓣成形术。院内死亡率<2%,12 个月及 24 个月生存率分别达 82% 和 72%。所有患者心功能均恢复至 NYHA I~II级,术后平均 LVEF 达 26%。最大心肌耗氧量 MVO_{2max} 峰值从平均 14.5 ml/(kg·min)提升到 18.6 ml/(kg·min)。术后 2 年超声心动图显示心室球度、反流量及反流分数均显著下降;LVEF、舒张末期容量及收缩末期容量均有改善(表 4.5)。但通过这种方式,其他中心未能取得如此成功的效果。

表 4.5 终末期心力衰竭患者二尖瓣修补术后左心室功能和大小的变化

变量	术前	术后	变化(%)[a]	P 值
舒张末期容量(ml)	335±107	307±103	−8±9	0.06
收缩末期容量(ml)	277±101	237±98	−15±14	0.03
每搏量(ml)	58±13	70±21	12±10	0.02
射血分数(%)	18±5	24±10	31±24	0.03
二尖瓣流量(L/min)	12.4±5.3	5.4±0.5	−49±22	
前向心排血量(L/min)	3.2±1.0	4.7±0.9	52±38	0.01
反流量(L/min)	9.2±5.4	0.8±0.6	88.6±10.1	0.01
反流分数(%)	70±14	15±11	−79±15	<0.001

注:a: 术前至术后 4~6 个月的百分比变化。NYHA 心功能分级明显从 3.9±0.4 下降到 1.8±0.5(P 值<0.001)。引自 Bolling 等[5],2007 美国胸外科协会。

4.8.2 心外束缚装置

由于动力骨骼肌心肌成形术的手术效果无法令人满意,一种防止扩张型心肌病左心室重构过程的更简单的方法便应运而生。Acorn Cardiovascular 公司（Saint Paul，Minnesota）研发了一种用网片状聚酯材料包裹左右心室起到被动限制作用的装置[54]（图 4.7）。这种材料具有独特的双向顺应性，能使网片与心脏的椭圆形表面贴合一致。缝合固定在心室侧方及后方，房室沟略上或略下，就像一件马甲包围着心室。该装置对心脏周径的限制虽然轻微，效果却立竿见影。动物模型显示，该装置对左心室容量的缩小和心功能的提高较对照组更好[55]。显然，网片的作用并不加强心脏收缩，但能防止它进一步恶化。到目前为止，尚无束缚生理学的依据；心室对于容量负荷的正常反应得以保留，左右心充盈压并不相等，跨二尖瓣血流参数也没有显著变化。对接受该治疗的动物模型进行心肌活检显示，心肌重构有所逆转，肌细胞肥大趋于减轻，间质纤维化减少，组织内毛细血管密度也有所增加。

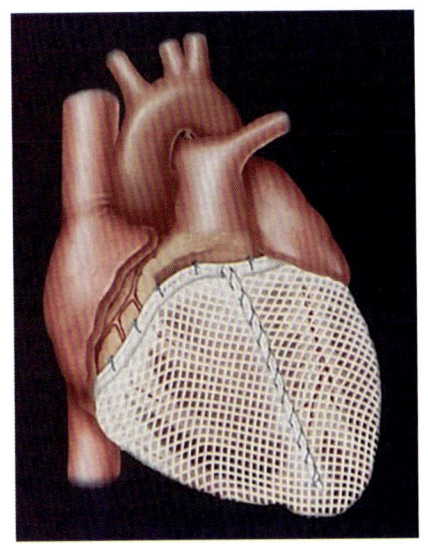

图 4.7　Acorn 心外束缚装置。

临床研究中，该技术仅限于心功能 NYHA Ⅱ～Ⅲ级的患者，其中很大部分还接受了二尖瓣成形术或置换术，或是左心室成形术。Acorn 装置对于左心室舒张末内径、左心室收缩末容积、峰值氧耗量均无明显改善作用，单独使用时也不能改善二尖瓣反流。安全性与可行性试验进一步证实，该装置不具备缩窄性或限制性等生理学特性，对心外膜的冠状动脉不具影响，并能防止心肌的进行性重塑。但是在改善 LVEF 和心排血量（独立于其他同期手术）方面却效果有限。患者的选择、长期使用可能产生的副作用以及左心室限制的最佳手术时机等仍是有待解决的问题。不过，对于心肌梗死患者早期行心室约束治疗是可行的，可以戏剧性地改善心肌重构过程。至于心外束缚能否继续作为扩张型心肌病的外科治疗手段，这还有待观察。

4.8.3　左心室部分切除（Batista 手术）

室壁张力与 LaPlace 原理在 Batista 左心室部分切除术中的重要性是不言自明的（图 4.8）。这一观点认为心脏扩张和室壁变薄不利于心脏机械运动，导致心功能低下，所以主张通过恢复左心室的"正常"几何学形态来降低室壁压力，改善收缩功能[56]。而该想法基于以下假设：非梗死区（但是病变区）心肌在室壁张力下降时依然能正常收缩。这个观点完全忽视心力衰竭时心脏在细胞学与分子生物学方面的变化，而那恰恰是造成该手术近期及远期效果不佳的因素。此外，左心室部分切除术虽然作为心脏移植的替代手术被广为接受，但在持久性和生存率方面并无相关指南或令人信服的数据。已报道的住院死亡率相当高，为 1.8%～27%，平均 17.4%[57]。一些中心采用长期左心室辅助装置支持（20%的患者）或心脏移植取得较令人接受的住院死亡率。存活患者的心脏舒张末及收缩末容量指数下降迅速明显。LVEF 最初改善之后，一些再次研究显示：许多患者术后 12 个月 LVEF 与术前没有显著差异。

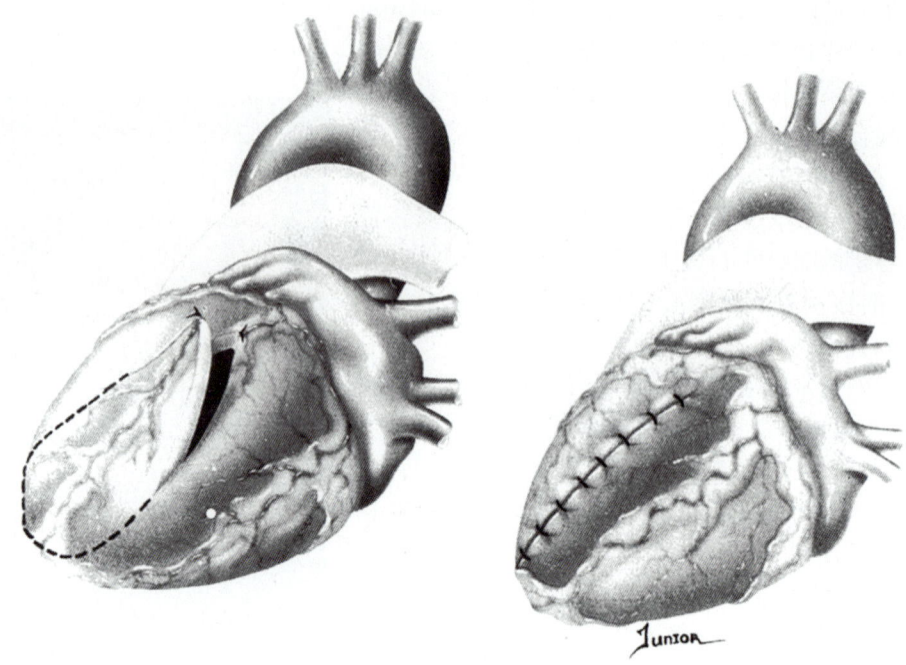

图 4.8　Batista 左心室部分切除手术。

早期 LVEF 改善的机制可能是收缩期室壁张力的降低,而不是收缩力的改善。收缩末期室壁张力的降低与 LVEF 的增高呈反比关系。McCarthy 报道第 12 个月平均 LVEF 从 13% 提升到 21%,氧耗量峰值从 11 ml/(kg·min) 上升到 16 ml/(kg·min)[57]。Cleveland Clinicl 的 12 个月生存率达到 80%,但有 16% 的患者接受 LVAD 作为心脏移植前的过渡治疗。心力衰竭免除率(包括再次被列入移植名单,死亡或心功能Ⅳ级症状)1 年时仅为 50%,2 年时为 38%。手术后心室几何学形态的缩小可以维持 12 个月,但泵功能从 6 个月便开始恶化。这种几何学形态与心室功能维持时间上的不匹配,主要是由左心室心肌量的减少而导致舒张期顺应性的改变。

最近,有一些中心将左心室部分切除术再次应用于经严格筛选的少部分扩张型心肌病患者,他们认为这一手术非常有望成为心脏移植的替代手术。由于出现新的选择,Batista 手术还和骨骼肌心肌成形术一起用于心力衰竭的手术治疗。即便如此,笔者还是有病情严重且没有其他选择的患者接受左心室部分切除术后长期存活的案例(图 4.9)。

4.8.4　扩张型心肌病的机械减负

特发性扩张型心肌病患者联合应用 ACEI 与 β 受体阻滞剂能够改善症状,反映出通过降低前后负荷来减低室壁张力能使患者受益。这些药物在心肌重构中的治疗作用可以通过使用 LVAD 进行机械减负来放大。LVAD 与左心室同时工作,并且完全减除左心室负担,所以主动脉瓣就能保持关闭(图 4.10)。体循环血流得到改善后能使冠状动脉血流改善,逐渐逆转多脏器功能衰竭,进而增加活动耐量。心力衰竭症状消失,血清醛固酮、血浆肾素、心钠素肽及去

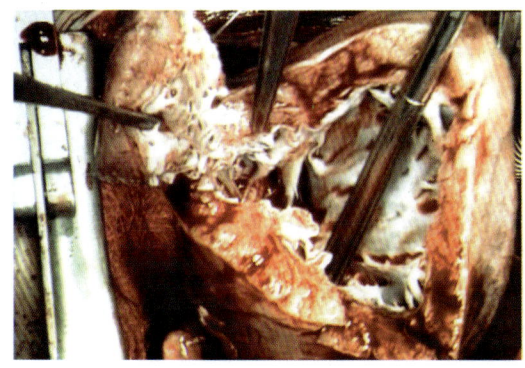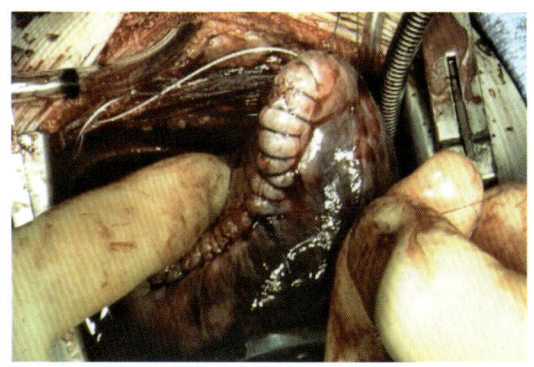

图 4.9 一名左冠状动脉异位开口于肺动脉合并有心内膜纤维化的婴儿不能脱离体外循环,接受左心室部分切除术。心室重构有助于心功能改善,5 年后心功能 NYHA Ⅰ级。

甲肾上腺素都回复到正常水平。

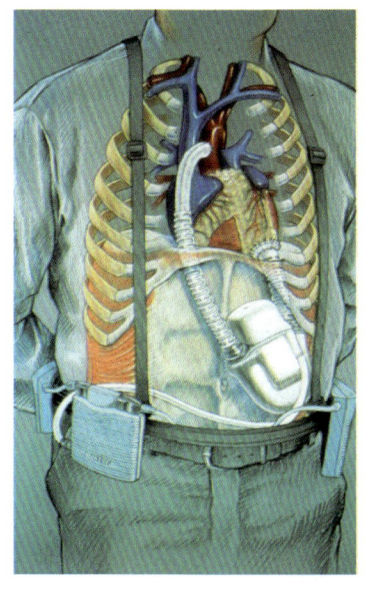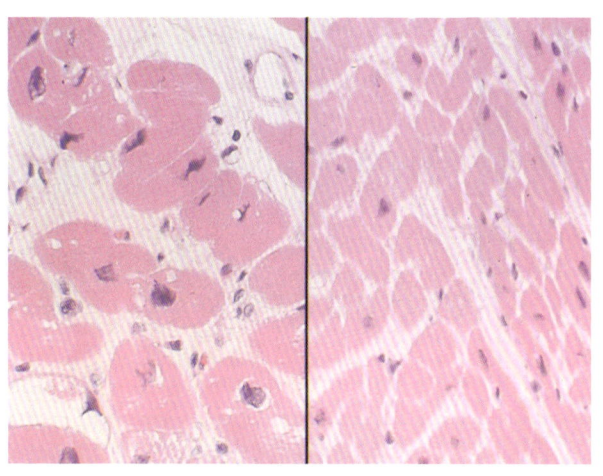

图 4.10 有搏动功能的 Novacor LVAD 完全替代衰竭的左心室。

图 4.11 在 LVAD 植入时和随后心脏移植时取得的左心室肌肉组织学标本,肥大心肌细胞在左心室辅助装置卸载后恢复到正常大小。

直到最近,使用左心室辅助装置在美国仍然是心脏移植的强制性指征。然而,Frazier 等发现部分特发性扩张型心肌病在移植过程中被切除的受体心脏已经开始向正常大小和重量转变[58,59]。通过对植入 LVAD 时进行的心肌活检与移植中获取的心肌标本进行比较,结果显示后者增生的肌细胞有所复原,还伴随着肌细胞溶解、心肌纤维化和凋亡等病变程度的减轻(图 4.11)。肌细胞的基因表达和细胞代谢转为正常[60]。由于意识到进行心脏移植手术等于放弃了正在恢复的心脏,人们开始提出以机械辅助作为心肌恢复过渡手段的概念。作为对这一想法的补充,有人开发出了体积更小、操作更便利的轴流和离心血泵(图 4.12a~e)。提供平流的辅助装置部分减轻了扩张型心肌病患者的左心室负担,在帮助心脏恢复的同时建立起双方的共生关系(图 4.13)。绝大部分接受减负治疗的患者都获得更好的心功能,其中一部分能在撤除 LVAD 后长期存活[61]。

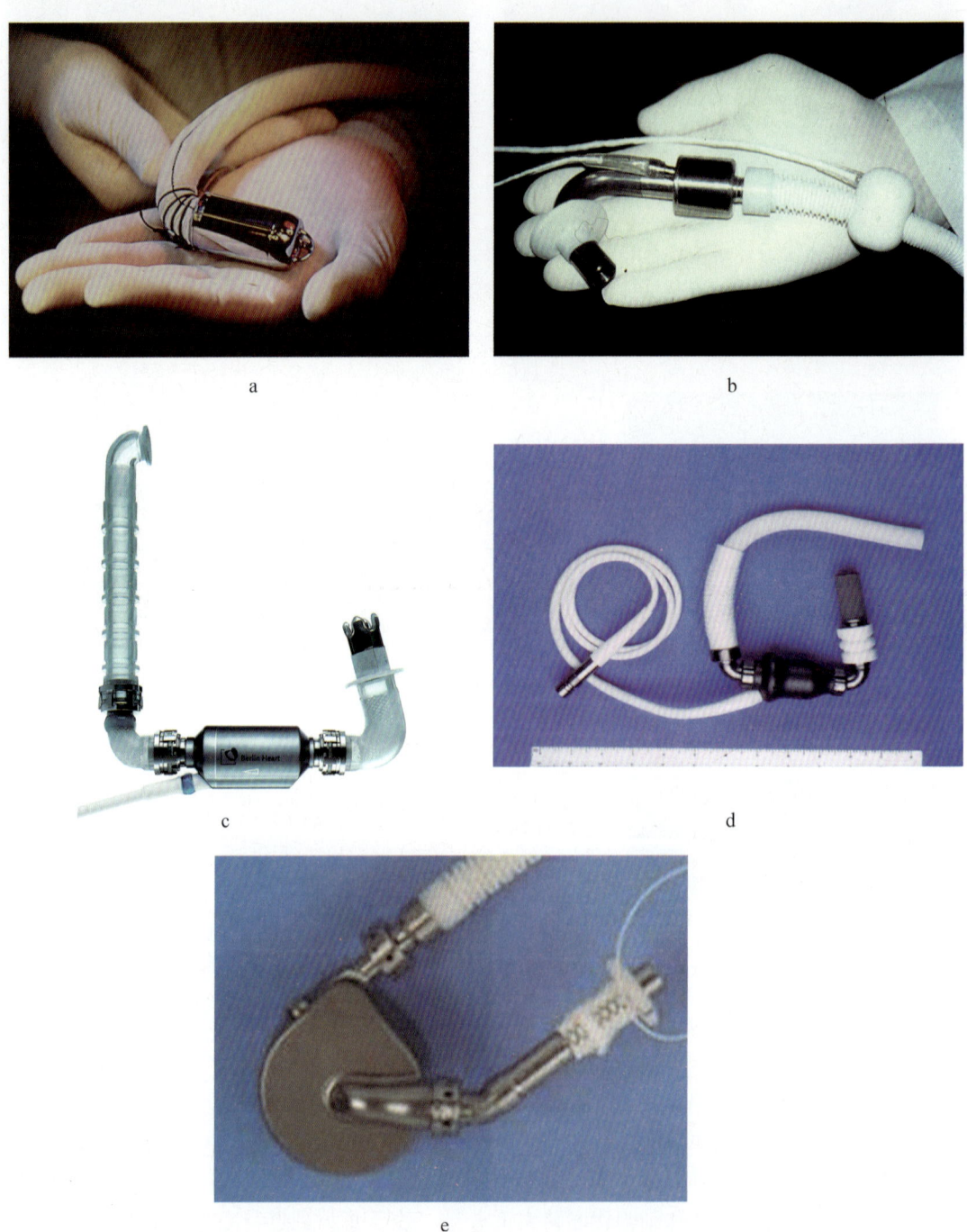

图 4.12 新的轴流和离心泵。a. Jarvik Flowmaker。b. Micromed DeBakey VAD。c. Berlin Incor。d. Thermo Cardiosystem Ⅱ。e. Terumo left ventricular assist system (LVAS)。

应用 LVAD 无法排除心脏移植的可能,但可以改善移植后生存率。这个现状暗示机械循环支持可以作为特发性扩张型心肌病的首选治疗,而将心脏移植作为储备。REMATCH 试验之后,辅助泵作为无法器官移植而症状严重患者的治疗手段而被广泛接受。随着 LVAD 技术的发展,美国卫生保健咨询委员会预测,到 2010 年,每年会有 100 000"终身"植入装置投入运用。该技术早期成功率也已展露端倪,1 例使用 Jarvik Flowmaker 永久心室辅助装置患者,术后 4.5 年心功能恢复到 NYHA Ⅰ级,工作能力丝毫不受影响(图 4.14)。

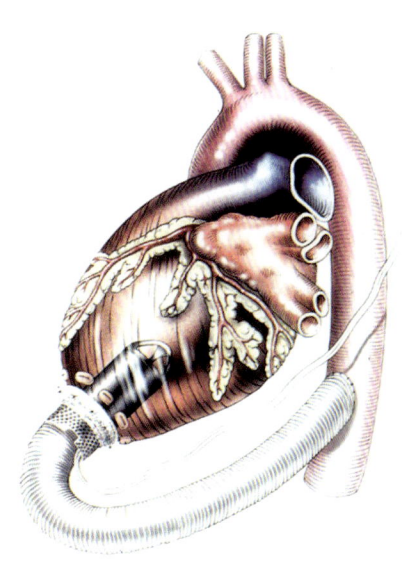

图 4.13 原位 Jarvik Flowmaker,泵血流卸载了部分左心室血流,因此通过左心室流出道仍然有前向血流。

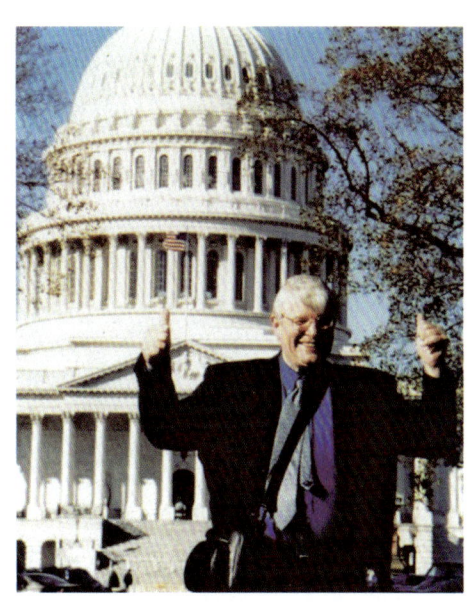

图 4.14 第 1 位植入 Jarvik Flowmaker 在术后 4.5 年的照片,他的生活非常多姿,包括长时间的空中旅行。

一些扩张型心肌病、产后心肌病及心肌炎患者可能从机械辅助过渡到心肌恢复,但在这项颇具前景的技术在临床推广之前还有很多问题要考虑。首先,LVAD 必须适用于任何体型的患者,并且易于植入和撤除,在这一点上轴流泵很被看好。其次,LVAD 应在心肌纤维化使心室重构不可逆之前就植入体内。改善和维持心肌恢复的策略正在研究之中,包括药物治疗、生长因子、基因治疗和凋亡抑制剂。指导长期预后的标志物也在探索之中,柏林小组通过检测血清 β 肾上腺素能受体自身抗体来指导预后。他们推测自身抗体的消失可以反映出引起心脏功能损伤的免疫过程正在消退[62]。

恢复前的过渡治疗在临床上的成功更凸显出心肌病理学的重要性。急性心肌炎或产后心肌病患者,病情恶化时可以依靠 LVAD 或双心室辅助装置支持生命,直到炎症过程消退。甚至在植入 LVAD 之前接受过心外按摩和紧急体外循环支持患者,心功能也能够恢复到接近正常[63](图 4.15)。对于这类患者,一项临床试验有争议地积极使用循环辅助,而不是急诊心脏移植,在不能排除脱机的情况下才进行心脏移植。在关于长期应用 LVAD 患者脱机的研究中,柏林小组比较了心功能恢复和脱机后再出现心力衰竭的不同因素,发现获得心功能长期恢复患者更年轻,心力衰竭史更短,心功能恢复更快,对 LVAD 维持时间也更短(当心脏容量和功能指

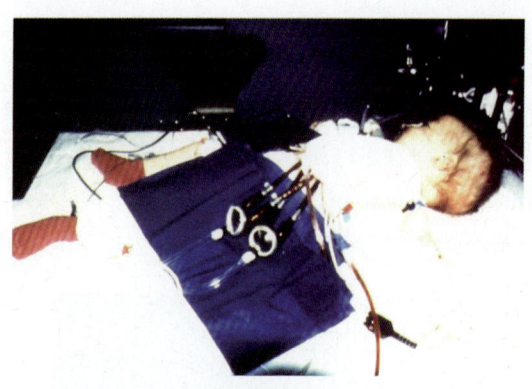

图 4.15　患急性心肌炎并且心跳停止的婴儿，用柏林人工心脏过渡到恢复。

数达到脱机标准）。并且，在心功能持续恢复患者能检测出血清β肾上腺素能受体自身抗体的时间跨度也更短（8.8周 vs. 9.7周）。而两组平均年龄（41.5岁 vs. 50.3岁）、LVEF（14.8% vs. 17.0%）、置入LVAD当时的平均LVEDD（LV end-diastolic diameter）（75.2 mm vs. 78.7 mm）和装置植入2个月后平均LVEDD（53.7 mm vs. 55.6 mm）均没有差异。

柏林小组由此得出结论：LVAD的使用时间在8～10周是最有利于患者心功能的恢复，过长则会导致心肌萎缩。有些研究组对这有限的使用时间持保留意见，并且有使用左心室辅助装置更长时间后心功能恢复的报道。Madigan等研究左心室减负后8～155天切除的心肌组织，发现组织结构的转复在40天左右就全部完成[64]。在此期间，无论是左心室腔的改变还是心肌细胞大小的变化，都趋于稳定。辅助装置支持超过40天的患者心脏胶原成分会显著增多，这种变化与基质金属蛋白酶活性的降低相一致。左心室辅助后约20天，心肌细胞肌质网内钙ATP酶（sarcoplasmic endoretícular calcium ATPase，SERCA2a）的表达上升到正常水平，但这一结论很难用于帮助临床是否可以决定移除辅助装置。然而所有等待心脏移植而植入LVAD的扩张型心肌病患者准备脱机时，毫无疑问都达到这个指标。

研究显示，很多血清学指标在植入心室辅助装置时已发生病理性改变，而在移除装置时往往得到改善或回复到正常。这些标志物有 TNF、基质金属蛋白酶（matrix metallo proteinases，MMPs）-2和基质金属蛋白酶-9、金属硫蛋白、β受体密度与敏感度、细胞凋亡、心钠素、一氧化氮合酶、IL-6以及膜联蛋白-1、膜联蛋白-2、膜联蛋白-4、膜联蛋白-6。然而，这些指标均无法在LVAD植入前用来预测心功能的可恢复性。它们更应该被看成慢性超负荷及交感神经系统过度激活的标志物，更可能是由原发疾病所引起的继发改变。

最近，柏林小组认为在终末期扩张型心肌病出现炎症过程消退是逆重构的先兆。为证实这一点，他们使用免疫吸附剂去除扩张型心肌病患者体内的炎症自身抗体。图4.16显示柏林治疗方案，其起始步骤是最佳药物治疗，如心功能无法改善，同时检测到A-β1-自身抗体病理性升高，则使用免疫吸附剂。若心功能持续恶化，且达到心脏移植标准，则将患者列入等待移植名单。如果找到合适供体之前患者出现严重低心排血量，则使用机械循环支持，期待受损的心功能得以逆转（图4.17），倘若还是没有改善，就植入LVAD作为心脏移植前的过渡治疗。考虑到心功能改善的可能，应尽早决定是否植入LVAD，因为随着时间推移，心脏逆重构的希望就越趋渺茫。机械辅助期间，积极的药物和抗氧化治疗能增加心肌逆重构的机会。此后患者定期随访心动超声，检查时暂时关闭辅助装置，测量LVEF和左心室舒张末期内径。考虑移除辅助装置之前，这两个指标必须分别达到50%和55 mm。

Hetzer等发表了从1995年起，33例扩张型心肌病或心肌炎患者成功移除LVAD的报道[62]。所有33例患者平均距离辅助装置移除后的时间为6.5年（范围1.3～9.3年），撤机后5年生存率为82%。61%患者脱机后心功能持续改善超过2年。其余患者再次出现心力衰

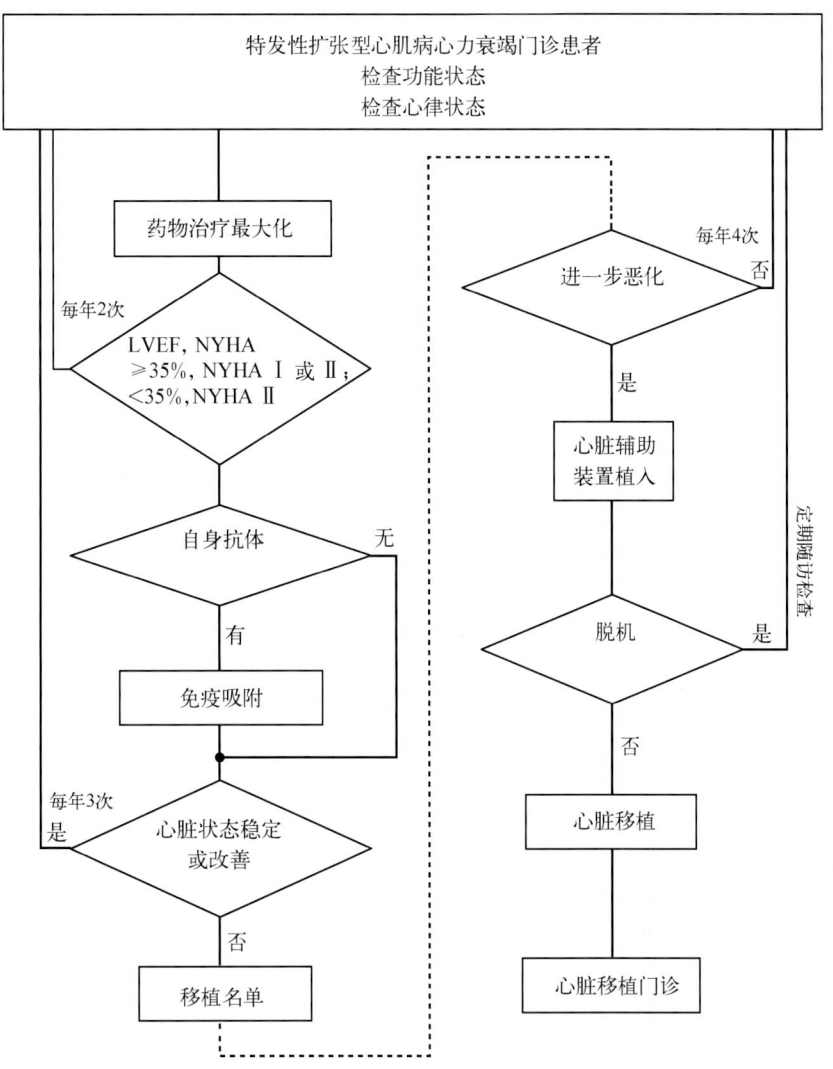

图 4.16 柏林心脏中心治疗特发性扩张型心肌病和心力衰竭恶化患者的流程图。

竭,直至接受心脏移植或死亡。心肌纤维化的标志物在植入 LVAD 之前显著升高,在成功脱机和心力衰竭复发患者之间却没有差别。但是心肌纤维化依然在心功能改善方面扮演着重要角色。很多终末期患者在接受 LVAD 植入之时,心肌细胞已经产生了不利于逆重构的超微结构变化。

4.8.5 恢复的机会还能增加吗?

能否通过增强心肌的修复机制来获得可预

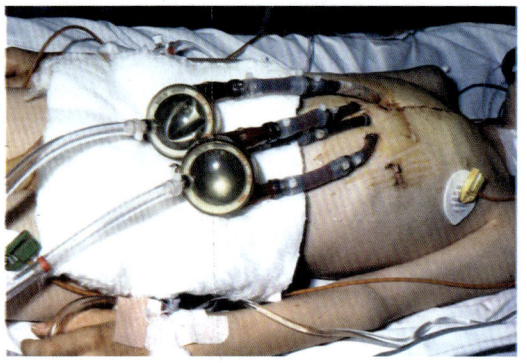

图 4.17 特发性扩张型心肌病患儿使用 Berlin Excor 辅助装置等待心脏移植。

测的和稳定的恢复？是否应该使用更新的设备早期实行左心室减负来改善预后？辅助药物治疗或干细胞治疗对于心功能恢复又有多大的用处？

Yacoub 等曾建议在机械减负期间使用具有蛋白同化作用的 β2 受体激动剂克仑特罗（clenbuterol）来诱导所谓的生理性心肌肥大[65]。对小鼠长期使用克仑特罗[2 mg/(kg·d) vs. 安慰剂]，用药组心肌细胞显著肥大，SERCA2a 显著升高，动作电位延长以及对碳水化合物的氧化利用加强。Harefield 小组联合使用 LVAD 与克仑特罗，产生心肌肥大。在一项非对照试验中，作者发现在撤除 LVAD 后，心肌获得持续性转复的可能性有所增加。还有一些研究发现克仑特罗有对心功能产生负面影响的心脏毒性。Burniston 等给予小鼠 5 mg/kg 剂量的克仑特罗，结果发现心内膜下及骨骼肌发生坏死和凋亡[66]。Sleeper 等对 20 匹马使用为期超过 1 周的克仑特罗（2.4 μg/kg）[67]，引起心肌功能的显著降低和主动脉根部扩张，增加了动脉瘤形成的风险。这类 β2 受体激动剂在投入临床应用之前还需要搜集更多的证据，因此，一项大型的多中心试验正在酝酿之中。

4.9　永久性循环支持作为终末期心力衰竭的首选治疗

以下三方面的发展为机械辅助循环支持（终身或终点治疗）作为终末期心力衰竭的首选治疗提供了依据。第一，已经积累了相当丰富的心脏移植长期过渡治疗的知识和经验，搏动性血流的 LVAD 能提供 4 年以上的存活期，并且与装置相关的并发症较低。辅助装置减负能有效提高原有心脏的功能，LVAD 血流能逆转心力衰竭症状[68]。第二，REMATCH 试验已经证明终末期心力衰竭患者应用 LVAD 治疗的生存率优于药物治疗，REMATCH 为那些不合适心脏移植的患者选择 LVAD 作为另一种治疗提供了证据。等待移植的患者因为没有供体而死亡，预先植入 LVAD 提高了移植的生存率，就产生这样的问题：合适做移植的患者是否需要将循环辅助作为治疗的选择。第三，提供恒流的新型轴流和离心泵，与能提供每搏量和脉压差的 LVAD 同样有效。这些小型化的血泵无声、低阻力、更加友好地使患者能较早出院，在社区能独立生活[69]。避免腹部经皮的驱动线能减少机械感染的风险[69]（图 4.18）。

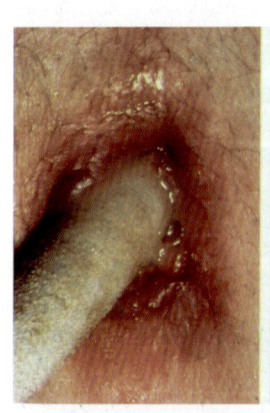 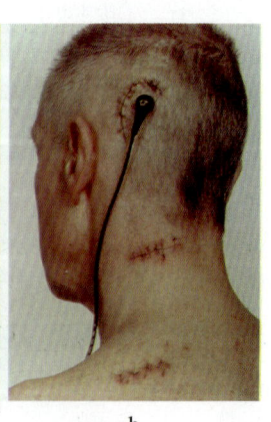

图 4.18　a. 第一代 LVAD 驱动线感染。b. 头盖骨包埋电源基于人工耳蜗植入技术。这一系统通过固定在无脂肪但有丰富血管的头皮上而免除了感染。

作为现成的产品，LVAD 将联合同步化而应用起搏器和植入除颤器作为心力衰竭的一线治疗。有两方面因素会限制其发展：第一，血泵的价格高，只有降低价格才能更普及使用；第二，LVAD 的专家队伍目前只是在少数有限的心脏移植中心。

4.9.1 永久性循环辅助患者的选择

通过对 LVAD 患者死亡的分析,发现许多死亡是由植入时已经发生不可逆的器官衰竭和合并症引起的[26],他们被拖延得太久。直到最近,根据治疗方案,LVAD 作为永久治疗是针对那些处于失代偿而又不适合做心脏移植的患者。很多患者已经装有起搏器、除颤器,在医院内需要有正性肌力药物或 IABP 辅助。REMATCH 研究表明,当患者被认为不适合做心脏移植时,那么做任何心脏外科手术均可能存在情理之外的高风险[26]。因此,行永久性循环辅助支持的决策应基于择期选择患者,而不是作为抢救措施。患者应该是一位风险可接受的合理的外科手术候选人。随着更加安全、使用者更加喜爱的装置的发明,而且可以通过微创方式,可以不需要延迟到终末期才植入 LVAD。随着信息技术的发展和患者对疾病的认知,现在许多心力衰竭患者愿意接受 LVAD 治疗。一些 LVAD 患者,因为右心功能衰竭仍不可避免地需要心脏移植;有趣的是,一些原本因为肾功能不全或肺血管阻力增高而不能心脏移植的患者,在治疗改善后达到了可以进行心脏移植的状态。

选择在不可逆器官功能障碍出现前的患者作为合适的治疗对象,可以提高生存率和降低术后死亡率。在合并明显器官功能不全的患者中,如果有潜在恢复的可能性,那么可选择 LVAD 治疗。REMATCH 研究的纳入标准提出了恰当的 LVAD 治疗指南。这些患者慢性终末期心力衰竭(NYHA Ⅳ级)至少在 90 天以上,后来放宽到 NYHA Ⅲ级或Ⅳ级 28 天,但近期仍需用 IABP 或正性肌力药物;这些患者 EF<25%,最大运动氧耗量<12 mg/(kg·min)。REMATCH 中大部分患者依赖正性肌力药物或 IABP 辅助,但选择部分患者在这个发病期前植入永久性 LVAD 治疗得到广泛认可。移植过渡患者选择的适应证,如 CI≤2 L/(min·m^2),收缩压≤80 mmHg,肺毛细血管楔压≥20 mmHg,他们并不一定需要永久植入。

接受永久性 LVAD 治疗的最佳患者可能是特发性扩张型心肌病,心功能在 NYHA Ⅲ级或Ⅳ级,需要药物治疗稳定病情而多次住院,但在家生活质量不能接受的患者。使用预后模型,如依据无创临床参数的心力衰竭生存评分,可以证明在这一范围内对高危患者是有效的。

4.9.2 LVAD 应用的禁忌证

在诸多方面很容易定义 LVAD 治疗的禁忌证。LVAD 候选者必须没有很大的认知障碍,以便能维护 LVAD 和有能力处理 LVAD 发生故障的报警。卒中患者仅有活动受限,如果有足够的家庭支持也并不是绝对禁忌证。有严重慢性阻塞性或限制性肺部疾病患者会增加死亡率,尤其肺血管疾病和肺高压经扩血管治疗无法逆转的患者。LVAD 通过减少左心室充盈压来降低右心室后负荷,在这种情况下,肺血管阻力是固定的,左心室减负可能不能有效地减少右心室后负荷。在右心衰竭的患者,肺血流的受限可能会影响 LVAD 的充盈。延长 LVAD 治疗会降低肺血管阻力,一些选择性病例肺血管阻力可为 6 Wood 或更高。肺动脉血栓栓塞疾病的发生必须被重视和避免,合并肺水肿或心源性休克可能会导致检查结果不可靠,所以肺功能检测不是绝对必需的。通常可行肺功能检测的患者,第 1 秒用力呼气量占预计值 50%,用力肺活量占预计值 50%,一氧化碳弥散量占预计 50% 被认为是可以接受 LVAD 治疗的。

虽然肾功能不全是影响LVAD疗效的一个重要危险因素，但必须谨慎评估，以避免排除有可能恢复的患者，低心排血量效应与糖尿病肾病和高血压肾病必须要加以区分。反之，肝功能不全（经总胆红素、INR或二者评估）是疗效的重要反指标。INR>1.5、肝酶增高或总胆红素>正常值的5倍、明确伴有门静脉高压的肝硬化或肝纤维化，被认为是LVAD手术的禁忌证，甚至轻度总胆红素和肝酶的增高，也被建议行双心室辅助，而不是单左心室辅助。

对于单用LVAD来提供生命循环支持的患者，右心心力衰竭是一个非常重要的障碍。术后患者右心功能衰竭的危险因素包括中心静脉压增高（>16 mmHg）、三尖瓣关闭不全、右心室功能不全即使肺动脉压较低、右心室心搏做功指数降低、右心室和室间隔的心肌梗死。需要右心室辅助（RAVD）的患者不断增加，他们可能被不适地纳入了终点治疗组，直到RVAD或全人工心脏被应用。

明显的瓣膜疾病在LVAD患者中会产生重要的副作用，没有反流的主动脉瓣狭窄不是LVAD植入的禁忌证，轻至中度的主动脉瓣反流对LVAD患者的血流动力学会产生致命损害，左心室压力减少增加了主动脉瓣跨瓣压差和主动脉瓣反流量。LVAD工作后，由于舒张末压下降和主动脉根部压力增加会使轻中度反流进展成重度反流。主动脉瓣是人工机械瓣的患者，必须置换成生物瓣以避免血栓。主动脉瓣生物瓣甚至也因为左心室完全被排空而易于产生血栓或融合。有报道发现，在主动排空左心室和防止射血的推板式辅助装置时，自然主动脉瓣发生粘连融合。

植入LVAD前，有严重二尖瓣狭窄的患者需行瓣膜成形术，而二尖瓣关闭不全通常不会影响LVAD功能。无论如何，重度二尖瓣反流仍会伴有肺动脉高压，由此损害左心室逆重构。准备脱离LVAD支持前，必须纠正二尖瓣病变。

植入LVAD后，良好的右心功能对于维持早期肺血流是非常重要的。肺血管阻力增高时，重度三尖瓣关闭不全减少了肺的前向血流，同时造成中心静脉压增高、肝淤血和肾功能不全。三尖瓣关闭不全可能在术前就表现出容量负荷过度和双心室衰竭，LVAD植入后，可因室间隔左移使右心室扩张加重。因此，可能需要修复三尖瓣以增加右心循环功能。

心内分流如卵圆孔未闭或房间隔缺损，可能会引起严重的右向左分流和体循环血氧饱和度下降，植入LVAD前必须关闭这些分流。心房颤动和心房扑动减少右心室充盈，但LVAD患者可以很好耐受，甚至在肺血管阻力低下时出现不引人注意的心室颤动。

4.10 总结

过去十多年里，虽然心力衰竭的外科治疗已经获得较大进展，但是在公众医疗的认知方面仍然存在着局限性。因为供体库的减少，所以非移植手术起到重要作用。虽然异种移植不太可能提供一种长期有效的方法，但是机械辅助装置正向这个方向迅速发展。

由于缺乏完整的循证医学证据，所以治疗决策仍很困难，在这方面内外科结合是有益的。许多患者往往太晚才被建议手术，以至于传统手术的风险变得很高。获得满意的结果往往依赖大量使用主动脉内气囊反搏泵和短期循环辅助系统。正因为这样，所有专业的心力衰竭治疗中心都有这些技术的使用经验。新方法如使用自体骨髓干细胞会在将来提供美好前景。患者需求的增加促进了创新。

记忆要点

> ➤ 心脏移植仍是终末期心力衰竭的金标准治疗，这种方法因为供体数量而受到限制，其更适用于没有合并症的年轻患者
> ➤ 大多数心力衰竭患者应该考虑其他外科治疗方案
> ➤ 这些选择包括冠状动脉旁路移植术、二尖瓣成形术、左心室重建术、心室辅助装置等
> ➤ 最好由多学科团队来制定和选择治疗方案
> ➤ 从多种外科手术中获得经验，在策略上做准确的风险预测和潜在的获益评估仍然是必要的

参 考 文 献

1. Yancy CW, Kaiser P, DiMaio JM, et al. Improved outcomes in patients awaiting heart transplantation: Making the case that Status 2 patients should not undergo transplantation [abstract]. J Heart Lung Transplant. 2002; 21: 69.
2. Deng MC. Orthotopic heart transplantation: Highlights and limitations. Surg Clin North Am. 2004; 84: 243-255.
3. Adamson PB, Abraham WT, Love C, et al. The evolving challenge of chronic heart failure management. JACC. 2004; 44(7): 1354.
4. Dor V. Surgical remodeling of the left ventricle. Surg Clin N Am. 2004; 84: 27-43.
5. Yamaguchi A, Ino T, Adachi H et al. Left ventricular volume predicts postoperative course in patients with ischemic cardiomyopathy. Ann Thorac Surg. 1998; 65: 434-438.
6. National Institute for Clinical Excellence Guideline no. 5. The Management of Chronic Heart Failure in Priming and Secondary Care. London: National Institute for Clinical Excellence; 2003.
7. McMurray JJ, Stewart S. Epidemiology, etiology and prognosis of heart failure. Heart. 2000; 83: 596-602.
8. SEOSI Investigators. Survey of heart failure in Italian hospital cardiology unit. Results of the SEOSI study. Eur Heart J. 1997; 18(9): 1457-1464.
9. Westaby S, Banning A, Saito S, et al. Circulatory support as long-term treatment for heart failure. Experience with an intraventricular continuous flow pump. Circulation. 2002; 105: 2588-2591.
10. Di Carli MF, Maddhai J, Rockhsar S, et al. Long term survival of patients with coronary artery disease and left-ventricular dysfunction: Implication for the role of myocardial viability assessment in management decision. J Thorac Cardiovasc Surg. 1998; 11: 997-1004.
11. Yoshida F, Gould KL. Quantitative relation of myocardial infarct size and myocardial viability by positron emission tomography to left ventricular ejection fraction and 3 year mortality with and without revascularization. JACC. 1993; 22: 984-997.
12. Edmond M, Mock MB, Davis KB, et al. Long term survival of medically treated patients in the Coronary Artery Surgery Study (CASS). Circulation. 1994; 90: 2645-2657.
13. Rinaldi CA, Masani ND, Linka AZ, et al. Effect of repetitive episodes of exercise induced myocardial ischemia on left ventricular function in patients with chronic stable angina: Evidence for cumulative stunning or ischemic preconditioning? Heart. 1999; 81: 404-411.

14. Gerber BLJL, Vanovershelde JL, Bol A, et al. Myocardial blood flow, glucose uptake and recruitment of inotropic reserve in chronic left ventricular ischemic dysfunction. Implications for the pathophysiology of chronic myocardial hibernation. Circulation. 1994; 94: 651-659.
15. Adams JN, Norton M, Trent R, et al. Hibernated myocardium after acute myocardial infarction treated with thrombolysis. Heart. 1996; 75: 422-426.
16. Lee KS, Marvick TH, Cook SA, et al. Prognosis of patients with left ventricular dysfunction, with and without viable myocardium after myocardial infarction. Relative efficacy of medical therapy and revascularization. Circulation. 1994; 90: 2687-2694.
17. Westaby S. Coronary revascularization in ischemic cardiomyopathy. Surg Clin North Am. 2004; 84: 179-199.
18. Vanovershelde JL, Berger BL, D'Handt AM, et al. Preoperative selection of patients with severely impaired left ventricular function for coronary revascularization. Role of low dose dobutamine echocardiography and exercise redistribution-reinjection Thallium SPECT. Circulation 1995; 92(suppl II): 37-44.
19. Raymond JK, Edwin W, Allen R, et al. The use of contrast-enhanced magnetic resonance imaging to identify reversible myocardial dysfunction. N Engl J Med. 2000; 343: 1445-1453.
20. Mickleborough LL, Maruyama H, Yasushi T, et al. Results of revascularization in patients with severe left-ventricular dysfunction. Circulation. 1995; 92(suppl II): 73-79.
21. Bogaert J, Maes A, Van de Werf F, et al. Functional recovery of subepicardial myocardial tissue in transmural myocardial infarction after successful reperfusion. Circulation. 1999; 99: 36-43.
22. Cooley DA. Ventricula endoaneurysmorrhaphy: A simplified repair for extensive post-infarction aneurysm. J Card Surg. 1989; 4: 200-205.
23. Jatene AD. Left ventricular aneurysmectomy resection or reconstruction. J Thorac Cardiovasc Surg. 1985; 89: 321-331.
24. Dor V, Kreitmann P, Jourdan J, et al. Interest of "Physiological closure" (circumferential plasty on contractile areas) of left ventricle resection and endocardectomy for aneurysm of akinetic zone. Comparison with classical technique about a series of 209 left ventricular resections [abstract]. J Cardiovasc Surg. 1985; 26: 73.
25. Maisano F, Torracca L, Alfieri O, et al. The edgeto-edge technique: A simplified method to correct mitral insufficiency. Eur J Cardiothorac Surg. 1998; 13: 240-245.
26. Rose EA, Gelijns AL, Moskowitz AJ et al. Longterm use of left ventricular assist device for end-stage heart failure. N Engl J Med. 2001; 345: 435-443.
27. Hausmann H, Topp H, Siniawski H, et al. Decision making in the end stage coronary artery disease. Revascularization or heart transplantation. Ann Thorac Surg. 1997; 64: 1296-1302.
28. Tjan TDT, Kondruweit M, Scheld HH, et al. The bad ventricle — Revascularization versus transplantation. J Thorac Cardiovasc Surg. 2000; 48: 9-14.
29. Arnese M, Cornel JH, Salustri A, et al. Prediction of improvement of regional left ventricular function after surgical revascularization. A comparison of low-dose dobutamine echocardiography with 201TI single-photon emission computed tomography. Circulation. 1995; 91: 2748-2752.
30. Hass F, Jennen L, Heinzmann U, et al. Ischemically compromised myocardium different time course of functional recovery: Correlation with morphological alterations. Eur J Cardiothorac Surg. 2001; 20: 290-298.
31. Pagley PR, Beller GA, Watson DD, et al. Improved outcome after coronary artery bypass surgery in patients with ischemic cardiomyopathy and residual myocardial viability. Circulation. 1997; 95: 793-800.
32. Luciani GB, Faggani G, Razzaloni R, et al. Severe ischemic left ventricular failure: Coronary operation or heart transplantation? Ann Thorac Surg. 1993; 55: 719-723.
33. Bax JJ, Visser FC, Poldermans D, et al. Time course of functional recovery of stunned and hibernating segments after surgical revascularization. Circulation. 2001; 104(suppl I): I. 31314-I. 31318.
34. Hass F, Jennen L, Heinzmann U, et al. Ischemically compromised myocardium different time course of functional

recovery: Correlation with morphological alterations. Eur J Cardiothorac Surg. 2001; 20: 290 - 298.
35. Kim RJ, Wu E, Rafael A, et al. The use of contrastenhanced magnetic resonance imaging to identify reversible myocardial dysfunction. N Engl J Med. 2000; 343: 1445 - 1453.
36. Maes A, Flameng W, Nuyts J et al. Histological alterations in chronically hypoperfused myocardium: Correlation with PET findings. Circulation. 1994; 90: 735 - 745.
37. Shan K, Bick RJ, Poindexter BJ, et al. Altered adrenergic receptor density in myocardial hibernation in humans. Circulation. 2000; 102: 2599 - 2606.
38. Dor V, Sabatier M, Di Donato M, et al. Efficacy of endoventricular patch plasty in large post infarction akinetic scar and severe left ventricular dysfunction: Comparison with a series of large dyskinetic scars. J Thorac Cardiovasc Surg. 1998; 116: 50 - 59.
39. Athanasulsas CL, Stanley AWH, Buckberg GD. Restoration of contractile function in the enlarged left ventricle by exclusion of remodeled akinetic anterior segment. J Card Surg. 1998; 13: 418 - 428.
40. Spotovitz HM, Spotnitz WD, Cotrell TS, et al. Cellular basis for volume related wall thickness changes in the rat left ventricle. J Mol Cell Cardiol. 1974; 6: 317 - 331.
41. Athanasuleas CL, Stanley AW Jr, Buckberg GD, et al. Surgical anterior ventricular endocardial restoration (SAVER) in the dilated remodeled ventricle after anterior myocardial infarction. RESTORE group. Reconstructive Endoventricular Surgery, returning Torsion Original Radius Elliptical Shape to the LV. JACC. 2001; 37(5): 1199 - 1209.
42. Stamm C, Kleine HD, Westphal B, et al. CABG and bone marrow stem cell transplantation after myocardial infarction. Thorac Cardiovasc Surg. 2004; 52(3): 152 - 158.
43. Perin EC, Dohmann HF, Borojevic R, et al. Transendocardial, autologous bone marrow cell transplantation for severe, chronic ischemic heart failure. Circulation. 2003; 107(18): 2294 - 2302.
44. Kirklin JK, McGiffin DC, Pinderski LJ, et al. Selection of patients and techniques of heart transplantation. Surg Clin N Am. 2004; 84: 257 - 287.
45. Deng MC. Orthotopic heart transplantation: Highlights and limitations. Surg Clin North Am. 2004; 84: 243 - 255.
46. Hosenpud JD, Bennett LE, Keck BM et al. Registry of the International Society for Heart and Lung Transplantation: 18th official report — 2001. J Heart Lung Transplant. 2001; 20: 805 - 815.
47. Deng MC, De Meester JMJ, Smith JMA, et al. on behalf of COCPIT study group. The effect of receiving a heart transplant: Analysis of a national cohort entered onto waiting list, stratified by heart failure severity. BMJ. 2000; 321: 540 - 545.
48. Aaronson KD, Schwartz JS, Chen TMC, et al. Development and prospective validation of a clinical index to predict survival in ambulatory patients referred for cardiac transplantation evaluation. Circulation. 1997; 95: 2660 - 2667.
49. Shah NR, Rogers JD, Ewald GA et al. Survival of patients removed from the heart transplant waiting list. J Thorac Cardiovasc Surg. 2004; 127: 1481 - 1485.
50. Kirklin J, Miller L, Brown R, et al. Who is the most likely to enjoy long-term survival after cardiac transplantation with stratification in 10-year multi-institutional experience [abstract]. J Hear Lung Transplant. 2001; 20: 168.
51. Morgan JA, John R, Lee BJ, et al. Is severe right ventricular failure in left ventricular assist device recipients a risk factor for unsuccessful bridging to transplant and post-transplant mortality. Ann Thorac Surg. 2004 Mar; 77(3): 859 - 863.
52. Copeland JG, Smith RG, Arabia FA, et al. CardioWest Total Artificial Heart Investigators. Cardiac replacement with a total artificial heart as a bridge to transplantation. N Engl J Med. 2004 Aug 26; 351(9): 859 - 867.
53. Bolling SF, Pagani FD, Deeb GM, et al. Intermediate term outcome of mitral reconstruction in cardiomyopathy. J Thorac Cardiovasc Surg. 1998; 115: 381 - 388.
54. Konertz WF, Kleber FX, Dushe S, et al. Efficacy trends with the Acorn cardiac support device in patients with advanced heart failure. J Heart Fail. 2001; 7: 39.
55. Sabbah HN, Chaudhory PA, Paone G, et al. Passive ventricular constraint with the Acorn prosthetic jacket prevents

progressive left ventricular dilatation and improve ejection fraction in dogs with moderate heart failure [abstract]. JACC. 1999; 33(suppl A): A207.

56. Batista RJV, Verde J, Nery P, et al. Partial left ventriculectomy to treat end-stage heart disease. Ann Thorac Surg. 1997; 64: 634 – 638.

57. Suma H, Isomura T, Horii T et al. Two-year experience of the Batista operation for nonischemic cardiomyopathy. J Cardiol. 1999; 32: 269 – 276.

58. Frazier OH, Benedict CR, Radovancevic B, et al. Improved left ventricular function after chronic left ventricular unloading. Ann Thorac Surg. 1996; 62(3): 675 – 682.

59. Loebe M, Muller J, Hetzer R. Ventricular assistance for recovery of cardiac failure. Curr Opin Cardiol. 1999; 14(3): 234 – 248.

60. Zhang J, Narula J. Molecular Biology of myocardial recovery. Surg Clin N Am. 2004; 84: 223 – 242.

61. Mueller J, Wallukat G, Weng Y, et al. Predictive factors for weaning from a cardiac assist device. An analysis of clinical, gene expression and protein data. J heart Lung Transplant. 2001; 20(2): 202.

62. Hetzer R, Muller J, Weng Y, et al. Cardiac recovery in dilated cardiomyopathy by unloading with a left ventricular assist device. Ann Thorac Surg. 1999; 68: 742 – 749.

63. Entwistle JWC III. Short-and long-term mechanical ventricular assistance towards myocardial recovery. Surg Clin N Am. 2004; 84: 201 – 221.

64. Madigan JD, Barbone A, Choudhri AF, et al. Time course of reverse remodeling of the left ventricle during support with a left ventricular assist device. J Thorac Cardiovasc Surg. 2001; 121(5): 902 – 908.

65. Hon JK, Yacoub MH. Bridge to recovery with the use of left ventricular assist device and clenbuterol. Ann Thorac Surg 2003; 75: S36 – S41.

66. Burniston JG, Ng Y, Clark WA, et al. Myotoxic effects of clenbuterol in the rat heart and soleus muscle. J Appl Physiol. 2002; 93: 1824 – 1832.

67. Sleeper MM, Kearns CF, McKeever KH. Chronic clenbuterol administration negatively alters cardiac function. Med Sci Sports Exerc. 2002; 34: 643 – 650.

68. Frazier OH, Rose EA, McCarthy P, et al. Improved mortality and rehabilitation of transplant candidates treated with long-term implantable assist system. Ann Thorac Surg. 1995; 222: 327 – 336.

69. Westaby S. Ventricular assist device as destination therapy. Surg Clin N Am. 2004; 84: 91 – 123.

70. McCarthy PM, Schmitt SK, Vargo RL, et al. Implantable LVAD infections: Implications for permanent use of the device. Ann Thorac Surg. 1996; 61: 359 – 365.

71. Masai T, Sawa Y, Ohtake S, et al. Hepatic dysfunction after left ventricular mechanical assist in patients with end-stage heart failure: Role of inflammatory response and hepatic microcirculation. Ann Thorac Surg. 2002; 73: 549 – 555.

72. Ochiai Y, McCarthy PM, Smedira NG, et al. Predictors of severe right ventricular failure after implantable left ventricular assist device insertion: Analysis of 245 patients. Circulation. 2002; 106(12 Suppl 1): I198 – I202.

73. Rose AG, Park SJ, Bank AJ, et al. Partial aortic valve fusion induced by left ventricular assist device. Ann Thorac Surg. 2000 Oct; 70(4): 1270 – 1274.

5. 心脏移植治疗终末期心脏病

David C. McGiffin, James K. Kirklin

心脏移植的发展历史是个非常有趣的故事,30 年前开始做的临床实验得出了令人沮丧的结果,因为手术风险大而被认为是没有价值的治疗手段。以环孢素为基础的免疫抑制治疗的出现,使得心脏移植由不可能变为治疗终末期心脏病的主要手段和"金标准"。毫无疑问,还有其他因素和经验对此发展过程起到推动作用。心脏移植现在进入了完全不同的新时代,心脏供体缺乏,而等待移植的潜在受体数量巨大,另外目前免疫抑制治疗还不完善,移植心脏冠状动脉病变等慢性排异反应还影响远期疗效。现代心脏移植是治疗终末期心脏病多种内外科手段中重要的一种。针对不同的患者准确地选择一个或多个治疗方案,以期最佳的生存寿命和生活质量是现代终末期心脏病治疗的目标。依据各种治疗方案对患者特异性(风险调节后)时间相关存活率的评估,选择恰当的个体化治疗方案,但是目前难以广泛应用。

虽然生存收益差(survival benefit margin)[1]的概念不一定需要阐明,但其体现在每个心脏移植个体的治疗方案决策过程中,渗透到关于内科或外科治疗的选择、移植计划、供体选择、供受体配型等决策中。本质上,生存收益差的概念是指一特定患者没有接受心脏移植的自然病程的预期生存率与接受心脏移植的预期存活率之间的差别。最终,平衡每位患者的生存收益差,使其最大化,但由此制定决策是非常困难的。比如,图 5.1 中受体 B 的生存收益差大但

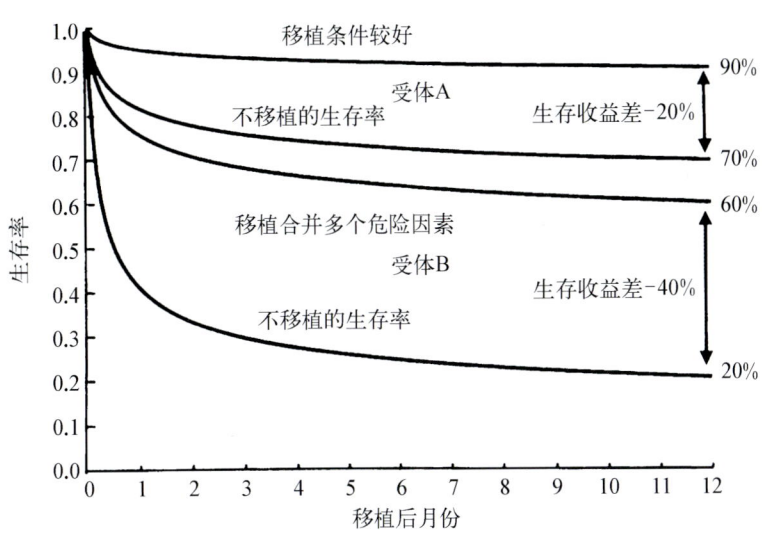

图 5.1 病情稳定、条件好的受体(受体 A)和有多危险因素、病情严重的受体(受体 B)的生存收益差。

生存率较低,而图 5.1 中受体 A 的生存收益差(没有受体 B 高)但长期生存率较好。心脏移植疗效的提高、非移植外科手术和非手术的治疗效果、供体器官可供性的改变(比如应用"边缘"供体心脏),使这些重要的分配原则的应用极具挑战性。

5.1　心脏移植受体的评估、选择和名单列入

终末期心脏病患者的评估要与避免在心力衰竭自然进程中过早或过晚进行移植手术的目标相结合,应充分考虑到心脏移植的替代治疗以及发现有移植禁忌的合并症。因此,终末期心脏病患者的评估方法如下[1]:(a)发现潜在可逆转的心力衰竭的病因;(b)估测心力衰竭的严重性和功能储备;(c)制订药物治疗计划缓解症状;(d)评估心力衰竭快速进展或猝死的风险;(e)明确移植适应证;(f)排除移植禁忌证;(g)整体评估并进入移植名单,继续处理心力衰竭,定期再评估患者状况以确保治疗策略适当。

心脏移植名单列入的时间列表是基于对终末期心脏病自然病程的预测,但不幸的是目前这方面的资料还十分不完善。有很多研究对严重心力衰竭的生存率用方程式预测,这种预测信息对决策的制定相当重要;比如哥伦比亚大学长老会医学中心制定的心力衰竭存活评分(Heart Failure Survival Score,HFSS)[2,3],这个评分体系应用无创和微创的方法测定多种参数,对未移植患者的死亡或需要紧急心脏移植的患者进行预测。最终成熟的无创预测模型包括如下参数:缺血性心肌病,静息心率,左心室射血分数,心室内传导延迟(QRS 宽度≥0.12 s),静息平均血压,耗氧量峰值和血清钠。附加有创性参数如右心导管参数并不增加模型的鉴别力。此成熟的心力衰竭评分系统可以将不同存活率的患者进行分组(图 5.2)。基于这种分组,处于中等或高危组别的患者接受心脏移植有可能获得更好的存活率。此类模型可以使终末期心脏病患者的处理更加合理。

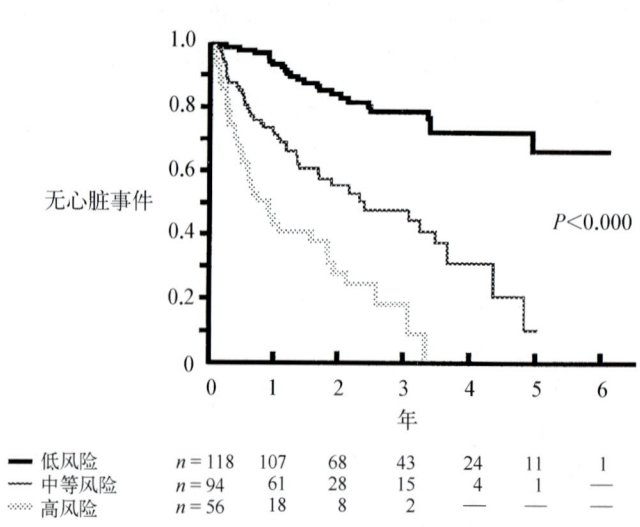

图 5.2　终末期心力衰竭患者无心脏事件生存率曲线,依据多因素模型结合危险因素的无创检查结果,分为低、中、高三组。各组随访存活病例数分别列于表下方。心脏事件定义为未移植或 UNOS Ⅰ级状态移植导致的死亡(Aaronson 等[3]授权)。

表 5.1 列出潜在受体的评估大纲。评估中包括受体供体的免疫配型和受体的社会支持及财政资源,缺乏此类评估就如同合并症一样会威胁患者存活率和生活质量。

表 5.1 心脏移植评估方案

常规项目
 完备的病史和体格检查
 营养状况评估[a]
 血生化检查,包括肝、肾功能[血清胆红素,谷草转氨酶(AST),碱性磷酸酶,血尿素氮,血肌酐,血钙,磷,镁]
 血常规和凝血检查[全血细胞计数,分类,血小板计数,凝血酶原时间(或国际标准比值),部分活化凝血酶原时间,纤维蛋白原]
 血清电解质
 血脂[a]
 尿常规
 24 小时尿,计算肌酐清除率(如果糖尿病或尿常规蛋白质阳性则测定 24 小时尿蛋白)[a]
 核素肾扫描测量肾有效血浆流量[a](ERPF)
 肺功能检测及动脉血气分析
 通气灌注扫描[a]
 大便隐血
 乳房 X 线摄影[a]
 前列腺特异性抗体[a]
 腹部超声(评估肝脏、胰腺、胆囊和肾脏)
 颈动脉超声
 社会关系评估
 精神评估
 神经认知评估[a]
 齿科评估
 鼻窦 X 线片[a]

心血管系统
 心电图
 胸片(正位和侧位)
 二维超声心动图及多普勒检查
 运动试验和氧耗量(VO_2 峰值)
 右心导管血流动力学评估
 系列分流[a]
 左心导管和冠状动脉造影[a]
 心肌活检[a]
 放射性核素造影(血池显像)[a]
 核素心肌活性显像(锝-201 或 PET)[a]
 心律失常时 24 小时动态心电图(缺血性心肌病)[a]

免疫学
 ABO 血型和抗体筛查
 群体反应性抗体(PRA)筛查
 人类白细胞抗原(HLA)类型(如果准备纳入移植名单)

感染性疾病筛查
 甲、乙和丙型肝炎的血清学检查;疱疹病毒,人类免疫缺陷病毒(HIV),巨细胞病毒(CMV),弓形虫,水痘,风疹,EB 病毒,性病研究实验室(VDRL),莱姆病滴度,组织胞浆菌病,球孢子菌病补体固定抗体[a]
 咽拭子病毒培养(CMV,腺病毒,单纯疱疹病毒)[a]
 尿液培养和敏感度
 粪找虫卵和寄生虫[a]

结核菌素试验(PPD)(流行性腮腺炎,皮肤真菌感染,组织胞浆菌病和球孢子菌病[a])

注:Kirklin 等[1]授权。
 a:只有在合适或有指征时检查。

确定心脏移植适应证的常规指南已经建立[1](表5.2),尽管对心力衰竭患者非移植治疗疗效还在不断探索,供体缺乏的现状仍将持续,心脏移植名单纳入的特殊标准仍然在不断出现。然而,心脏功能纽约分级Ⅲ~Ⅳ级的心力衰竭患者,生活质量严重下降的患者,预计2年存活率<60%,被普遍认为是心脏移植的适用者。

表5.2 心脏移植一般适应证

终末期心力衰竭考虑心脏移植的标准
尽管最大剂量的药物治疗(包括最大耐受剂量的洋地黄、利尿剂和血管扩张剂,尤其是血管紧张素转换酶抑制剂)后仍有明显的心功能不全(NYHA Ⅲ~Ⅳ心力衰竭)
顽固性心绞痛或顽固性心律失常
排除了替代移植的所有外科治疗选择,例如:
　明显可逆性心肌缺血的再血管化治疗
　严重主动脉瓣病变行瓣膜置换术
　严重二尖瓣反流行瓣膜置换或成形术
　适合的心室成形术

经最佳治疗后仍有严重心力衰竭的心脏移植适应证
绝对适应证
　最大耗氧量<10 ml/(kg·min)
　NYHA Ⅳ级
　反复住院治疗的充血性心力衰竭
　不能手术的冠状动脉疾病和左心室 EF<20%的难治性缺血性心肌病
　反复发作的室性心律失常
相对适应证
　最大耗氧量<14 mg/(kg·min)(或更高但合并其他多种危险因素)
　NYHA Ⅲ~Ⅳ级
　近期因心力衰竭住院治疗
　不稳定心绞痛 EF<25%,不能冠状动脉旁路移植术或 PTCA 术

注:Kirklin 等,2004,授权[1]。

器官共享联合网络(UNOS)状态Ⅱ类患者是否应该移植存在争议,因为一些研究质疑此类患者心脏移植的生存优势[4,5]。然而,由于在儿童Ⅱ类患者心脏移植后获得明显的生存优势以及该类成人患者自然病程资料的缺乏,使这个问题变得复杂化。

有一些为心脏移植的禁忌证(表5.3)[1]。虽然大多数禁忌证是绝对的,但有部分禁忌证被认为是相对的,需要依据经验或患者个体风险(利益)均衡评估。例如:被认为禁忌证的肾功能不全(因为肾源性或心力衰竭相关)可以通过心肾联合移植达到满意效果。

表5.3 心脏移植禁忌证

一般禁忌证
任何非心脏疾病,本身可缩短预期寿命,或增加排斥反应和免疫抑制并发症导致的死亡风险

特殊禁忌证[a]
　年龄>65岁(各中心可能不一样)
　活动性感染
　溃疡性疾病活动期
　严重糖尿病导致终末期器官损害
　严重周围血管病变或脑血管病变

（续表）

共存肿瘤
病态肥胖症
肌酐清除率<40～50 ml/min,有效肾血浆流量(ERPF)<200 ml/min[b]
胆红素>2.5 mg/dl,转氨酶>正常值2倍[c]
重度肺功能障碍,FVC和FEV1<预测值40%,特别是合并肺部原发疾病
肺动脉收缩压>60 mmHg,平均肺动脉瓣压差>15 mmHg,或肺循环阻力>5 Wood单位[d]
急性肺栓塞
活动性憩室炎
危及生命的不合作高危因素
   不能强烈配合移植手术
   认知严重障碍,不能理解医疗计划
   精神状况严重不稳定,影响医疗计划的执行
   近期吸烟史(6个月内)
   酗酒或吸毒史
   没有稳定的联系方式(固定电话或地址)
   曾经不配合药物治疗或随访
   无独立的家庭或社会支撑
   有明显抑郁或情绪不稳定

注：Kirklin等[1],授权。
a：可能为相对的或绝对的,取决于严重性或中心的原则。
b：如果正性肌力药物支持和血流动力学治疗使肌酐水平<2 mg%和肌酐清除率>50 ml/min,可能适合于心脏移植,也可考虑心肾联合移植。
c：需要肝脏穿刺活检排除肝硬化或其他肝脏固有疾病。
d：这些仅适用于阻力增加到对药物没有反应(固定)。

  目前认为需要心脏移植的导致心力衰竭的主要病因为缺血性心肌病和扩张型心肌病。很少一部分需要心脏移植的成人患者既往有先天性心脏病纠治术史(比如Fontan手术失败后)、终末期瓣膜病和再次心脏移植。
  再次心脏移植需要特别关注。目前的资料显示[7],早期移植物衰竭或者急性排异反应导致移植物衰竭的患者不建议再次移植手术,因为相对于初次移植患者,他们的存活率低(图5.3)。

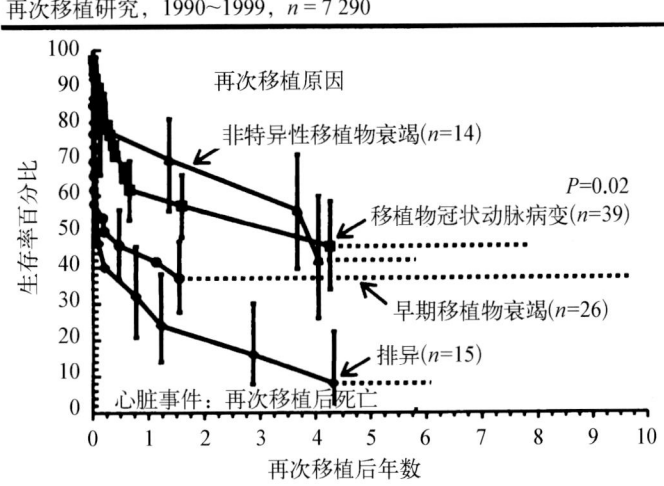

图5.3 根据原因分组的再次移植精算生存(Kaplan-Meier)曲线。垂直标尺代表标准差(Radovancevic等[7]授权)。

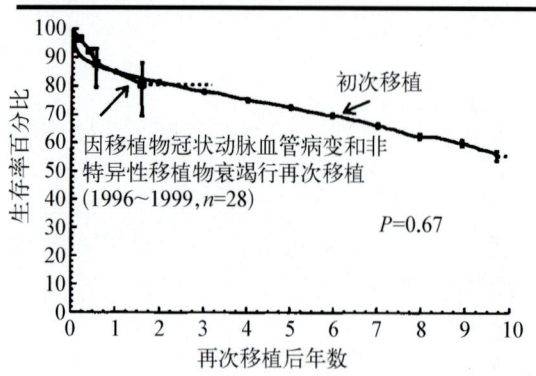

图 5.4 因 CAV 或非特异移植物衰竭而再次移植的患者和初次心脏移植患者的生存率(Kaplan-Meier)曲线比较(1996～1999)。垂直标尺代表标准差(Radovancevic 等[7]授权)。

然而,移植后冠状动脉病变或其他非特异性原因导致移植物衰竭是再次移植的适应证,因为此类患者再次移植的存活率与初次移植基本相当(图 5.4)。

在美国,心脏移植患者在器官共享联合网络(United Network for Organ Sharing,UNOS)登记排序,由这个组织负责供体器官的分配。表 5.4[8]是一个简单的分配胸部器官的策略,分配供体心脏的基本原则是依据疾病的严重性。澳大利亚、欧洲、英国和其他一些能够心脏移植的地区也有相似的器官分配或代理组织。

表 5.4 UNOS 状态分级

状态ⅠA	必须至少有以下一条的住院患者: 预期生命<7 天 VAD 相关的血栓栓塞 VAD 相关的感染(包括囊袋和连接线) ECMO(体外膜肺氧合) 主动脉内球囊反搏并符合正性肌力药物标准 连续有创血流动力学监测并符合正性肌力药物标准 致命性心律失常 机械辅助通气 VAD 植入医学稳定后 30 天
状态ⅠB	正性肌力药物依赖 未达到 VAD 辅助标准的状态ⅠA
状态Ⅱ	非正性肌力药物依赖和不需要 VAD
状态Ⅶ	因为临床症状改善或短期禁忌证(活动性感染等)暂时未列入移植名单

状态ⅠA 正性肌力药物标准
(1) 2 种或以上的正性肌力药物,剂量不论
(2) 静脉持续滴注米力农至少 0.5 mcg/(kg·min)
(3) 静脉持续滴注多巴酚丁胺最少 7.5 mcg/(kg·min)

注:Boyle 等[8]授权。UNOS:器官共享联合网络,VAD:心室辅助装置。

5.2 心脏供体评估

心脏移植能够进行的唯一途径是器官捐献者家属在其生命可能最糟时的无私捐献。从心脏仍然跳动的捐献者那里获取心脏的依据是全世界公认的脑死亡标准。心脏移植的数量因为

缺乏有效供体而受限，捐献者数量永远不能满足需求量。虽然不断渐进的教育，以及美国的"需要请求"协议和与之类似的欧洲"假定同意"法律，授权医院可以与脑死亡患者的家属商榷器官捐献事宜，但器官短缺现状仍难以改变。

5.2.1 脑死亡对心脏功能的影响

脑死亡对心脏来讲是一个有害的环境，会影响捐献者的心脏功能，从而影响心脏移植的疗效。这可能会妨碍利用供体心脏，或导致心脏移植失败概率明显增加。供体心脏功能不全的原因可分为两个阶段——Cushing 反应期及 Cushing 反应消散期（图 5.5）。Cushing 反应是一个"儿茶酚胺风暴"，包括血压升高、心动过速、强烈的血管收缩、心肌耗氧增加，导致心肌缺血。心肌损伤表现为肌原纤维变性（收缩带坏死或凝固性肌细胞溶解），这与急性心梗时所见凝固性坏死显著不同。心肌纤维退行性变组织学上特征是心肌坏死在强收缩期，有明显的收缩带。另一个重要的组织学特征是可见单核细胞浸润，这是脑死亡激活广泛炎症反应的证据。实验室研究[9,10]发现细胞因子、炎症趋化因子、黏附分子和免疫调节分子增加。这些与白细胞激活有关，似乎在内皮细胞损伤与激活过程中起一定作用。当强烈的交感神经活动减弱，交感紧张度降低，体循环血管阻力大幅下降，可导致第二阶段潜在的心肌损伤。这个阶段的心肌损伤是异常的负荷状况和冠状动脉灌注引起的[11]。在这个阶段干预和处理供体，有希望挽回即将失去的供体心脏。有实验表明，如果冠状动脉灌注压与主动脉压分离，恢复至脑死亡前水

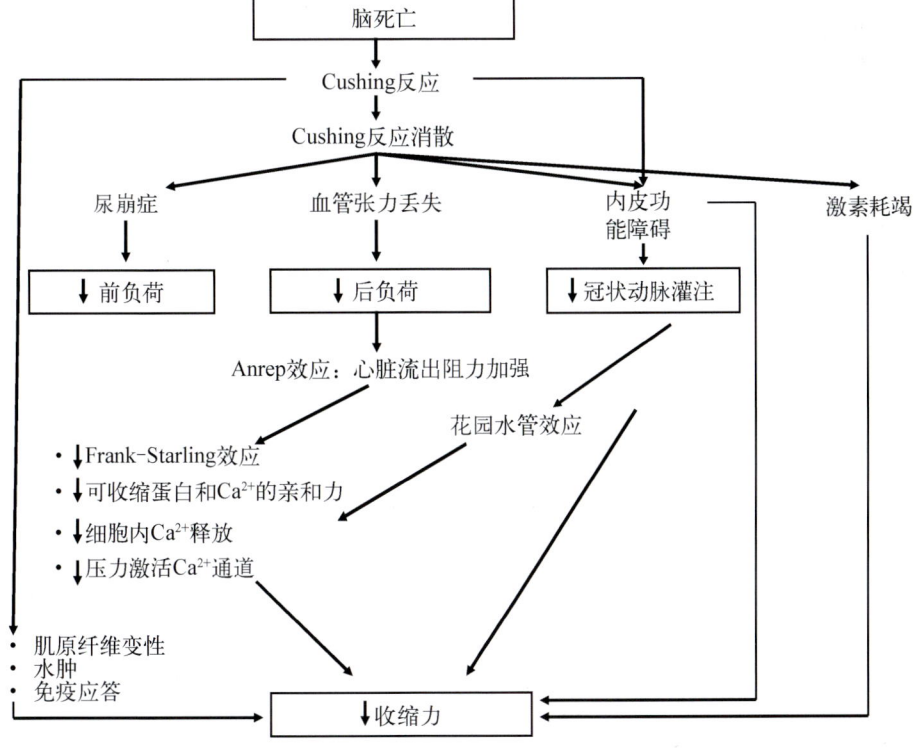

图 5.5 脑死亡后心血管系统的病理生理效应。

平,冠状动脉血流量和心肌收缩力也可以恢复[12]。负荷状况和冠状动脉灌注如何抑制心肌收缩力的机制还不明确,可能是通过 Frank-Starling 机制或其他非特征性的机制如 Anrep 效应[13,14](通过细胞途径控制后负荷维持理想的心脏搏出)和花园水管效应[15,16](将在离体心脏准备中描述)。花园水管效应指直接心肌内血管扩张引起冠状动脉灌注压增加和心肌收缩力增加之间的关系,这个机制可能在冠状动脉灌注压自动调节失控时起作用。

5.2.2 供心筛查

在宣布脑死亡并得到同意后,可以开始进行供心是否适合移植的评估。筛查过程[17](表5.5)有许多目标。一般的器官移植筛查是防止恶性肿瘤传播(虽然原发性神经系统肿瘤可以接受)或者防止传播一些病毒,如乙型肝炎、丙型肝炎、艾滋病、人类 T 细胞淋巴瘤病毒。捐献者存在血液感染是心脏移植的禁忌证,当然局部感染(尤其是肺部)仍然是适合的。虽然年龄标准会因为有无冠心病危险因素而不同,但男性 40 岁、女性 45 岁以上的心脏供体必须排除冠心病。心脏功能是否满足要求往往要等到血流动力学稳定后才能决定,因为脑死亡前为控制脑水肿而使用大量利尿剂;或脑死亡后糖尿病尿崩症,而导致前负荷不足;另外,外周血管阻力非常低,因此,多数捐献者的充盈呈混乱状态。结果,捐献者常常应用大剂量肾上腺素类药物支持,原本良好的负荷状态会迅速恶化。在这个阶段,超声心动图是测量左右心功能最好的工具。

表 5.5 心脏供体筛查标准

器官供体一般筛查
排除感染
乙型肝炎和丙型肝炎病毒、艾滋病病毒和人类 T 细胞亲淋巴病毒 1 型
血培养阴性
精神社会(生活方式)筛查
无恶性肿瘤(原发性中枢神经系统肿瘤除外)
冠状动脉疾病筛查
年龄<55 岁
如果可能冠状动脉造影
男>40 岁
女>45 岁
ECG 无病理性 Q 波
无胰岛素依赖糖尿病史
无其他心脏病史
心功能筛查
不需要大剂量正性肌力药物(容量补充后)
无长时间心肺复苏
心动超声检查正常(轻度室壁节段性运动异常或二尖瓣脱垂不是禁忌证,如果冠状动脉正常,选择标准可放宽至中度室壁活动异常)

注:Hosenpud[17]授权。

5.2.3 供体和缺血时间对移植心脏功能的影响

早期移植物衰竭是心脏移植后发生并发症和死亡的重要原因,与供体因素(比如:供体年龄、药物应用情况、超声心动图异常等)和缺血时间的影响密切相关。然而,在决定某一供体是否合适时,这些因素不能分开考虑,因为它们都有内在必然联系。供体年龄较高和移植物衰竭之间存在必然联系,这种危险会因为缺血时间延长而增加(图 5.6)。毫无疑问,年龄增加会导致心肌储备功能下降。同样,移植物早期衰竭的风险会因超声心动图存在室壁活动的异常而增加,而这种影响会随着年龄的增加而逐渐显著[19](图 5.7)。

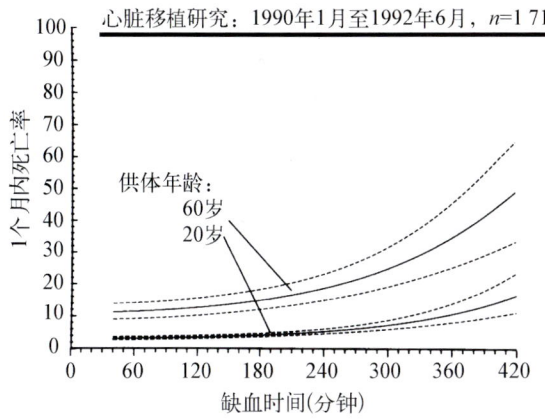
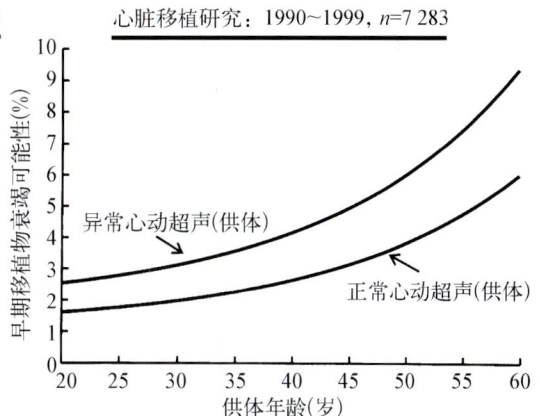

图 5.6 供体、受体多因素分析获得的风险线性函数,描述 20 岁和 60 岁两组供体不同的缺血时间与术后 1 个月内死亡率的关系。由此,可以得出一个没有呼吸机、没有心室辅助装置、没有开胸手术史、肺动脉阻力在 2.2 Wood 单位的 50 岁男性受体,接受一个没有糖尿病、不需要正性肌力药物支持、不是死于心脏骤停、没有多节段室壁活动异常的男性供体,其缺血时间与 1 个月死亡率的关系。虚线代表围绕参数曲线 70% 可信线(Young 等[18]授权)。

图 5.7 心脏移植研究数据库多因素分析,供体年龄和心动超声评估的左心室功能对致命性早期移植物衰竭的影响(Young 等[19]授权)。

5.2.4 特殊情况

为了增加可用于移植供体心脏的数量,供体在很多条件下仍被认为可以使用,并取得移植成功。

供体冠心病不是绝对的禁忌证,冠状动脉旁路移植术已用在供体心脏上。将"通常未达到心脏移植或再次心脏移植标准的受体"与"边缘"供体相匹配的观念引出了"候补名单"概念[20]。已行冠状动脉旁路移植术的供体心脏用于移植时,其存活率是可以接受的[21]。

有些合并瓣膜疾病的供体,比如主动脉瓣二叶畸形、二尖瓣退行性变,也可以用于移植。有报道合并明显二尖瓣反流的供体心脏在整修时进行二尖瓣修复术是合理的选择[22]。

有潜在毒性的供体心脏可以考虑用于心脏移植。滥用可卡因直接影响到心脏,包括血管收缩、内皮功能障碍和心肌毒性。这些影响主要与静脉注射可卡因有关,所以有静脉使用可卡因的供体心脏目前还不适合用于移植。然而,如果供体没有静脉使用可卡因的历史,左心室功能正常,没有明显的左心室肥大,这种供体心脏目前认为还是可以用于移植的[22]。

酒精有直接的心肌毒性作用。使用有酗酒史的供心,受体移植后存活率相对较低。因此,如果发现供体有严重的酗酒史,那么供体心脏就不能使用[23]。一氧化碳中毒死亡的供心能否应用,还有争议。然而,如果超声心动图和心电图正常,心肌酶轻度升高,仅需要少量正性肌力药物,这类供心应用于移植可能是安全的。

丙肝病毒阳性的供体移植给阴性的受体时,存活率明显下降,这种移植策略不推荐,但如果受体丙肝病毒也阳性则可考虑。

虽然仅仅提供少量的心脏,但"多米诺手术"(使用心肺联合移植受体的心脏)显示与尸体供心一样的存活率[24]。

5.3 供体-受体配型

在列入移植名单时,不论是针对供体的交叉配型试验还是检测受体的敏感性(怀孕史、输血、移植、植入心室辅助装置、VAD),目的都是防止潜在受体发生针对供体的同种异体反应(淋巴毒性IG抗体对抗供体的HLA Ⅰ类抗原)。对致敏者,需要前瞻性交叉配型试验。当存在T细胞阴性/B细胞阳性的交叉配型时,就可能存在争议。虽然有证据表明,在这种情况下需要增加细胞杀伤治疗[和(或)IL-2受体封闭治疗]加强免疫抑制,而且需要密切监测急性排异反应。手术前的脱敏治疗还未被广泛接受。

供体-受体大小匹配不能与其他因素撇开而单独考虑,如供体年龄和移植手术的紧急程度。使用体重不超过受体体重30%的供心是安全的[22],但如果是老年供体则明显增加手术的危险性[25](图5.8)。当然,用一个老年供体的小心脏去"抢救"病情危重的受体也是有争议的。

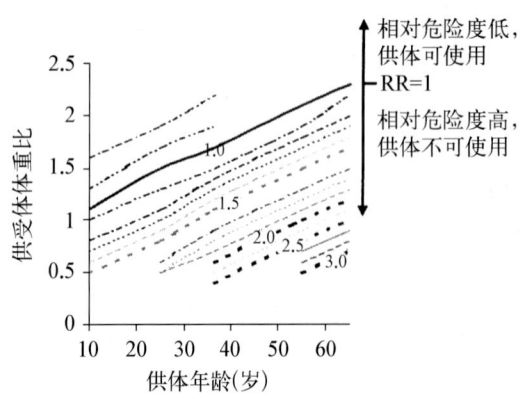

图5.8 移植前重症监护患者,不同的供体年龄、供体受体体重比风险曲线(DeMeester等[25]授权)。

5.4 心脏移植手术

5.4.1 心肌保护

心肌保护在心脏移植手术中是至关重要的。缺血过程中的生化紊乱可能导致移植物早期衰竭,改善术后移植物功能的心肌保护策略可延长供心缺血时间和采用边缘供体,也可以增加术后移植物理想功能的可靠性。心肌保护中的生化过程是复杂的,但基本方法是通过低温和心脏机械停搏而获得心肌细胞和功能的完整性。按照 van't Hoff 定律,化学反应与温度相关,哺乳动物的酶系统随着心脏温度每下降10℃,其酶反应活性下降接近50%。虽然酶反应活动明显降低,但不能完全消除细胞活动[26]。即使心脏停搏,ATP 仍然在低水平消耗,肌动蛋白横桥断开。如果 ATP 持续消耗至阈值以下,将产生不可逆的心肌痉挛。虽然心肌可通过储存糖原的无氧酵解保持 ATP 在临界阈值以上,但痉挛一旦开始,ATP 消耗将显著增加。离子平衡也是心肌保护重要的一环,即使低温使 Na^+-K^+ ATP 酶的活性下降,但因浓度梯度引起的被动离子活动仍然存在。结果,细胞内 H^+ 和细胞外 Na^+ 交换,同样 Ca^{2+} 也与 Na^+ 交换。这导致水分因渗透压差而流入细胞内,胞内溶解物增加,细胞内水肿会造成结构完整性破坏。再灌注时胞质内 Ca^{2+} 的堆积可造成心肌过度痉挛。

心肌保护液因其离子组成可分为"细胞外"或"细胞内"。临床结果显示,UW 液(细胞内液)有极好的心肌保护作用,可达离体6小时左右。UW 液还包含氧自由基清除剂,用于减轻部分由于氧自由基引起的缺血再灌注损伤。保存液还包含多种因子,包括非渗透(如棉子糖和乳糖酸盐)和扩容分子(如羟乙基淀粉)、代谢底物以及抑制 ATP 消耗和抑制 Na^+-H^+ 交换的分子、Ca^{2+} 拮抗剂 Mg^{2+}[28]。

5.4.2 原位心脏移植技术

Lower 和 Shumway[29]开创的双心房原位心脏移植术,仍沿用至今达30年,而未有大的改变。但是,双房移植法可能导致三尖瓣关闭不全,而且心房结构改变可能导致心室充盈减少,所以目前推荐使用双腔静脉原位移植技术[30-32]。也有新的证据表明,该技术有血流动力及电生化方面的优越性。供心的获取步骤,包括切开左心房减压左心室,切开下腔静脉减压心脏,升主动脉阻断灌注心脏保护液,局部表面降温。切断下腔静脉和上腔静脉(在无名静脉和右颈静脉汇合区)、升主动脉、主肺动脉(或如果不需要获取肺,可在肺动脉分叉处离断),在房室沟上方横断左心房(如果不需要获取肺可断在肺静脉水平)(图5.9)。心脏在三层袋心肌保护液和冰泥中保持松弛。受体准备,在手术室行正中开胸术,建立体外循环,上、下腔静脉分别插管套带。阻断主动脉,阻断腔静脉。开始切除心脏,在右肺静脉前方切开进入左心房,然后在腔静脉后方向上、向下延长。在下腔静脉右心房连接处上方、上腔静脉右心房连接处偏右心房处离断右心房。切断升主动脉和主肺动脉(图5.10)。

Jeevanandam 和他的同事研究表明,移植前供心预防性三尖瓣成形术对改善近期死亡率和远期肾功能是有效的。

5.4.2.1 全心法技术

首先,辨认受体左心房后壁,在左右肺静脉开口之间垂直切开,左右肺静脉开口分别修剪成袖状,对应于受体左右肺静脉袖式开口适当裁剪供心左心房。用3-0 Prolene 缝线先吻合左肺静脉,再吻合右肺静脉。在吻合完成前放置左心房引流以防止左心室充盈膨胀。接着依次吻合下腔、上腔静脉,主肺动脉和主动脉。这种技术通常用于不需要获取双侧肺的情况(图5.11A 和 B)。

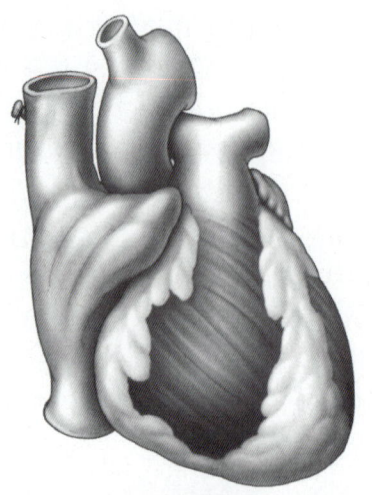

图 5.9 供心的完整切取。留取足够长的上腔静脉,准备行双腔静脉法移植(Kirklin 等[22]授权)。

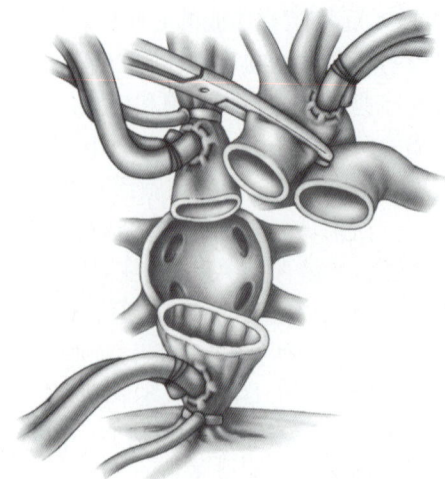

图 5.10 切除右心房,上下腔静脉呈袖式,双腔静脉法缝合,在标准的原位分离大血管(Kirklin 等[22]授权)。

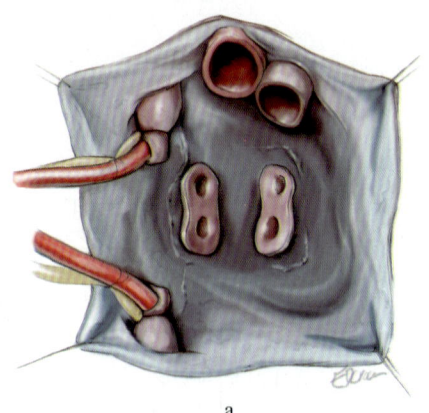

a

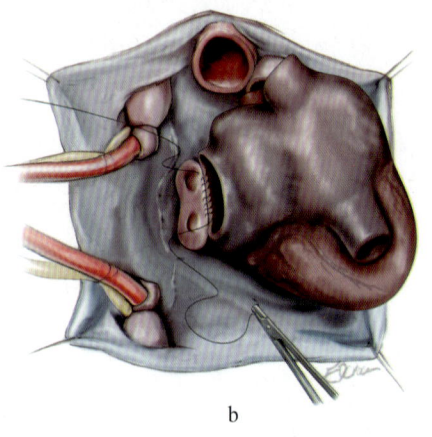

b

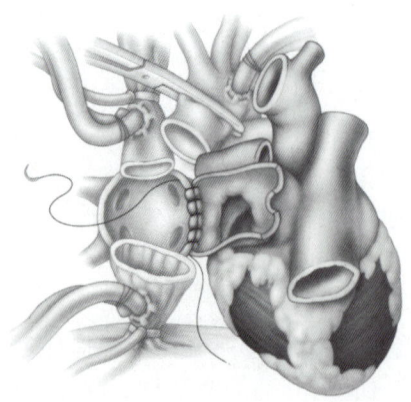

c

图 5.11 a. 全心移植技术,获取供心后切除受体心脏。b. 全心移植步骤,显示左肺静脉已经吻合完毕,正在吻合右肺静脉。c. 双腔静脉法,开始左心房吻合(与双心房原位移植方法相同)(Kirklin 等[22]授权)。

5.4.2.2 双腔静脉法

左心房吻合采用 3-0 Prolene 缝线,方法与双心房原位移植相同(图 5.11 C)。4-0 Prolene 缝线连续缝合下腔静脉,5-0 Prolene 缝线连续缝合上腔静脉。5-0 Prolene 缝线连续缝合肺动脉,3-0 Prolene 缝线连续缝合主动脉(图 5.12)。排气后,开放主动脉阻断钳,心脏恢复灌注。另一种顺序是开放主动脉阻断钳后再吻合上腔及肺动脉。复温结束后,心脏功能良好,患者可以逐步撤离体外循环。

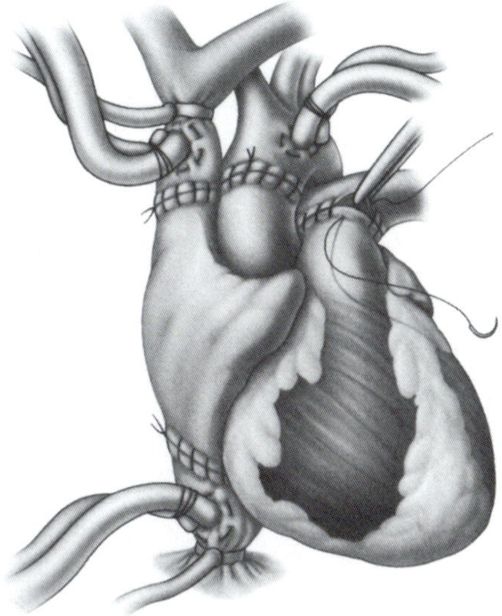

5.5 移植后免疫抑制治疗

急性"细胞"排异反应是由 T 细胞激活介导的,许多免疫抑制药物可用来抑制这种强烈的反应。为了减轻大剂量药物对个体的毒害作用和发挥多种药物的协同作用,针对 T 细胞激活的不同途径,这些药物可小剂量联合应用(图 5.13)。

图 5.12 已完成的双腔静脉法移植,显示上下腔静脉吻合以及主动脉肺动脉吻合(Kirklin 等[22]授权)。

5.5.1 免疫治疗方案

皮质类固醇类是移植免疫抑制治疗应用最早的一类药物,目前仍然是心脏移植免疫抑制治疗方案中的重要组成部分。该类药物有免疫抑制和抗炎双重作用,其免疫抑制是非特异性的,在 T 细胞激活过程的多个水平中起作用,包括抑制抗原递呈、抑制细胞核基因转录,从而抑制白介素-2 及其他一些细胞因子的表达。皮质类固醇类药物还抑制巨噬细胞功能和 B 细胞增殖,抑制白细胞由血管内向血管外游走,减轻黏附分子表达。抗炎作用是抑制白三烯及前列腺素等炎症介质的结果,可能是通过这种机制迅速扭转临床排异反应。然而,皮质类固醇类药物有许多相关的副作用,例如:糖尿病、肥胖、伤口愈合困难、股骨头无菌性坏死和骨质疏松、白内障、胰腺炎以及胃溃疡和结肠穿孔等胃肠道并发症[22]。基于这些严重的毒副作用,从免疫抑制方案中剔出该类药物是一个已取得进展的目标。最适合无皮质类固醇类药物免疫抑制方案的患者是儿童心脏移植患者、绝经后妇女、严重骨质疏松患者、胰岛素依赖糖尿病患者、显著肥胖患者[22]。移植后 30 天内能成功撤除皮质类固醇类药物而无排异反应复发的受体接近 40%~60%[35-37],移植 3 个月后有望达到 60%~90%[38,39]。难以停用皮质类固醇类药物主要发生在有排异反应史的患者及女性患者。

钙神经素类抑制剂(环孢素或他克莫司)的应用是个进步,标志着心脏移植免疫抑制治疗从低效向成熟有效转变。环孢素的作用机制是阻断钙神经素途径,因此阻断了白介素-2 及其他细胞因子的转录。环孢素有相关的毒副作用,包括:肾毒性、高血压、肝毒性、手震颤和癫痫发作等神经系统损害、牙龈增生和多毛症等。肾脏毒性表现在移植早期,是通过肾微小动脉收缩介导的。环孢素慢性肾损害与药物延长使用有关,特征是肾小球部分硬化和肾实质间质纤维化。最初环孢素组成是油剂,胃肠道吸收不稳定。此后发展为微乳化剂型,减少了胃肠道吸

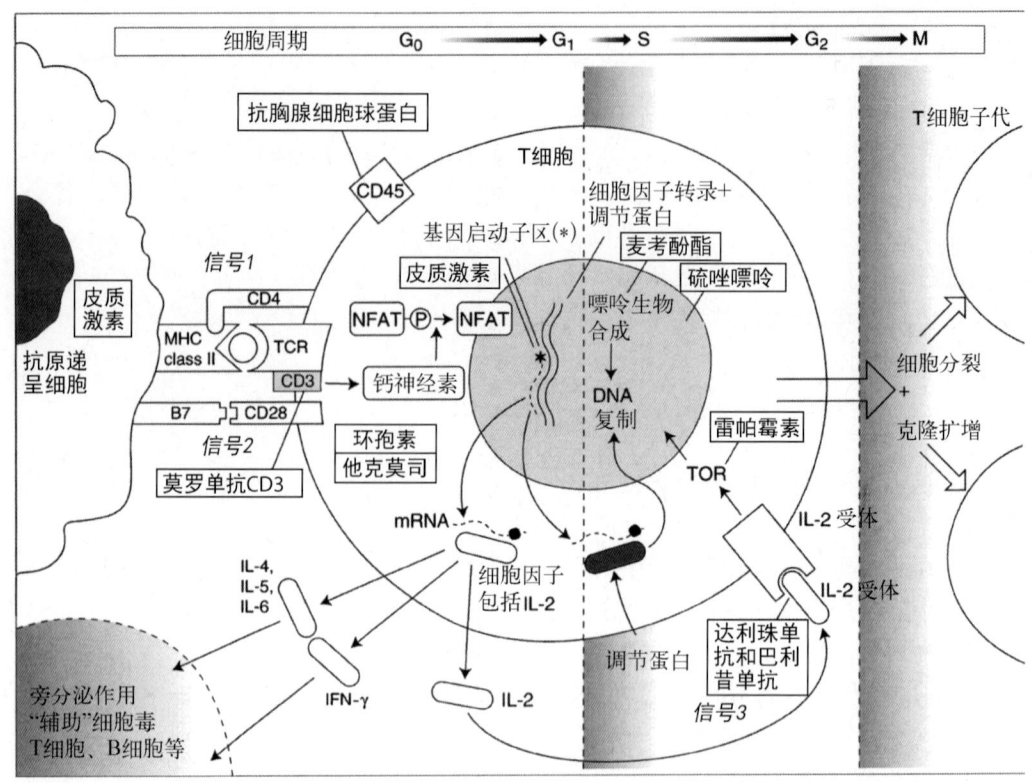

图 5.13 T细胞活化过程的简化模型,图中显示了本章讨论的每种免疫抑制剂的作用位点。多克隆胸腺细胞球蛋白与共同白细胞抗原相结合,但实际上包含与许多不同的T细胞抗原相结合的抗体。NFAT:活化T细胞细胞核因子;TCR:T细胞受体;MHC:主要组合相容性复合物;P:磷酸盐;CD:变异抗原簇;TOR:雷帕霉素靶点;IL:白介素;IFN-γ:γ干扰素(Banner等[34]授权)。

收的不稳定性,使血药浓度更可靠。他克莫司(FK506)也是通过阻断钙神经素抑制T细胞的活性和增殖,但它和环孢素的机制完全不同。他克莫司最初用于心脏移植患者抗排异反应的"补救治疗",但是现在经常用于初始治疗。他克莫司的副作用包括:肾毒性(虽然有证据表明肾毒性小于环孢素)、震颤、头痛、意识混乱等神经系统毒性(剂量相关),葡萄糖耐量下降,高血钾等。有证据显示高血压发生率较环孢素低。虽然一些中心将他克莫司作为初始治疗应用,但它主要还是用于复发性排异反应或环孢素毒性不能耐受的患者。

硫唑嘌呤在移植初期就是免疫抑制治疗药物之一。它是嘌呤类似物,可以抑制嘌呤的合成,干扰DNA和RNA合成,由此抑制T细胞和B细胞增殖。硫唑嘌呤最大的毒副作用是骨髓抑制,有药物剂量依赖性,其他副作用有胰腺炎和肝毒性。硫唑嘌呤也可诱发恶变,特别易造成皮肤鳞状上皮细胞癌。

吗替麦考酚酯(mycophenolate mofetil,MMF)抑制鸟嘌呤从头合成途径,因为人类淋巴细胞合成嘌呤DNA只通过从头合成途径,所以对此药物十分敏感。MMF对T细胞和B细胞的增殖都有抑制。MMF最常见的副作用是胃肠道反应,包括恶心、呕吐、腹泻等,随着药物剂量的增加,症状会加重,可能会严重到需要停药。虽然MMF免疫抑制效果优于硫唑嘌呤的证据不是很多,但还是提示MMF可降低死亡率(降低排异反应和降低排异反应及感染的发生率)、降低3A级或更高级别的排异反应发生率[40]。因此,应用MMF替代硫唑嘌呤成为初始治疗手段逐渐增加。

抗淋巴细胞球蛋白最初用于诱导治疗。由人淋巴细胞、胸腺细胞、淋巴母细胞接种哺乳动物产生多克隆抗体,因此它们的作用机制是直接对抗一些T细胞和B细胞分子。它们也可以成为针对单核细胞、巨噬细胞、血小板、中性粒细胞的抗体。另外单克隆抗体制备可以直接针对特异的细胞表面分子或特异阻断某受体,因此有特异性优势。例如,OKT3是直接对抗抗原CD3,campath(阿伦珠单抗)是专门针对抗原CD52。因为单克隆和多克隆抗体抑制细胞介导抗病毒免疫反应,因此使患者病毒感染的概率(特别是巨细胞病毒,CMV)增加。它们可以造成移植后淋巴细胞增殖障碍,结果导致潜在EB病毒复活,后者可使EB病毒依赖的多克隆B细胞群转化为恶性的单克隆B细胞淋巴瘤。虽然OKT3被广泛应用于"诱导治疗",但除了排异高危患者,没有一致的证据表明诱导治疗可以改善生存率[41]。因此,目前抗淋巴细胞抗体通常有限地应用于以下特殊状况:① 因肾毒性或肝毒性而造成环孢素延迟应用。② 因为致敏作用或B细胞交叉配型试验阳性的排异高危患者。③ 针对类固醇类激素冲击治疗无效的再次发作或持续发作的排异反应的治疗。

白介素-2受体抑制(抗-CD25)是由与CD25分子结合的单克隆抗体介导的,该分子作用于有活性(不是静止)的T细胞。巴利昔单抗是一种嵌合抗体,保留部分鼠类免疫球蛋白链,反之,达珠单抗是一种人源化抗体。目前白介素-2受体封闭的作用还不明确,但在肾脏移植[42]中有证据表明,可以减少排异反应发作,延长术后到第一次排异反应发作的时间,但不增加感染和恶性肿瘤的发生率。心脏移植研究发现[43],可以延缓首次排异反应的发生,达珠单抗引导治疗可以减轻所有严重排异反应的程度。有趣的是,在停药后排异反应会反弹。白介素-2受体封闭目前在诱导治疗中逐渐增加,但治疗策略的优势还有待证明。

雷帕霉素抑制剂靶向治疗是药物阻断T细胞增殖信号,该信号将细胞表面白介素-2自分泌刺激连接到细胞核引起T细胞增殖。该药物的抗T细胞B细胞增殖效应有限,但它同时有抗间充质细胞如成纤维细胞的作用。西罗莫司毒副作用包括肾功能不全(与环孢素合用时)、高血压、高血脂、血小板减少,还有一个特殊副作用是伤口愈合延迟,所以一般在移植术后的前3个月内不主张使用该药。这类药物在心脏移植中的作用还不明确,但西罗莫司可减少急性和顽固性急性排异反应[43]。应用西莫罗司或依维罗司可减少移植后供体心脏冠状动脉病变的发生率,也可以延缓已有冠状动脉病变的进展速度[44-45]。目前雷帕霉素抑制剂的作用被低估,对应用环孢素或他克莫司有中毒性肾损害的患者,该类药物是一种有用的替代品。

血浆去除术是分离血浆,由此从血浆中除去一些包括抗体在内的大分子。血浆去除术应用于以下患者:与供体特异性抗体有关的排异反应,交叉配型试验阳性的患者,体液排异反应迹象,影响患者血流动力学的排异反应。

体外光化学疗法是免疫调理治疗,对皮肤T细胞淋巴瘤和硬皮病有一定效果。治疗方法是分离白细胞,暴露白细胞于感光化合物(甲氧补骨脂素)中,紫外线照射,抑制DNA复制。准确的免疫抑制机制尚不知晓,但不仅是简单的损坏靶细胞,还包括诱导抑制T细胞反应。该治疗方法在心脏移植中最常用于顽固性排异反应的辅助治疗,以及防止有血流动力学影响的排异反应治疗后的复发。

阿拉巴马州伯明翰大学(UAB)的免疫抑制治疗方案包括:术前MMF和皮质类固醇类,术中皮质类固醇类药物和巴利昔单抗,术后皮质类固醇类药物(泼尼松静脉维持)、MMF、他克莫司和巴利昔单抗(术后4天)。

5.6 急性心脏排异反应

急性心脏排异反应风险有明确的时间特征(图 5.14),最高危险时间在移植后的前 3 个月,移植后 6 个月下降至低水平,但急性排异反应的风险不会完全消失。时间过程提示,针对急性排异反应的免疫抑制和监测在移植后 6 个月内应该强化,其后虽然监测不能完全停止,但可以简化。大多急性排异反应患者是无症状的,一般在常规心内膜活检时发现。当患者有症状时,排异引起心肌损伤可能已相当严重。多数无创性试验(生化、免疫学、电生理、核医学等)的研究发现,没有一个(或任何联合)试验足够敏感到可以作为急性排异反应的筛选方法。金标准是心内膜心肌活检。国际心肺移植协会(ISHLT)对心内膜心肌活检的等级制定了标准,表 5.6 作了概括。此排异分级从 0 级(无排异)到 4 级(严重急性排异),虽然简化后可分为轻、中、重三个级别。1A 级(图 5.15)是指主要位于血管周围的局灶性淋巴细胞浸润,无心肌损伤;1B 级(图 5.16)是指单核细胞主要间质浸润,无心肌损伤;2 级(图 5.17)为单一的侵入性单核细胞浸润并伴有心肌受损;3A 级排异(图 5.18)与 2 级类似,但病灶有两个或更多,受累的心肌形态正常;3B 级(图 5.19)有弥漫的单核细胞浸润和心肌损伤,与 3A 级相比,浸润更加弥散,仅有少部分受累心肌形态正常;4 级排异反应很少见,是排异反应中最严重的,特征是广泛的损伤、水肿、出血和多形炎性浸润[48]。

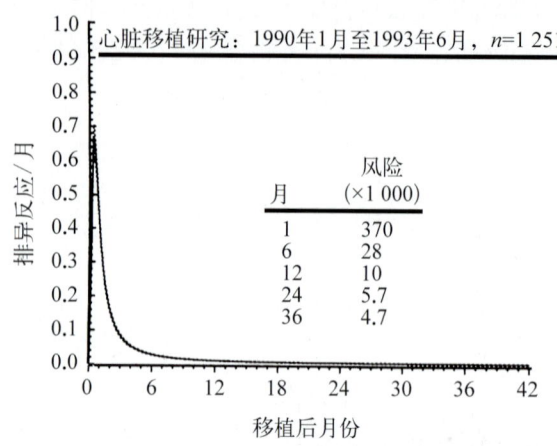

图 5.14 心脏移植后初次排异反应风险函数曲线。虚线表示 70% 可信区间(Kubo 等[46]授权)。

表 5.6 ISHLT 心内膜心肌活检分级标准

等级	分级说明	释义
0	无淋巴细胞浸润	无排斥反应
1A	局部(血管周围或组织间隙)淋巴细胞浸润,无心肌细胞坏死	局部轻度急性排异反应
1B	弥漫但稀疏的淋巴细胞浸润,无心肌细胞坏死	弥漫性轻度急性排异反应
2	单灶侵入性淋巴细胞浸润和(或)局灶心肌细胞坏死	局灶中度急性排异反应
3A	多灶侵入性淋巴细胞浸润和(或)心肌细胞坏死	多灶中度急性排异反应
3B	弥漫的炎性反应伴心肌细胞坏死	弥漫性临界严重急性排异反应
4	弥散,侵入性淋巴细胞浸润伴有坏死(± 水肿;± 出血;± 血管炎)	严重急性排异反应

注:Billingham[47]授权。
ISHLT:国际心肺移植协会。

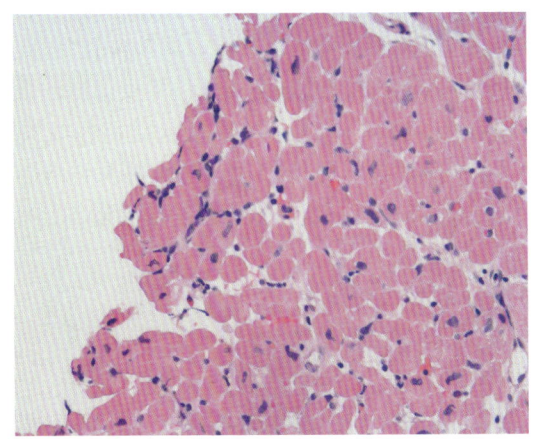

图 5.15　1A 级。

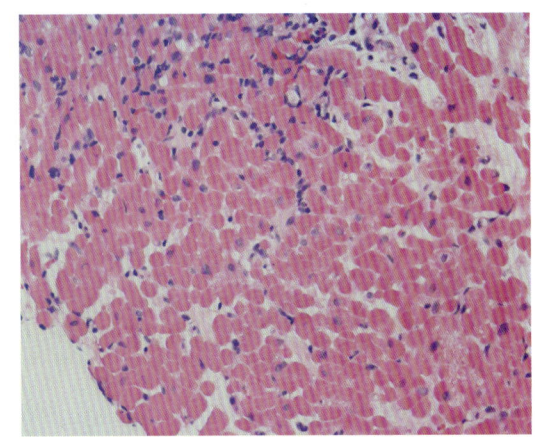

图 5.16　1B 级。

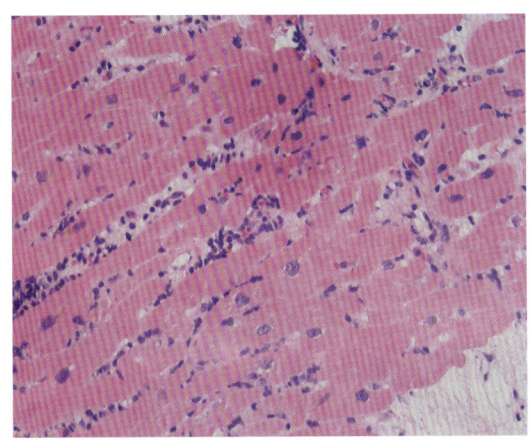

图 5.17　2 级。

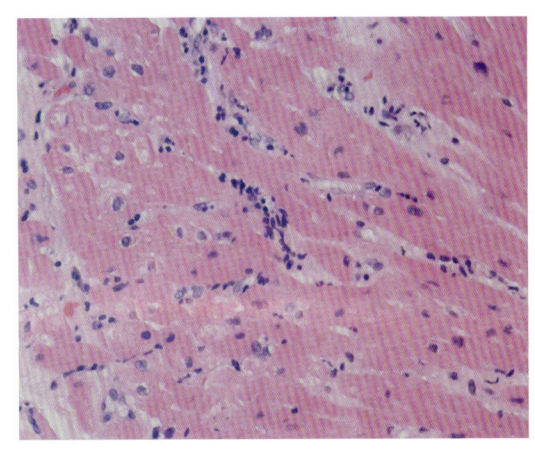

图 5.18　3A 级。

急性或持续心脏排异反应的治疗在各个中心差异较大，但一般治疗原则如下。移植后 6 个月内轻和中级排异的治疗是静脉应用皮质类固醇类药物冲击，或口服泼尼松（移植后半年以上）。较高级别的排异反应（比如 3A 级及以上），如果是发生在移植早期的患者，静脉应用皮质类固醇类药物和细胞杀伤治疗。持续高级别的排异反应可能需要考虑其他治疗策略，比如增加基础抗排异药物用量、体外光化学治疗、附加西罗莫司等其他药物。急性心脏排异反应危害到血流动力学的情况并不多见，但可能是致命的。如果患者心动超声显示心脏低心排血量、射血分数降低，治疗就应包括应用正性肌力药物和皮质类固醇类药物、血浆

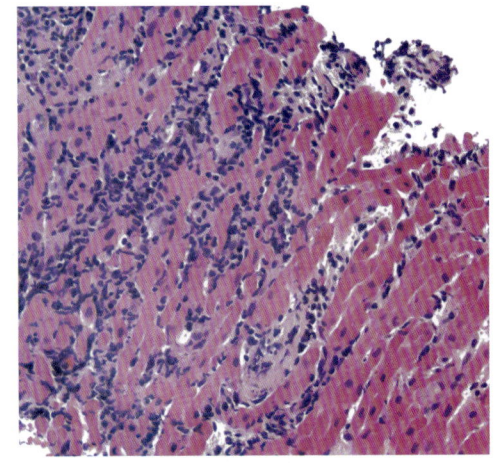

图 5.19　3B 级。

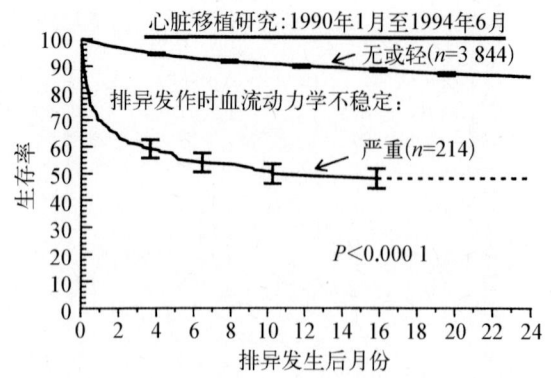

图 5.20 排异反应后生存率曲线。上一曲线是指排异反应没有或轻度影响血流动力学,下一曲线表示严重影响血流动力学。误差标尺包括70%的可信区间(Mills等[49]授权)。

去除术、细胞溶解治疗。一旦患者出现影响血流动力学的排异反应,1年内死亡率高达50%(图5.20),这需要延长免疫抑制的强化治疗,经常性的心内膜心肌活检密切监测,应用体外光化学疗法以防止极有可能出现的进一步影响血流动力学的排异发作。

5.7 感染

预防和治疗感染是移植后工作的重要组成部分[50]。涉及的病原体范围很广,包括常见的病原微生物,还包括正常情况下免疫功能没有受损宿主的非致病微生物、内源性和供体传播的微生物。免疫受损患者的感染与免疫正常的感染区别很大,免疫受损患者感染的症状、体征迟钝,是因为免疫抑制导致炎症应答表现迟钝。感染可能间接通过免疫调节损害移植心脏(冠状动脉血管病变)或引起恶变(EB病毒)。感染和排异可共存,因为治疗排异可突然发生感染,有些免疫调节病毒可引发排异反应。

"免疫受损宿主"是指因为免疫抑制,而宿主防御受损的患者,这些患者易受病原体[51](能使免疫正常的患者发生感染的病菌)感染,病原体可以种植在皮肤黏膜裂缝表面,造成感染。非病原体对正常宿主没有危险,但免疫受损患者却易感。机会感染是指免疫受损患者受到病原体、非病原体感染,有时病原体感染后症状与免疫正常人的症状完全不同[51]。

正常的宿主防御机制通常可以减少感染的风险。首道防线是上皮黏膜屏障,防止微生物穿透[52]。皮肤、肺黏膜表面上皮、胃肠道表面黏膜易被侵入,是心脏移植后微生物入侵感染的门户。免疫机制是防御体系的第二道防线,包括体液免疫、细胞免疫和吞噬细胞。心脏移植后所有免疫组成都可以通过各种免疫抑制治疗而被抑制。

心脏移植后患者对感染的易感性是一个复杂的相互关联的问题,多因素作用导致患者"净免疫抑制状态"[53]。这些因素包括受体的合并症,比如糖尿病、营养不良、肝功能不全、肾功能不全、年龄、免疫抑制剂种类和剂量、上皮黏膜防御受损、免疫调节病毒的感染如巨细胞病毒(CMV)和EB病毒(EBV)。免疫抑制药物是感染的主要原因。皮质类固醇药物通过多种机制(免疫抑制和抗炎)增加感染的易感性,包括减少中性粒细胞在感染灶聚集,损害单核细胞的吞噬系统,T细胞活化链反应迟钝,抑制肺泡巨噬细胞功能,影响伤口愈合。细胞杀伤治疗是通过减少循环淋巴细胞起效的,与CMV感染概率增加和EBV感染增加限定肿瘤致死量有关。硫唑嘌呤减少抗体产生(通过抑制B细胞),减少细胞毒性T淋巴细胞增生,减少自然杀伤细胞的毒性。环孢素使患者易感染是通过阻断抗体介导T淋巴细胞的表达引起,但感染的风险比硫唑嘌呤、泼尼松免疫抑制引起的小。

感染有可预测的时间相关概率(图5.21),移植后第1个月最大,因为此时免疫抑制最强,上皮和黏膜屏障因手术损伤和治疗而最脆弱。心脏移植后不同时间的感染源也完全不同[55](图5.22)。

从多角度看，CMV 感染是心脏移植后最重要的感染。作为疱疹病毒家族一员，CMV 有潜伏特性，因此 CMV 感染可以是由供体传给受体（原发感染），或受体以前感染后隐藏的病毒因为移植后免疫抑制治疗而复发。再感染（重复感染）是指受体 CMV 血清反应阳性，供体 CMV 血清反应也呈阳性，带有与受体潜伏不同的 CMV 毒株。

心脏移植后 CMV 有很多直接和间接的作用。直接作用包括：① CMV 综合征（类似流感症状，伴随 CMV 病毒血症的发热、畏寒、全身乏力、白细胞减少和血小板减少等）。

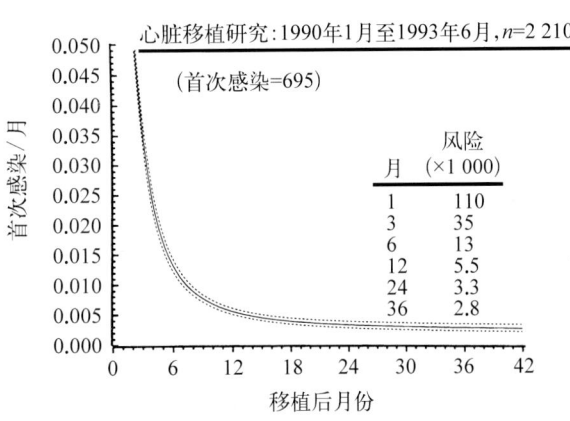

图 5.21　首次感染的风险函数曲线。虚线代表 70% 的可信区间（Smart 等[54]授权）。

② CMV 疾病（伴有组织检测出 CMV 的 CMV 综合征或组织受损）。③ CMV 感染（无症状的病毒血症、CMV 综合征和 CMV 疾病）。

心脏移植后 CMV 有许多间接效应。CMV 感染不论有无症状均与冠状动脉血管病变有关[56-58]。无症状 CMV 复发与急性排异反应的发作相关[59]。一项研究报道无症状 CMV 感染与更高的排异评分有关[60]。

心脏移植后决定是否感染 CMV 的最重要因素是供体受体血清学状态，最危险的是 CMV 血清

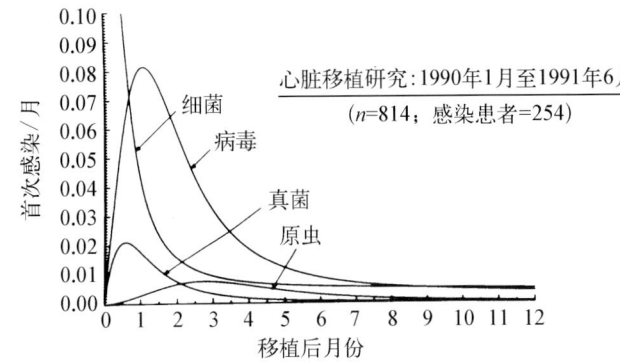

图 5.22　各类主要感染病原引起首次感染（随时间的瞬时风险）的风险函数曲线（Miller 等[55]授权）。

学阴性的受体接受了 CMV 血清学阳性的供体心脏[61]（图 5.23）。

侵入性疾病的临床表现与感染器官和类型有关（原发 CMV 感染与复发感染相比似乎更容易出现症状且程度严重）。CMV 感染症状变化很大，可能表现为胃炎、十二指肠炎、出血性结肠炎、网膜炎、肺炎（CMV 感染严重表现，预后差，肺移植患者易发生）、肝炎（心脏移植罕见）和脑炎。

CMV 感染的标准治疗是更昔洛韦，治疗策略是静脉滴注更昔洛韦，口服缬更昔洛韦，或先静脉滴注更昔洛韦后口服缬更昔洛韦序贯治疗。治疗时间变化较大，从 2 周到 6 个月不等[62]，但有证据表明，可以根据对治疗

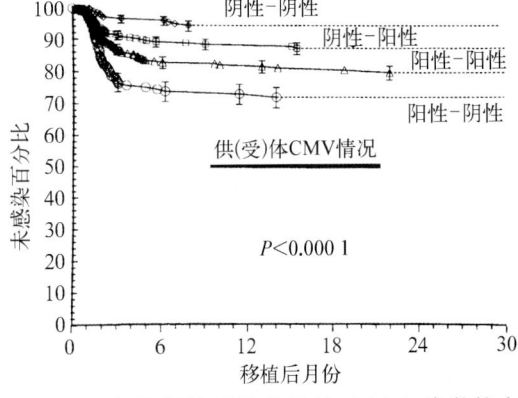

图 5.23　根据供体受体移植前 CMV 血清学状态绘制的免于初次 CMV 感染曲线。虚线表示随访时间，误差标尺代表 ±1 标准差（Kirklin 等）[22]。

的反应(监测病毒负荷)采用个体化方案。如果 CMV 复制被抑制到检查不到的水平,CMV 病复发的机会就很低了[63]。

目前防止 CMV 感染的首要方法是减少发生率,有两个治疗策略——预防和优先治疗。最广泛应用的是预防治疗(除外大多数中心选择供体受体均阴性),目前治疗计划变化大,包括静脉更昔洛韦、缬更昔洛韦,以及高危组静脉联合应用更昔洛韦和 CMV 免疫球蛋白。优先治疗包括只针对有明确 CMV 感染患者进行抗 CMV 治疗,可以使更少患者承受抗病毒药物的危险,此策略的效果取决于准确检测出 CMV 的存在。两种最常见的检测方法是 PP65 抗原含量测定和聚合酶链反应分子测定法。优先治疗起始点的确定尤其是采用分子测定法还有争议。

5.8 冠状动脉血管病变

移植心脏冠状动脉病变是慢性排异的表现,是心脏移植后影响生存率的主要原因之一。冠状动脉血管病变的基础病理改变是内膜逐渐增厚,不仅心外膜还有心肌内冠状动脉血管都会受影响。此病理解剖典型特征是病变弥散、向心性闭塞性病变,与冠心病典型粥样斑块有本质不同,后者病变局灶、近端、偏心损伤、心肌内分支很少受累及。

许多免疫和非免疫因素被认为和移植物冠状动脉病变有关。供(受)体免疫差异、体液排异、反复发作和高级别急性排异反应似乎易诱发此病理过程。非免疫因素包括传统粥样斑块危险因素如:供体受体年龄、高血压、吸烟、高血脂、糖尿病和肥胖,但一些其他因素也起一定作用。这些因素包括 CMV 感染(可能是影响内皮细胞),受损的纤维蛋白溶解,移植时缺血和再灌注损伤。

移植物冠状动脉病变的发病率是比较高的,移植后 5 年 50% 的患者至少有轻度冠状动脉血管病变(图 5.24)。然而,移植后最初 5 年因严重移植物冠状

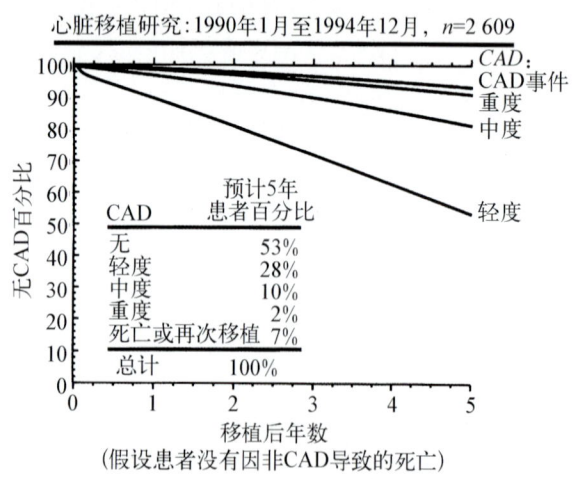

图 5.24 心脏移植后 6 个月冠状动脉造影显示未发生冠状动脉轻度(底部线)、中度(中间线)、重度(顶部线)病变曲线。CAD 事件是指因冠状动脉病变导致的死亡或再次移植(Costanzo 等[64]授权)。CAD:冠心病。

动脉病变造成移植心脏冠状动脉病变事件(死亡或再次移植)是罕见的。

移植心脏冠状动脉病变的标准诊断方法是冠状动脉造影[22](图 5.25),也是移植术后监测指标之一。冠状动脉腔内超声因可见动脉壁实时图像,所以可以更敏感地探测移植心脏冠状动脉病变。大部分针对移植物冠状动脉病变的治疗方案是无效的。经皮介入治疗对局灶病变带来希望,但对弥散性病变唯一有效的治疗方法是再次移植。预防移植物冠状动脉病变的发生发展集中于多种方案联合治疗。除了通常控制典型粥样硬化危险因子的方法外,还有一些

附加的有效方法,如钙通道阻断剂、血管紧张素转换酶抑制剂、抗血小板治疗、免疫抑制剂抗增生反应(吗替麦考酚酯和西罗莫司)、体外光化学治疗和可能需要的抗 CMV 治疗。

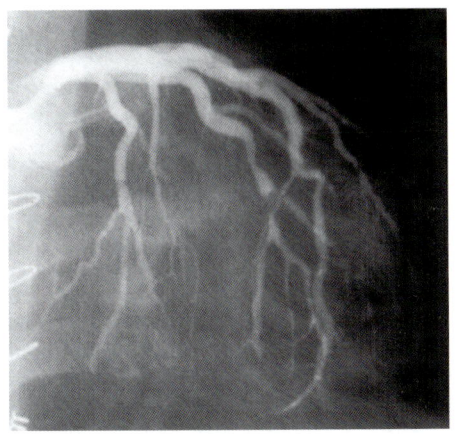

图 5.25 移植后 5 年突然死亡的患者冠状动脉造影显示严重的移植物冠状动脉病变、大的心外膜血管、二级分支和末梢血管(注意多支血管突然截断)(Kirklin 等[22]授权)。

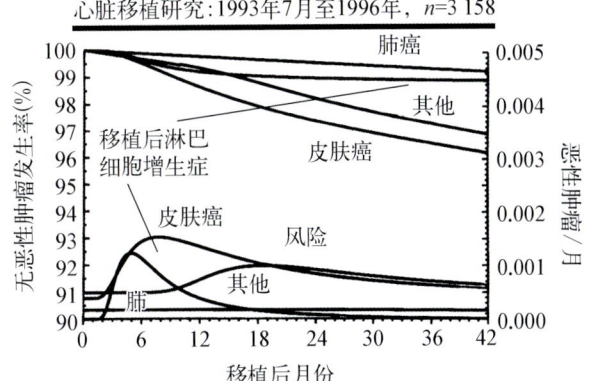

图 5.26 心脏移植后免于发生各种恶性肿瘤的预计参数和肿瘤各自的风险函数曲线(DeSalvo 等[67]授权)。

5.9 恶性肿瘤

心脏移植后发生恶性肿瘤主要有三种可能[22]:① 移植前就已存在;② 由供体转移至受体;③ 心脏移植后新发的恶性肿瘤。发生在心脏移植后最常见的恶性肿瘤是肺癌、皮肤非黑色素瘤、淋巴瘤、膀胱癌、胰腺癌等[65]。然而,要确定治疗肿瘤后等待多长时间再行心脏移植可降低肿瘤复发是困难的,而且长时间的等待可能使受体因心力衰竭死亡。供体未被发现的肿瘤传给受体的情况是罕见的。受体新生恶性肿瘤可能的机制包括免疫监视紊乱[65],主要是免疫抑制的结果,患有致癌的病毒感染,比如 EBV(与移植后淋巴增生症 PTLD 有关,该症可能转变为恶性单克隆淋巴瘤)、单纯疱疹病毒、人乳头瘤病毒。

心脏移植后恶性肿瘤的发病率比普通人群高 3~4 倍[66],且肿瘤有其独特的曲线(图 5.26),移植后淋巴细胞增生症和皮肤恶性肿瘤最易出现在移植后 12~18 个月内。

5.10 心脏移植后其他长期并发症

心脏移植后许多重要的长期并发症影响到死亡率和发病率。胃肠道并发症包括消化道溃疡(由于感染 CMV 和幽门螺杆菌,以及应用皮质类固醇类激素引起)、憩室疾病(因为应用皮质类固醇类药物穿孔似乎增加)、胰腺炎(由 CMV 侵入、硫唑嘌呤毒性、脂血症引起)和胆石症。眼部并发症(白内障、青光眼都与皮质类固醇类药物使用有关)、高血压、肾脏毒性、高血脂和骨骼并发症(骨质疏松和缺血性坏死)随着移植后生存率的改善明显增加。

5.11 心脏移植后的生存率

心脏移植疗效明显改善,目前10年生存率接近70%(图5.27)。心脏移植术后第1年最常见的死亡原因[19](图5.28)是早期移植物衰竭、感染、急性心脏排异反应和其他多方面的原

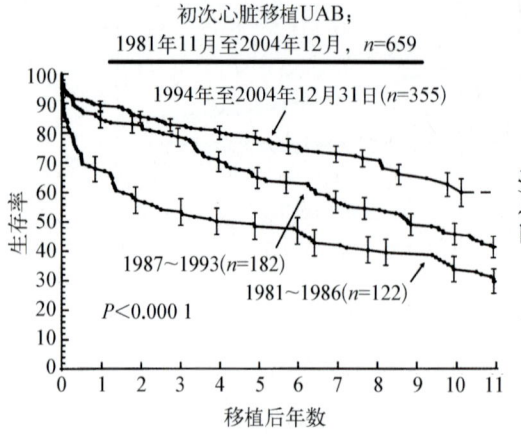

图5.27 阿拉巴马州伯明翰大学(UAB)3个年代的心脏移植生存率曲线。顶端的曲线描述1994~2004年,中间的曲线描述1987~1997年,底部曲线描述1981~1986年。垂直棒代表70%可信区间。

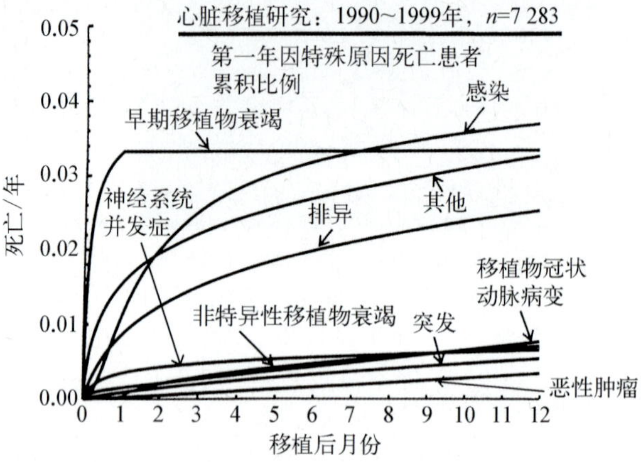

图5.28 心脏移植研究数据库中结果比较,分析移植后第1年死亡特别原因(Young等授权)[19]。

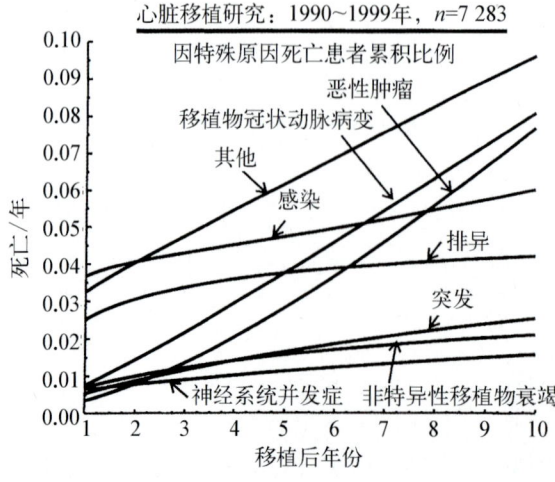

图5.29 心脏移植研究数据库中竞争结果分析移植后首个10年死亡的特别原因(Costanzo等授权)[68]。

因(许多反应性严重疾病)。第1年后,主要死因(图5.29)是移植物冠状动脉病变、恶性肿瘤、其他附加原因、免疫抑制的并发症和合并症。

心脏移植是一种成熟的治疗终末期心脏病的手段,但潜在受体与可利用的供体心脏数量之间的巨大不平衡,使心脏移植应用受到限制。将来的挑战是利用大量的资料将终末期心脏疾病分类,一类是移植后可以得到良好疗效的患者,另一类是有危险因素预示移植后疗效不佳的患者(可以选择其他治疗如应用心脏辅助装置)。只有通过这种方法才能合理分配供心,才是合理的终末期心脏病治疗策略。

记忆要点

> - 心脏移植是终末期心脏病确定的成熟的治疗手段,是治疗终末期心脏病的金标准
> - 评估选择和列出移植患者清单要考虑多种因素,包括心力衰竭严重程度、心脏功能、药物治疗程度、移植指征等
> - 移植的时间要按个体化仔细制定
> - 虽然外科技术有一些变化,但总的原则是相同的
> - 必须十分注意围术期的免疫抑制治疗,根据方案实施,但也要根据临床情况进行个体化调整
> - 应用各种临床手段细致监测患者,定期随访,常规心肌活检、右心导管检查等
> - 移植受体需要强制长期监测,因为患者易受排异和感染的影响

参 考 文 献

1. Kirklin J, McGiffin D, Pinderski L, et al. Selection of patients and techniques of heart transplantation. Surg. Clin. North Am. 2004;84(1):257-287.
2. Mancini D, Ronan N, Ascheim D, et al. Predictors of survival in patients with end-stage heart failure. Circulation. 2002;106:II680.
3. Aaronson K, Schwartz J, Chen T, et al. Development and prospective validation of a clinical index to predict survival in ambulatory patients referred for cardiac transplant evaluation. Circulation. 1997;95:2660-2667.
4. Jimenez J, Edwards L, Higgins R, et al. Should stable UNOS status 2 patients be transplanted? J Hear Lung Transplant. 2005;24:178-183.
5. Deng M, Smits J, Young J. Proposition: The benefit of cardiac transplantation in stable outpatients with heart failure should be tested in a randomized trial. J Heart Lung Transplant. 2003;22:113-117.
6. Kirklin J, Naftel D, Pearce F, et al. Should status II patients be removed from the pediatric heart trans-plant waiting list: A multiinstitutional study. J Heart Lung Transplant. 2005;24(2S):64.
7. Radovancevic B, McGiffin D, Kobashigawa J, et al. Retransplantation in 7,290 primary transplant patients: A 10-year multiinstitutional study. J Heart Lung Transplant. 2003;22:862.
8. Boyle A, Colvin-Adams M. Recipient selection and management. Semin Thorac Cardiovasc Surg. 2004;16:358-363.
9. Takada M, Nadeau K, Hancock W, et al. Effects of explosive brain death on cytokine activation of peripheral organs in the rat. Transplantation. 1998;65:1533-1542.
10. Wilhelm M, Pratschke J, Beato F, et al. Activation of the heart by donor brain death accelerates acute rejection after transplantation. Circulation. 2000;102:2426-2433.
11. Szabo G. Physiologic changes after brain death. J Heart Lung Transplant. 2004;23:S223-S226.
12. Szabo' G, Hackert T, Sebening C, et al. Modulation of coronary perfusion pressure can reverse cardiac dysfunction after brain death. Ann Thorac Surg. 1999;67:18-26.
13. Klautz R, Teitel D, Steendijk P, et al. Interaction between afterload and contractility in the newborn heart. Evidence of homeometric autoregulation in the intact circulation. J Am Coll Cardiol. 1995;25:1428-1435.

14. Asanoi H, Ishizaka S, Kameyama T, et al. Neural modulation of ventriculoarterial coupling in conscious dogs. Am J Physiol. 1994; 266: H741-H748.
15. Arnold G, Kosche F, Miessner E, et al. The importance of the perfusion pressure in the coronary arteriesfor the contractility and the oxygen consumption of the heart. Pfügers Arch. 1968; 299: 339-356.
16. Arnold G, Morgenstern C, Lochner W. The autoregulation of the heart work by the coronary perfusion pressure. Pflügers Arch. 1970; 321: 34-55.
17. Hosenpud J. Cardiac transplantation. In: Hosenpud J, Greenberg B eds. Congestive Heart Failure. 2nd ed. Philadelphia: Lippincott Williams & Wilkins; 2000: 785-807.
18. Young J, Naftel D, Bourge R, et al. Matching the heart donor and heart transplant recipient. Clues for successful expansion of the donor pool: A multivariable, multiinstitutional report. J Heart Lung Transplant. 1994; 13: 353-365.
19. Young J, Hauptman P, Naftel D, et al. Determinants of early graft failure following cardiac transplantation, a 10 year multiinstitutional, multivariable analysis. (Presented at ISHLT meeting, April 2001, Vancouver, British Columbia).
20. Laks H, Scholl F, Drinkwater D, et al. The alternate recipient list for heart transplantation: Does it work? J Heart Lung Transplant. 1997; 16: 735-742.
21. Marelli D, Laks H, Bresson S, et al. Results after transplantation using donor hearts with preexisting coronary artery disease. J Thorac Cardiovasc Surg. 2003; 126: 821-825.
22. Kirklin JK, Young JB, McGiffin DC. Heart Transplantation. Philadelphia: Churchill-Livingstone, Philadelphia; 2002.
23. Freimark D, Aleksic I, Trento A, et al. Hearts from donors with chronic alcohol use. A possible risk factor for death after heart transplantation. J Heart Lung Transplant. 1996; 15: 150-159.
24. Khaghani A, Birks E, Anyanwu A, et al. Heart transplantation from live donors: "Domino Procedure". J Heart Lung Transplant. 2004; 23: S257-S259.
25. DeMeester J, Smits J, Rutgerink E, et al. Iso-risk curves as a tool for clinical decision-making: Donor factors and medical urgency in cardiac transplantation. J Heart Lung Transplant. 2001; 20: 1099-1105.
26. Fuhrman G, Fuhrman F. Oxygen consumption of animals and tissues as a function of temperature. J Gen Physiol. 1959; 42: 715-722.
27. Piper H, Garcia-Dorado D. Prime causes of rapid cardiomyocyte death during reperfusion. Ann Thorac Surg. 1999; 68: 1913-1919.
28. McCrystal G, Pepe S, Esmore D, et al. The challenge of improving donor heart preservation. Heart Lung Circ. 2004; 13: 74-83.
29. Lower R, Shumway N. Studies of the orthotopic homotransplantation of the canine heart. Surg Forum. 1960; 11: 18-19.
30. Blanche C, Valenza M, Czer L, et al. Orthotopic heart transplantation with bicaval and pulmonary venous anastomoses. Ann Thorac Surg. 1994; 58: 1505-1509.
31. Freimark D, Silverman J, Aleksic I, et al. Atrial emptying with orthotopic heart transplantation using bicaval and pulmonary venous anastomoses. A magnetic resonance imaging study. J Am Coll Cardiol. 1995; 25: 932-936.
32. Sarsam M, Campbell C, Yonan N, et al. An alternative surgical technique in orthotopic cardiac transplantation. J Card Surg. 1993; 8: 344-349.
33. Jeevanandam V, Russell H, Mather P, et al. Donor tricuspid annuloplasty during orthotopic heart transplantation: long-term results of a prospective controlled study. Ann Thorac Surg. 2006; 82: 2089-2095.
34. Banner NR, Polak JM, Yacoub M. Lung Transplantation. Cambridge: Cambridge University Press; 2003: p. 208.
35. Keogh A, Macdonald P, Harvison A, et al. Initial steroid-free versus steroid-based maintenance therapy and steroid withdrawal after heart transplantation. Two views of the steroid question. J Heart Lung Transplant. 1992; 11: 421-427.
36. Price G, Olsen S, Taylor D, et al. Corticosteroid-free maintenance immunosuppression after heart transplantation. Feasibility and beneficial effect. J Heart Lung Transplant. 1992; 11: 403-414.

37. Yacoub M, Alivizatos P, Khaghani A, et al. The use of cyclosporine, azathioprine, and antithymocyte globulin with or without low-dose steroids for immunosuppression of cardiac transplant patients. Transplant Proc. 1985; 17: 221-222.
38. Miller L, Wolford T, McBride L, et al. Successful withdrawal of corticosteroids in heart transplantation. J Heart Lung Transplant. 1992; 11: 431-434.
39. Pritzker M, Lake K, Reutzel T. Steroid-free maintenance immunotherapy. Minneapolis heart institute experience. J Heart Lung Transplant. 1992; 11: 415-420.
40. Kobashigawa J, Miller L, Renlund D, et al. A randomized active controlled trial of mycophenolate mofetil in heart transplant recipients. Transplantation. 1998; 66: 507-515.
41. Higgins R, Kirklin J, Brown R, et al. To induce or not to induce: Do patients at greatest risk for fatal rejection benefit from cytolytic induction therapy? J Heart Lung Transplant. 2005; 24: 392-400.
42. Vincenti F, Kirkman R, Light S, et al. Interleukin-2 receptor blockade with daclizumab to prevent acute rejection in renal transplantation. N Engl J Med. 1998; 338: 161-165.
43. Beniaminovitz A, Itescu S, Lietz K, et al. Prevention of rejection in cardiac transplantation by blockade of the interleukin-2 receptor with a monoclonal antibody. N Engl J Med. 2000; 342: 613-619.
44. Radovancevic B, Vrtovec B. Sirolimus therapy in cardiac transplantation. Transplant Proc. 2003; 35: 171S-176S.
45. Mancini D, Pinney S, Burkhoff D, et al. Use of rapamycin slows progression of cardiac transplantation vasculopathy. Circulation. 2003; 108: 48-53.
46. Kubo SH, et al. Risk factors for late recurrent rejection after heart transplantation: A multiinstitutional, multivariable analysis. J Heart Lung Transplant. 1995; 14: 409.
47. Billingham M, Cary N, Hammond M, et al. A working formulation for the standardization of nomenclature in the diagnosis of heart and lung rejection: Heart rejection study group. J Heart Lung Transplant. 1990; 9: 587-593.
48. Stewart S, Cary NRB, Goddard MJ, Billingham ME. Atlas of Biopsy Pathology for Heart and Lung Trans plantation. New York: Oxford University Press Inc.; 2000.
49. Mills RM Jr, et al. Heart transplant rejection with hemodynamic compromise: A multi-institutional study of the role of endomyocardial cellular infiltrate. J Heart Lung Transplant. 1997; 16: 813.
50. Rubin RH. Foreword. In: Bowden RA, Ljungman P, Paya CV, eds. Transplant Infections. Philadelphia: Lippincott-Raven Publishers; 1998: xiii-xiv.
51. Young LS, Rubin RH. Introduction. In: Rubin R, Young L, eds. Clinical Approach to Infection in the Compromised Host. 3rd ed. New York: Plenum Medical Book Company; 1994: 1-4.
52. van der Meer J. Defects in host defense mechanisms. In: Rubin R, Young L, eds. Clinical Approach to Infection in the Compromised Host. 3rd ed. New York: Plenum Medical Book Company; 1994: 33-66.
53. Rubin RH. Infection in the organ transplant recipient. In: Rubin R, Young L, eds. Clinical Approach to Infection in the Compromised Host. 3rd ed. New York: Plenum Medical Book Company; 1994.
54. Smart F, Naftel D, Costanzo M, et al. Risk factors for early, cumulative, and fatal infections after heart transplantation: A multiinstitutional study. J Heart Lung Transplant. 1996; 15: 329-341.
55. Miller L, Naftel D, Bourge R, et al. Infection after heart transplantation: A multiinstitutional study. J Heart Lung Transplant. 1994; 13: 381-393.
56. Sharples L, Jackson C, Parameshwar J, et al. Diagnostic accuracy of coronary angiography and risk factors for post-heart transplant cardiac allograft vasculopathy. Transplantation. 2003; 76: 679-682.
57. Fateh-Moghadam S, Bocksch W, Wessely R, et al. Cytomegalovirus infection status predicts progression of heart-transplant vasculopathy. Transplantation. 2003; 76: 1470-1474.
58. Biadi O, Potena L, Holweg C, et al. Seropositivity for cytomegalovirus predisposes to allograft vasculopathy in heart transplant recipients regardless of ganciclovir prophylaxis. Am J Transplant. 2004; 4(8): 549.
59. Potena L, Holweg C, Luikart H, et al. Asymptomatic cytomegalovirus activation leads to acute rejection in heart transplant recipients despite antiviral prophylaxis. Am J Transplant. 2004; 4(8): 453.

60. Luckraz H, Charman S, Wreghitt T, et al. Does cytomegalovirus status influence acute and chronic rejection in heart transplantation during the ganciclovir prophylaxis era? J Heart Lung Transplant. 2003; 22: 1023 – 1027.
61. Kirklin J, Naftel D, Levine T, et al. Cytomegalovirus after heart transplantation. Risk factor for infection and death: A multiinstitutional study. J Heart Lung Transplant. 1994; 13: 394 – 404.
62. Baliga R, Kadambi P, Javaid B, et al. A nationwide survey of cytomegalovirus prophylaxis and treatment in the transplant community. Am J Transplant. 2004; 4(8): 495.
63. Levitsky J, Freifeld A, Bargenquast K, et al. The clinical value of quantitative polymerase chain reaction in cytomegalovirus infection after solid organ transplantation. Am J Transplant. 2004; 4(8): 339.
64. Costanzo M, Naftel D, Pritzker M, et al. Heart transplant coronary artery disease detected by coronary angiography: A multiinstitutional study of preoperative donor and recipient risk factors. J Heart Lung Transplant. 1998; 17: 744 – 753.
65. Penn I. Malignant neoplasia in the immunocompromised patient. In: Cooper DKC, Miller LW, Pattersen GA eds. The Transplantation and Replacement of Thoracic Organs. Hingham: Kluwer Academic; 1996: 111 – 117.
66. Penn I. Neoplastic complications of organ transplantation. In: Ginns LC, Cosimi AB, Morris PJ eds. Transplantation. Malden: Blackwell Science Inc.; 1999: 770 – 786.
67. DeSalvo T, Naftel D, Kasper E, et al. The differing hazard of lymphoma vs. other malignancies in the current era — a multiinstitutional study. J Heart Lung Transplant. 1998; 17: 70.
68. Costanzo M, Eisen H, Brown RN, et al. Are there specific risk factors for fatal allograft vasculopathy? An analysis of over 7,000 cardiac transplant patients. J Heart Lung Transplant. 2001; 20: 152.

6. OPCAB 治疗心力衰竭

Mercedes Dullum, Jai Raman

冠心病(coronary artery disease, CAD)是大多数心力衰竭患者的潜在病因,实际上大约占 2/3[1]。每年心肌梗死(myocardial infarctions, MI)死亡 750 000 例。大约有 60 000 例幸存者发展为严重的充血性心力衰竭,更多的患者合并有心室功能不全[2]。随着心力衰竭的发病率增加,已经出现多种外科治疗和手术方式并持续进展。心力衰竭进行性加重,终末期患者预后差,1 年病死率为 50%。图 6.1 显示了标准的冠状动脉旁路移植手术示意图。

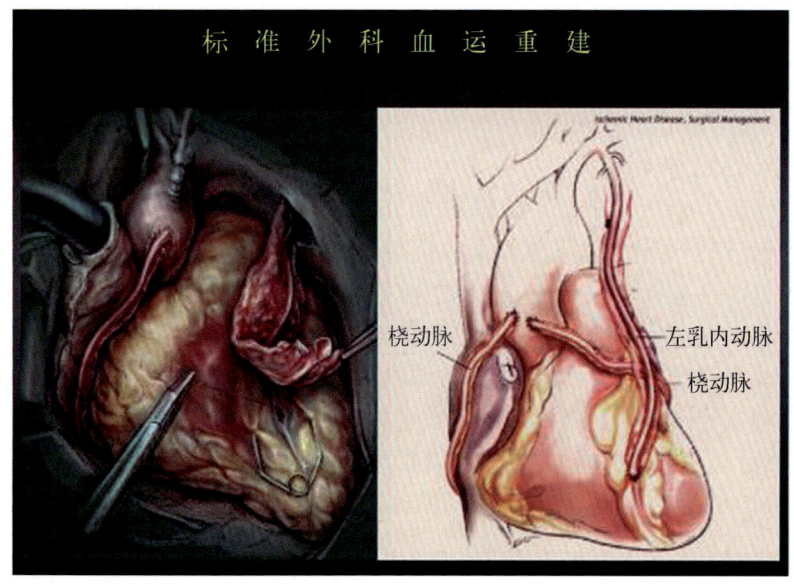

图 6.1　左图左侧乳内动脉正在吻合到左前降支,右图显示完成后的移植物。

6.1　心力衰竭患者行高风险 CABG 的意义

传统认为移植是终末期心力衰竭最后的治疗方案。由于供体有限和需求增长,非移植的手术方式治疗心力衰竭在增多。这些方式包括高风险的冠状动脉旁路移植术(coronary artery bypass grafting, CABG)、瓣膜手术和其他针对心室重构的方式,例如心室成形或重建[3]。一个涉及三级心脏移植中心门诊患者的研究发现,不到 1/5 的人最终接受了移植手术。选择非移植手术治疗患者和接受心脏移植患者的中期生存率相似。进行非移植手术患者中,只有 11% 行高危 CABG,10% 行高危 CABG 加瓣膜手术。

为了在这些高危患者中获得最佳疗效,评估心力衰竭原发病因、处理原发病和最终症状同样重要。对这些高危患者来说冠状动脉再血管化是一个成功的治疗方案。早期使用合适的正性肌力药物支持和改良辅助技术可以使术后恢复过程更加平稳,其结果是令人鼓舞的。这些措施包括术前积极使用主动脉内球囊反搏(intra-aortic balloon pump,IABP)和药物治疗,尤其使用磷酸二酯酶抑制剂,例如米力农可以改善左右心室收缩、降低右心功能不全可能。这些高危患者与有明显血管升压素水平升高的心源性休克患者不一样,他们通常有明显的血管麻痹或舒血管状态。这些患者在循环中存在亚生理激素水平,往往需要得到早期干预来改善他们的血流动力学状态。早期行球囊辅助,甚至如有必要,在非常早期行心室辅助来维持终末器官的灌注,允许缺血心肌有 2~3 天来再生衰竭的 ATP 储备。虽然缺血性心肌病是心力衰竭最常见的病因,最佳治疗方案常常仍不明确。药物治疗效果有限,死亡率和并发症发病率高。左心室功能不全的高危缺血性心脏病患者行再血管化治疗应是有选择性的。患者经常考虑接受再血管化手术,然而,评估这些患者的影响手术死亡率的合并症该是非常重要的,这些因素包括患者一般情况、症状出现的急性程度、右心室衰竭、好的目标血管[4]。这些患者手术死亡率已经下降至 5% 以下。为评估这些心力衰竭患者是否能够从再血管化手术中获益,区分冬眠心肌和瘢痕化无功能心肌是十分重要的。冠状动脉再血管化将改善缺血冬眠心肌患者的心功能。然而,当大多数心肌是坏死瘢痕化和无功能的,手术死亡率高。评估这些患者是十分困难的,因为有活力的心肌和瘢痕经常混杂在一起。多个技术能够评价心肌的功能,包括多巴酚丁胺负荷心动超声、铊 - 201 闪烁扫描和正电子发射断层摄影术(positron emission tomography,PET)。这些方法通过不同的机制被用来评价心肌细胞。PET 是通过有活力的心肌细胞摄取外源性葡萄糖,铊- 201 利用肌质的完整性,多巴酚丁胺心超致力于心肌收缩力的储备。在正常或左心室功能轻度受损的患者中,他们的阳性预测值是相当的。重度心室功能不全和心力衰竭患者中,多巴酚丁胺负荷试验与铊- 201 和 PET 相比,假阴性率较高。尽管多巴酚丁胺负荷实验阳性表示有良好的心肌活力,但决定阳性患者从再血管化中获益之前,必须做进一步检查[5]。再血管化后左心室的功能改善与有活性细胞的数量呈正相关[6]。一些小样本研究已经报道,只有证据提示>50% 的心室心肌有活性,术后左心室功能才能明显改善[7]。考虑心力衰竭患者是否行手术时,必须衡量再血管化冬眠心肌的获益与冠状动脉旁路移植术时心肌损伤的危险。低射血分数和低心功能分级是不良结果的独立危险因素。严重左心室功能不全通常定义为左心室射血分数<35%。一系列左心室功能不全的冠状动脉旁路移植术患者手术死亡率达到 11%~16%。然而,因病例选择严格,高选择患者死亡率已经可以降低到 2.1%~6.6%,尤其确定有冬眠心肌并在手术中改善了心肌保护措施和麻醉技术。严重心力衰竭患者再血管化的获益是实质性地改善了左心室功能、耐受性和生活质量。心肌再血管化的另一个显著获益是阻止了非缺血区域心肌的重构过程,因此减少了心内膜下的缺血、继发性肥大和防止进一步的扩张。众所周知,左心室舒张末容积是充血性心力衰竭、心肌梗死与冠状动脉旁路移植术后死亡的重要预测指标。左心室重构被定义为有活力心肌节段经历的改变、远离瘢痕区域的扩张而造成的扩大和变形。至少有 30%~40% 透壁心梗后患者会发生心室重构。最早在心梗后 4 周开始有正常动力心肌的重构,出现皱缩,接着瘢痕周围区域发生改变,最长可达 3 年以后。

6.2 外科再血管化的技术选择（不停跳冠状动脉旁路移植术还是传统冠状动脉旁路移植术？）

为了减少手术风险和术后并发症发生率和死亡率，已经做了许多努力。虽然这些高危患者可以成功地通过传统体外循环辅助冠状动脉旁路移植术再血管化，人们也在努力采用不停跳冠状动脉旁路移植术（off-pump coronary artery bypass，OPCAB）再血管化治疗这些高危患者。OPCAB可以减少主动脉阻断所带来的心肌损伤，以及随之而来的整体心肌缺血和停搏相关功能障碍，OPCAB也意味着减少由心肺转流引起的缺血炎症反应[8]。

即使这些高危的心力衰竭患者能够通过传统的冠状动脉旁路移植术成功实现再血管化，采用不停跳技术或没有心肺转流辅助技术进行手术仍然有意义。这主要是因为心肌保护技术和血流动力学管理的改善。

在评估哪些患者将从避免"泵"或体外循环中获益，最初指征经常是指：
- 高龄。
- 合并升主动脉和主动脉弓疾病的患者。
- 肾功能不全的患者。
- 明显的心功能不全患者。
- 呼吸功能不全的患者。
- 严重肝功能不全尽量避免体外循环所需抗凝的患者。

这些患者包括严重的术前合并症和严重的左心室功能不全不能耐受体外循环产生的炎症损伤组织[9]。一个早期研究比较了左心室射血分数<35%的患者使用停跳和不停跳方式行心肌再血管化，不停跳旁路移植术组左心室射血分数<20%更为多见，两组平均移植物数目与使用胸廓内动脉或乳内动脉数目无差异，与停跳组相比，不停跳组可能有手术风险较低和长期生存较好的趋势[10]。

图6.2显示典型不停跳旁路移植术过程中吻合完成，双侧带蒂的乳内动脉移植物和桡动脉作为主动脉-冠状动脉中间支旁路血管桥。

一个较大的数据库显示，与药物治疗或经皮介入相比，冠状动脉旁路移植术降低随后几年再入院的可能性[11]。低左心室射血分数行OPCAB的患者与正常射血分数行传统CABG的患者具有相同的手术效果。虽然存在一些危险因素，如心室功能不全、左主干狭窄病变等，但该组患者行不停跳旁路移植术可能是安全的，死亡率为2.5%[12]，两组的住院时间也相似。另一个大样本

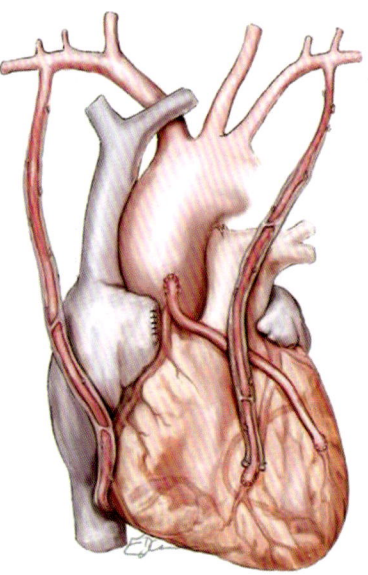

图6.2 双侧带蒂的乳内动脉移植物和桡动脉作为主动脉-冠状动脉中间支旁路血管桥。

报道,从1996年10月到2001年6月行OPCAB的1 075例患者,高危因素包括左心室功能不良、射血分数<30%、年龄>70岁、左主干病变、急性心功能和再次冠状动脉手术,与2 000例患者资料相似的行体外循环CABG的患者相比,结果显示移植物的平均数目相似(不停跳组3.0支/例,停跳组3.2支/例),住院死亡率不停跳组为3.2%,传统旁路移植术组为4.5%。在不停跳组ICU监护时间和住院天数明显较低,表明不用体外循环旁路移植术是安全的[13]。该组收缩功能显著障碍的患者(术前射血分数<40%),行OPCAB术后射血分数明显改善。Calafiore医生最近发表的一个研究,评价了Euroscore≥6分的高危患者行冠状动脉旁路移植术后30天和远期的结果,使用和不使用体外循环行单纯心肌再血管化,根据倾向评分相匹配进行比较。倾向匹配后510例OPCAB和510例传统CABG,OPCAB组有较好的早期结果和相似的临床结果[14]。CABG组30天的死亡率较高,5.9%比3.1%。脑血管事件(CVAs)发生率也明显较低。一个分层的多因素logistic回归分析证实,体外循环是较高早期死亡率(比值比为2.0)、脑血管事件、早期胸痛复发的独立预测因素。5年无心血管事件率(任何原因引起的死亡、急性心肌梗死、移植区域的心肌梗死、再干预和其他事件)在两组相似。

图6.3显示正在进行不停跳旁路移植术,用Octopus吸引固定器稳定左前降支。

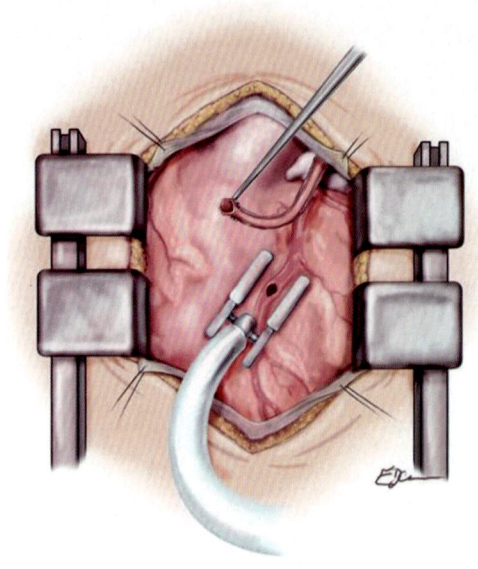

图6.3 使用吸引原理的稳定器固定左前降支,有助于乳内动脉和左前降支的吻合。

6.3 决定OPCAB或体外循环旁路移植术的关键因素

很明显,再血管化治疗心力衰竭和冠心病具有适应证,尤其在高危患者中,更倾向于选择OPCAB。合并2+以上二尖瓣反流的心力衰竭患者中,应行二尖瓣修复术。Arom等研究左心室射血分数<30%的患者行OPCAB术45例和传统CABG 102例的结果[15],这些患者可以很好地耐受心脏搬动。OPCAB组移植物的数量相对少。然而,所有不良事件的发生率是相似的。Meharwal等发表了一个355例大样本研究,选择左心室射血分数<30%或更低的患者,平均年龄58岁。这组患者的移植物数目为2.8,相比之下,体外循环组移植物数目为3.3,死亡率为3.9%。不停跳组的房颤发生率、机械通气时间和住院时间都是减少的。这组来自印度的患者与最近文献中大多数旁路移植术患者相比,年龄较小,病变较轻。

完全再血管化对严重左心室收缩功能不全患者术后获得良好效果来说非常重要[16]。完全再血管化可以改善年轻和年老患者的早期生存率,对左心室功能不全尤其重要。整个过程广泛使用球囊反搏支持,适当的正性肌力药物支持、血流动力学监测和围术期镇痛都是十分重要的。暴露心室外侧壁目标血管（回旋支的分支）对达到完全再血管化尤为重要。Deitl 等指出调整心力衰竭患者达到最佳术前状态，对于冠状动脉再血管化的成功是很重要的，能够改善左心室射血分数＜25％患者的生存率[17]。

图 6.4 是一张手术照片，显示了心尖固定装置和稳定器（都是吸引装置）用来暴露左心室外侧壁的回旋支动脉。

左心室射血分数＜25％的患者中，与那些没有接受球囊反搏支持者相比，术前放置球囊反搏是一个术后良好结果的预测因素。冠状动脉再血管化的一个重要概念是，OPCAB 时手

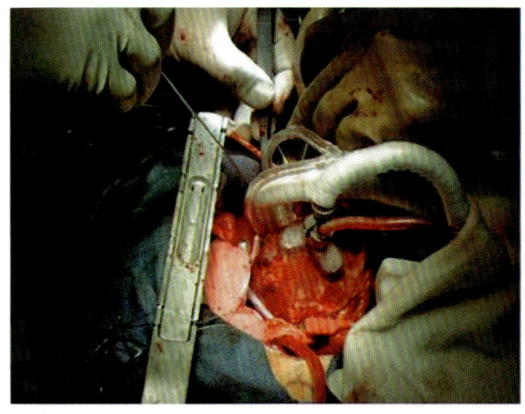

图 6.4　固定器结合心尖固定装置能够容易地暴露外侧壁的动脉血管，注意静脉移植到回旋支。

术小组和麻醉师之间需要不间断地相互交流。外科医师有必要通知麻醉师需要冠状动脉移植数目、移植次序、阻塞血管情况等。麻醉方面的持续血流动力学监测血压、充盈压，食管超声检测室壁活动对于手术成功来说都是非常重要的。一个专门的麻醉师在手术过程中连续监测和血流动力学管理对于快速安全的手术过程是非常重要的。

6.4　不停跳旁路移植术的禁忌证

有些明确的情况不适合做不停跳旁路移植术。心肌非常僵硬的患者不能耐受心脏搬动操作，则有两种可能的选择：
- 留下外侧壁行经皮穿刺冠状动脉成形术或使用体外循环辅助心脏跳动下冠状动脉旁路移植术。
- 事实上，对于严重心室功能障碍血流动力学波动的患者，最好的选择是经皮穿刺冠状动脉成形术和体外循环辅助冠状动脉旁路移植术。

不停跳旁路移植术避免了使用体外循环引起的炎症级联反应所造成的影响，可能是针对左心室射血分数非常低和明显左心室功能衰竭患者的最安全途径。通常，这时需要放置主动脉内球囊反搏提供循环支持，对于这种技术笔者的经验是非常满意的。它也能满足对有必要同期完成其他手术的患者，例如左心室重建、二尖瓣成形等。

另一个原理上的要点是血管移植物的选择。现在目前的标准是左乳内动脉（left internal mammary artery，LIMA）移植到左前降支，因其长期通常率极佳。这个结果衍生出 2 条动脉比 1 条动脉好和 3 条动脉比 2 条好的观念。这种实践方式在过去倾向使用多支动脉移植物以确保心力衰竭发生率较低[18]。即便如此，美国标准冠状动脉旁路移植术的方式仍是利用左乳内动脉和腿上的大隐静脉。在冠状动脉手术的新兴地区例如印度和中国有很多方式，在印度＞60％的患者接受至少两支动脉血管移植物。

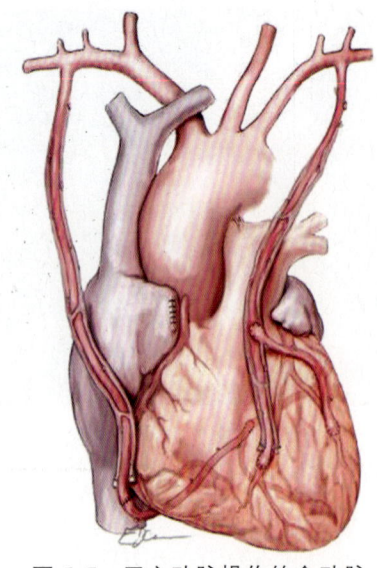

图 6.5　无主动脉操作的全动脉化旁路移植术。2 条带蒂的乳内动脉和 1 条桡动脉,一段桡动脉延长右乳内动脉,另一段桡动脉近端与左乳内动脉吻合。

图 6.5 显示无主动脉操作的全动脉化旁路移植术,真正体现了不停跳旁路移植术的优势。请注意一侧肢体的桡动脉被用来延长右侧乳内动脉,这样形成一个复合移植物,可以提供心室下壁的再血管化。桡动脉的其他节段可以吻合到左乳内动脉的中段,行端侧吻合提供心室外侧壁的血供。

6.5　手术技术

成功的不停跳手术需要一个协作的团队,包括有经验的麻醉师和熟悉不停跳手术的心脏外科医师。

Swan Ganz 导管和经食管超声对维持高危患者正常的血流动力学是很重要的。另外,左心室功能不良患者术前心功能最佳化是必需的,这可能需要在术前放置主动脉内球囊反搏和使用心脏活性药物,尤其是磷酸二酯酶抑制剂。应该使用全面的食管超声检查来评价左心室壁运动、瓣膜反流程度、主动脉粥样斑块的严重程度和右心室功能。表现为 2+ 以上的二尖瓣关闭不全是不停跳旁路移植术的禁忌证。最新数据支持二尖瓣修复术在缺血性心肌病治疗中的作用,任何 2+ 或以上的反流应该考虑二尖瓣修复术。术前计划对不停跳手术的成功也是非常重要的。手术小组有必要了解将要进行移植的血管,研究解剖和涉及的冠状动脉,术中计划使用的桥血管类型,明确将要再血管化的靶血管等。心脏操作和搬动应该非常小心,以免干扰血流动力学,防止出现血压的快速波动和不稳。这需要麻醉师的协作和主动配合,知道什么该做,什么不该过度反应。手术医师和麻醉师之间的持续交流对于确保手术过程平稳是十分重要的。左主干或严重左前降支病变或合并重度心功能不全的患者,一个简单有效的移动心脏的方法是在心脏后面轻柔地放置一个装满温盐水的手套,就能轻柔地将左前降支放置在切口中心,这样就很容易吻合。首先移植左前降支可以重建穿隔支和室间隔的血流,这样能够让患者情况稳定,并能耐受进一步的操作。心脏固定和血管稳定装置较大地提高了外科医师对外侧和下壁血管手术的能力。

决定行不停跳旁路移植手术的外科原则:

(1) 决定是否行不停跳手术,并通知麻醉师和护士。

(2) 如果选择 OPCAB,可以尝试抬起心脏观察心脏的背面,同时留置深部的心包悬吊缝线,这样可以允许外科医生知道患者是否可以耐受不停跳手术。如果不能耐受,则转为体外循环手术。

(3) 决定桥血管材料,确保首先吻合左乳内动脉到左前降支。

(4) 决定血管吻合次序,确保首先左乳内动脉移植到前降支。

(5) 其后,对下一缺血最严重的区域进行有效再血管化。如果使用另一个带蒂移植物,例如右侧乳内动脉,则先完成这个吻合。如果计划主动脉冠状动脉旁路移植,则先做主动脉吻合口,这样在远端吻合口完成后,该区域马上就有血流灌注。

(6) 如果心脏节律有问题,使用心房起搏或双腔起搏,左右心室均留置起搏导线。

图 6.6 术中照片显示使用起搏导线提高心率。

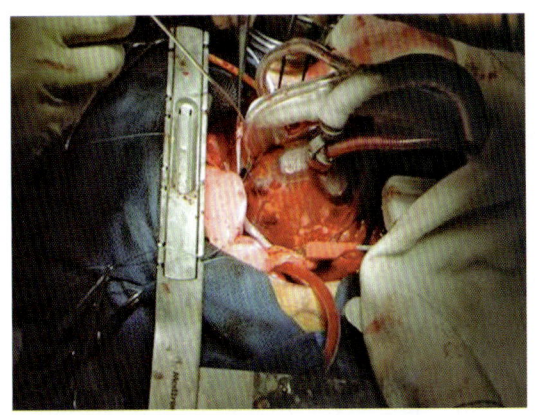
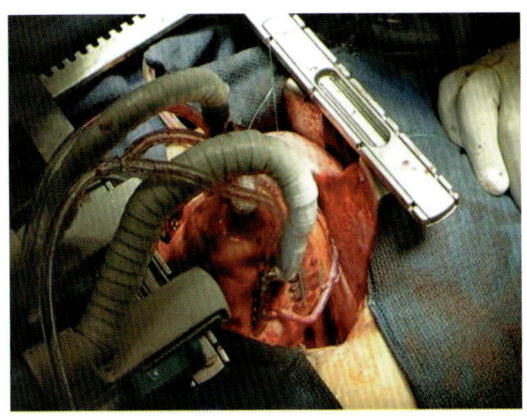

图 6.6 困难区域旁路术的装备,使用心尖固定装置、血管稳定器和起搏导线,注意图片底部的起搏导线。

图 6.7 利用稳定器和吸引为基础的固定器固定心脏,完成左心室下侧壁区域动脉的远端吻合。

6.5.1 心脏的稳定

不停跳手术的演变过程中最重要的发展之一是稳定器的使用。有吸引为基础的、牵引为基础的或压迫为基础的装置,可以稳定动脉行经的心脏局部表面,允许心脏持续运动,仅略受限制。这些稳定器中最成功的是美敦力公司的八爪鱼(Medtronic Octopus),最初为由荷兰 University of Utrecht 研究工作者研制的以吸引为基础的装置,其后发展出多个固定装置用来向各个方向移动心脏。大多数不停跳手术需要综合使用固定器和稳定器来进行每一个冠状动脉远端吻合口的缝合(图 6.7)。

6.5.2 OPCAB 的特殊技巧

如前所述,手术过程通常遵循一个原则,目标是完全再血管化。有些情况下可以打开胸膜,使右心滑入右侧胸腔,完成心脏的固定,这样可以对血流动力学影响很小但很容易暴露回旋支血管。然而,可能需要考虑的是,如果左侧乳内动脉或左侧胸廓内动脉先吻合到左前降支,而造成没有允许搬动心脏的足够的桥血管长度,这样就必须考虑吻合的次序。然后进行侧壁和下壁的其他远端血管的吻合,从而完成再血管化。主动脉近端吻合口可以通过单次部分阻断,或使用近端吻合装置,例如 U-clip Spider(无钳夹吻合装置)或 Heart String(无钳夹方式提供一个安全的主动脉切口)。

图 6.8 显示使用间断 U-clips 行大隐静脉到左前降支一对一的主动脉冠状动脉移植。这对于再次手术是一个非常有用的策略,可以不需要钳夹主动脉完成近端吻合口。

然而,大多数这些装置的使用受到大管径静脉的限制(尤其典型的是从大腿上获取的静脉,远期通畅率低)。为实现即刻血流灌注,可以先行近端吻合口。高危患者使用冠状动脉内分流栓可以保证在吻合时仍有冠状动脉灌注。术中移植物评价系统应被用于再血管化成功的评价。Blake 引流管或其他柔软的引流管可以被用作术后引流。如果需要,可以放置临时起搏导线,维持一个较快的心率以利于提高心排血量,从而改善心功能。

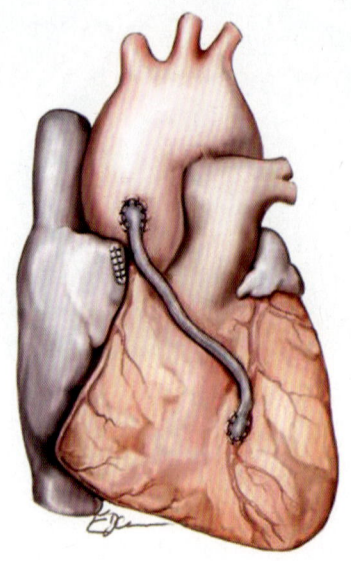

图 6.8　应用 U-clips 间断吻合大隐静脉到左前降支,一种古老方法的革新。

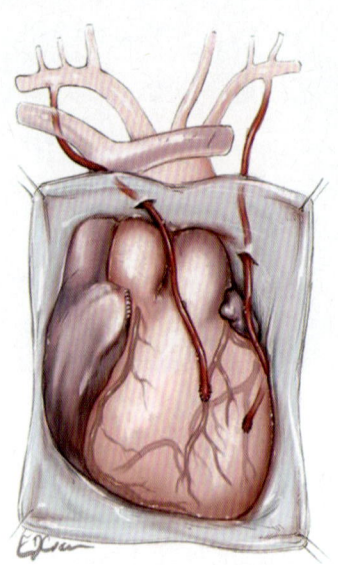

图 6.9　双侧带蒂骨骼化乳内动脉,LIMA 移植至回旋支,RIMA 至左前降支。

6.5.3　微创冠状动脉旁路移植术

图 6.9 描述使用双侧乳内动脉进行左冠系统的再血管化,就是左乳内动脉吻合到回旋支,右乳内动脉吻合到左前降支。对机器人辅助微创冠状动脉旁路移植术来说这是一个优选方案,其中一些可以仅仅通过钥匙孔状小切口完成手术,被称为全腔镜下冠状动脉旁路移植术(totally endoscopic coronary artery bypass,TECAB)[19]。另一种方式是在达芬奇机器人辅助下游离左乳内动脉和右乳内动脉之后,经左胸小切口完成吻合,这种方式在一些无限制使用达芬奇机器人的专科中心有着热情的信徒,其远期疗效还未知。

最后,许多研究都显示非常决定性的结论,传统冠状动脉旁路移植术的远期疗效优于经皮技术,如血管成形术和支架植入术[20]。

图 6.9 显示的是一例典型的应用双侧带蒂 IMA,通过微创途径(TECAB 或者 Thora-CAB)进行非体外循环心脏不停跳冠状动脉旁路移植术。

6.6 杂交技术

有明显合并症的重度心功能不全患者，例如合并肾脏疾病或不能耐受胸骨切开或部分胸骨切开的患者，杂交技术是一个很有吸引力的选择。考虑到支架技术的改进，这可能是再血管化未来的发展方向。杂交再血管化是外科再血管化和导管治疗的结合。

通常可以通过微创方式将左乳内动脉移植到左前降支，这可以通过胸部或剑突下小切口完成 MIDCAB[21]，其余不那么重要的血管可以经皮植入支架。通常的次序是先手术治疗，然后在同一天或 48 小时内完成经皮支架植入。这种再血管化的次序对左主干患者有 2 个优势，即：

（1）左主干可以被桥血管保护。
（2）可以在造影的同时评价吻合口。

杂交技术以较小的创伤完成再血管化，它也能被用于再次手术患者，如背面或侧壁的血管，可以通过开胸将近端吻合口做于降主动脉，其他血管行支架植入。

OPCAB 已经显示出和传统旁路移植术一样的有效性和安全性[22]。对于高危患者，尤其是合并心力衰竭、左主干病变或重度心室功能不全 EF 低于 35%，OPCAB 可以完成彻底再血管化，而且对这类高危患者也是更加有益的。这类患者术前需要调整至最佳状态，手术需要由有经验的团队完成才能获得良好结果。

6.7 动脉移植物能够防止心力衰竭？

胸廓内动脉或乳内动脉和大隐静脉远期通畅率的比较结果，理论上要求使用更多的动脉移植物。从墨尔本的 Brian Buxton 数据库而来的当今最大样本量的结果显示，从第 3 年开始通畅率曲线就表现出引人注目的分离，并将超过 20 年。有趣的是，乳内动脉移植物的通畅率保持稳定将近 20 年，没有进一步下降。

图 6.10 显示此类研究中规模最大、时间最长的数据库有关胸廓内动脉与大隐静脉移植物累计通畅率的比较（经 Brian Buxton 允许，墨尔本大学，Epworth 医院数据库，通过 Buxton 教授和 J Fuller 医生获得）。

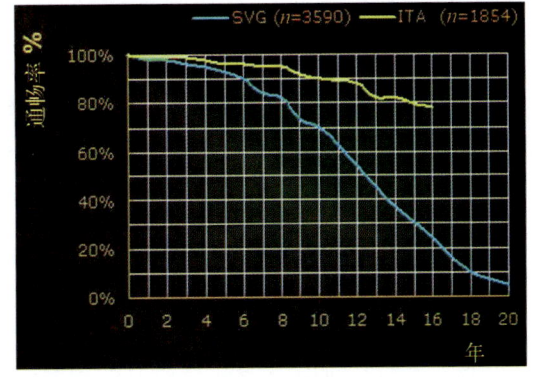

图 6.10　乳内动脉或胸廓内动脉与大隐静脉移植物累计通畅率，墨尔本大学数据库，经 Brian Buxton 教授允许。

结果，墨尔本大学外科医师服务地区的再次冠状动脉手术，大隐静脉移植物病变需再干预，大隐静脉移植物失效造成的心力衰竭仅占心力衰竭人群的少部分。虽然这是观察数据，但

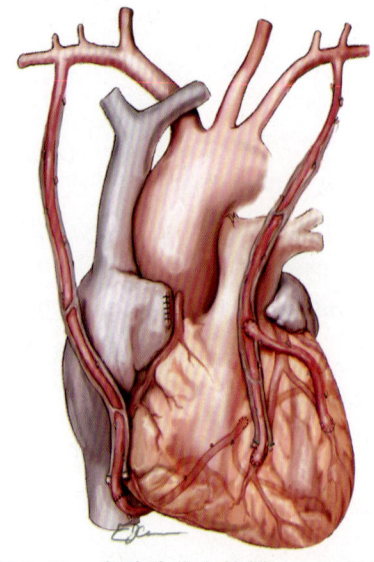

图 6.11 全动脉化血管桥——双侧带蒂乳内动脉和桡动脉,这个策略结合了不停跳技术以防止近远期心力衰竭。注意桡动脉延长了右乳内动脉,桡动脉跳跃式移植到了左乳内动脉。

这也可能是由于高度使用多支动脉移植物的原因。由 Buxton 和 Raman 在 1996 年设计的 RAPCO(Radial Artery Patency and Cumulative Outcomes)研究的结果需等待到 2007～2008 年,其结果令人期待。

不停跳冠状动脉旁路移植术再血管化已经显示出与传统冠状动脉旁路移植术一样有效和安全,而且可以通过不停跳技术实现完全再血管化(puskas)。高危患者,尤其是合并心力衰竭、左主干病变或重度心室功能不全 EF<35%,也可选择 OPCAB 完成彻底再血管化,在这类高危人群中也是更有益的。这类患者术前需要调整至最佳状态,手术需要由有经验的团队完成,才能获得良好的结果。为了成功地完成手术,外科医生需要有多种完成再血管化的技术,随着不停跳技术的发展,这是可以实现的。如图 6.11 利用动脉移植物的不停跳手术策略,可能是防止心力衰竭的创新方式(不停跳方式减少了围术期的心肌功能障碍,动脉移植物提供较良好的通畅率,因此防止了心力衰竭的进展)。

记忆要点

> - 冠状动脉外科是一个非常适合治疗冠心病造成心力衰竭的首选手术方案
> - OPCAB 可能在左心室功能不全的高危患者中有特殊的优势
> - 选择合适的动脉桥血管则可以防止心力衰竭事件的发生
> - 冠状动脉外科仍然是多种心力衰竭外科治疗技术的基石

参 考 文 献

1. ACC/AHA Guidelines. Circulation. 2001; 104: 2996.
2. Oz M. Surgical issues in heart failure: What's new? J Card Fail. 2001; 7(2): S18-S24.
3. Mahon N, O'Neill J, Young J, et al. Contemporary outcomes of outpatients referred for cardiac transplantation evaluation to a tertiary heart failure center: Impact of surgical alternatives. J Card Fail. 2004; 10(4): 273-278.
4. Griffith B. Surgical treatment of congestive heart failure: Evolving options. Ann Thorac Surg. 2003; 76: S2254-S2259.
5. Pagano D, Townend J, Bonser R. What is the role of revascularisation in ischaemic heart failure? Heart. 1999; 81: 8-9.
6. Pagano D, Townend J, Horton R, et al. Coronary artery bypass grafting for ischemic heart failure. The predictive value of quantitative PET for symptomatic and functional outcome. J Thorac Cardiovasc Surg. 1998; 115: 791-799.
7. vom Dahl J, Eitzman DT, al Aouar ZR, et al. Relation of regional function, perfusion, and metabolism in patients with

advanced coronary artery disease undergoing surgical revascularization. Circulation. 1994; 90: 2356-2366.

8. Menasche P. The systemic factor: The comparative roles of cardiopulmonary bypass and off-pump surgery in the genesis of patient injury during and following cardiac surgery. Ann Thorac Surg. 2001; 72: S2260-S2266.
9. Sternik L, Moshkovitz Y, Hod H, Mohr R. Comparison of myocardial revascularization without cardiopulmonary bypass to standard open heart technique in patients with left ventricular dysfunction. Eur J Cardiothorac Surg. 1997; 11: 123-128.
10. Anderson A, Smart F, Battaglia S, et al. Treatment modalities, mortality, and readmissions for congestive heart failure patients [abstract]. JACC. 2002; 8(4). Abstract 251.
11. Jasinksi M, Stanislaw W, Olszowka P, et al. Dysfunction of left ventricle as an indication for off-pump coronary artery bypass grafting. HSForum. 2003; 6(6): E85-E88.
12. Meharwal Z, Mishra Y, Kohli V, et al. Off pump multivessel coronary artery surgery in high-risk patients. Ann Thorac Surg. 2002; 74: S1353-S1357.
13. Giesler G, Butkevich A, Croitoru M, et al. Off pump coronary artery bypass surgery leads to improvement of left ventricular function in patients with significant systolic dysfunction. The 8th annual scientific meeting HFSA S67. #183.
14. Calafiore A, DiMauro M, Canosa C, et al. Early and late outcome of myocardial revascularization with and without cardiopulmonary bypass in high risk patients (EuroSCORE ≥ 6). Eur J Cardiothorac Surg. 2003; 23: 360-367.
15. Arom KV, Flavin TF, Emery RW, Kshettry VR, Petersen RJ, Janey PA. Is low ejection fraction safe for off-pump coronary bypass operation? Ann Thorac Surg. 2000; 70: 1021-1025.
16. Goldstein D, Beauford R, Garland P, Saunders C. Multivessel off-pump revascularization in high-risk patients. In: Oz MC, Goldstein DJ, eds. Minimally Invasive Cardiac Surgery. 2nd ed. Totowa, NJ: Humana Press; 2004: 229-239.
17. Dietl CA, Berkheimer MD, Woods EL, Gilbert CL, Pharr WF, Benoit CH. Efficacy and cost-effectiveness of preoperative IABP in patients with ejection fraction of 0.25 or less. Ann Thorac Surg. 1996; 62: 401-408.
18. Shah PJ, Gordon I, Fuller J, et al. Factors affecting saphenous vein graft patency: Clinical and angio-graphic study in 1402 symptomatic patients operated on between 1977 and 1999. J Thorac Cardiovasc Surg. 2003; 126(6): 1972-1977.
19. Boyd WD, Kodera K, Stahl KD, Rayman R. Current status and future directions in computer-enhanced video- and robotic-assisted coronary bypass surgery. Semin Thorac Cardiovasc Surg. 2002; 14(1): 101-109.
20. Taggart DP. Thomas B Ferguson Lecture. Coronary artery bypass grafting is still the best treatment for multi-vessel coronary artery and left main disease, but patients need to know. Ann Thorac Surg. 2006; 82(6): 1966-1975.
21. Dullum MKC, Block J, Qazi A, Shawl F, Benetti F. Xyphoid MIDCAB: Report of the technique and experience with a less invasive MIDCAB procedure. Heart Surg Forum. 1999; 2(1): 77-81.
22. Puskas J, Thourani V, Marshall J, et al. Clinical outcomes, angiographic patency, and resource utilization in 200 consecutive off-pump coronary bypass patients. Ann Thorac Surg. 2001; 71: 1477-1484.

7. 循环辅助作为心肌恢复或移植过渡

Francis D. Pagani

7.1 循环装置辅助的指征及患者选择

　　尽管循环辅助有助于终末期器官功能的恢复,但是,对于心肌功能恢复过渡或心脏移植过渡的循环辅助治疗,其主要目的是使机体的血流动力学以及氧供得以恢复。在对患者的选择和循环辅助装置安装的时间选择上,由于并没有严格的血流动力学指标要求,所以医生的正确判断以及临床经验就显得格外重要。急性心肌梗死患者,如果合并心源性休克,心指数<2.2 L/(min·m^2),收缩压<90 mmHg,肺毛细血管楔压>15 mmHg,并表现有少尿等组织灌注不足、血肌酐和肝转移酶升高、酸中毒、精神状态改变和四肢厥冷,其30天内的病死率则>50%[1]。尽管有有效的药物治疗、有创性监护、溶栓治疗和主动脉内球囊反搏(intraaortic balloon pump,IABP)等支持,但是病死率仍旧较高[1]。因此,在适当的情况下应用循环辅助能够使患者获得生存的机会。但是,在评估患者是否需要循环辅助的时候,血流动力学指标不应被看作是唯一的评估指标。包括应用血管活性药物的量、患者的临床情况和症状,以及发生器官损伤或恢复的时间在内的其他重要因素,都应该考虑在内。

　　接受循环辅助治疗的患者中,决定安装后治疗结果是否成功最重要的独立因素就是患者的选择。在决定实施循环辅助治疗的过程中,都必须充分地考虑患者病史及整体的临床情况。如果患者有明显的禁忌证而不能进行循环辅助或心脏移植,或者一旦接受就不能脱离循环辅助时,这样的患者是不能考虑使用循环辅助治疗的。辅助循环治疗的绝对禁忌证包括:不可逆的肾功能衰竭、肝功能衰竭或者呼吸衰竭,以及伴有显著不可逆的认知障碍的神经功能障碍。

　　进行性加重的慢性器官功能不全,是实施短暂循环辅助的相对禁忌证,而非绝对禁忌证。由于慢性肺部疾病导致了肺通气和换气功能严重损伤,围术期可引起低氧和肺部血管收缩,进而导致右心循环系统衰竭。患有严重慢性肺部疾病患者,其肺血管阻力固定升高(对血管扩张剂无反应)。当肺部血管阻力>4~6 Wood单位时,肺血管就会发生不可逆性损害,这是心脏移植和循环辅助的禁忌证,因为一旦实施循环辅助,该患者将无法脱离该装置。

　　需要透析治疗的急性肾功能衰竭,仅仅是实施短暂循环辅助治疗的一项相对禁忌证。由心源性休克引起的急性肾功能衰竭,经循环辅助治疗恢复正常的血流动力学后,肾功能即可得到恢复。在评估患者肾功能恢复的可能性时,必须考虑患者休克的程度和持续时间以及患者的基础肾功能。在"不可逆性"病因基础上发生的肾功能不全,可能会明显影响肾功能恢复的程度。而这些"不可逆性"病因中包括了糖尿病肾病和高血压肾病。应慎重考虑若实施机械循环辅助治疗后,患者心功能不能恢复从而接受心脏移植的可能性[2]。同样的,在接受循环辅助后,肝淤血能得到缓解,肝脏的合成功能也能得到相应恢复。但是,门静脉高压或者肝硬化是进行循环辅助的绝对禁忌证。

患者在接受循环辅助治疗后若无法脱离该装置,而且由于年龄较大或其他合并症而无法接受心脏移植时,年龄则成为一项相对禁忌证。高龄会严重地影响患者的生存率,但并不影响脱离辅助装置[3-8]。

开始循环辅助的时机,对患者的预后也有极其重要的影响。心脏手术后患者出现休克,若从最初脱离体外循环到进行循环辅助过渡治疗之间的时间超过6个小时,则生存率就从44%降低到14%[7,8]。基于血流动力学参数和术中正性肌力药物使用情况建立的循环辅助使用预测模型,尽早使用循环辅助装置被认为能提高患者最终脱离辅助装置和出院率[9](表7.1;图7.1)。若建立循环辅助过晚,将导致疾病严重程度和器官功能不全的加重,以致不能使用单侧心室辅助装置进行治疗,而需要建立双心室辅助装置。由此生存率也将随之降低[6,7,10,11]。开始短期循环辅助之前发生的心脏停搏事件,会极大地降低患者的生存率,由47%降至7%[7,8]。

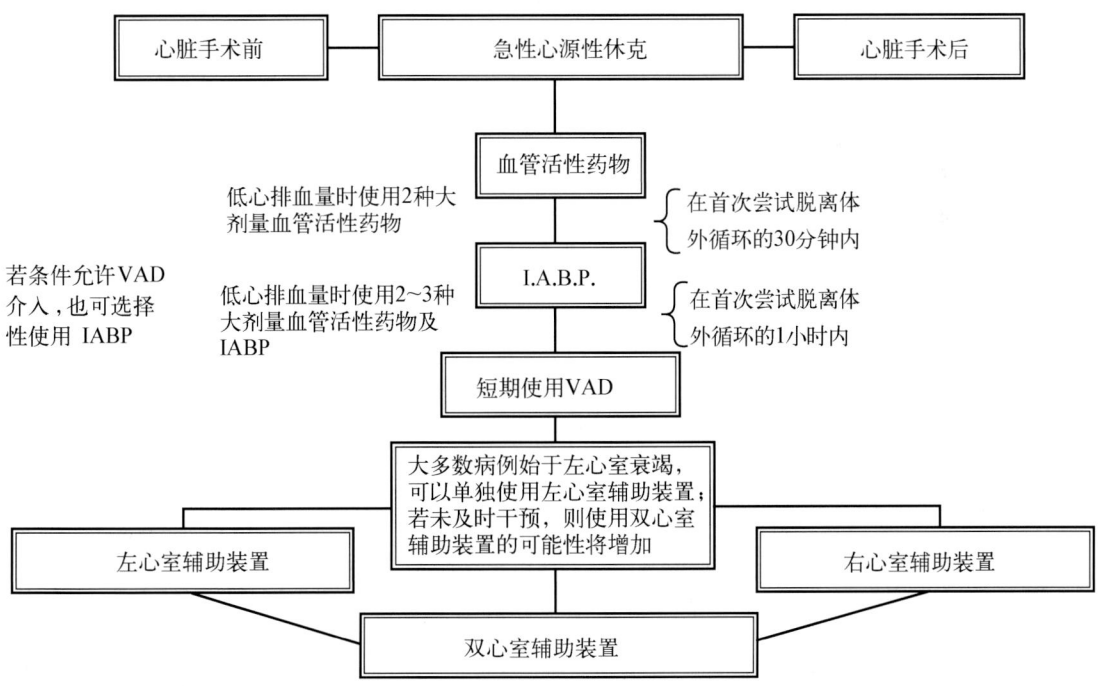

图7.1 使用机械循环辅助装置的时机。来自Samuel等的报道[48]。

选择合适的循环辅助装置对患者的预后也起着极其重要的作用。然而,在选择时也要考虑诸多因素,这些因素包括循环衰竭的病因、使用循环辅助装置的预期维持时间、使用双心室辅助还是单心室辅助装置、是否合并有心肺功能衰竭、患者的体表面积、欲使用的装置类型以及美国食品药品管理局(FDA)对使用特殊装置的限制和规定。考虑所有这些影响因素,将有助于界定过渡期治疗的终点是心功能恢复还是心脏移植(表7.2)。

表 7.1　心室辅助装置的植入标准[a]

血流动力学标准	
收缩压	<100 mmHg
平均肺动脉压（PAP）	>25 mmHg
中心静脉压（CVP）	>15 mmHg
心指数（CI）	<2.0 L/(min·m^2)
药物剂量标准	
肾上腺素	≥0.15 μg/(kg·min)
多巴酚丁胺	≥10 μg/(kg·min)
多巴胺	≥10 μg/(kg·min)
米力农	≥0.5 μg/(kg·min)

注：a：低心排血量时使用 2 种及 2 种以上的血管活性药物而且用量已超过上述标准，则考虑使用心室辅助装置。该表来自于 Samuel 等的报道[9]。

表 7.2　用于心功能恢复和心脏移植过渡循环辅助装置

类型	维持时间[b]	是否通过 FDA 认证[a]	适用范围
主动脉内球囊泵	短期	已通过	短期恢复过渡
体外旋转泵			
体外膜肺氧合（ECMO）	短期	已通过	短期恢复过渡（FDA 批准的离心泵使用时间不超过 6 小时,长期使用被认为不符合标准）
离心泵	短期	已通过	
TandemHeart pVAD	短期	已通过	
Impella 恢复系统	短期	审核中	
体外搏动泵			
Thoratec VAS	短期或长期	已通过	短期恢复过渡,移植过渡
Abiomed BVS 5000 型	短期	已通过	短期恢复过渡
植入性搏动泵			
HeartMate XVE LVAS	长期	已通过	移植过渡
Novacor LVAS	长期	已通过	
植入性旋转泵			
HeartMate Ⅱ	长期	审核中	移植过渡
DeBakey LVAD	长期	审核中	
Jarvik 2000	长期	审核中	
全人工心脏			
CardioWest	长期	已通过	移植过渡

注：a：该表取自美国食品药品管理局在 2005 年 6 月公布的结果。
　　b：维持时间的长短是相对的,短期一般是从数天到数周；长期是从数周到数月,某些情况下超过 1 年。
　　FDA：美国食品药品管理局；ECMO：体外膜肺氧合；pVAD：经皮心室辅助装置；LVAS：左心室辅助系统；LVAD：左心室辅助装置。

7.2 安装临时循环辅助的注意事项

7.2.1 心脏瓣膜病

在考虑使用循环辅助装置的患者,心脏瓣膜病变会产生严重的后果,为了启动成功的循环辅助和顺利脱离辅助装置,必须对瓣膜病变进行修补或替换。轻到中度的主动脉瓣狭窄无关闭不全,不是安装心室辅助装置(ventricular assist device,VAD)的禁忌证。但是,若出现重度主动脉瓣狭窄,应在安装心室辅助装置前予以处理,最好是选用生物瓣膜进行替换,以便日后脱离循环辅助装置,并有助于患者在机械辅助装置出现故障时自身心功能的维系。由于左心室辅助装置连接于左心房并通过导管连接到主动脉,所以轻到中度主动脉瓣关闭不全会明显影响心室辅助装置的支持效果。在这些情况下,主动脉瓣关闭不全会引起左心室扩大,导致明显的左心功能不全。左心室扩大会严重影响心内膜下血供,最终导致患者无法脱离循环辅助装置的支持。对于左心室辅助装置是通过心尖插管引流血液和主动脉插管泵出血液的患者,安装此类装置会降低左心室内压,但是左心室内压降低导致跨主动脉瓣压升高,从而加重主动脉瓣关闭不全。故当血液由辅助装置泵入主动脉根部时,通过关闭不全的主动脉瓣反流入心室,使心排血量降低,器官灌注不足。左心室辅助装置引流左心室的血液,使左心室舒张末压降低,而主动脉根部压力因辅助装置血流增加而增高,由此,辅助循环开始后即使原来仅轻到中度的主动脉瓣反流可能变成重度的反流。主动脉瓣的反流量可通过热稀释导管测量心排血量并与辅助装置输出量进行对比而得出。当辅助装置的每分输出量超过心排血量 1.5~2L 以上时,可以认为有明显的反流。另外,明显的主动脉瓣关闭不全可通过超声心动图确诊。若患者曾接受过主动脉瓣机械瓣膜置换术,在接受左心室辅助装置前,应将机械瓣膜替换成生物瓣膜。然而,在心室收缩期血液由机械泵直接泵入主动脉时无需主动脉瓣开闭,所以这种情况下的生物瓣膜很容易产生血栓。患者若用循环辅助装置做心脏移植前的长期过渡治疗或心脏移植替代治疗,则其人工瓣膜的管理具有争议性,而且与用循环辅助装置做短期支持的患者相比,二者在人工瓣膜的管理方式上是有差异的[12,13]。

准备建立循环辅助时,对发现有严重二尖瓣狭窄的患者,应根据所选择的机械辅助装置类型和插管位置,对二尖瓣病变进行处理。严重的二尖瓣狭窄患者,其左心室充盈受限。当安装机械辅助装置并将输入管安置于心尖部位时,由于二尖瓣狭窄,使得机械辅助装置的充盈受限,输入血量降低。为解决这一问题,可以通过将输入管放置于左心房予以解决,也可以对病变的二尖瓣进行处理(二尖瓣修复或用生物瓣膜行二尖瓣置换术)。对于已经行二尖瓣置换术的患者(无论是生物瓣还是机械瓣),在安装左心室辅助装置(left ventricular assist device,LVAD)时,都应该通过心尖部安装输入管,确保有血流通过人工瓣膜以防止血栓形成。尽管二尖瓣关闭不全对安装左心室辅助装置充盈并无影响,但是二尖瓣关闭不全造成肺循环压增高,而且左心室重构也会受到不良影响[14]。若患者能够脱离循环辅助装置,无论二尖瓣病变是狭窄还是关闭不全,要想心室功能得到提高和恢复,就必须对二尖瓣病变进行处理。

对术后早期安装单心室辅助装置的患者而言,良好的右心功能对维持左心室辅助装置的血流极其重要。重度三尖瓣反流将明显减少右心排血量,尤其合并肺循环阻力增高更为明显。而且,重度三尖瓣反流导致中心静脉压增高、肝淤血和肾功能不全。术前容量负荷过度和双心室衰竭,以及安装左心室辅助装置后,由于右心室扩大、室间隔左移,都可能出现重度的三尖瓣反流[15-17]。如在安装左心室辅助装置期间发生重度的三尖瓣反流,则应实施三尖瓣修补术以提高右心系统的循环功能。

7.2.2 冠状动脉疾病

对合并明显冠状动脉阻塞性疾病的患者,或者因冠状动脉旁路移植术失败而发生术后休克的患者,在循环辅助期间仍旧会出现心绞痛。随着冠状动脉阻塞性疾病的进行性发展,心肌功能得不到恢复,机械辅助装置无法脱离,在右心室缺血时,也使得患者无法脱离仅用于支持左心系统的体外循环机。在安装循环辅助装置的过程中,若在围术期出现右心室心肌缺血,则会产生明显的血流动力学异常。在循环辅助装置的安装过程中或者启用后不久,右心室心肌缺血会造成心肌顿抑或心肌梗死,导致右心循环衰竭,从而减少流向LVAD的血流。对已行冠状动脉旁路移植术而且准备接受循环辅助的患者而言,应该保护好通畅的桥血管,尤其对右冠状动脉或左前降支的桥血管,以防出现围术期右心循环衰竭和心律失常。假如在右冠状动脉和左前降支的供血范围内有冠状动脉堵塞,并且冠状动脉旁路移植术能够缓解心肌缺血,那么在这种特殊情况下,为了提高围术期的右心功能,进行冠状动脉旁路移植术是极其重要的。

7.2.3 心律失常

合并心源性休克和心肌缺血性疾病或者特发性心肌病时,房性和室性心律失常较为常见。这些心律失常在术后早期持续出现,但随血流动力学的改善和停用血管活性药物得到解决。患者发生持续性室性心律失常时,应使用双心室辅助装置以保证左心室辅助装置有足够的血液充盈。在能够脱离或者准备脱离循环辅助时,必须使用抗心律失常药物或电生理消融技术控制心律失常。

7.2.4 心内分流

潜在的心内分流,例如卵圆孔未闭和房间隔缺损,应该在安装左心室辅助装置时给予关闭,以防止右向左分流。这些异常分流在术前就应该利用经食管超声予以明确诊断[18]。同右心房压力相比,安装左心室辅助装置后左心房压力降低。这种压力梯度造成右心房的静脉血分流入左心房,从而引起全身缺氧。如卵圆孔未闭或房间隔缺损未被发现,可给予肺血管扩张剂和正性肌力药物。这些药物通过提高右心功能和降低右心房压以减少血液分流。如果机体处于明显的低氧状态,则需要再次手术或经皮介入关闭异常通道。

7.3 机械循环辅助的并发症

因严重疾病需要安装循环辅助装置进行短暂支持治疗的患者,其围术期死亡率是比较高的。循环辅助装置安装的早期阶段,最常见并发症有出血、右心循环衰竭、神经功能障碍和进行性多器官功能衰竭。

出血是常见的并发症,在术后早期阶段经常需要再次手术。引起出血的危险因素包括术前肝淤血和肝功能衰竭、术前营养不良、长时间体外循环、手术创面大、再次手术、多处插管、血小板功能低下以及因接触体外循环机和循环辅助装置的生物材料表面而导致的纤溶系统激活。术前使用丝氨酸蛋白酶抑制剂、抑肽酶和维生素 K 有助于降低术后出血的风险[19,20]。

使用左心室辅助装置的患者中,右心循环衰竭发生率为 10%~20%。如并发多器官功能衰竭,其发生率将更高。右心循环衰竭的病因是多方面的,包括肺血管床和(或)右心室的原发病理改变,经常是二者共同作用导致右心循环衰竭。引起右心循环衰竭的病因包括气体栓塞导致的右心室功能损害、术中心肌保护不当引起的心肌顿抑、冠状动脉病变引起的心肌缺血和心肌梗死、心律失常、容量负荷过重以及左心室空负荷引起的室间隔移位。多项研究表明,若出现中心静脉压升高、跨肺压差>16 mmHg、术前右心室每搏功指数较低、术前肺水肿程度、围术期输血增加,所有这些因素都会增加在安装左心室辅助循环后需要继续安装右心室辅助装置的可能[11,21-23]。安装循环辅助装置后,左心室出现急剧的负荷降低,可能会引起室间隔左移,增加右心室的容量负荷以及降低右心室功能[15,16]。通过左心室辅助装置调节左心室充盈能够降低肺动脉压力和右心室后负荷,从而抵消室间隔左移引起的不良结果[15,16]。围术期早期限制机械辅助装置的流量,能防止室间隔移位和右心室后负荷过重,而且可以防止某些患者出现右心循环衰竭。近来采用吸入选择性肺血管扩张药一氧化氮,联合米力农、异丙肾上腺素或多巴酚丁胺,改进了围术期对高肺血管阻力的治疗,进而显著降低了右心室辅助装置的使用[24]。

循环辅助装置所引起的血栓发生率变化较大,而且影响因素众多,包括机械辅助装置的类型、装置使用时间、插管的位置和数量以及是否行人工瓣膜替换术。总的来说,10%~30% 的循环辅助患者会发生血栓栓塞。抗血小板治疗结合肝素和华法林抗凝治疗,改进辅助装置设计,以及更为广泛地使用心尖插管而非左心房插管,血栓栓塞的发生率得到改善。对于仅仅行短期循环辅助装置治疗的患者,通常只需联合肝素和抗血小板药物进行抗凝。而对于更长时间的循环辅助治疗,大多数需要过渡到华法林和抗血小板药物,但不是所有患者,例如临时性体外循环辅助装置。

短期循环辅助患者发生辅助装置无关的或相关的早期院内感染率为 30%~40%,而且与疾病的严重程度相关[25,26]。败血症持续或反复的患者,以及装置相关的感染患者,比无此类并发症患者的死亡率更高。住院时间延长、制动、气管插管、营养不良、糖尿病、肥胖、留置导管、血管内导线、经皮插管以及使用广谱抗生素,都增加院内感染发生率。使用抗生素和替换或移除辅助装置,有时可以很好地控制辅助装置相关的感染。

7.4 脱离机械循环辅助的注意事项

患者准备脱离循环辅助时,需要注意众多事项。第一也是最重要的,必须考虑是否存在未得到重视和纠正的心脏病变,例如瓣膜病或者严重的冠状动脉病变。如果促使患者使用循环辅助装置进行支持治疗的病因未得到纠治,那么想要脱离循环辅助装置几乎是不可能的。同时必须排除心脏压塞的可能。出血是循环辅助主要的早期并发症,发生心脏压塞和出血的患者经常需要再次手术。术后早期阶段使用经食管超声诊断心脏压塞并不可靠。所以,提高警惕和降低再次手术的标准对治疗心脏压塞至关重要。脱离辅助装置时,要保证容量、心脏的前负荷及后负荷、心脏节律和正性肌力药物应达到最佳状态。非心源性因素会导致患者无法脱离循环辅助。肺水肿、升高的肺血管阻力、急性呼吸窘迫综合征和肺炎会损害右心室功能。一旦患者机体状态达到稳定,应用食管超声指导循环辅助的脱离是最理想的。机械辅助装置流量减少时,经食管超声就能提供关于心室充盈和心肌收缩以及瓣膜功能的信息。患者如果在低流量辅助下仍能维持血流动力学稳定,就可以考虑脱离循环辅助。如果行双心室辅助,首先应减少右心辅助流量,再减少左心辅助流量,以免发生因左心室功能未恢复正常而造成肺水肿。随着机械辅助装置流量的下降,机体自身心脏开始做功维持血液循环,并且通过与心电图同步的动脉波形监测系统来监测心肌收缩力是否处于正常状态。在尝试脱离循环辅助时,如果出现血流动力学波动,应恢复循环辅助,以后再尝试脱离。如果无法脱离循环辅助,则应对患者进行心脏移植或终点治疗的评估。如可使用和有指征,过渡到机械装置进行长期辅助。

7.5 机械辅助装置

7.5.1 主动脉内球囊反搏

1962 年 Moulopolous 和他的同事发明了主动脉内球囊反搏(IABP)[27]。1968 年 Kantrowitz 首次报道临床应用主动脉内球囊反搏治疗 3 例心肌梗死后心源性休克患者[28]。从那时起,主动脉球囊反搏成为一种简单、经济、有效的治疗心源性休克的辅助装置(图 7.2)。经皮插入 IABP,能增加心排血量 10%~25%。多个因素影响 IABP 的疗效,包括球囊大小、患者体表面积、主动脉顺应性、心脏节律、血压、IABP 时相设置以及心源性休克的病因。IABP 能最大程度地提高缺血性心肌病患者心排血量,其心肌收缩力因冠状动脉血流增加而明显改善。

IABP 的原理基于利用动脉压力曲线下面积(时间-张力指数)可以间接评估心肌耗氧量的发现,在收缩期降低后负荷可以使得面积缩小。Harken 和他的同事发明了一种装置,这种装置能在心室收缩前从动脉干中抽出血液而降低时间-张力指数,并在舒张期重新将血液回输[29]。1962 年 Moulopolous 等报道了一种以导管为基础的球囊装置,该装置产生与 Harken 泵相似的血流动力学效应,但该装置并不是一种体外泵[27]。Moulopolous 将球囊插入主动

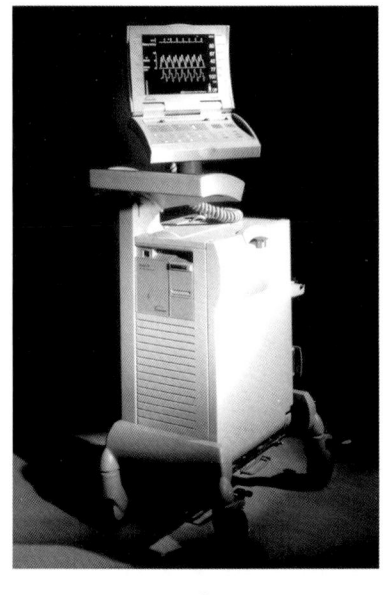

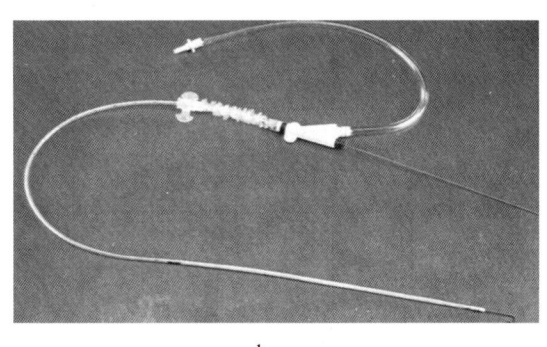

图 7.2 主动脉球囊反搏泵（Datascope System 98/98XT, Datascope Corporation, Fairfield, NJ）。a. IABP 操作主机。b. 在腹股沟将球囊导管经皮插入并置于胸主动脉。

脉，在心室舒张期扩张球囊，由此增加舒张期血压，而在心脏射血前球囊萎陷能有效地降低心脏后负荷及收缩期做功。

IABP 的主要作用是降低左心室后负荷和增加冠状动脉灌注。增加冠状动脉血流、降低前后负荷，能有效提高心肌收缩力，增加心排血量。IABP 的定位是使球囊的尖端靠近左锁骨下动脉开口的远端，球囊应该能填充主动脉，这样球囊扩张时接近阻断血管。成人球囊充盈量以 30～40 ml 为宜。球囊的充气时间应与主动脉瓣关闭的时间相一致，这可以利用主动脉血压曲线的重搏切迹作为激发信号（图 7.3）。球囊的放气时间点越晚越好，这样能保持较长时间的高舒张期血压，但必须在主动脉瓣开放和心室射血之前放气，在心电图 R 波起始点使球囊放气。规则心律中易识别的 R 波或良好动脉搏动波中明显的动脉重搏切迹能保证 IABP 工作良好。目前 IABP 的主机依据心电图 R 波或动脉压力曲线触发。心动过速时，IABP 经常采用间隔心跳充气。在不稳定的患者，恢复规则心律或者规则起搏心律能为 IABP 提供最合适的时间点。

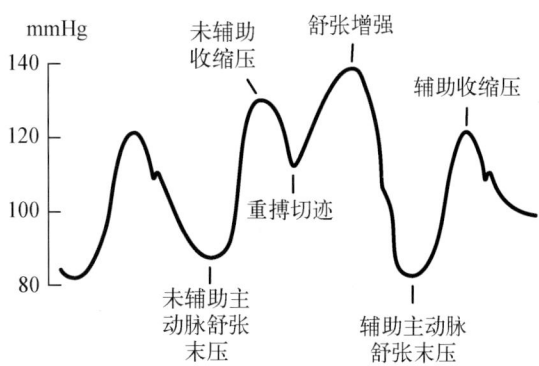

图 7.3 IABP 支持时的主动脉压力曲线。在正确的时间点，以重搏切迹点为信号，在主动脉瓣关闭后立即扩张球囊。与未有辅助的射血相比，反搏泵通过在舒张期提高动脉压的峰值来增加冠状动脉舒张期血流（舒张增强）。在心室收缩前球囊放气能降低心室后负荷，降低主动脉舒张末压（辅助的主动脉舒张末压）和收缩峰压（收缩辅助）。

使用改良 Seldinger 技术经皮将 IABP 插入股动脉,或手术切开将 IABP 插入。手术切开一般在体外循环平流致动脉搏动消失时使用。股动脉或髂动脉因阻塞性病变无法插入导引钢丝时,应改用锁骨中 1/3 下的腋动脉为穿刺点。心脏手术后无法脱离体外循环时,也可以选择升主动脉作为穿刺点。使用荧光透视或者经食管超声心动图明确导引钢丝的位置正确。球囊位置应该安置好,以防扩张时堵塞左锁骨下动脉。IABP 放置时间超过 24 小时建议使用肝素抗凝。脱离 IABP 应首先减少辅助频率,由 1∶1 逐渐过渡到 1∶3 或 1∶4,并密切观察临床表现。

IABP 并发症包括下肢缺血、球囊破裂、球囊内血栓形成、败血症、穿刺部位感染、出血、假性动脉瘤形成、淋巴管瘘、股神经病变、血管穿透出血以及导管插入动脉内膜下形成夹层动脉瘤。Benchmark Registry 提供了 IABP 并发症的最大研究数据,包括 18 个国家 243 个机构的 16 909 例患者数据[30]。这个注册数据库中,患者平均年龄 66 岁,仅 12% 患者有周围血管病史。大约 80% 的 IABP 通过鞘管插入,78% 选择 9.5Fr 导管而不是小的 8Fr 导管。IABP 相关死亡率为 0.05%(表 7.3)。所有肢体缺血发生率是 2.9%,主要肢体缺血发生率为 0.9%。IABP 插入后的截肢率是 0.1%。多变量分析显示女性、年龄、周围血管病和体表面积可以预测并发症的发生率(表 7.3)。使用小管径导管(8Fr)和不用鞘管都可以降低缺血性并发症发生率。

表 7.3 Benchmatk Registry IABP 并发症发生率及不良事件预测指标

并发症发生率(%)(例数 $n=16\,909$)	
IABP 相关死亡率	0.05%
任一肢体缺血	2.9%
主要肢体缺血	0.9%
严重的穿刺部位出血	0.8%
截肢	0.1%
球囊破裂	1.0%
IABP 并发症多因素预测指标	

	相关性	P 值
周围血管病变	1.97	<0.001
女性	1.74	<0.001
体表面积<1.65 m^2	1.45	<0.05
年龄>75 岁	1.29	<0.05

注:数据来自 Ferguson 等的报道[30]。在这项研究中,主要肢体缺血是指肢体动脉搏动及感觉的消失、皮肤苍白,需手术治疗。轻微肢体缺血是指在取出 IABP 后肢体动脉搏动可以得到恢复。严重出血是指出血引起了血流动力学的变化,需输血或进行血管手术。IABP 引起的死亡率是指与 IABP 有关的血管破裂或血栓栓塞所造成的死亡。

IABP 有多个缺陷。在最佳状态下,IABP 最多只能增加 25% 的心排血量,而左心室辅助装置能增加 3~5 倍心排血量。IABP 对右心没有明显的辅助作用。患者在 IABP 支持期间需要制动。明显的主动脉瓣反流(增加舒张压和反流量)、动脉瘤和(或)动脉夹层以及败血症都是 IABP 的禁忌证。

7.5.2 体外膜肺氧合

体外膜肺氧合(extracorporeal membrane oxygenation,ECMO),也称为体外生命支持装置(extracorporeal life support,ECLS),利用改良心肺机提供循环辅助,同时完成血液氧合和二氧化碳交换。严重心和(或)肺衰竭患者经数天至数周的辅助支持以期得到恢复[31-34](图7.4)。ECMO 同手术室常规使用的体外循环机原理一样,但 ECMO 有许多改进,尤其是膜式氧合器,可以长时间辅助。1972 年 Hill 首次报道 ECMO 的成功应用[35]。ECMO 的应用指征非常广泛,包括新生儿、儿童和成人的呼吸支持,心脏术后辅助,安装左心室辅助装置前的过渡治疗("过渡到过渡的理念")或者心脏移植前的过渡治疗[36-38]。

ECMO 循环装置组件包括离心泵、中空纤维或膜式氧合器、空氧混合器、泵控制台、热交换器和泵车。一些中心倾向于使用带膜式氧合器的滚压泵[34]。使用肝素涂层管道可以减少但不能避免全身抗凝,也可能减轻 ECMO 相关的免疫反应。ECMO 插管方式根据具体临床情况而定,而且取决于需行动脉-静脉回路还是静脉-静脉回路。静脉-静脉回路多用于呼吸支持,而静脉-动脉回路则用于心脏支持和(或)呼吸支持。急诊需在短时间内循环辅助时,可以经皮穿刺股动静脉插管。在不太紧急情况下,可以切开经颈内动脉或颈动脉插管,也可以在股动静脉插管。如果在手术室内发生心脏切开术后心力衰竭,可以经右心房插管建立静脉回流通路,经升主动脉插管建立动脉流出通路。

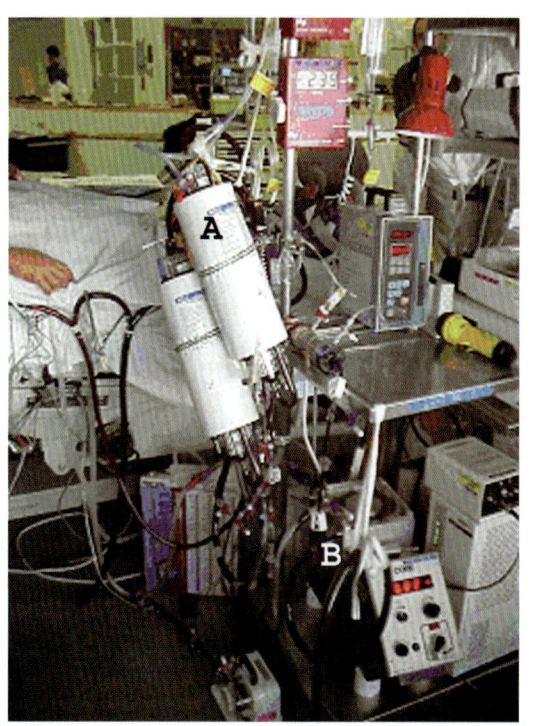

图 7.4 图片展示了 Michigan 大学的体外膜肺氧合装置(ECMO)[注意:图片中央为膜肺氧合器(A),底部为滚动泵(B)]。图片由来自 Michigan 大学外科重症监护科的 Fresca Swaniker 医生提供。

尽管 ECMO 通过减少肺静脉回流而降低了左心室的前负荷,但是 ECMO 明显降低了右心室的负荷,而没有显著降低左心室的负荷。严重的左心室功能不全患者,左心室扩张引起明显肺动脉高压,最后造成肺淤血。IABP 除可以提供搏动血流外,而且有助于降低左心室收缩期后负荷,并提高心肌收缩力。使用 IABP 和强心药物能保持有效的心肌收缩力,从而防止心室扩张和血栓形成。如果 IABP 并没显著缓解心室扩张和降低肺动脉高压,切开房间隔以引流肺静脉回血[36,37]。另外,左心引流管连接于 ECMO 的静脉端可以减轻心室扩张。ECMO 循环支持期间,维持一定的肺循环血流量对于防止血栓栓塞是非常重要的。持续肺部通气维持左心室搏出血的氧饱和度在 90% 以上是极其重要的。左心室搏出低氧饱和度的血液灌注冠状动脉和脑循环后,会引起心脑的低氧损伤。

为促进呼吸功能恢复,应重视低压低氧通气以防止氧诱导损伤,压力控制通气,血液透析以减少水肿,间断俯卧位以及营养支持。监测左右心房的压力和泵流量,保持混合静脉血氧饱和度在75%以上,这可以精确反映体循环血流的充足。静脉回流管道引流量突然减少,可表现为静脉管路发出嘎嘎声,并随呼吸和流量的明显改变而改变。造成这种现象的原因包括低氧血症、管道弯曲或受压、气胸和心脏压塞。

已有多个大样本临床报道ECMO成功应用于成人、儿童和新生儿患者的心和(或)肺功能支持。Michigan大学的Bartlett等报道了目前为止最大的样本量,1980~1998年1 000例使用ECMO患者的治疗结果[34]。586例呼吸衰竭新生儿中,存活出院率为88%;132例呼吸衰竭儿童中,存活出院率为70%;146名成人呼吸衰竭患者中,56%能出院。从1988年开始静脉-静脉ECMO用来呼吸功能支持。对于心脏衰竭患者而言,33%的成人患者(31例)和48%的儿童患者(105例)能生存到出院。心肌功能早期不能得到恢复的成人患者,ECMO作为接受长期辅助装置前的过渡治疗能提高生存率[36,37]。相反,长期植入装置的使用扩大了ECMO的适应证,因为有些情况下心肌功能并不能恢复[36-38]。Smedira等曾报道了Cleveland 202例使用ECMO治疗心衰的临床经验[39],24小时、30天和1年的生存率分别是90%、38%和29%。30天内仍存活的患者其5年生存率达到63%。ECMO的并发症发生率是比较高的,49%会发生感染,40%需要透析治疗,33%出现神经并发症,25%出现四肢并发症。死亡的危险因素包括老龄、胸主动脉手术、再次手术、心力衰竭失代偿和没有使用IABP。Magovern等报道92例ECMO支持的治疗结果[40],术后衰竭无法脱机接受ECMO支持的55例患者中,20例(36%)存活至出院;27例接受经皮介入手术后实施ECMO支持的患者中,23例(85%)存活;而4例初次心脏移植物衰竭接受ECMO支持患者中2例(50%)存活;心脏复苏接受ECMO支持的6例患者中无1例幸存。

7.5.3 离心血流设计的体外旋转泵

7.5.3.1 TandemHeart经皮心室辅助装置

TandemHeart经皮心室辅助装置(pVAD)(Cardiac Assist Technologies, Inc., Pittsburgh, PA)是一个经皮穿刺从左心房到股动脉的心室辅助装置(图7.5和7.6)。该泵是一种低流速、持续血流的离心泵,溶血和血栓发生率低。这种装置是一种双腔泵,由上、下壳两个部件组成,上壳提供血流的流入和流出管道,下壳部件则包含控制器连线、VAD叶轮旋转驱动装置以及内置于泵内的抗凝输注管道,以提供一个动力性轴承、轴承的冷却和局部抗凝。控制平台是一个以微处理器为基础的电子机械驱动和输注系统,该系统的运行适用于交流电或内置电池。

该装置通过右股静脉经皮穿刺植入(图7.6)。将一标准的Brockenbrough导管插入至上腔静脉,用Ross针在房间隔卵圆孔部穿孔。同Inoue法行二尖瓣成形术一样,Brockenbrough管随后被换成了一个末端柔软钢丝圈的硬质导引钢丝。在房间隔切开点处用2级扩张管扩张到21F,随后插入静脉引流管固定于大腿皮肤。将14~19F的动脉灌注管经皮穿刺入右股动脉,或使用两根12F的导管插入双侧股动脉。

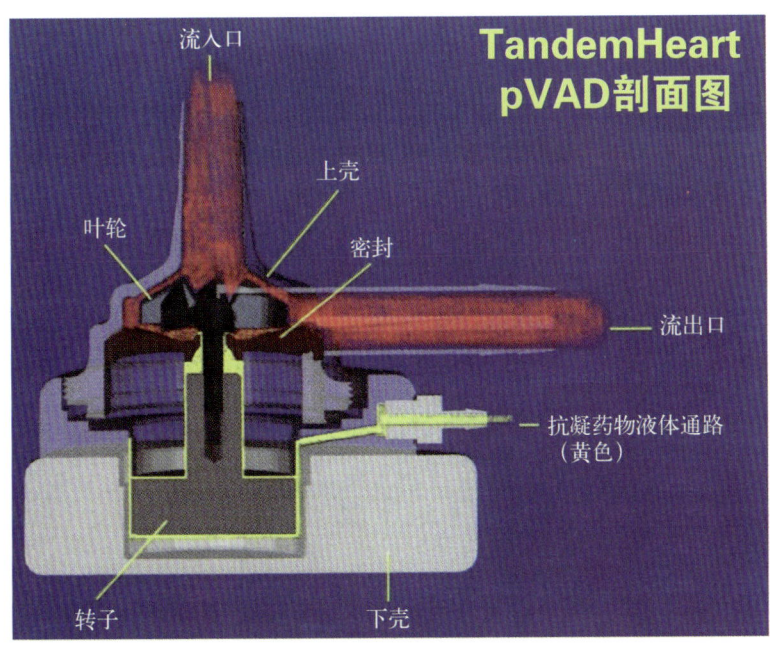
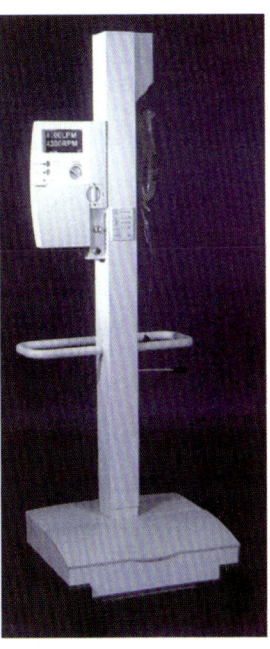

图 7.5 a. TandemHeart 经皮心室辅助装置离心泵(CardiacAssist, Inc., Pittsburgh, PA)。b. TandemHeart 经皮心室辅助装置离心泵的电子控制装置。

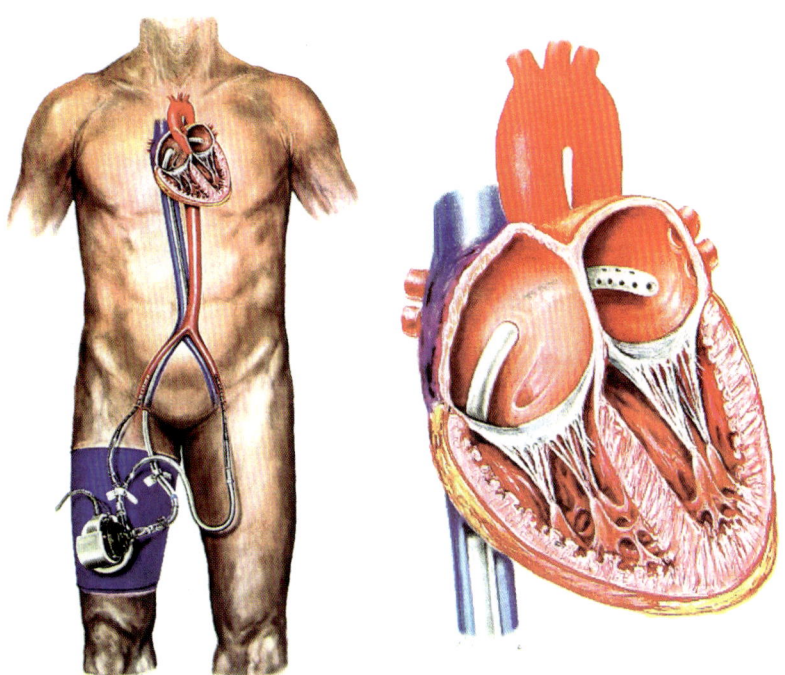

图 7.6 图示股动脉插管和股静脉穿插管,通过跨房间隔把流入管从股静脉置入左心房。TandemHeart pVAD 固定在患者的右下肢。

Thiele 等报道使用 TandemHeart pVAD 治疗 18 例心源性休克患者[41],平均持续时间 4±3 天,经皮植入该装置后,平均心排血指数从 1.7±0.3 L/(min·m²)上升至 2.4±0.6 L/(min·m²),装置平均流量为 3.2±0.6 L/min,肺动脉楔压从 31±8 mmHg 降低至 23±6 mmHg,30 天存活率为 56%。TandemHeart 正在进行一项 FDA 批准的多中心 Ⅱ 期临床实验,以了解该装置治疗急性心源性休克的疗效。

7.5.4 轴流设计的体外旋转泵

7.5.4.1 Impella 心室辅助装置

Impella Recover® 系统(Impella Cardiosystem AG,Germany)是一种导管内的小型化叶轮泵。该装置通过使用 Recover LD 5.0 直接置入左心室,或者 Recover LP 5.0 LV 在腹股沟经皮穿刺置入左心室,进行左心循环的支持,或使用 Recover RD 进行右心循环的支持(图 7.7)。Recover LD/LP 5.0 微型轴泵能以 33 000 r/min 的转速泵出流量达 4.5 L/min 的血液。该泵安装在末梢直径为 9F 导管上,包括泵本身在内 Impella Recover 的最大外径才 21F。导管鞘包括连接泵电机的电子装置和感受器的电连接,以及用来输注冲洗液的独立导管。

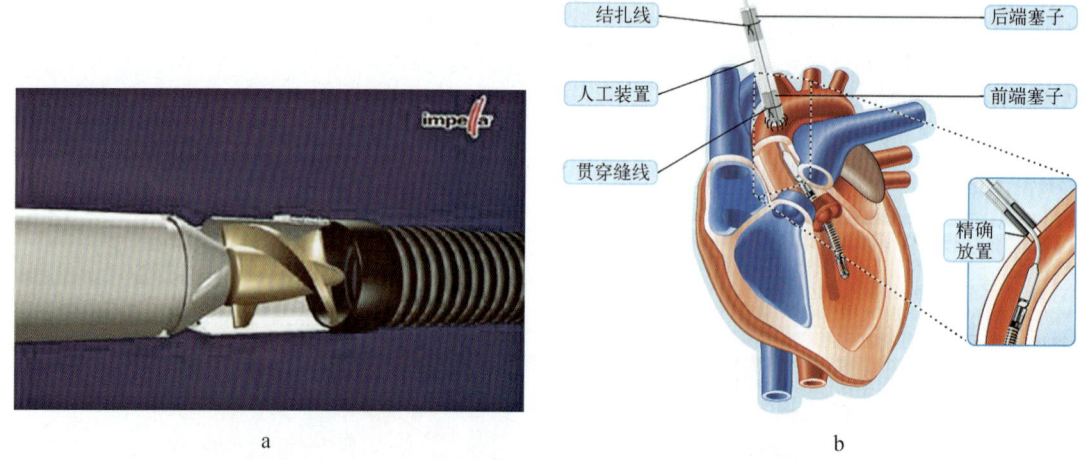

图 7.7 Impella 恢复系统(Impella Cardiosystem AG,Germany)。a. 图为 Impella 恢复系统导管内微型轴上的叶轮。b. 图为经主动脉瓣安装 Impella 恢复系统。

在早期的多中心试验中,Siegenthaler 等报道了 24 例患者接受 Impella 恢复系统的治疗结果,其中 16 例联合应用 IABP,选择 198 例曾行 IABP 辅助患者作为对照组,采用三种风险评估模式来配对临床紧急程度[42]。Impella 组死亡率是 54%(24 例中 13 例死亡),同高危 IABP 组死亡率相近[Hausmann 指数≥2(57%),监护病房指数≥2(51%),Texas 心脏协会指数≥0.75(55%),以及心排血指数≤2.3(45%)]。转速 28 000±4 500 r/min 时,泵流量达 3.3±0.7 L/min,支持时间为 61±56 小时(范围 7~228 小时),4 个装置需要重新调整位置,1 个装置因冲洗管道漏液而被移除。溶血较轻(Impella 组存活者中 LDH 为 540±260 U/dl)。

重要的是,当使用Impella患者的心排血量增加到1 L/min或超过Impella装置的泵流量时,这些患者的死亡率为10%(1/10),而心排血量<1 L/min或更低患者的死亡率达88%(8/9)($P=0.001$)。Meyns等报道了16例行Impella恢复系统治疗的患者,其中6例经股动脉经皮插管,10例直接在主动脉插管[43],辅助泵的平均流量为4.24±0.28 L/min,Impella支持前平均血压是57.4±13 mmHg,6小时后升至74.9±13 mmHg,24小时后升至80.6±17 mmHg($P=0.003$)。心排血量从最初的4.1±1.3 L/min,增至6小时后的5.5±1.3 L/min,以及24小时后的5.9±1.9 L/min。平均肺动脉楔压也从最初的29±10 mmHg,降低到6小时后的17±5 mmHg和24小时后的18±7 mmHg($P=0.04$)。装置相关并发症包括3个感受器失灵(无临床症状)、1个泵移位(更换)和发生溶血6例(未结合血浆血红蛋白峰值>100 mg/dl,无临床表现)。脱离辅助装置11例(68%),存活出院6例(37%)。

7.5.5 体外搏动装置

7.5.5.1 Thoratec 心室辅助系统

Thoratec心室辅助系统(VAS)(Thoratec Laboratories, Inc., Pleasanton, CA)是一种用于单心室或双心室支持的体旁型、气动型搏动系统,这种系统是由一个无缝聚氨酯血囊和包裹其外的一个聚碳酸酯硬质壳组成[44,45](图7.8)。一个外部驱动装置把压缩气体传给血泵,通过挤压血囊而射血。流入和流出导管内有两个Bjork-Shiley凹凸倾斜碟瓣,以能保证单向血流。这种装置的每搏量可以达到65 ml,最大输出量可以达7 L/min。若用此装置支持左心室,可以在心尖部或者左心房处插入泵流入管,泵流出管与升主动脉吻合。若用此装置支持右心室,则将大孔导管插入右心房,流出管与主肺动脉吻合。在插管建立后,将流入管和流出管

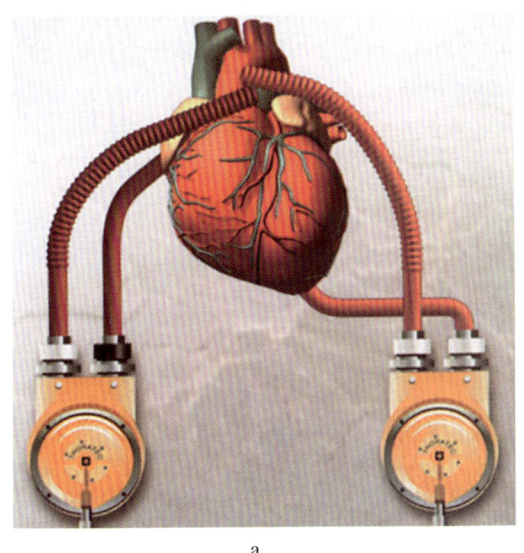
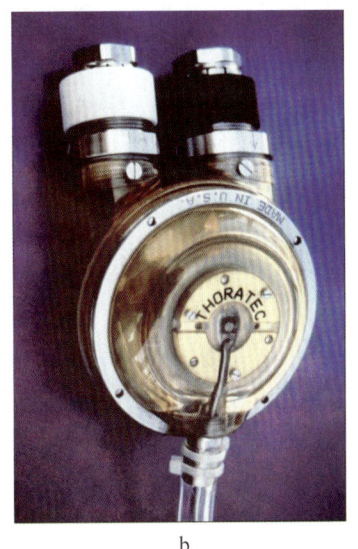

a b

图7.8 Thoratec心室辅助(Thoratec Laboratories, Inc., Pleasanton, CA)。a. 图示为双心室支持时插管的位置。b. Thoratec心室辅助装置的体外气动血泵。

连接到固定于腹部前壁的泵上。在装置辅助期间,需要应用葡聚糖、肝素、华法林或双嘧达莫(潘生丁)进行抗凝。患者可以活动,但是由于较大的动力控制装置和安置在身上的泵,而使得患者活动受限。Thoratec 心室辅助装置(VAD)可以有固定频率、容量或者同步的运行模式。FDA 已经批准 Thoratec 心室辅助系统可用于恢复前的过渡治疗和移植前的过渡治疗。Thoratec 心室辅助系统是目前唯一被批准使用于心脏移植前过渡治疗的体外辅助系统。所以,当患者出现心肌功能无法恢复时,若有指征可以用该装置提供循环支持直到心脏移植。目前新设计的体旁 Thoratec 心室辅助系统包括了一个较小适中的驱动装置,这就增加了患者的活动度并可以允许患者出院回家[46]。

McBride 等报道 111 例急性心力衰竭患者行 Thoratec 心室辅助系统支持的治疗结果[44]。44 例为心功能恢复前过渡治疗的患者,1 年生存率是 25%,而与此相比,67 例接受心脏移植前过渡治疗患者的 1 年生存率是 58%。恢复过渡组和移植过渡组的支持时间分别是 0.1~27 天(平均 4.5 天)和 0.2~184 天(平均 40.7 天),两组都有明显的并发症。El-Banayosy 等报道 104 例采用 Thoratec 心室辅助系统作为心脏移植过渡治疗患者生存率是 61%[45]。大约 50%患者需要双心室辅助,而这些患者的预后更差。年龄、移植前使用呼吸机和移植前高总胆红素都预示患者的预后较差。

7.5.5.2 Abiomed BVS 5000

Abiomed BVS 5000(Abiomed, Inc., Danvers, MA)支持系统是一种自动心室辅助装置,该装置能提供短期单心室或双心室辅助[7-9,47,48](图 7.9)。Abiomed BVS 5000 是第一个被 FDA 批准用于短期体外循环辅助的装置,应用于心脏术后无法脱离体外循环、急性心肌炎和心肌梗死导致的心源性休克,作为心功能恢复的过渡治疗。该装置安装在体外,其搏动系统能模拟心脏的正常生理机械功能。含微型处理器的驱动装置能给一次性使用的支持一侧心脏功能的气动双腔血泵提供动力。该泵把从左心房回流的血液泵入升主动脉,而把右心房回流的血液泵入肺动脉,外部系统通过经胸管道与患者连接。每一个血泵都有两个由 Angioflex 聚氨酯所合成的类房室样的腔。聚氨酯三叶瓣膜被用来分割房室腔和心室腔流出管道。一个或者两个一次性血泵由单个 BVS 控制装置控制,它能自动调整搏动频率和收缩/舒张比例,这是通过压缩空气流入和流出体外系统来完成的。泵放置在床边,血液流入泵内没有负压吸引,而是靠重力从左或右心房流入泵内,再从泵的底部泵回主动脉或肺动脉内。通过改变血泵相对于患者心脏的高度,调节血泵腔的充盈量。该血泵是一个双腔装置,有一个心房腔和一个心室腔,分别用来收集血液和泵出血液。两个由 Angioflex 生物材料制成的三叶瓣膜能保证血液单向流动。泵收缩期和舒张期持续时间是由微型处理器自动计算的,以达到最佳的泵充盈量和维持 83 ml 的搏出量。控制装置能分别对左心辅助和右心辅助进行驱动和调整,系统控制是靠两个"开"和"关"按钮。除了传统血泵和控制装置外,最近报道的新设计的血泵和被称为 AB5000 的控制装置已经被 FDA 批准使用于短期循环支持(图 7.10)。

Hahnemann 大学医院 Samuels 等报道 6 年共计 45 例患者使用 Abiomed BVS 5000 辅助的治疗结果[9,48]。总体上而言,脱离辅助 22 例(49%),出院 14 例(31%)。通过选择最佳的植入时间,建立脱机流程,可以提高疗效,有 60%的患者成功脱离辅助装置,有 43%的患者生存出院(图 7.1 和表 7.1)。

7. 循环辅助作为心肌恢复或移植过渡

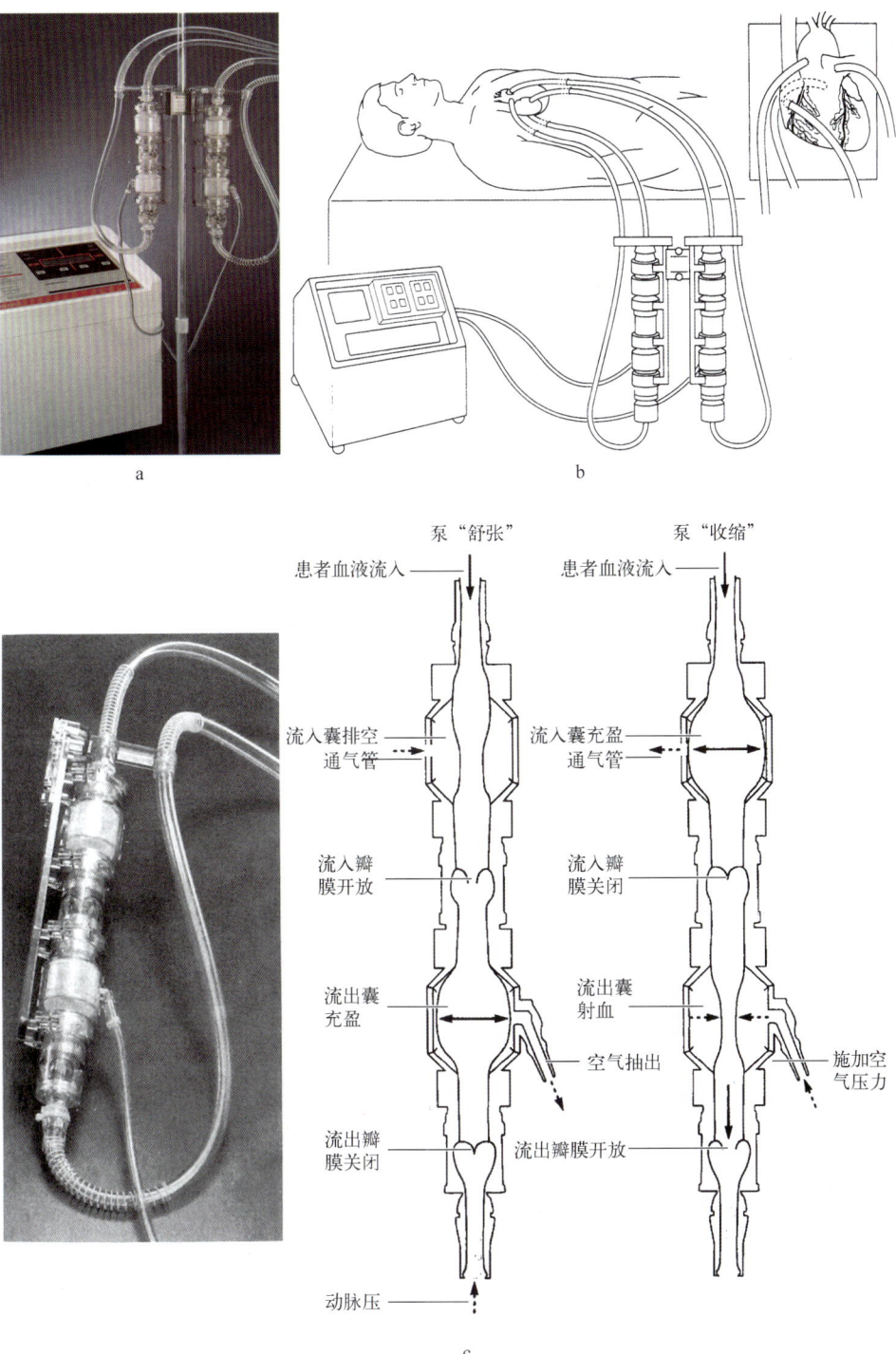

图 7.9　a. Abiomed BVS 5000 双心室辅助装置(Abiomed, Inc., Danvers, MA)的气动驱动装置及血泵。b. 双心室辅助装置插管位置以及安装 Abiomed BVS 5000 时患者的体位及装置摆放位置(由 Pagani 和 Aaronson 提供[49])。c. Abiomed 血泵示意图(由 Pagani 和 Aaronson 提供[49])。

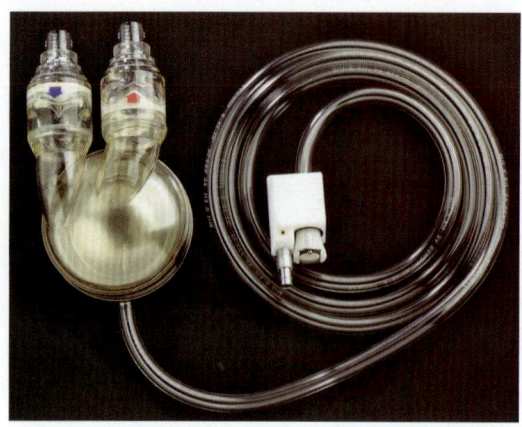

图 7.10 最新设计的 Abiomed AB5000 血泵。

7.5.6 植入性搏动血流装置

7.5.6.1 HeartMate XVE 左心室辅助装置

HeartMate XVE 左心室辅助装置（LVAD）（Thoratec Laboratories, Inc., Pleasanton, CA）是一种可植入搏动性左心室辅助装置，该装置可进行长期循环辅助，并且经FDA 批准用于心脏移植的过渡治疗和终点治疗[49-53]（图 7.11）。此装置的独特之处是泵硬质金属面的血液接触面由热压钛合金球构成，而活动隔膜贴有聚氨酯，以利于循环细胞沉积（图 7.11）。这种设计可以在泵的血流接触面形成均一的自体组织，降低血栓形成和细菌附着可能。紧密连接的纤维——细胞基质一旦成熟，就会包含巨噬细胞、间质细胞、内皮细胞和其他血液成分。这种紧密附着的新生内膜能防止装置直接接触血液成分，从而降低外周栓塞的风险。除了独特内膜设计外，泵内的推动板能推动隔膜在血腔内形成涡流。这一特点能防止血液在腔室内任何角落的滞留。HeartMate 血泵在钛合金外壳内有一弹性聚氨酯隔膜。在 HeartMate 装置的流入和流出管道内，各含一个钛合金笼罩内的 25 mm 猪主动脉瓣膜，以保证血液单向流动。流出管用一 20 mm 编织涤纶血管延长。XVE 左心室辅助装置，其隔膜移动和血液射出必须依靠隔膜下的电子马达（图 7.12）。钛合金外壳内的电子转动马达通过驱动凸轮上下运动（平移运动），从而产生隔膜的运动。在装置上有一个外部排气孔用来平衡气压，并可在电子装置失灵时，紧急启动气动装置。XVE 左心室辅助装置的外部系统控制器和电池都很小很轻巧，患者几乎能够自由活动。装置的驱动导线由一层聚酯纤维包裹，这能促进组织与导线的粘连，从而固定导线并减少感染发生。XVE 左心室辅助装置的动力由两节充电电池提供，该电池能提供 4～6 小时的电力，而且可以将电池背在肩袋、背心或皮带上。目前可以使用的便携式电子装置具有外部支持系统，一旦装

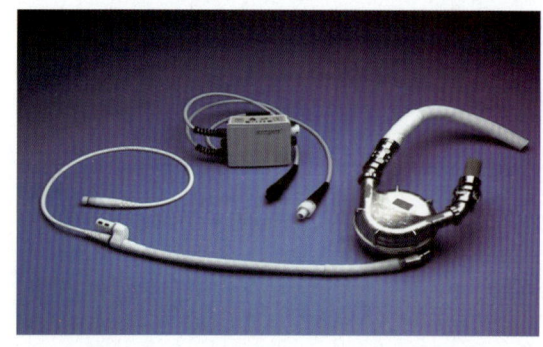
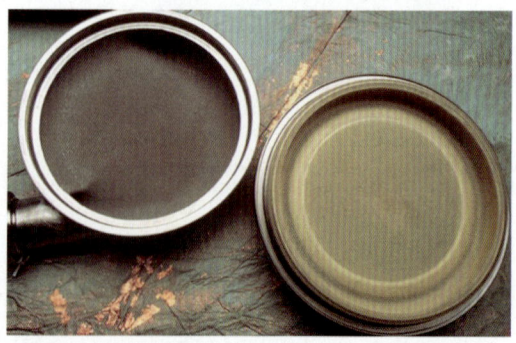

a　　　　　　　　　　　　　　　b

图 7.11　a. HeartMate XVE 左心室辅助装置（Thoratec Laboratories, Inc., Pleasanton, CA）。b. 金属外壳的表面构造和隔膜表面。左心室辅助装置的内面，硬质金属面钛合金微球构成，而活动隔膜贴有聚氨酯。

置出现故障时可以继续提供支持,避免再次手术。如果装置故障停止工作,则自身心脏能提供体循环支持,直到装置完成检测。由于电子控制系统安装在体外,所以因软件、芯片或电子方面而产生的问题就很容易修复。最后,如果马达装置出现故障,单层推板装置可以通过手动或气动装置提供的气动力来推动。

XVE 左心室辅助装置的最大射血速度是 9.6 L/min。HeartMate 装置既可以设定成固定频率模式,也可以设成常用自动模式,这一模式同正常生理状态非常接近。自动模式下当血泵达到 90% 的充盈量时,或当血泵感受到充盈速率降低时,泵就开始射血。随着患者活动量的增加,泵充盈速率加快,射血速度(或射血量)就自动增快,从而增加泵输出量。当患者的活动量减少时,泵充盈和输出量都随之减少。由于心脏完全处于心室辅助装置的支持,主动脉瓣很少开放,所以泵输出量和心脏输出量是同步的。在装置正常运行期间,泵大大减轻了左心室负荷,并且维持心排血量在生理状态。因为 HeartMate XVE LVAS 便携和易于操控,所以患者可以出院等待心脏移植。

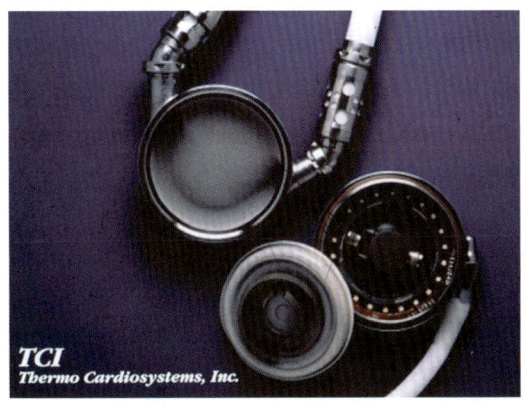

图 7.12　HeartMate XVE LVAD 内部驱动移动隔膜的旋转马达。

7.5.6.2　Novacor LVAS

Novacor 左心室辅助装置(WorldHeart, Inc., Ottawa, Canada)是一种携带式植入装置,该装置可以用于长期循环支持,经 FDA 批准应用于心脏移植的过渡治疗[54-56](图 7.13)。正在进行的 RELIANT 试验评估 Novacor 应用于终末期治疗的指征。与 HeartMate XVE 左心室辅助装置显著不同的是,Novacor 左心室辅助装置泵的驱动模式和平滑的血液接触表面。在泵收缩期,两个相对的推板压缩挤压密闭的聚氨酯血囊,将血液泵出。在泵的流入流出口处,植入 21 mm 生物瓣膜保证血流单向流动。该装置的最大每搏量为 70 ml,而且由外部

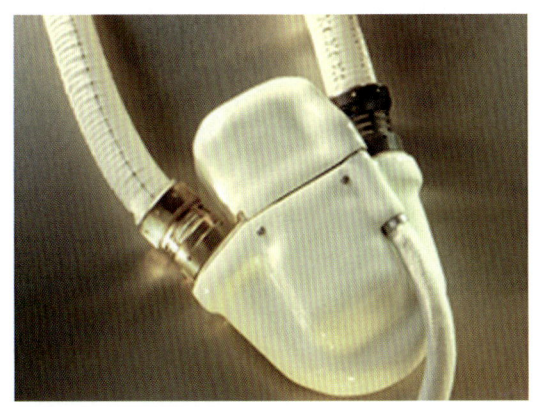

图 7.13　Novacor LVAD (WorldHeart, Inc., Ottawa, Canada)。

驱动装置进行监控。装置内部的电磁线圈来自控制装置的电能转换成机械能,来挤压推板进而压迫泵囊射血。经皮管路包含必要的导线和排气孔。1993 年,Novacor 左心室辅助系统从一个由控制台系统改变成便携式系统,从而提高患者的可移动性。这个便携式系统使患者免除了把含有控制器和充电包的笨重操作装置挎在皮带上的不便。这个便携式装置是为出院后使用而设计的,并且通过床边监护机监测。外部控制器能提供动力,并能对泵进行控制和监测。该系统可以设定成固定频率模式和同步模式,也可以设定成"满到空"的模式。同步模式能最大程度地消除心脏负荷,在这种模式下,心电图信号能使泵在心脏收缩期舒张,因而使心脏不用消耗太多能量就能使泵充盈。另外,在"满到空"模式下,泵输出速率会根据泵的充盈速

率自动调整,这样泵输出量就能达到最大化。第三,这个系统也能在固定频率模式下运行,这能使该装置保持恒定的输出频率。装置使用期间,肝素抗凝和随后使用华法林及抗血小板治疗防止血栓形成是必需的。长期支持期间,活动的患者能出院,住在院外等待合适的供体心脏。

7.5.6.3 Thoratec 植入性心室辅助装置

Thoratec 植入性心室辅助装置(IVAD)(Thoratec Laboratories, Inc., Pleasanton, CA)是一种小型、简便及多用途的植入性心室辅助装置,该装置是以"体旁型" Thoratec 心室辅助装置(PVAS)为基础发展而来的。该装置最近得到改进,被批准使用于心脏移植或恢复的过渡治疗[57](图 7.14)。IVAD 的血流途径以及 Thoralon 聚氨酯泵血囊袋与体旁型 Thoratec 心室辅助装置相同,但是 IVAD 有一个光滑的抛光钛合金外壳。IVAD 具有一个新感受器,探测泵的充盈与排空,该感受器是由 Thoratec TLC-Ⅱ 便携式 VAD 驱动器控制的,该驱动器是一个小型、手提箱式的、由电池提供动力的气动控制器。置于腹膜前或腹腔内的左心室辅助装置或右心室辅助装置(RVAD)经一条小的(外径 9 mm)有弹性的经皮气动导线连于体外。体型较小和简便是这一新装置的主要优势。IVAD 重量(339 g)和植入所占容积(252 ml)大约是目前植入性搏动性电机械左心室辅助装置的一半。

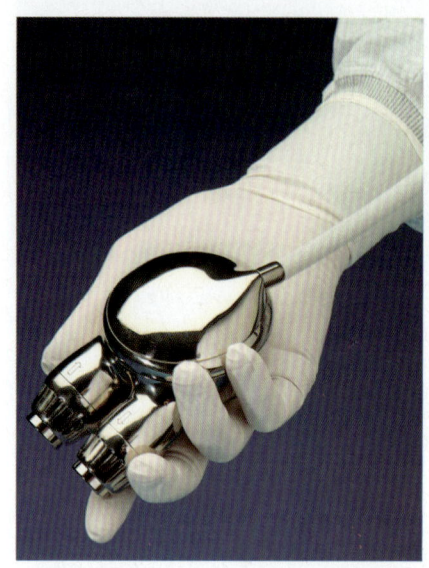

图 7.14 Thoratec IVAD (Thoratec Laboratories, Inc., Pleasanton, CA)。

7.5.7 植入性轴流旋转泵

在美国临床试验中,目前有三种根据轴流原理设计的旋转泵。这三种装置有一个共同的设计,即在泵内有一个由轴承支撑的叶轮装置,并且该轴承在流入口处有一个血流矫直器,在流出口处有一个血流分散器。叶轮的运行是由电流和马达定子所形成的磁场共同促成的(图 7.15)。

7.5.7.1 HeartMate Ⅱ

HeartMate Ⅱ 左心室辅助装置(Thoratec Laboratories, Inc., Pleasanton, CA)是一种小型泵——马达结合的辅助装置,该辅助装置通过心尖插管的进血孔把左心室的血液抽出,然后通过吻合于升主动脉的流出插管将血液泵回机体[58-60](图 7.16)。这种泵的流入道和流出道插管均由一个直径 12 mm 的直导管和直径 14 mm 的人工血管组成。血液流入泵内后,经过流入道转子上的叶片。经过叶片后,血流在泵转子的作用下有了切线方向的速度和动能。血流离开转子后又会流经一系列的出口叶片,在此过程中,叶片把切线方向的速度转化成轴向速度,从而提升了动能,这种处理可以提高血液的跨泵压。驱动泵的转子所需的扭矩是由内置的电机马达提供的,该泵直径 12 mm 的导管实际上是一种薄壁管,它与电机线圈绕组的孔相连接,马达转子实际上是一安装在泵转子中心的永久性磁铁。管道内泵转子的位置根据线圈放

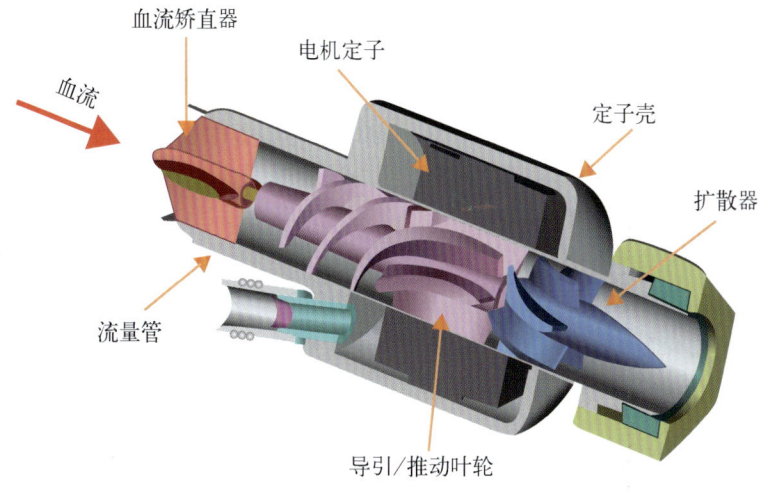

图 7.15　根据轴流所设计的旋转泵。

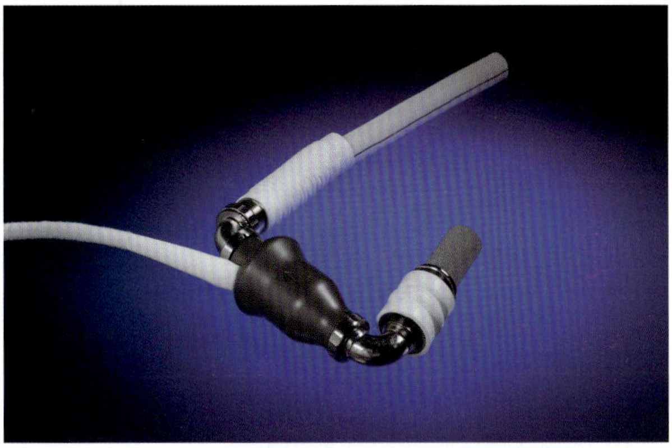

图 7.16　a. HeartMate II LVAD (Thoratec Laboratories, Inc., Pleasanton, CA)。b. Jarvik 2000 LVAD (JarvikHeart, Inc., New York, NY)。c. DeBakey LVAD (MicroMed, Inc., Houston, TX)。

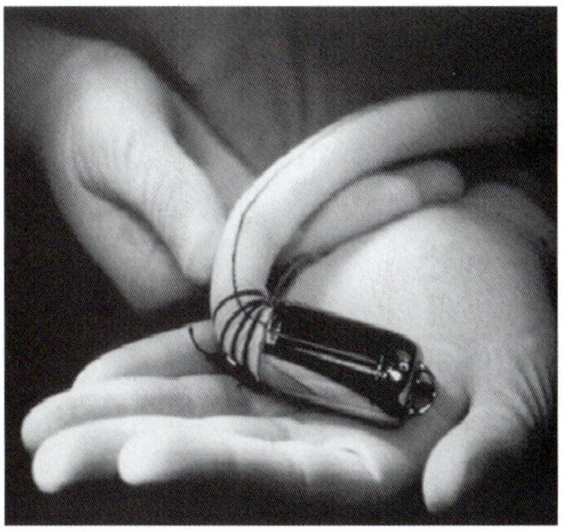

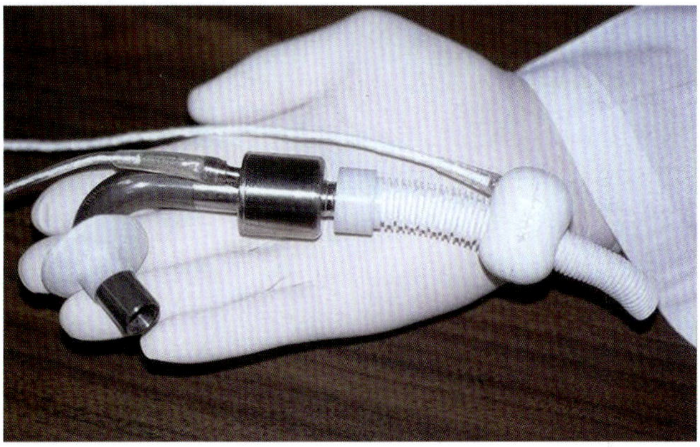

置于马达磁铁的合适位置,也即线圈的轴心,在纵轴上也居于线圈的中央。激发电流序贯整流到线圈产生旋转的电磁场,因而把扭矩和角速度传递给马达磁铁。泵的转子在两端的轴承上旋转,这两个轴承都可以抵抗径向和轴向的推力。每一个轴承的固定件固定在相应的输入输出定子的中心;而轴承本身与标准的球-杯宝石轴承很相似。轴承中相毗邻的固定件及移动件的外表面直接受主血流的冲刷。正常运行情况下,轴流泵的入口压是循环波动的,随左心室在收缩-舒张的不同阶段而发生变化。左心室在收缩期产生的压力大小取决于心肌收缩力和患者总体血流的需求。在临床上出现心肌收缩力减退和泵的运行速度较慢的情况下,心肌收缩会提高血液进入泵口的压力,而在舒张时,泵口压力又会降至最低,这会引起跨泵压差的变化,因而使射入主动脉的血液产生搏动。所以,在大多数情况下,轴流泵能产生搏动性血流。若发生患者无法长期耐受的心脏室颤时,或在泵运转速度过快、流入端出现负压引起左心室塌陷时,则不会产生搏动性血流。HeartMate II 目前正在进行临床人体测试。

7.5.7.2　Jarvik 2000

Jarvik 2000 左心室辅助装置(LVAD)(Jarvik Heart, Inc., NewYork, NY)是一种微型轴流叶轮泵[61-65](图 7.16)。泵的流出口连接涤纶人工血管,与胸降主动脉吻合。Jarvik 2000 泵通过缝合于心尖部的袖式荷包插入左心室。目前成人型 Jarvik 2000,直径 2.5 cm,长度 5.5 cm,重 85 g,所占容积为 25 ml。而儿童型直径 1.4 cm,长度 5 cm,重 18 g,所占容积为 5 ml。泵转子包括一个无刷直流电马达,并装有叶轮刀片。转子用钛合金外壳包裹,两端都安有可以入血的微型陶瓷轴承。成人型泵转速 8 000~12 000 r/mim,流量可达 8 L/min。儿童型 Jarvik 2000 泵的流量可到 3 L/min。该装置的噪声低,很少发生溶血。泵动力是由外部电池通过一个控制器供应。内部电线则从左侧胸腔穿过胸廓顶部,再经颈部皮下穿到枕部,在枕部穿过头皮后经皮下钛钢底座发出细电线。Jarvik 2000 左心室辅助装置目前也在进行临床试验。

7.5.7.3　DeBakey 左心室辅助装置(LVAD)

DeBakey LVAD 是一款长 86 mm、宽 25 mm 的轴流泵(如 AA 电池样大小)[66-70](图 7.16)。DeBakey 装置重 95 g,所占容积为 15 cm^3。血流管道内有一个导引叶轮(唯一的可运动部分)、一个固定的充当导引叶轮前置轴承的血流矫直器以及一个固定的充当导引叶轮后置轴承的后分散器。这个分散器通过轴向导流来减缓切线方向的血流速度,这一作用可以产生流体增压的效应。叶轮片上植入稀土永磁体,像无刷电机的转子一样,能在磁场中旋转。在后负荷 100 mmHg 时,该泵的设计转速为 10 000 r/min,流量达到 5 L/min,所消耗的能量却不超过 10 W。NASA - Ames 研究中心对该装置进行了广泛的流体动力学计算分析,以优化该装置的液体动力性能和降低溶血发生。DeBakey LVAD 目前正在进行临床人体试验。

7.6　全人工心脏

7.6.1　CardioWest C‑70 全人工心脏

CardioWest C‑70 全人工心脏(SynCardia Systems, Inc., Tucson, AZ)是近期通过

FDA 批准的可用于心脏移植过渡治疗的双心室搏动心脏置换系统[71-74](图 7.17)。硬质的聚氨酯泵内有一个光滑有弹性的聚氨酯隔膜,用它分隔血腔和气腔。流入及流出口植入两个 Medtronic-Hall 机械瓣膜,以维持血液单向流动。外部驱动装置供给压缩气体,从而推动隔膜搏出血液。尽管该泵平均流速＜8 L/min,但其最大每搏量可达 70 ml,最大流速可达 15 L/min。对泵速、收缩持续时间和驱动压力进行调整,以达到最佳的血流状态。把左右心室切除后,保留部分心房袖套,将全人工心脏与袖套连接,放置入纵隔。气体驱动管道经皮连接在外部驱动器上。双嘧达莫、肝素和华法林等药物进行抗凝治疗,以防血栓形成。患者可以活动,但是由于驱动装置过大致活动范围受限。近期一份研究报告中 Copeland 等报道同观测臂 46% 的生存率相比,79% 的患者能存活到心脏移植。其心脏移植术后 1 年生存率为 86%。

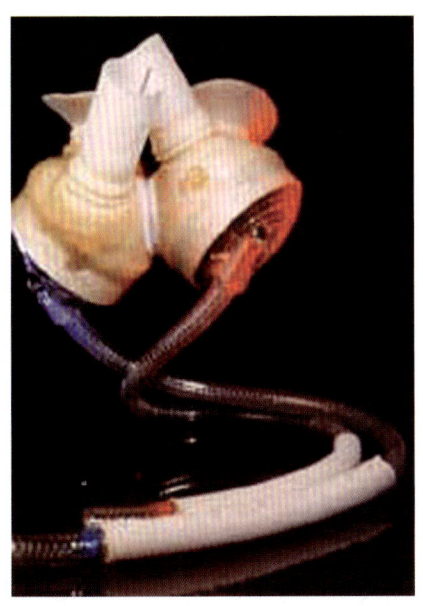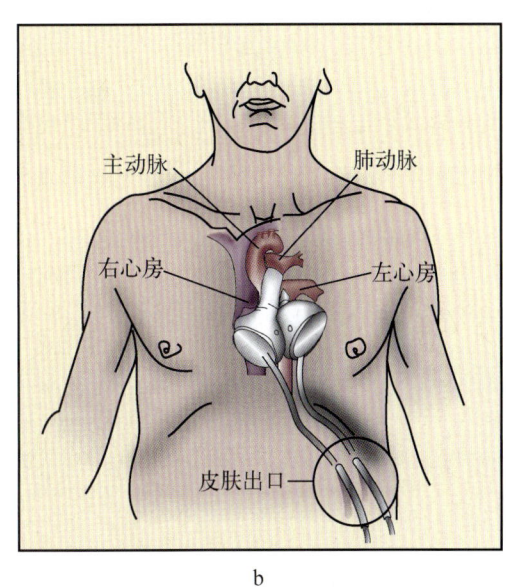

图 7.17　a. CardioWest 70 全人工心脏。b. 全人工心脏的原位植入。

7.7　总结

患者出现心源性休克或顽固性心力衰竭时,目前有多种安全有效的短期循环辅助装置可以选择。最新设计的辅助装置又为患者增加了一种可选择方式。由于科技在不断进步,所以很难判断到底最后哪一种装置才是最有效的。很可能出现的情况是,将会有多种辅助装置可供临床使用,可根据临床情形和患者状况做相应的选择。在进行长期辅助治疗前,应用 ECMO 或者 ECLS 作为初始的过渡或筛选是一种很有效的方式。同移植的过渡治疗相比,辅助循环应用心功能恢复的过渡治疗相对比较少见。

记忆要点

- 对心源性休克或顽固性心力衰竭重症患者实施机械循环辅助是一种高效和相对安全的方法
- 虽然利用机械辅助装置进行心功能恢复的过渡治疗相对少见,但是在某些情况下也可选择
- 在决定患者是否适合接受长期循环辅助前,ECMO 或 ECLS 是一种合适的短期辅助支持方式
- 最新的科技发展研制出了多种激动人心的辅助装置,对衰竭心脏的机械辅助的有效性和长久性提供了广泛前景

参 考 文 献

1. Hochman JS, Sleeper LA, Webb JG, et al. Early revascularization in acute myocardial infarction complicated by cardiogenic shock. NEJM. 1999; 341: 625-634.
2. Khot UN, Mishra M, Smedira NG, et al. Acute renal failure complicating cardiogenic shock is not a contraindication to mechanical support as a bridge to cardiac transplantation. Circulation. 2001; 104(suppl II): II-714 (abstract).
3. Deng MC, Loebe M, El-Banayosy A, et al. Mechanical circulatory support for advanced heart failure: Effect of patient selection on outcome. Circulation. 2001; 103: 231-237.
4. Frazier OH, Rose EA, Oz MC, et al. Multicenter clinical evaluation of the HeartMate vented electric left ventricular assist system in patients awaiting heart transplantation. J Thorac Cardiovasc Surg. 2001; 122: 1186-1195.
5. El-Banayosy A, Arusoglu L, Kizner L, et al. Predictors of survival in patients bridged to transplantation with the Thoratec VAD device: A single center retrospective study on more than 100 patients. J Heart Lung Transplant. 2000; 19: 964-968.
6. Pae WE. Ventricular assist devices and total artificial hearts: A ASAIO-ISHLT Registry experience. Ann Thorac Surg. 1993; 55: 295-298.
7. Guyton RA, Schonberger J, Everts P, et al. Postcardiotomy shock: Clinical evaluation of the BVS 5000 biventricular support system. Ann Thorac Surg. 1993; 56: 346-356.
8. Jett GK. Postcardiotomy support with ventricular assist devices: Selection of recipients. Semin Thorac Cardiovasc Surg. 1994; 6: 136-139.
9. Samuels LE, Kaufman MS, Thomas MP, et al. Pharmacologic criteria for ventricular assist device insertion following postcardiotomy shock: Experience with the Abiomed BVS system. J Card Surg. 1999; 14: 288-293.
10. Farrar DJ, Hill JD, Pennington DG, et al. Preoperative and postoperative comparison of patients with univentricular and biventricular support with the Thoratec ventricular assist device as a bridge to cardiac transplantation. J Thorac Cardiovasc Surg. 1997; 113: 202-209.
11. Kormos RL, Gasior TA, Kawai A, et al. Transplant candidate's clinical status rather than right ventricular function defines the need for univentricular versus biventricular support. J Thorac Cardiovasc Surg. 1996; 111: 773-783.
12. Rao V, Slater JP, Edwards NM, Naka Y, Oz MC. Surgical management of valvular disease in patients requiring left ventricular assist device support. Ann Thorac Surg. 2001; 71: 1448-1453.
13. Rose AG, Park SJ, Bank AJ, Miller LW. Partial aortic valve fusion induced by left ventricular assist device. Ann

Thorac Surg. 2000; 70: 1270-1274.

14. Moazami N, Argenziano M, Kohmoto T, et al. Inflow valve regurgitation during left ventricular assist device support may interfere with reverse ventricular remodeling. Ann Thorac Surg. 1998; 65: 628-631.

15. Santamore WP, Gray LA. Left ventricular contributions to right ventricular systolic function during LVAD support. Ann Thorac Surg. 1996; 61: 350-356.

16. Pavie A, Leger P. Physiology of univentricular versus biventricular support. Ann Thorac Surg. 1996; 61: 347-349.

17. Mandarino WA, Winowich S, Gorcsan J, et al. Right ventricular performance and left ventricular assist device filling. Ann Thorac Surg. 1997; 63: 1044-1049.

18. Shapiro GC, Leibowitz DW, Oz MC, et al. Diagnosis of patent foramen ovale with transesophageal echocardiography in a patient supported with a left ventricular assist device. J Heart Lung Transplant. 1995; 14: 594-597.

19. Goldstein DJ, Seldomridge JA, Chen JM, et al. Use of aprotinin in LVAD recipients reduces blood loss, blood use, and perioperative mortality. Ann Thorac Surg. 1995; 59: 1063-1068.

20. Kaplon RJ, Gillinov AM, Smedira NG, et al. Vitamin K reduces bleeding in left ventricular assist device recipients. J Heart Lung Transplant. 1999; 18: 346-350.

21. Oz MC, Goldstein DJ, Pepino P, et al. Screening scale predicts patients successfully receiving long-term implantable left ventricular assist devices. Circulation. 1995; 92(suppl II): II-169-II-173.

22. Ochiai Y, McCarthy PM, Smedira NG, et al. Implantable left ventricular assist device insertion: Analysis of 245 patients. Circulation. 2002; 106(suppl I): I-198-I-202.

23. Nakatani S, Thomas JD, Savage RM, et al. Prediction of right ventricular dysfunction after left ventricular assist device implantation. Circulation. 1996; 94(9, suppl): II-216-II-221.

24. Argenziano M, Choudhri AF, Moazami N, et al. Randomized, double-blind trial of inhaled nitric oxide in LVAD recipients with pulmonary hypertension. Ann Thorac Surg. 1998; 65: 340-345.

25. Argenziano M, Catanese KA, Moazami N, et al. The influence of infection on survival and successful transplantation in patients with left ventricular assist devices. J Heart Lung Transplant. 1997; 16: 822-831.

26. Holman EL, Murrah CP, Ferguson ER, et al. Infections during extended circulatory support: University of Alabama at Birmingham experience 1989 to 1994. Ann Thorac Surg. 1996; 61: 366-371.

27. Moulopoulos SD, Topaz S, Kolff WJ. Diastolic balloon pumping (with carbon dioxide) in the aorta: A mechanical assistance to the failing circulation. Am Heart J. 1962; 63: 669.

28. Kantrowitz A, Tjonneland S, Freed PS, et al. Initial clinical experience with intraaortic balloon pumping in cardiogenic shock. JAMA. 1968; 203: 135.

29. Claus RH, Birtwell WC, Albertal G, et al. Assisted circulation, the arterial counterpulsator. J Thorac Cardiovasc Surg. 1961; 41: 447.

30. Ferguson JJ III, Cohn M, Freedman Jr RJ, et al. The current practice from the benchmark registry. J Am Coll Cardiol. 2001; 38: 1456-1462.

31. Muehrcke DD, McCarthy PM Stewart RW, et al. Extracorporeal membrane oxygenation for postcardiotomy cardiogenic shock. Ann Thorac Surg. 1996; 61: 684-691.

32. Smedira NG, Wudel JH, Hlozek CC, et al. Venovenous extracorporeal life support for patients after cardiotomy. ASAIO J. 1997; 43: M444-M446.

33. McGovern GJ, Magovern JA, Benckart DH, et al. Extracorporeal membrane oxygenation-preliminary results in patients with postcardiotomy cardiogenic shock. Ann Thorac Surg. 1994; 57: 1462-1467.

34. Bartlett RH, Roloff DW, Custer JR, et al. Extracorporeal life support: The University of Michigan experience. JAMA. 2000; 283: 904-908.

35. Hill JD, O'Brien TG, Murray JJ, et al. Extracorporeal oxygenation for acute post-traumatic respiratory failure. N Engl J Med. 1972; 286: 629-634.

36. Pagani FD, Lynch W, Swaniker F, et al. Extracorporeal life support to left ventricular assist device bridge to heart

transplant: A strategy to optimize survival and resource utilization. Circulation. 1999; 100(19): II206 - II210.
37. Pagani FD, Aaronson KD, Dyke DB, Wright S, Swaniker F, Bartlett RH. Assessment of an extracorporeal life support to LVAD bridge to heart transplantstrategy. Ann Thorac Surg. 2000; 70: 1977 - 1985.
38. Bowen FW, Carboni AF, O'Hara ML, et al. Application of "double bridge mechanical" resuscitation for profound cardiogenic shock leading to cardiac transplantation. Ann Thorac Surg. 2001; 72: 86 - 90.
39. Smedira NG, Moazomi N, Golding CM, et al. Clinical experience with 202 adults receiving extracorporeal membrane oxygenation for cardiac failure: Survival at five years. J Thorac Cardiovasc Surg. 2001; 122: 92 - 102.
40. Magovern GJ, Simpson KA. Extracorporeal membraneoxygenation for adult cardiac support: The Allegheny experience. Ann Thorac Surg. 1999; 68: 655 - 661.
41. Thiele H, Lauer B, Hambrecht R, Boudriot E, Cohen HA, Schuler G. Reversal of cardiogenic shock by percutaneous left atrial-to-femoral arterial bypass assistance. Circulation. 2001; 104: 2917 - 2922.
42. Siegenthaler MP, Brehm K, Strecker T, et al. The Impella Recover microaxial left ventricular assist device reduces mortality for postcardiotomy failure: A three-center experience. J Thorac Cardiovasc Surg. 2004; 127: 812 - 822.
43. Meyns B, Dens J, Sergeant P, Herijgers P, Daenen W, Flameng W. Initial experiences with the Impella device in patients with cardiogenic shock — Impella support for cardiogenic shock. Thorac Cardiovasc Surg. 2003; 51(6): 312 - 317.
44. McBride LR, Naunheim KS, Fiore AC, et al. Clinical experience with 111 Thoractec ventricular assist devices. Ann Thorac Surg. 1999; 67: 1233 - 1238.
45. El-Banayosy A, Korfer R, Arusoglu L, et al. Bridging to cardiac transplantation with the Thoratec ventricular assist device. Thorac Cardiovasc Surg. 1999; 47(suppl 2): 307 - 310.
46. Farrar DJ, Buck KE, Coulter JH, et al. Portable pneumatic biventricular driver for the Thoratec ventricular assist device. ASAIO J. 1997; 43: M631 - M634.
47. Gray LA, Champsaur GG. The BVS 5000 biventricular assist device. The worldwide registry experience. ASAIO J. 1994; 40: M460 - M464.
48. Samuels LE, Holmes EC, Thomas MP, et al. Management of acute cardiac failure with mechanical assist: Experience with the Abiomed BVS 5000. Ann Thorac Surg. 2001; 71: S67 - S72.
49. Pagani FD, Aaronson KD. Mechanical circulatory support. In: Greenfield LJ, Editor-In-Chief. Surgery: Scientific Principles and Practice. 3rd ed. Philadelphia, PA: Lippincott Williams & Wilkins; 2001.
50. Frazier OH, Myers TJ, Radovancevic B. The HeartMate left ventricular assist systems — Overview and 12 year experience. Tex Heart Inst J. 1998; 25: 265 - 271.
51. McCarthy PM, Smedira NO, Vargo RL, et al. One hundred patients with the HeartMate left ventricular assist device: Evolving concepts and technology. J Thorac Cardiovasc Surg. 1998; 115: 904 - 912.
52. Frazier OH, Rose EA, Oz MC, et al. Multicenter clinical evaluation of the HeartMate vented electric left ventricular assist system in patients awaiting heart transplantation. J Thorac Cardiovasc Surg. 2001; 122: 1186 - 1195.
53. Morgan JA, John R, Rao V, et al. Bridging to transplant with the HeartMate left ventricular assist device: The Columbia Presbyterian 12 - year experience. J Thorac Cardiovasc Surg. 2004; 127: 1309 - 1316.
54. Long JW. Advanced mechanical circulatory support with the HeartMate left ventricular assist device in the year 2000. Ann Thorac Surg. 2001; 71: 176 - 182.
55. Robbins RC, Oyer PE. Bridge to transplant with the Novacor left ventricular assist system. Ann Thorac Surg. 1999; 68: 695 - 697.
56. El-Banayosy A, Deng M, Loisance DY, et al. The European experience of Novacor left ventricular assist (LVAS) therapy as a bridge to transplant: A retrospective multi-centre study. Eur J Cardiothorac Surg. 1999; 15: 835 - 841.
57. Murali S. Mechanical circulatory support with the Novacor LVAS: World-wide clinical results. Thorac Cardiovasc Surg. 1999; 47(suppl 2): 321 - 325.
58. Reichenbach SH, Farrar DJ, Hill JD. A versatile intracorporeal ventricular assist device based on the thoratec VAD

system. Ann Thorac Surg. 2001; 71: S171 – S175.
59. Thomas DC, Butler KC, Taylor LP, et al. Progress on development of the Nimbus-University of Pittsburgh axial flow left ventricular assist system. ASAIO J. 1998; 44: M521 – M524.
60. Butler KC, Dow JJ, Litwak P, et al. Development of the Nimbus/University of Pittsburgh Innovative Ventricular Assist System. Ann Thorac Surg. 1999; 68: 790 – 794.
61. Griffith BP, Kormos RL, Borovetz HS, et al. HeartMate II left ventricular assist system: From concept to first clinical use. Ann Thorac Surg. 2001; 71: 116 – 120.
62. Westaby S, Katsumata T, Evans R, et al. The Jarvik 2000 Oxford System: Increasing the scope of mechanical circulatory support. J Thorac Cardiovasc Surg. 1997; 114: 467 – 474.
63. Westaby S, Katsumata T, Houel R, et al. Jarvik 2000 Heart: Potential for bridge to myocyte recovery Circulation. 1998; 98: 1568 – 1574.
64. Frazier OH, Myers TJ, Gregoric ID, et al. Initial clinical experience with the Jarvik 2000 implantable axial-flow left ventricular assist system. Circulation. 2002; 105: 2855 – 2860.
65. Westaby S, Frazier OH, Beyersdorf F, et al. The Jarvik 2000 Heart. Clinical validation of the intraventricular position. Eur J Cardiothorac Surg. 2002; 22: 228 – 232.
66. Frazier OH, Myers TJ, Westaby S, Gregoric ID. Clinical experience with an implantable, intracardiac, continuous flow circulatory support device: Physiologic implications and their relationship to patient selection. Ann Thorac Surg. 2004; 77: 133 – 142.
67. Salzberg S, Lachat M, Zünd G, et al. Left ventricular assist device as bridge to heart transplantation — Lessons learned with the MicroMed DeBakey axial blood flow pump. Eur J Cardiothorac Surg. 2003; 24: 113 – 118.
68. DeBakey ME. Development of a ventricular assist device. Artif Organs. 1997; 21: 1149 – 1153.
69. DeBakey ME. A miniature implantable axial flow ventricular assist device. Ann Thorac Surg. 1999; 68: 637 – 640.
70. Fossum TW, Morley D, Benkowski R, et al. Chronic survival of calves implanted with the DeBakey ventricular assist device. Artif Organs. 1999; 23: 802 – 806.
71. Wieselthaler GM, Schima H, Hiesmayr M, et al. First clinical experience with the DeBakey VAD continuous-axial-flow pump for bridge to transplantation. Circulation. 2000; 101: 356 – 359.
72. Arabia FA, Copeland JG, Pavie A, et al. Implantation technique for the CardioWest total artificial heart. Ann Thorac Surg. 1999; 8: 698 – 704.
73. Copeland JG, Smith RG, Arabia FA, et al. Cardiac replacement with a total artificial heart as a bridge to transplantation. N Engl J Med. 2004; 351: 859 – 867.
74. Copeland JG, Smith RG, Arabia FA, et al. Total artificial heart bridge to transplantation: A 9 – year experience with 62 patients. J Heart Lung Transplant. 2004; 23: 823 – 831.
75. Copeland JG, Arabia FA, Tsau PH, et al. Total artificial hearts: Bridge to transplantation. Cardiol Clin. 2003; 21: 101 – 113.

8. 左心室成形术治疗缺血性心肌病

Salim Aziz，Constantine Athanasuleas，Jai Raman

8.1 介绍

早在20世纪50年代，Likoff和Bailey[1]最早报道了关于左心室室壁瘤的修补技术。Cooley也报道了运用线性切除技术成功修补室壁瘤[2]。

Josephson与Harken报道了采用盲法心内膜切除术治疗室性心动过速合并心功能低下的治疗结果[3]。Gorlin与其他学者首先发现心肌梗死后的心室壁可能发生无运动或反常运动[4]。1985年Dor等报道了一项新技术（图8.1），在缝合关闭左心室时重建新的左心室心尖，从而尝试恢复心室正常的锥形形态[5]。同年，Jatene也报道了应用外部环形缝线进行折叠的技术[6]。但是，正是由于Batista对扩张型心肌病心力衰竭的患者进行了大胆尝试，并公开宣传他的"成功"，才引起心力衰竭从业人员对左心室成形技术的高度重视[7]。

尽管保持左心室几何形态的重要性显而易见，但此类技术并没有在临床实践中广泛开展。

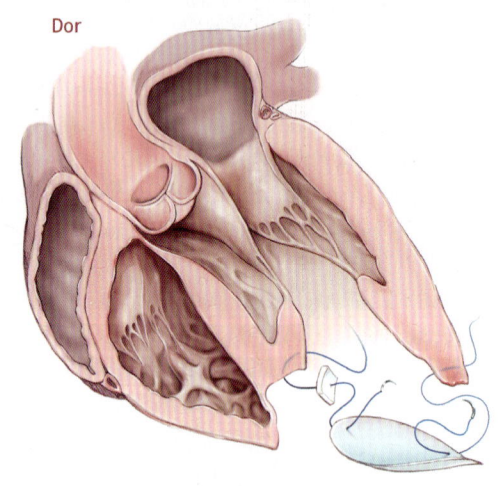

图8.1 左心室成形的原则图解（Dor，1985）。

20世纪80年代，对缺血性心脏病心脏功能衰退认识的深入和流行病学有两个重要特征：

（1）透壁性心肌梗死后心室进行性扩大，又称重构的机制[8]。认识到神经激素激活的作用，有助于提供治疗靶点[9]。缺血性心肌重构造成进行性心室扩大，引发心力衰竭的瀑布效应[10]。

（2）对急性心肌梗死患者阻塞的血管进行积极的再血管化治疗可以改善生存率。但是，即使再血管化成功后，80%～100%患者的左心室存活心肌依旧会受到瘢痕心肌的影响。据Christian等报道心肌梗死范围占心室表面面积的6%～60%[11]。

影像学检查方法也在不断发展，譬如心脏磁共振检查在评价梗死后心室解剖形态与功能方面是一项正确、可靠的工具[12]，而增强对比磁共振的运用[13]则更进一步提高了这项检查的功效。

近来，三维心脏超声及螺旋CT的运用也在该领域显示出良好的前景。

8.2 心肌梗死后左心室的改变

Gorlin 在 1967 年观察到:"当 20%～25%区域的左心室运动不协调时,为了维持每搏量,心室肌纤维的收缩会超过生理极限,接着会出现心脏扩大(Frank-Starling 机制),从而来维持心排血量。"

"室壁瘤形成后通常可见两种类型的心室壁运动异常:局部运动丧失(室壁活动完全消失)、局部反向运动(室壁反向运动)。"

尽管通过对病变血管进行再血管化治疗可以提高近期生存率,但左心室心肌仍处于病变状态[14]。

8.2.1 梗死区的演变

梗死后心肌会相继出现坏死,导致纤维化,甚至钙化的病理变化。

(1)典型左心室室壁瘤病例中,透壁性心肌梗死的发生是其特点(图 8.2)。

(2)心肌梗死急性期行溶栓及(或)再血管化治疗可以防止透壁性心肌坏死的发生(图 8.2b)。Bogaert 在 1997 年发现,邻近心外膜冠状动脉旁的心肌在血管再次开通后可以被救治,但心内膜下的心肌依旧会坏死[14]。梗死心室壁的无收缩活动、坏死区的周围仍可有存活的心肌,这可以在手术或铊同位素检查中见到。呈瘢痕状态的运动异常心室壁会出现运动丧失或反向运动,无论是哪种形式,确定异常心室壁的范围是至关重要的,因为这点决定了外科手术的指征及预后。

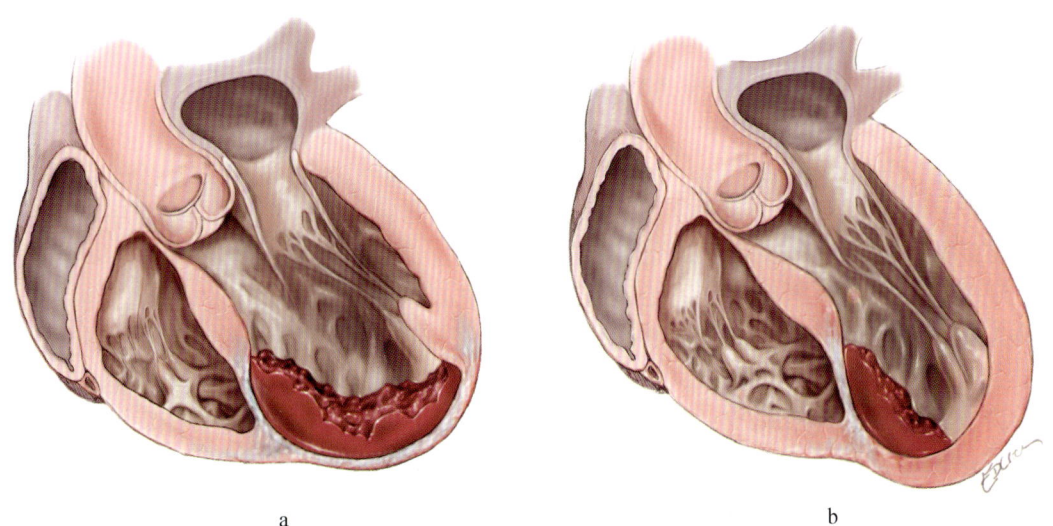

图 8.2 a. 广泛累及心尖及室间隔的前间壁心肌梗死。b. 前壁心肌梗死明显累及室间隔,注意梗死区附近的附壁血栓的形成。

(3) 受累部位：左前降支阻塞造成前壁心肌梗死时，前壁、心尖及室间隔是最易受累的部位。而室间隔受累与否很难通过左心室造影来评估，可采用双向平板血管造影术、心脏超声或心脏 MRI 来评估。

(4) 梗死后心室运动异常的程度决定了左心室的病程演进及预后，这可运用影像学检查进行评估。传统的方法是使用右侧斜位的造影检查，目前越来越多的技术如心脏超声造影、放射性核素心室显像术、多层 CT 扫描及心脏 MRI 可提供更多的信息。分析整个左心室室壁心肌情况以及确定坏死的心肌瘢痕非常重要。可采用心肌坏死区域的长度占左心室周径的比例来表示心肌运动异常范围，当比值达到 50% 时，病情可能发展至严重的心力衰竭。

8.2.2　非梗死区心肌的改变

为了代偿失去收缩功能的坏死心肌，心肌梗死后起初未受到损伤的正常心肌出现肥大，最终会因为机械力与神经激素的共同作用而出现心脏扩大。Frank-Starling 机制解释了早期的心脏扩大暂时改善了心脏的输出及泵功能。Laplace 定律阐述了室壁张力升高及其对心肌收缩力的不良影响。心室心肌重构是指心脏进行性扩大，这一变化是基于一系列复杂的免疫与神经激素反应。Gaudron 指出此类反应的累积导致非梗死区域进行性扩大，随之出现心室发生球形改变以及室壁的运动异常，这种情况在心肌梗死患者中占 20%[15]。

Harvey White 较早地提出使用左心室容积作为判断梗死后左心室功能不全的敏感参数[16]，Yamaguchi 则将左心室收缩末期容积作为判断外科修补术预后的重要指标[17]。左心室收缩期容积指数与舒张期容积指数被用来判断心脏严重扩大的参数，左心室收缩末容积指数（ESVI）的正常值为 25～30 ml/m²，舒张末容积指数（EDVI）的正常值为 50～60 ml/m²。

8.3　外科心室重建术或左心室成形术的适应证

目前，外科心室重建术（surgical ventricular restoration，SVR）或左心室成形术（left ventricular reconstruction，LVR）主要被运用在心肌梗死后缺血性心肌病的治疗中，但也有部分医生提倡将该项技术改良运用于治疗扩张型心肌病。

现今"理想"的手术指征应是心肌梗死后出现心脏扩大，心功能Ⅲ～Ⅳ级，并有心力衰竭症状。至于那些完全没有症状的左心室室壁瘤患者，则不考虑手术治疗。外科心室重建、左心室成形术可运用于那些先前有左前降支支配区域梗死（前壁、室间隔）的患者，而前降支与回旋支同时病变的患者则可能不是手术适应人群。梗死节段心肌可呈运动消失或反向运动。

外科手术时机的选择同样很重要，传统观念认为外科心室重建术需在心肌梗死后 6 周方能进行。但有一组报道 7 例患者在广泛前壁心梗后即接受外科手术后疗效满意[18]。确实有患者在心梗后早期（2～14 天）接受手术治疗，特别是出现低心排血量行抢救式手术。

8.4 外科术前准备

(1) 术前准备：对于因为心力衰竭复发并需静脉应用药物的患者，经常需要作些调整。一系列的检查可能有所帮助：

(a) 经右心导管测量肺动脉压，并观察给予血管扩张剂和（或者）吸氧后的压力变化，通过此项检查能帮助进行病情分类。

(b) 详尽的心脏超声评估有重要意义，其中包括三维心脏超声检查。术前必须对二尖瓣反流情况进行评估，如果需要，术中可行经食管超声检查。

(c) 心脏瘢痕的范围和位置对手术计划非常重要。同时，明确远处非梗死心肌的存活情况也至关重要，因为通常在这些区域室壁活动也会出现异常。钆增强磁共振能很好评估心肌活力。对那些活动下降的节段心肌，如果检查中未出现过度增强，预计手术后室壁活动得到改善。如果因植入除颤器或起搏器而不能行磁共振检查，可选择多层CT或三维心脏超声检查，但这两项检查仅能评估非梗死区域的收缩情况。

(d) 必须行冠状动脉造影了解冠状动脉的解剖情况。

(2) 维持术前的药物治疗，除了抗血小板与抗凝药物以外。如出现血流动力学不稳定时应使用主动脉内球囊反搏泵（IABP），具体情况有：心肌梗死进行性加重；内科治疗下心力衰竭症状未见改善；有心肌梗死后机械并发症的患者，或出现早期肾功能衰竭。一些医生发现将IABP作为所有心室重建术的辅助性治疗作用显著。

(3) 具体手术步骤：股动脉穿刺监测压力，同时为可能置放IABP做好准备。做好取大隐静脉的准备。常规经主动脉、右房插管建立体外循环。监测项目包括有创动脉测压、中心静脉压以及漂浮导管测压，同时常规术中经食管超声检查。

对于体外循环的管理，尽量减少晶体使用。采用逆行自体血预充可以减少预充液的晶体使用。体外循环过程中使用血液超滤能帮助减轻心肌水肿。

8.4.1 左心室成形术（LVR）

手术中操作步骤的顺序由病情的紧急程度、缺血范围，以及是否存在左心室血栓等情况决定（图8.3）。

➤ 手术可以在心脏不停跳下完成，也可以在使用心脏停搏液保护心肌的情况下完成。

图8.4 显示了心室内补片的植入。

➤ 在仔细的心肌保护下对所有的冠状动脉进行血管移植是非常重要的。采取经冠状静脉窦逆行灌注心脏停搏液可以保护室间隔的心肌收缩力，这对预防出现术后低心排血量至关重要。尤其应该注意对左前降支或对角支的再血管化，以增加室间隔的血供。

术后最佳的左心室形态、容积是怎样的？应选用何种补片？这些引发人们兴趣的问题仍未得到完全解决。虽然有作者认为可以在手术中"裁剪"左心室而不需要补片，但这将会非常困难，特别是对年轻的外科医生而言更是如此。在下一章会讨论这项由McCarthy提出的技

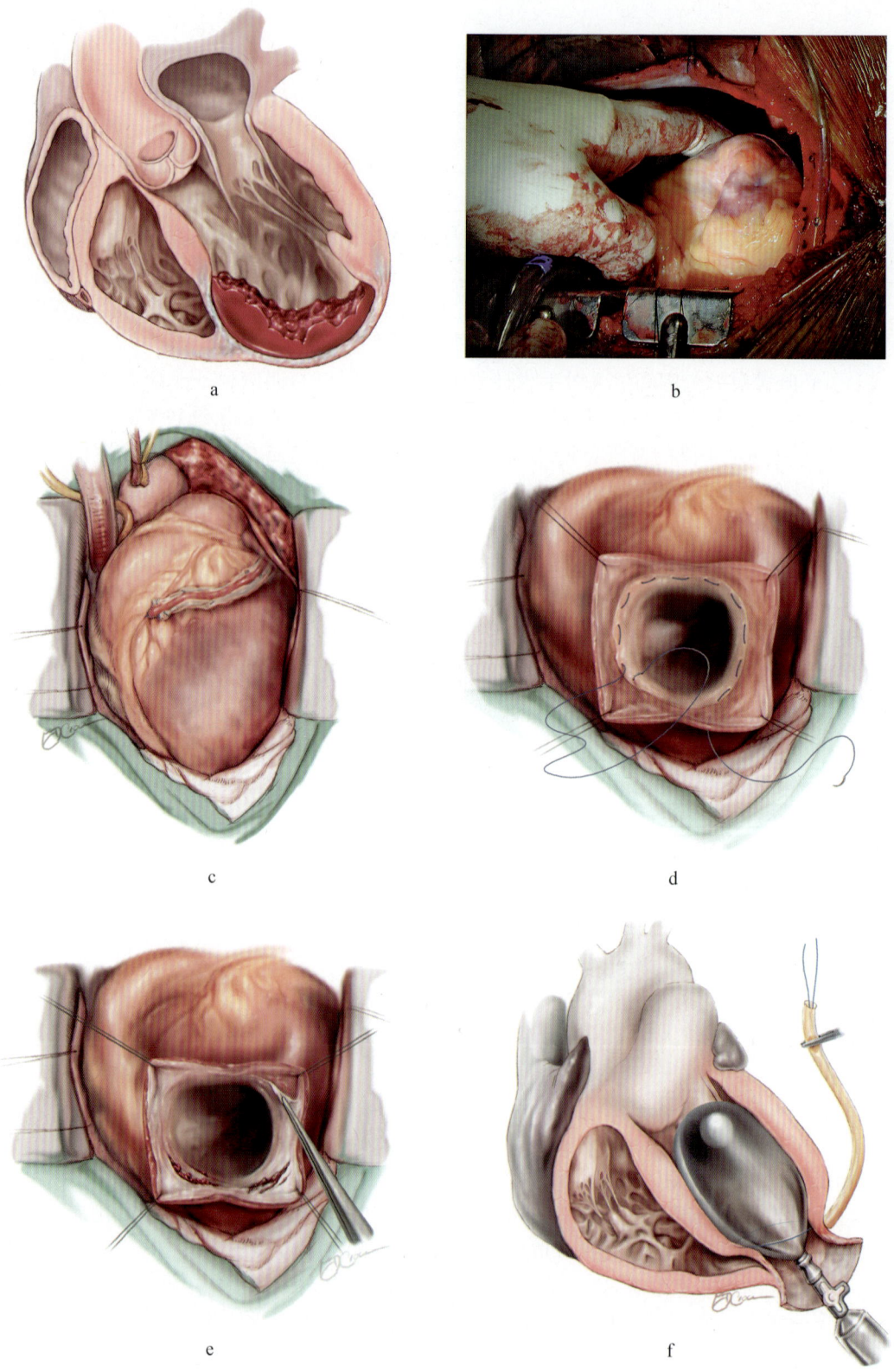

142

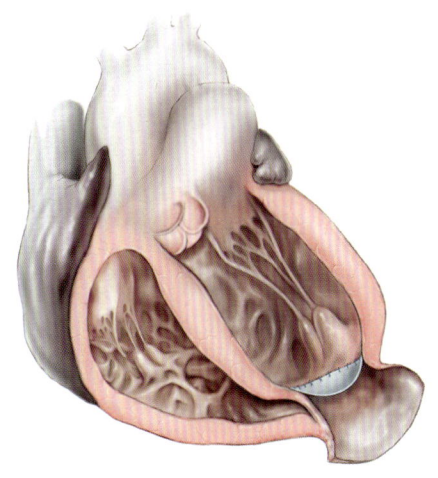

图 8.3 左心室成形术(LVR)的步骤。a. 累及前壁-室间隔-心尖部的室壁瘤,并可见附壁血栓;心室扩张累及室间隔(S)及侧壁(L)的非瘢痕区域。b. 术中图片左心室引流后瘢痕组织呈酒窝状。c. 心脏停跳后首先行冠状动脉旁路移植术。d. 在纤维组织与正常心肌的交界行连续环形荷包缝合。e. 如果需要,行心内膜下心肌切除。f. 心室腔内放入一个充盈的橡胶气球,容积为 50 ml/m²,随后收紧荷包缝线。SL 间距的缩短说明心室形态的重建。g. 将 Dacron 补片固定于环形荷包缝线的位置。右心室心尖朝向新的左心室心尖的下方。

术。补片的尺寸及硬度也影响了治疗的远期效果,下一章也会讨论这些问题。

合并二尖瓣反流的处理:在此类患者中常能见到二尖瓣反流情况,引起二尖瓣反流的原因是左心室心肌重构变化,或者是心肌梗死累及左心室下壁-基底部。笔者倾向于反流程度大于 2+时行瓣膜修复手术,通常会使用软质后瓣成形条或塑形的瓣膜成形环,偶尔使用双孔法(alferi stitch)也能达到修复效果。二尖瓣手术可通过心室切口,也可以经左心房切口或经右心房-房间隔切口。经心室切口的缺点在

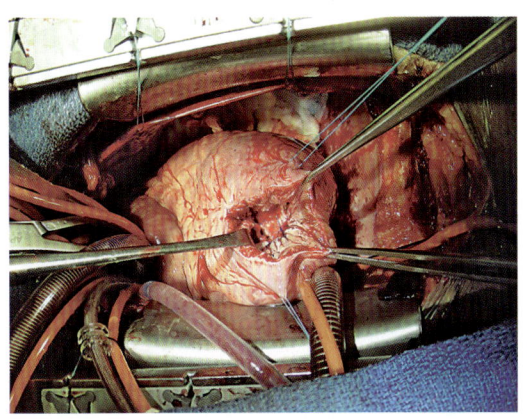

图 8.4 完成补片置入。

于:只有切口足够大并且是心尖-室间隔方向的,术者才能评估二尖瓣情况。

图 8.5 显示了行左心室重建术患者的二尖瓣成形术。

(1) 左心室成形术:1989 年 Dor 报道了心室内补片成形技术[19]。手术中经心肌瘢痕区域中央切开左心室,而这一区域在阻断主动脉、左心室引流后会凹陷呈酒窝状(图 8.3b)。清除可见到的所有附壁凝血块,值得注意的是一些血块不能通过经食管超声或者心脏超声发现,特别是当血栓呈非均质或很小的时候。心内膜下的瘢痕如果出现钙化(图 8.3e)或者临床有室性心动过速表现时,需切除瘢痕组织。在瘢痕边缘的交界区射频或冷冻行外科消融治疗作为一项辅助治疗可以减少术后心律失常的发生。

左心室成形术中,首先在瘢痕与正常心肌之间的交界心肌上用 2-0 单股缝线作一道荷包缝线(图 8.3d)。完成荷包缝合后,心室腔内放入一个充盈至理论上左心室舒张容积大小(50~60 ml/m²)的橡胶球囊,收紧荷包缝线。这项技术可以避免造成剩余左心室腔过小[20],对经验有限的医生有指导作用。心内膜下环形缝线也被称为"Fontan stitch"(图 8.3d),它能帮助选择补片的形状及大小。

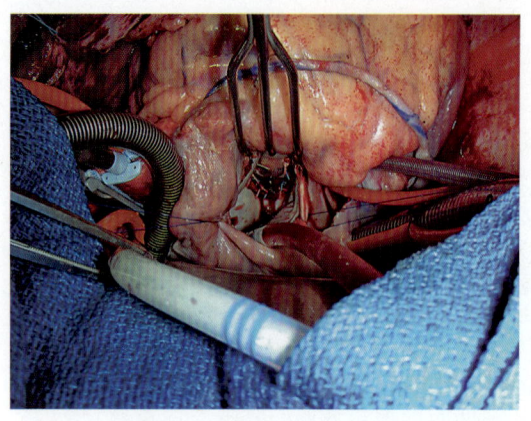

图 8.5 完成二尖瓣修复。注意静脉桥向下走行至右冠状动脉分支,经右房-房间隔切口显露二尖瓣。

在累及前壁-室间隔-心尖的心肌瘢痕中,室间隔与心尖较左心室侧壁更容易受累。在这些病例中,环形缝线需缝合深至室间隔,从而将心尖部、后乳头肌基底部以下的左心室下壁以及前外侧乳头肌基底部以上的小部分侧壁心肌完全隔离出去。因此,补片(新的瘤颈)的方向应基本与室间隔纵轴方向一致。

Dor 描述了缝合到 Fontan stitch 的 Dacron 补片的使用方法:将补片缝合在环形荷包缝线上,然后把被补片隔离在心腔外的多余瘢痕组织缝合起来,可以起到帮助止血的作用。传统的 Dacron 补片硬度较大,一些技术改进随之出现,譬如采用 Gortex 补片、牛心包补片或根本不用补片。这些将在接下来的章节中叙述。

(2) 体外循环的脱机过程:通常为了使左右心室功能完全恢复,体外循环脱机过程是比较缓慢而且谨慎的。体外过程中,平均 8～10 分钟间隔使用顺行及逆行灌注含血心肌停搏液可以保护左右心室的功能,从而帮助心脏快速恢复。脱机过程中笔者一般选用的药物有米力农、多巴胺,有时也会使用去甲肾上腺素及(或)血管加压素来辅助治疗,抵抗由米力农引起的低血压。广泛使用主动脉内球囊反搏泵有助于顺利脱机。此外,笔者还预防性安置房室起搏导线来保证正常的心脏节律。如果患者有房颤或者室性心律失常病史,预防性使用胺碘酮(可达龙)可以帮助减少恶性心律失常的发生。

(3) 特殊改进:图 8.6 显示左心室长轴切面,沿室间隔、前壁、心尖部有附壁血栓形成。

(a) 根据心室壁的病变不同进行的技术改进。

● 使用自体组织作为补片:可选择较坚固的心内膜下瘢痕组织作为补片。游离瘢痕补片时,保留补片室间隔侧的一端不动;补片被裁成半圆形;补片还可以选用自体心包。

图 8.7a、b 显示了修补缺损的室间隔铰链补片。

● 当治疗心肌梗死的急性机械性并发症时(室间隔穿孔旷置或治疗心室游离壁破裂),如果组织非常脆弱并坏死,则需将补片缝合在正常组织上,缝针入针应较深,并用 Teflon 垫片加固缝针。固定补片需超越室间隔缺损,从而将其从左心室隔离出去。

图 8.7c、d 显示了带垫折叠缝线和补片植入旷置室间隔梗死区。

(b) 瘢痕组织的隔离范围:如果心室运动异常的范围比较大(>左心室的 50%),外科操

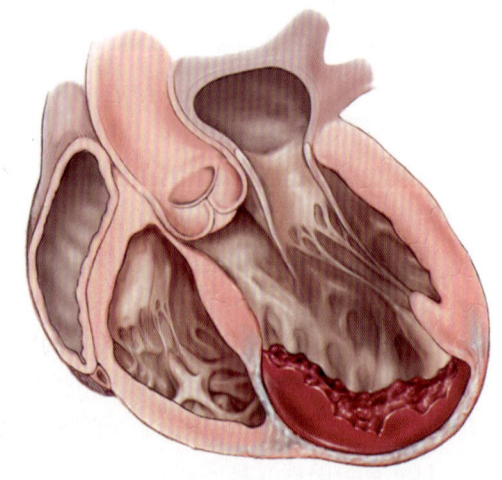

图 8.6 左心室长轴位切面,沿室间隔、前壁、心尖部的附壁血栓。

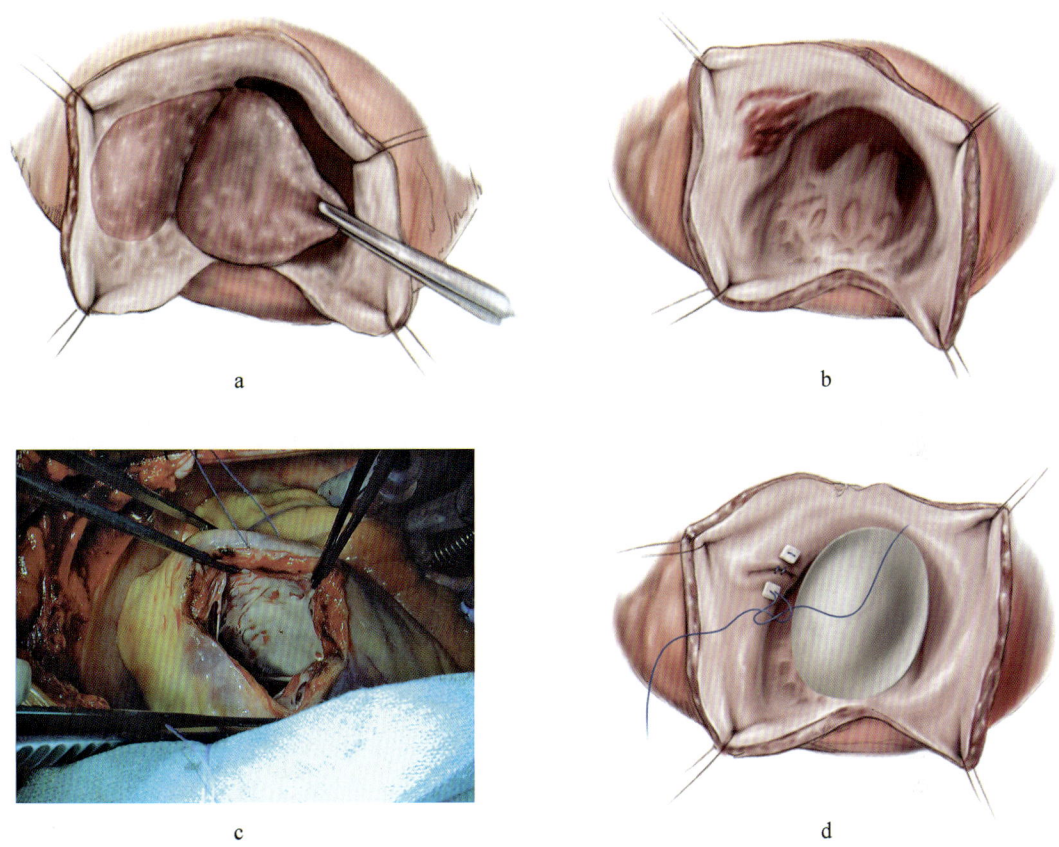

图 8.7 采用心室腔内补片重建的特殊病例。a. 使用室间隔瘢痕作为自体补片,补片裁成半圆形;裁剪瘢痕补片时,保留补片室间隔侧。b. 切开左心室瘢痕心肌后观察到的室间隔累及情况。c. 累及室间隔的心肌梗死及瘢痕组织的术中照片。d. 累及的室间隔,通过固定在室间隔上的补片,将梗死的部分室间隔从左心室腔隔离出去。

作需做些改进。此类患者通常处于心功能Ⅲ级或Ⅳ级的心力衰竭,并接受正性肌力药物治疗。平均肺动脉压常>25 mmHg,射血分数<30%,舒张末期容积指数>150 ml/m²,收缩末期容积指数>60 ml/m²。近50%的患者有室性心律失常史,建议对这些患者行消融治疗或(和)心内膜下心肌切除治疗。另外,大部分此类患者都需要修复二尖瓣反流。这种情况下通常采用瓣环成形技术:Bolling 提倡使用硬质的塑形成形环。David 报道使用软质后瓣成形条取得满意疗效。如果出现急性二尖瓣反流或术中修复困难时,则考虑行保留腱索的二尖瓣置换术。理论上,隔离所有的瘢痕组织会导致左心室腔过小,从而出现即刻或延迟的心室舒张功能障碍。所以,环形荷包缝线(Fonton stitch)的位置仅需略高于过渡区正常心肌组织,使用可充盈的球囊和轴柄测量舒张末期容积可帮助确定缝线的张力。补片应略大于常规使用的尺寸。

如果室间隔的隔离有困难,可按 Jatene 所描述的折叠缝合室间隔,或者室间隔组织叠瓦状缝合在补片的边缘。

(c)下壁与后壁的瘢痕组织:补片常裁剪成矩形或三角形。通常补片的底边沿二尖瓣后瓣环摆放,而尖部则朝向后侧或前外侧乳头肌基底部。这样做可以使成形后的心室在几何形态接近正常。如果发现后侧乳头肌完全受累于被切除的瘢痕心肌,则可通过心室切口行二尖瓣置换。

图 8.8 显示应用二尖瓣替换和植入三角形补片修补后-下壁瘢痕。

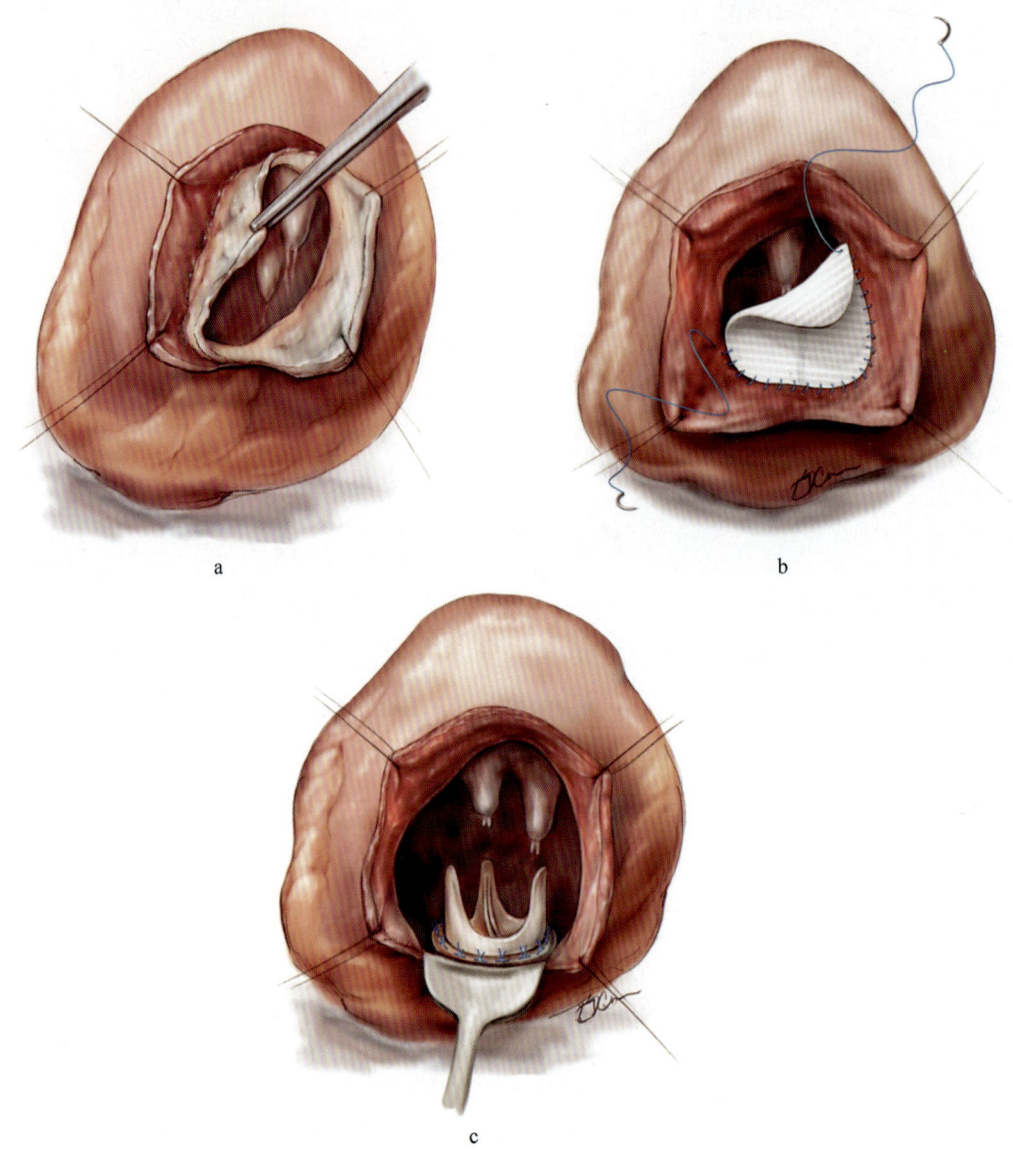

图 8.8 a. 左心室成形术治疗后壁室壁瘤:后壁的切口定位及心内膜下心肌切除。b. 运用三角形补片关闭左心室后壁心肌瘢痕。c. 经后壁瘢痕切口行二尖瓣置换术。

8.4.1.1 早期结果

单纯线性缝合的早期结果差别较大而且效果通常不理想。

8.4.1.1.1 手术风险与住院死亡率

左心室成形术操作较为复杂,而且患者的左心室功能严重受损,围术期死亡率约为 7%(表 8.1)。手术风险相关因素包括心肌瘢痕范围、心力衰竭程度、存活心肌数量、是否出现心律失常以及二尖瓣反流程度。根据住院死亡率情况可将患者分为三类：

(1) 射血分数<30%：死亡率12%～15%。
(2) 射血分数为30%～40%：死亡率7%。
(3) 射血分数>40%：死亡率1.3%。

表8.1 左心室成形术治疗缺血性心肌病后神经-激素反应

	EF(%)	EDVI(ml/m²)	NYHA	NE(pg/ml)	PRA<mμ>g/(L·h)	A-Ⅱ(ng/ml)	BNP(pg/ml)
术前	23.9	140	2.9	562	5.75	41	771
第1年	36	90	2	319	3.45	23	266

注：NE：去甲肾上腺素；PA：血浆肾素活性；A-Ⅱ：血管紧张素Ⅱ；BNP：脑利钠肽。

8.4.1.1.2 左心室成形的治疗效果(RESTORE Group)

Dor在左心室成形技术方面的贡献，激发了一项关于心室重建的多中心研究。该研究由来自四大洲(美、欧、亚、南美)的心内科与心外科医师共同参与(the RESTORE Group)。该研究中从1998～2003年间共有1 198名患者行外科心室重建术(SVR)[21]。患者的纳入标准包括：前壁心肌梗死史，重度心室扩张(左心室收缩末期容积指数≥60 ml/m²)，以及心室局部活动消失≥35%。大部分患者同期合并其他手术：90%接受了冠状动脉旁路移植术，另外约20%接受了二尖瓣修复术。

在RESTORE注册研究中86%的患者术前有充血性心力衰竭症状，心功能Ⅲ/Ⅳ级。如果对此类患者仅行药物保守治疗，或者行单纯外科再血管化治疗，晚期由充血性心力衰竭引起的死亡率仍较高。研究使用心脏超声、心室造影或磁共振血流成像术(MRA)检查来确定心肌活动消失区域，同时计算射血分数。左心室造影与MRA还可以用来测定左心室收缩末期容积指数。

SVR的住院死亡率为5.3%，随术前心室容积的增加而增高：当LVESVI<60 ml/m²，死亡率为2.3%；LVESVI为60～90 ml/m²，死亡率为5.7%；LVESVI为90～120 ml/m²，死亡率为8.1%；LVESVI>120 ml/m²，死亡率为8.4%。这些发现与最近报道的一组合并左心室功能不全(EF<35%)的缺血性心脏病患者仅行冠状动脉旁路移植术的死亡率(5.5%～11%)相接近。同期行二尖瓣修复手术影响术后的早期效果，同期二尖瓣修复的住院死亡率为8.7%，未行修复术的死亡率为4%($P<0.001$)。围术期主动脉内球囊反搏的使用并不广泛(<9%)。术后心脏收缩功能得到改善：射血分数从术前(29.6±11.0)%增加至术后(39.5±12.3)%($P<0.001$)。左心室收缩末期容积指数从术前的80.4±51.4 ml/m²减少至术后56.6±34.3 ml/m²($P<0.001$)。

SVR术后5年生存率为(68.6±2.8)%，这一研究结果证实了Dor的经验，同时，这也是在缺血性心肌病治疗中从未达到过的治疗效果。对心室成形术的研究结果进行多变量分析后可以得知，主要危险因素有年龄、术前射血分数、左心室收缩末期容积指数以及心功能评级。

通过对RESTORE的数据研究，进一步强调了使用左心室舒张(收缩)末期容积指数(LVEVI)代表左心室功能的重要性。研究发现射血分数与左心室收缩末期容积指数没有直接关联，在既定射血分数情况下，容量差异可以较大。术前LVESVI≤80 ml/m²的患者术后长期生存率为(79.4±3.3)%,相比心脏扩大明显的患者,生存率则为(67.2±3.2)%。术前心功能评级也是术后疗效的预判参数之一,术前心功能Ⅳ级的患者术后5年生存率相对降低[(49.7±5.8)%,心功能Ⅲ级患者为(69.9±4.7)%]。这些术后长期疗效的预判参数与之前所报道的相同。研究中,一小部分术前心功能Ⅰ级的患者(9%)在行冠状动脉旁路移植术同时接受心室成形术,这是因为这些患者术前出现心室扩大(LVESVI>60 ml/m²),而这一指标已成为晚期出现充血性心力衰竭及早期死亡的预兆。

➢ 心脏的形态与功能

(a) 通过影像学检查可以发现:术后左心室形态与心功能状况的恢复相关。如果手术有效地隔离局部心肌瘢痕,同时重建心室的正常形态,术后心力衰竭的症状将得到明显改善。

(b) 收缩功能的改善:通常成形术后早期射血分数平均上升10%~20%。这种改善对心肌反常活动及活动消失均有效[22]。

(c) 舒张功能的改善:代表左心室舒张功能的左心房舒张压及其峰值在术后数月恢复至相对正常。

(d) 功效:通过手术消灭心肌瘢痕造成的死腔可以有效提高心室收缩功效:

● 消除了活动异常的心肌瘢痕。
● 心室壁曲线的重建:通过压力-容量曲线分析可以得知心室壁张力下降[23]。
● 恢复机械同步性。

8.4.1.2 中期与长期疗效

(1) 尽管心室成形术后早期并发症发生率及死亡率较能够被接受,但术后中远期的治疗效果则大相径庭,这些治疗结果受到多个合并症及因素的影响。在一些研究中可发现晚期二尖瓣反流复发[24],可以认为这与补片的硬度及大小有关。这种情况还发生在左心室扩大明显时,造成巨大左心室往往是因为手术修复与心肌梗死发生间隔超过40个月。由于心室重构的进展依赖于机械原因或神经-激素作用[25],所以持续使用利尿剂、血管扩张剂、β受体阻滞剂及血管紧张素转换酶抑制剂对保持术后长期疗效非常重要。

(2) 左心室功能及形态的改善:笔者与其他研究者的经验已经发现:成形术后的左心室会有一段数周至数月时间的心肌重构逆转期。大多数患者的心脏功能与运动耐受能力会有较平稳的改善。然而,小部分患者的结果不甚满意,其心功能状态保持不变或者下降。这些患者常有舒张功能不全或者较大范围的心肌纤维化病变,偶尔是由于补片较大或残余二尖瓣反流造成的。

McCarthy报道Cleveland Clinic不使用补片的改良心室成形术方面的经验。他们分析了术后第一年的数据[26],这些患者术前平均射血分数为23.9%,平均舒张末期容积指数为140 ml/m²,术后分别改善至36%、90 ml/m²。体内儿茶酚胺水平、血浆肾素活性、血管紧张素及脑利尿肽水平均显著下降,从而证实了神经-激素作用的逆转。

(3) 长期疗效:一组自1991~1998年接受手术治疗的207例存活患者的随访发现,5年生存率为82%。另一组1998~2003年245例患者的随访结果显示(分析扩张球囊应用的作用):包括住院期间死亡在内的5年生存率为85%,其中左心室功能严重不全(ESVI>120 ml/m²)的患者为70%。10年生存率在ESVI<90 ml/m²的患者中为80%,而左心室扩大明显的患者则为50%。

8.5 讨论

8.5.1 其他外科技术

体外循环技术出现之前，Beck首先描述了进行室壁瘤修补的技术[27]。这项早期技术中，术者使用了一个类似夹子的手术器械帮助切除及修补室壁瘤。后来，该项技术发展成为体外循环下的线性缝合技术。最终经过不断的改进及发展，形成目前以恢复左心室正常几何形态的多种手术方法。

线性切除与环形补片修补技术可以被使用在以下适应证中，而对这两项技术做比较则是一个难题。

(1) 呈反常活动的真性室壁瘤位于近心尖部的心室前壁时，可以切除表面已纤维化的心肌瘢痕，然后缝合"瘤颈"完成修补。

(2) 当室间隔广泛受累时，对大部分患者而言最佳的方法应恢复心室的几何形态。此时行线性缝合技术会造成生理上不良后果[28]。过去15年中Jakob[29]、Grossi[30]、Lundblad[31]等报道了运用心内补片修复心室形态的成功经验。有趣的是Shapira[32]、Kesler[33]、Tavakoli[34]发现线性缝合与补片修复技术的治疗结果无差异。造成这两项不同的技术治疗结果相似的原因在于：

- 回顾性对比研究的特点；
- 各组样本量较少；
- 仅运用于呈反常运动的室壁瘤；
- 通常研究周期较长。

(3) 报道的数据中缺少除左心室射血分数以外的详细评估资料，例如血管造影、同位素检查、心脏超声的详细资料以及心室大小的数据。因为影像学资料不一致，也就不能用于对比研究。

(4) 针对线性切除技术的改进也已经有了一些建议。Stoney报道了一项用来修复室间隔瘢痕的三明治技术[35]。Cooley早期报道中也描绘折叠心室游离壁的技术，除了对室间隔病变以外，该项技术仍是非常有效的。Mickelborough使用一块补片加固室间隔[36]，建议采用由外向内"收聚缝合"以减少垂直缝合的长度。

(5) Athanasuleas与Buckberg在心脏跳动下完成心室修复，这样可以更好地保护心肌，并且在心脏跳动状态下通过触诊来判断存活心肌的范围[37]。心脏跳动下完成操作优缺点很多，而理论上使用心脏停搏液灌注心肌的优点在临床大部分患者上表现得不甚明显[38]。一些存在争议的问题包括：

- 仅通过心脏触摸不能可靠地确定心肌活动异常的确切部位与范围。术前应通过对多角度投射得到的影像学资料仔细分析心肌瘢痕范围，确定手术计划切除的范围。
- 在心脏跳动情况下使用球囊测量残余心室大小是一项较为繁琐的工作，但对于缺乏经验的外科医生而言，此项操作是保障术后早期、中期疗效的关键步骤。

8.5.2 缺血性心肌病的辅助治疗

(1) 恰当的内科药物治疗是长期治疗的基础[39]。许多药物对控制心力衰竭症状及减少心脏代谢有积极作用,从而使心脏功能得到改善。心脏同步化治疗或双心室起搏治疗作为新的治疗手段,对约 1/3 的缺血性心脏病患者可能有效,通过此类治疗可以在不影响一年死亡率的情况下提高射血分数 1.5%～5%[40]。

(2) 虽然内科介入与外科搭桥改善了缺血心肌的血供,但对已出现心脏扩张的缺血性心肌病却无显著帮助[41]。

(3) 心肌梗死后急性期、恢复期及慢性期用细胞学治疗是一个极具前景的领域。治疗的希望在于它能减少瘢痕心肌的扩大,同时阻止心室重构。这种细胞再生治疗目前仍未在临床得到显著效果[42]。

(4) 使用微型泵是心室机械辅助治疗方面的重大突破。目前 REMATCH 研究项目中, Heartmate 的使用显示出此类装置的良好前景[43]。

(5) 心室包裹或被动束缚可能成为扩张型心肌病治疗的热点[44]。对成形术后的心肌瘢痕阻抑性治疗,加上细胞再生也许会成为被关注的发展方向。这种治疗方法或许可以在心肌梗死早期就能介入干预治疗,从而减缓心室重构并改善边缘区心肌功能[45]。

记忆要点

> ➤ 左心室容积,而非射血分数,决定了心肌梗死后心室扩大的预后
> ➤ 左心室成形技术始于 20 世纪 50 年代针对室壁瘤的线性闭合技术
> ➤ Dor 与 Jatene 的贡献提出了缺血性心肌病最佳的治疗方法是恢复左心室锥形形态
> ➤ Jatene 提出通过折叠室间隔来消除已出现反向运动的部分室间隔组织,而在几何形态学上应用各种材料小的补片或环形荷包来恢复左心室的锥形形态
> ➤ 建议在出现心室扩张后早期进行心室成形术,而不必等待心力衰竭和失代偿的症状出现后才进行手术治疗
> ➤ 成形手术的成功取决于综合因素,包括对扩张心室的解剖纠正、心脏在生理上几何效率的生理改善以及适宜的内科药物治疗

参 考 文 献

1. Likoff W, Bailey CP. Ventriculoplasty: excision of myocardial aneurysm. JAMA. 1955; 158: 915.
2. Cooley DA, Collins HA, Morris GC, et al. Ventricular aneurysm after myocardial infarction: surgical excision with use of temporary cardiopulmonary bypass. JAMA. 1958; 167: 557.
3. Josephson ME, Harken AH, Horowitz LN. Endocardial excision: a new surgical technique for the treatment of recurrent ventricular tachycardia. Circulation. 1979; 60: 1430-1439.
4. Klein MD, Herman MV, Gorlin R. A hemodynamic study of left ventricular aneurysm. Circulation. 1967; 35: 614-630.
5. Dor V, Kreitmann P, Jourdan J, Acar C, Saab M, Coste P. Interest of physiological closure (circumferential plasty on

contractile areas) of left ventricle after resection and endocardectomy for aneurysm of akinetic zone comparison with classical technique about a series of 209 left ventricular resections (abstract). J Cardiovasc Surg. 1985; 26: 73.

6. Jatene AD. Left ventricular aneurysmectomy resection or reconstruction. J Thorac Cardiovasc Surg. 1985; 89: 321-331.
7. Fujimura T, Kawaguchi AT, Ishibashi-Ueda H, Bergsland J, Koide S, Batista RJ. Partial left ventriculectomy for patients with ischemic cardiomyopathy. J Card Surg. 2001(Mar-Apr); 16(2): 145-152.
8. Braunwald E, Pfeffer M. Ventricular enlargement and remodeling following acute myocardial infarction: mechanisms and management. Am J Cardiol. 1991; 68(Suppl D): 1D-6D.
9. Packer M. The neurohormonal hypothesis: a theory to explain the mechanism of disease progression in heart failure. J Am Coll Cardiol. 1992; 20: 248-254.
10. Christian T, Behrenbeck T, Gersh B, et al. Relation of left ventricular volume and function over one year after acute myocardial infarction to infarct size determined by technetium-99 m sestamibi. Am J Cardiol. 1991; 68: 21-26.
11. Chareonthaitawee P, Christian TF, Hirose K, et al. Relation of initial infarct size to extent of left ventricular remodeling in the year after acute myocardial infarction. J Am Coll Cardiol. 1995; 25: 567-573.
12. Fieno D, Raymond P, Kim J, Chen EL, et al. Contrastenhanced magnetic resonance imaging of myocardium at risk. JACC. 2000; 36(6): 1985-1991.
13. Rehwald W, Fieno D, Chen EL, et al. Myocardial magnetic resonance imaging contrast agent concentrations after reversible and irreversible ischemic injury. Circulation. 2002; 105: 224-229.
14. Bogaert J, Maes A, Van de Werf F, et al. Functional recovery of subepicardial myocardial tissue in transmural myocardial infarction after successful reperfusion. Circulation January. 1999; 36-43.
15. Gaudron P, Eilles C, Kugler I, et al. Progressive left ventricular dysfunction and remodeling after myocardial infarction. Potential mechanisms and early predictors. Circulation. 1993; 87: 755-763.
16. White HD, Norris RM, Brown MA, et al. Left ventricular end-systolic volume as the major determinant of survival after recovery from myocardial infarction. Circulation. 1987; 76: 44-51.
17. Yamaguchi A, Ino T, Adachi H, et al. Left ventricular volume predicts postoperative course in patients with ischemic cardiomyopathy. Ann Thorac Surg. 1998; 65: 434-438.
18. Parrino PE, Kron IL. RESTORE Group: The role of left ventricular reconstruction in cardiogenic shock. Semin Cardiothorac Surg. 2001; 13(4): 476-479.
19. Dor V, Saab M, Kornaszewska, et al. Left ventricular aneurysm: a new surgical approach. Thorac Cardiovasc Surg. 1989; 37: 11-19.
20. Dor V, Di Donato M, Sabatier M, et al. Left ventricular reconstruction by endoventricular circular patch plasty repair: a 17-year experience. Seminars. 2001; 43: 435-447.
21. Athanasuleas CL, Buckberg GD, Stanley AW, Siler W, Dor V, Di Donato M, Menicanti L, Almeida de Oliveira S, Beyersdorf F, Kron IL, Suma H, Kouchoukos NT, Moore W, McCarthy PM, Oz MC, Fontan F, Scott ML, Accola KA. RESTORE group. Surgical ventricular restoration in the treatment of congestive heart failure due to post-infarction ventricular dilation. J Am Coll Cardiol 2004(Oct 6); 44(7): 1439-1445. J Am Coll Cardiol. 2005(Aug 2); 46(3): 562; author reply 562-563.
22. Dor V, Sabatier M, Di Donato M, et al. Late hemodynamic results after left ventricular patch repair associated with coronary grafting in patients with postinfarction akinetic or dyskinetic aneurysm of the left ventricle. J Thorac Cardiovasc Surg. 1995; 110: 1291-1301.
23. Di Donato M, Sabatier M, Toso A. Regional myocardial performance of non-ischaemic zones remote form anterior wall left ventricular aneurysm. Effects of aneurysmectomy. Eur Heart J. 1995; 16: 1285-1292.
24. Di Donato M, Sabatier M, Dor V, et al. Effects of the Dor procedure on left ventricular dimension and shape and geometric correlates of mitral regurgitation one year after surgery. The J Thorac Cardiovasc Surg. 2001; 121(1): 91-96.

25. Tanoue Y, Ando H, Fukumura F, et al. Ventricular energetics in endoventricular circular patch plasty for dykinetic anterior left ventricular aneurysm. Ann Thorac Surg. 2003.
26. Shenk S, McCarthy P, Starling R, et al. Neurohormonal response to left ventricular reconstruction surgery in ischemic cardiomyopathy. J Thoracic Cardiovasc Surg. 2004; 128; 38 – 43.
27. Beck C. Operation for aneurysm of the heart. Ann Surg. 1944; 120; 34.
28. Froehlich RT, Falsetti HL, Doty DB, et al. Prospective study of surgery for left ventricular aneurysm. Am J Cardiol. 1980; 45; 923.
29. Jakob H, Zölch B, Schuster S, et al. Endoventricular patch plasty improves results of LV aneurysmectomy. Eur J Cardiothorac Surg. 1993; 7; 428 – 436.
30. Grossi E, Chimitz L, Galloway A, et al. Endoventricular remodeling of left ventricular aneurysm: functional, clinical and electrophysiological results. Circulation. 1995; 92(Suppl II); 98 – 100.
31. Lundblad R, Abdelnoor M, Svennevig JL. Repair of left ventricular aneurysm: surgical risk and long-term survival. Ann Thorac Surg. 2003; 76; 719 – 725.
32. Shapira O, Davidoff R, Hilkert R, et al. Repair of left ventricular aneurysm: long-term results of linear repair versus endoaneurysmectomorrhaphy. Ann Thorac Surg. 1997; 63; 401 – 405.
33. Kesler KA, Fiore AC, Naunheim KS, et al. Anterior wall left ventricular aneurysm repair. A comparison of linear versus circular closure. J Thorac Cardiovasc Surg. 1992; 103; 841 – 848.
34. Tavakoli R, Bettex A, Weber A, et al. Repair of post infarction dyskinetic LV aneurysm with either linear or patch technique. Eur J Cardiothorac Surg. 2002; 22; 129 – 134.
35. Stoney W, Alford W, Burrus G, et al. Repair of anteroseptal ventricular aneurysm. Ann Thorac Surg. 1973; 15; 394.
36. Mickleborough L, Merchant N. Left ventricular reconstruction: early and late results. J Thorac Cardiovasc Surg. 2004; 128; 27 – 37.
37. Athanasuleas C, Buckberg G, Stanley A, et al. Surgical ventricular restoration in the treatment of congestive heart failure due to post-infarction ventricular dilatation. J Am Coll Cardiol. 2004; 44; 1439 – 1445.
38. Maxey TS, Reece TB, Kron IB, et al. The beating heart approach is not necessary for the Dor procedure. Ann Thorac Surg. 2003; 76; 1571 – 1575.
39. Braunwald E, Bristow M. Congestive heart failure: fifty years of progress. Circulation. 2000; 102 (20 Suppl 4); IV14 – 23.
40. St John Sutton M, Plappert T, Abraham W, et al. Effect of cardiac resynchronization therapy on left ventricular size and function in chronic heart failure. Circulation. 2003; 107; 1985 – 1990.
41. Bax J, Schinkel A, Boersma E, et al. Extensive left ventricular remodeling does not allow viable myocardium to improve in left ventricular ejection fraction after revascularization and is associated with worse long-term prognosis. Circulation. 2004; 110(Suppl II); II-18 – II-22.
42. von Harsdorf R, Poole-Wilson P, Dietz R. Regenerative capacity of the myocardium: implications for treatment of heart failure. Lancet. 2004; 363; 1306 – 1313.
43. Dembitsky W, Tector A, Park S, et al. Left ventricular assist device performance with long-term circulatory support: lessons from the REMATCH trial. Ann Thorac Surg. 2004; 78; 2123 – 2130.
44. Raman J, Power JM, Buxton BF, et al. Ventricular containment as an adjunctive procedure in ischemic cardiomyopathy: early results. Ann Thorac Surg. 2000; 70; 1124 – 1126.
45. Blom AS, Pilla JJ, Arkles J, Dougherty L, Ryan LP, Gorman II JH, Acker MA, Gorman RC. Ventricular restraint prevents infarct expansion and improves borderzone function after myocardial infarction: A study using magnetic resonance imaging, three-dimensional surface modeling and myocardial tagging. Ann Thor Surg. 2007; 84; 2004 – 2010.

9. 改良 Dor 法及其失败原因

Jai Raman

经典 Dor 法左心室重建术已经有很多改良，而且得到进一步发展。以下部分将讨论 Dor 法的几种改良，后面一半将讨论 Dor 法失败的原因，以及基于这些原因所做的一些改良。

左心室重建术的一个基本理念是重建左心室的圆锥形态。设想心室壁瘢痕区或活动减弱是从一个小的瘢痕区域扩展而来，缩小瘢痕形成的无效区域是处理的基本原理。Dor 法中 Fontan 缝合即环形缝线，将邻近瘢痕区边缘的正常心室壁拉拢。另取补片缝合在环缩的瘢痕瘤颈部关闭心室。Patrick McCarthy 在 Cleveland Clinic 提出一个改良术式，仅环缩瘤颈而不使用补片。图 9.1 显示瘤样的前尖壁瘢痕，图 9.2 为 McCarthy 改良手术的主要原则。

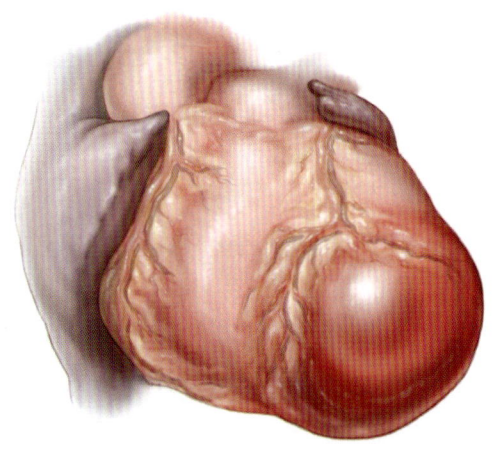

图 9.1 左心室心尖-侧壁瘢痕。

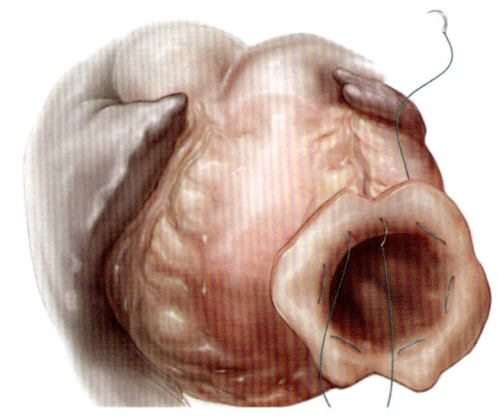

图 9.2 McCarthy 提出的沿交界区的荷包缝线。

现在使用复杂心室重建术（complex ventricular reconstruction, VCR），虽然已有数篇文献报道各种外科技术，以及此类外科技术的受益患者，但很少提到预后较差的患者。不管使用何种技术，患者选择对于获得满意结果是很重要的。所以笔者研究两个洲的三家大医院过去 8 年间的左心室重建术的失败原因，以了解这些患者的风险因素。使用 Dor 医生在本章前面描述的原则，并根据笔者的经验进行改良。另外，对一些小的瘢痕使用像 McCarthy 改良那样的简化术式。

图 9.3 示 McCarthy 改良术结合室间隔折叠术。为了更好地说明，笔者对左心室重建技术的负面结果进行了回顾性研究。这些研究提供很多有用的教训，说明这些技术是可以应用的。笔者回顾了 1997～2005 年在 the University of Melbourne hospitals、University of Hobart hospital 和 the University of Chicago hospitals 行几何左心室重建术（包括改良 Dor 法）的所有患者。左心室重建术需要的步骤在图例中一一列出。

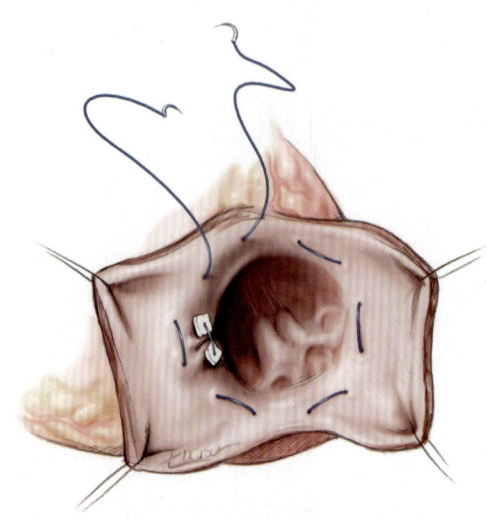

图 9.3 联合 McCarthy 修复和室间隔折叠：先行室间隔折叠，再沿瘤颈瘢痕边缘行荷包缝合。

图 9.4～9.6 表示早期描述过的根据 Dor 和 Cooley 提出的原则，使用几何重建左心室的原理[1]。

图 9.7 和 9.8 示室间隔反常活动和行室间隔折叠缝合。图 9.9 示 1 例患者行室间隔折叠和植入牛心包补片。患者资料从住院病史、门诊记录和随访记录中采集，纳入的患者不考虑病情程度和临床表现形式。计算围术期结果，并将术后并发症制成表格。当有死亡发生时，需行尸体解剖并记录结果。并发症分为致命性和非致命性。所有手术导致的死亡，即使时间遥远，也要记录以计算手术死亡率。

非致命性并发症包括：

低心排血量；

终末器官衰竭，比如肾衰和肝功能不全；

室性心律失常；

神经系统并发症，包括一过性脑缺血发作（TIA）、卒中等；

持续性充血性心力衰竭；

心脏失代偿需要呼吸机辅助延长；

持续性心力衰竭；

需要延长心室辅助。

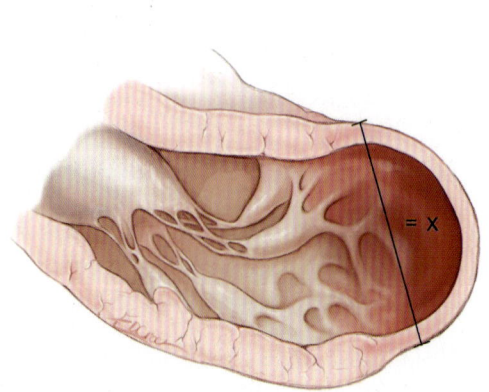

图 9.4 左心室扩张并有心尖瘢痕的长轴切面。

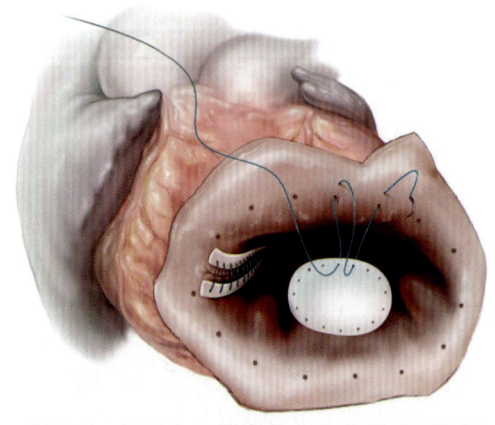

图 9.5 切开心尖瘢痕植入心包补片，注意室间隔折叠和从补片到正常心肌边缘放射状排列的缝线。

记录心力衰竭再发和远期失代偿情况。如果可能，患者由心脏内科心力衰竭专科医师或从事心力衰竭患者治疗的机构随访。尽可能每 6～12 个月临床随访一次。建议所有患者应随访心动超声。登记所有不良事件。如果发生失访或者不能联系，尽可能联系到转诊医生以精确获得患者的生活情况和远期并发症。

9. 改良 Dor 法及其失败原因

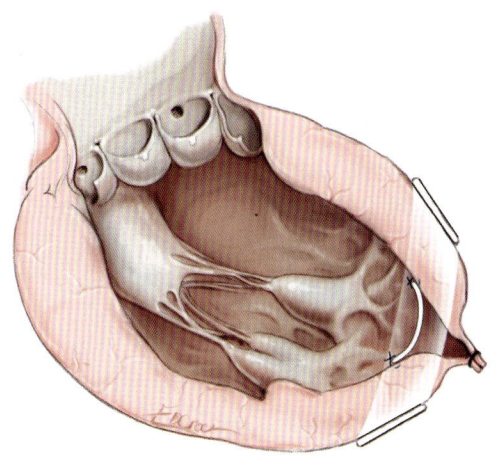

图 9.6　修复完成后的长轴切面。注意补片在心室内而 Teflon 条在心室外。

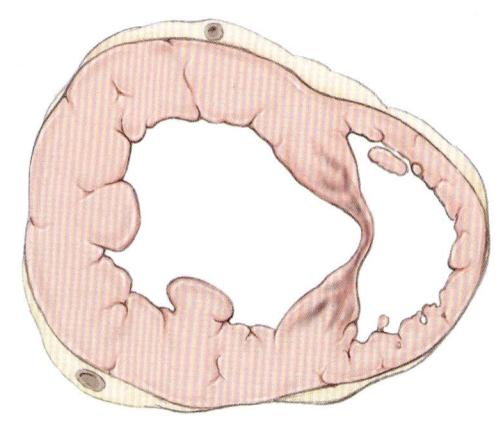

图 9.7　心室短轴切面显示室间隔瘢痕及其反常运动。

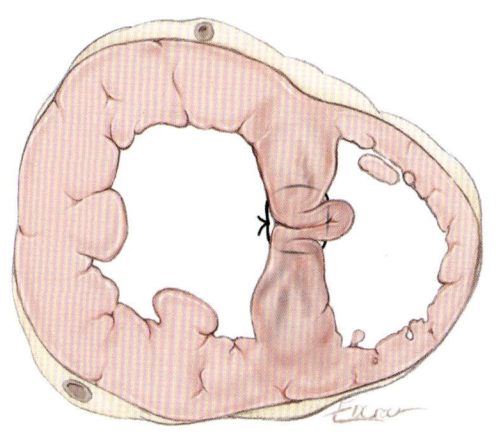

图 9.8　缝合折叠室间隔示意图。

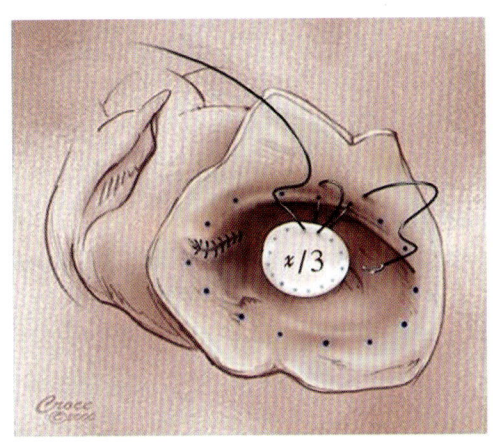

图 9.9　心室重建示意图，补片修补和左侧的室间隔折叠。

从 1997 年 1 月至 2005 年 2 月，共有 284 例患者行左心室重建术。射血分数均值为 $(24.5\pm7)\%$，NYHA 均值为 3.2。所有患者均同期行冠状动脉旁路移植术，合并或不合并瓣膜外科手术。患者经门诊随访，可行或不行心动超声检查。失败原因分为致命性和非致命性，非致命失败定义为持续性心力衰竭、左心室瘢痕再发、需要心室辅助、持续性室性心律失常和同时有以上多个事件。

9.1　结果

手术死亡率(operative mortality rate，OMR)是指围术期死亡或者由于外科手术并发症导致的死亡,而不管住院时间多长。手术死亡率为8%(23例),致死原因主要有急诊手术和心源性休克15例(OMR 5.3%)、中风5例(1.8%)以及术后双心室衰竭3例(1%)。在这些患者中,大多数患者(17例)发生心源性休克同时使用强心药、升压药和球囊反搏。行急诊手术或者病情有急性改变,经常是在心室功能已较差的基础上发生急性心肌梗死。3例患者术后发生长期双心室衰竭,经常因术后顽固性室性心律失常需要延长或后续植入心室辅助装置。

4例患者发生心室内血凝块,虽然术前超声和术中食管超声没有阳性发现。血凝块经常是易碎和质软,也较容易发生脱落栓塞。这些血栓的直径都>3 cm,这也说明食管超声不能有效辨认这些早期软血栓。在心室切开前即使轻微触碰心脏也会发生血栓脱落形成栓子。

26例(9%)患者发生非致命性失败(non-fatal failure mode,NFM),其中7例(2.46%)为室间隔反常运动,5例(2.5%)为持续性二尖瓣反流,4例(1.4%)为术后室性心动过速,4例(1.4%)为心肌保护不满意,4例(1.4%)为使用大而僵硬的补片。

持续性室间隔反常运动导致心室收缩不协调,只能部分改善心室功能。这与是否使用补片旷置瘢痕的室间隔部无关,而且这也是早期的经验。使用补片彻底覆盖大面积的室间隔反常活动区经常是困难的。

5例患者发生持续性二尖瓣反流,这些患者都有多处斑片状瘢痕合并下壁和基底部室壁重构,这种二尖瓣反流由下壁和基底部室壁活动减弱或消失导致。由于对这类病变处理存在争议,因此这些患者的中度二尖瓣反流在手术时未行外科干预。

早期,笔者遵循Dor提出的原则,使用的Dacron补片比较僵硬,几乎撑在将要重建的整个心室切口中,这种术式总不能获得最佳的治疗效果,有残余的心力衰竭发生。获得了早期临床经验后,将使用的补片材料从Dacron补片改为Goretex补片,最后使用牛心包补片(Perigard™, Synovis Biomedical Inc., St. Paul, MN)。

4例患者发生室性心动过速,其中2例发生在术后早期,而且难以救治,1例导致严重血流动力学不稳定需要体外膜肺氧合(ECMO)进行循环辅助。48小时后室性心动过速逐步缓解。虽然有心脏功能恢复可能,然而该例患者在此期间发生血栓栓塞事件,不得不拆除辅助循环。

2例患者出院回家后发生晚期室性心动过速。2例患者成功复苏,入院植入体内自动心脏除颤仪(automatic internal cardioverter defibrillators, AICD)。自那以后,笔者改变了处理这些患者的原则,术前有室性心律失常史的患者均对边缘区进行心内膜消融。如果术后发生室性心律失常,则行电生理检查。现在行电生理治疗的指征相对较宽。

4例患者术后花了较长时间才逐步从外科手术中恢复,心力衰竭逐步得以纠正。这些患者主要是由于右心功能不全,推测是由心脏阻断期间右冠状动脉供血区心肌保护不满意导致。在过去的100例患者,笔者改变技术,以避免主动脉阻断和停搏。如果有大的血栓需要阻断主动脉,先切开取栓再行血运重建。血运重建可以在不停跳下完成。

4例患者因使用僵硬且较大(4~5 cm直径)的补片导致严重远期并发症。其中2例在补片边缘有局部折返,而且1例为室性心动过速的异常起搏点。另外2例患者,补片过大和二尖瓣反流程度从轻度到中度逐步加重有关。

261例手术存活的患者中,199例(76%)NYHA Ⅰ级,失访20例。NYHA Ⅰ级患者均联合应用血管紧张素转换酶抑制剂(ACEI)、β受体阻滞剂和利尿剂,这些患者没有心肌缺血和心衰发作。

遗憾的是没有对照组完成强有力的统计学对照研究。虽然数据收集是前瞻性的，但这是对数据的回顾性研究。

心室重建术原本主要是用来修复心室室壁瘤的技术。室壁瘤线性切除术在其后近 30 年一直作为标准术式[2,3]。虽然 Cooley[4] 推广这些简化术式，较多围术期并发症让人们对该术式疗效不满意。Jatene[5] 和 Dor[6] 分别提出在心室重建时注意几何重建其类圆锥形的重要性，环缩修复和几何重建改善了临床结果，已被应用近 10 余年[7]。下一阶段左心室重建术的发展，不但要注重明显的室壁瘤或者心室前壁反常活动的瘢痕，而且还要试图消除那些心室活动消失的大面积花斑瘢痕的前壁心肌[8]。随着经皮介入治疗急性冠状动脉综合征在全世界的普及，真正的室壁瘤更加少见。这也和缺血性心力衰竭外科治疗 STICH (Surgical Treatment of Ischemic Heart Failure) 研究结果相符，也就是积极的再血管化并不能阻止心肌梗死后重构引起的心室功能和形态改变[9]。然而，左心室几何重建术的生理作用已成功应用于左心室缺血后的无收缩扩张[10]。

总体来说，这些病情严重患者的手术死亡率为 7%~12%[11-13]，这些文献大多仅关注了心室重建术的阳性结果。心力衰竭发病率的增加和对外科左心室重建术作用的接受尤其重要[14]。外科医生对这些新技术抱有极大热情，而选择合适的患者就非常重要。

笔者报道了在 2 个州 3 家医疗机构 8 年期间共计 284 例患者行左心室重建术，也报道了一些学习经验以助于外科技术的改进，这些适用于几乎所有这类患者。

基于经验，笔者现在知道出现心源性休克或急诊需行左心室重建的手术死亡率还是比较高的。如果出现终末期器官衰竭，现在的方案是使用心室辅助装置；如果没有，常规术前植入主动脉内球囊反搏。对患者脱离体外循环时植入心室辅助装置的指征也是相对较宽的。

为减少这些患者的心肌损害，现在争取在体外辅助不停跳下完成大多数这类手术。只有在超声发现有心室血栓时才在停跳下手术。对于这些患者，一般在阻断主动脉心脏停跳下安全取出血栓，再行心室重建。然后再在心脏跳动下完成冠状动脉旁路移植术，这样可以减少主动脉阻断时间，减少术后因心肌保护不满意需要机械辅助的可能。

行左心室重建术患者，室性心律失常是一个常见并发症且预后差。可采用多种技术以减少这些术后心律失常的发生，包括术中心内膜消融、电生理检查和植入 AICDs[15]。Dor[16] 已在这个领域做了大量工作，可根据他的观念处理室性心律失常。

有趣的是，对使用硬质补片患者的远期随访发现有并发症，包括补片边缘形成瘢痕折返、二尖瓣反流程度逐渐加重。从那以后，笔者改为使用较小的牛心包补片，以重建心室类圆锥形。室间隔瘢痕区常规使用 Jatene 提出的线形折叠法缝合，这样可以使心室能够更加接近几何形态重建。

本文试图通过研究左心室重建术后的常见并发症，改进手术方式以减少这些并发症的发生。对此随访分析这些失败原因，使用比如倾向指数等常用的统计方法。

外科手术中有用的技巧和需要避免的错误

- 急性心肌梗死或心源性休克的患者行左心室重建手术的死亡率很高，只应在特殊情况下考虑应用
- 包裹或者心室限制装置在患者急性心肌梗死最初 3~4 周内可能非常有效

- 使用磁共振和三维心脏超声在决定如何重建心室时的帮助较大
- 手术中发现在旷置的心室腔和补片之间小的渗漏可以忽略。大的渗漏必须纠正,重新设计补片,间断缝合或者多个重叠连续缝合可能是很有效的
- 二尖瓣中度反流倾向于行外科修复手术。如果心室瘢痕较大,有时可以通过左心室切口行二尖瓣修复或者置换。Alferi缝合(双孔二尖瓣技术)的远期疗效并不满意
- 术前和围术期使用可达龙有助于降低致命性心律失常
- 虚弱的老年患者组织脆弱,应避免心脏不停跳的心室重建。如果怀疑有血栓形成,更应该在主动脉阻断和心脏停跳下完成手术

记忆要点

- 根据Dor和Jatene阐述的左心室重建术原则,应尽可能重建心室的圆锥形态
- 小的梗死区可使用荷包缝合旷置
- 直径>4 cm的瘢痕最好使用小的补片修复
- 残留的瘢痕刚好覆盖补片
- 使用柔软易折的材料如牛心包,便于手术操作
- 这些患者应按复杂心力衰竭进行管理和治疗
- 心肌梗死后早期手术治疗的并发症发生率高

参 考 文 献

1. Raman J, Sakaguchi G, Buxton BF. Outcome of geometric endo-ventricular repair in impaired left ventricular function. Ann Thorac Surg. 2000; 70: 1127-1129.
2. Shaw RC, Ferguson TB, Weldon CS, Connors JP. Left ventricular aneurysm resection: Indications and longterm follow-up. Ann Thorac Surg. 1978; 25: 3336-3339.
3. Barratt-Boyes BG, White HD, Agnew TM, Pemberton JR, Wild CJ. The results of surgical treatment of left ventricular aneurysm: An assessment of the risk factors affecting early and late mortality. J Thorac Cardiovasc Surg. 1984; 87: 87-98.
4. Reddy SB, Cooley DA, Duncan JM. Left ventricular aneurysm: Twenty year surgical experience with 1572 patients at the Texas Heart Institute. Cardiovasc Dis Bull Tex Heart Inst. 1981; 11: 165-186.
5. Jatene AD. Surgical treatment of left ventricular aneurysm. In: Baue AE, Geha AS, Hammond GL, Laks H, Naunheim KS (eds.), Glenn's Thoracic & Cardiovascular Surgery. Vol. 2, 5th edn. Norwalk, CT: Appleton & Lange; 1991: 1829-1836.
6. Dor V, Saab M, Coste P, Kornaszewska M, Montiglio F. Left ventricular aneurysm: A new surgical approach. Thorac Cardiovasc Surg. 1989; 37: 11-19.

7. Kesler KA, Fiore AC, Naunheim KS. Anterior wall ventricular aneurysm repair: A comparison of linear versus circular closure. J Thorac Cardiovasc Surg. 1992; 103: 841-848.
8. Dor V, Sabatier M, DiDonato M, Saab M. Late hemodynamic results after left ventricular patch repair associated with coronary grafting in patients with post-infarction akinetic or dyskinetic aneurysm of the left ventricle. J Thorac Cardiovasc Surg. 1995; 110: 1291-1301.
9. Menicanti L, Di Donato M. Surgical left ventricle reconstruction, pathophysiologic insights, results and expectation from the STICH trial. Eur J Cardiothorac Surg. 2004; 26(suppl 1): S42-S46; discussion S46-S47.
10. Dor V. Reconstructive left ventricular surgery for post-ischemic akinetic dilatation. Semin Thorac Cardiovasc Surg. 1997; 9(2): 139-145.
11. Komeda M, David TE, Malik A, Ivanov J, Sun Z. Operative risks and long-term results of operation for left ventricular aneurysm. Ann Thorac Surg. 1992; 53: 22-28.
12. Sartipy U, Albage A, Lindblom D. The Dor procedure for left ventricular reconstruction. Ten-year clinical experience. Eur J Cardiothorac Surg. 2005; 27(6): 1005-1010. Epub 2005 Feb 26.
13. Yamaguchi A, Adachi H, Kawahito K, Murata S, Ino T. Left ventricular reconstruction benefits patients with dilated ischemic cardiomyopathy. Ann Thorac Surg. 2005; 79(2): 456-461.
14. Mickleborough LL, Merchant N, Provost Y, Carson S, Ivanov J. Ventricular reconstruction for ischemic cardiomyopathy. Ann Thorac Surg. 2003; 75(6 suppl): S6-S12.
15. Wellens F, Geelen P, Demirsoy E, et al. Surgical treatment of tachyarrhythmias due to postinfarction left ventricular aneurysm with endoaneurysmorrhaphy and cryoablation. Eur J Cardiothorac Surg. 2002; 22(5): 771-776.
16. Di Donato M, Sabatier M, Dor V, RESTORE Group. Surgical ventricular restoration in patients with postinfarction coronary artery disease: Effectiveness on spontaneous and inducible ventricular tachycardia. Semin Thorac Cardiovasc Surg. 2001; 13(4): 480-485.

10. 二尖瓣修复术

Yoshikazu Suzuki，Martinus T. Spoor，Steven F. Bolling

10.1 概述

充血性心力衰竭（congestive heart failure，CHF）的治疗已成为一个全球性健康问题，是住院和死亡的主要病因之一。随着社会逐步老年化，心脏病基础治疗的进展一方面延长了平均预期寿命，另一方面让更多人生活在慢性心脏病中。单单美国，就有490万（总人口的2.3%）心力衰竭患者，而且每年新诊断病例55万。1979年CHF出院登记人数为37.7万，而2002年达97万，增加157%。预计2005年健康支出达253亿美元[1]。尽管如此，每年死亡5.3万人，而只有2100人能够接受心脏移植。多数人认为器官移植是严重CHF和终末期心脏疾病的标准治疗。老年、有严重合并症不宜行心脏移植、相对有限的供体决定了心脏移植不可能成为常规治疗手段[2]。机械辅助装置治疗处于同样的困境。因此，虽然药物治疗不断进展，CHF出院后1年、3年、5年生存率分别为60%～80%、50%和20%～40%，这个数据比大多数肿瘤的生存率还要差[3-7]。

为了解决这些问题，出现了许多治疗心力衰竭的外科替代手术和介入策略，而且随时间不断改进。其中一些已被认定为治疗心力衰竭的一线治疗方案，比如心肌血运重建、心室同步化、心室几何重建和消除二尖瓣（mitral valve，MV）反流（mitral valve regurgitation，MR）治疗扩张型心肌病（dilated cardiomyopathy，DCM）。

从1993年起，基于二尖瓣是左心室的几何组成部分，而且功能性或继发性二尖瓣反流的瓣膜装置结构正常的设想，开始采用二尖瓣修复技术治疗这些患者。二尖瓣有效功能受损反映左心室几何形态的改变，可以认为继发性或功能性二尖瓣反流是二尖瓣的几何问题，本章中定义二尖瓣修复为几何性二尖瓣反流修复。本章还将讨论几何二尖瓣修复的最新进展及其优点。目前认为选择合适的扩张型心肌病患者行几何二尖瓣修复治疗心力衰竭是安全有效的。下面将回顾密歇根大学（the University of Michigan）行几何二尖瓣修复治疗心肌病的经验。

10.2 二尖瓣的结构和功能

为了阐明心力衰竭和二尖瓣反流的关系，有必要理解左心室和二尖瓣复杂的解剖和功能的关系。二尖瓣的闭合取决于协调的二尖瓣装置组件的功能和形态，二尖瓣装置包括：二尖瓣环、二尖瓣叶、腱索、乳头肌和重要的左心室壁[8-10]。左心室最"有效"的功能依赖于所有的左心室和二尖瓣组成部分。多个临床和基础研究表明了保留二尖瓣的连续性和几何形态对保护左心室功能的重要性[11-13]。

二尖瓣是左心室的流入道,经常被误解为"系列法国门"。名义上,前叶(隔叶/主动脉叶)和后叶(壁叶)在近瓣环处由后内和前外交界分开。然而,应该注意的是,二尖瓣叶在瓣环部分是完全连续的,更像"瀑布的垂幕"。前叶是半圆形的,扩展的距离达两个交界之间。两个瓣叶的瓣环部就像"铰链的扭转点"。在心脏纤维支架的中心区,前叶和左心室的前侧壁相连,该区域位于左、右纤维三角之间,而且也是主动脉无冠瓣左侧部分的直接延续。后瓣叶呈矩形,由瓣叶上自然裂隙分为三部分。图 10.1 显示二尖瓣的周围关系及其组成部分腱索和乳头肌。

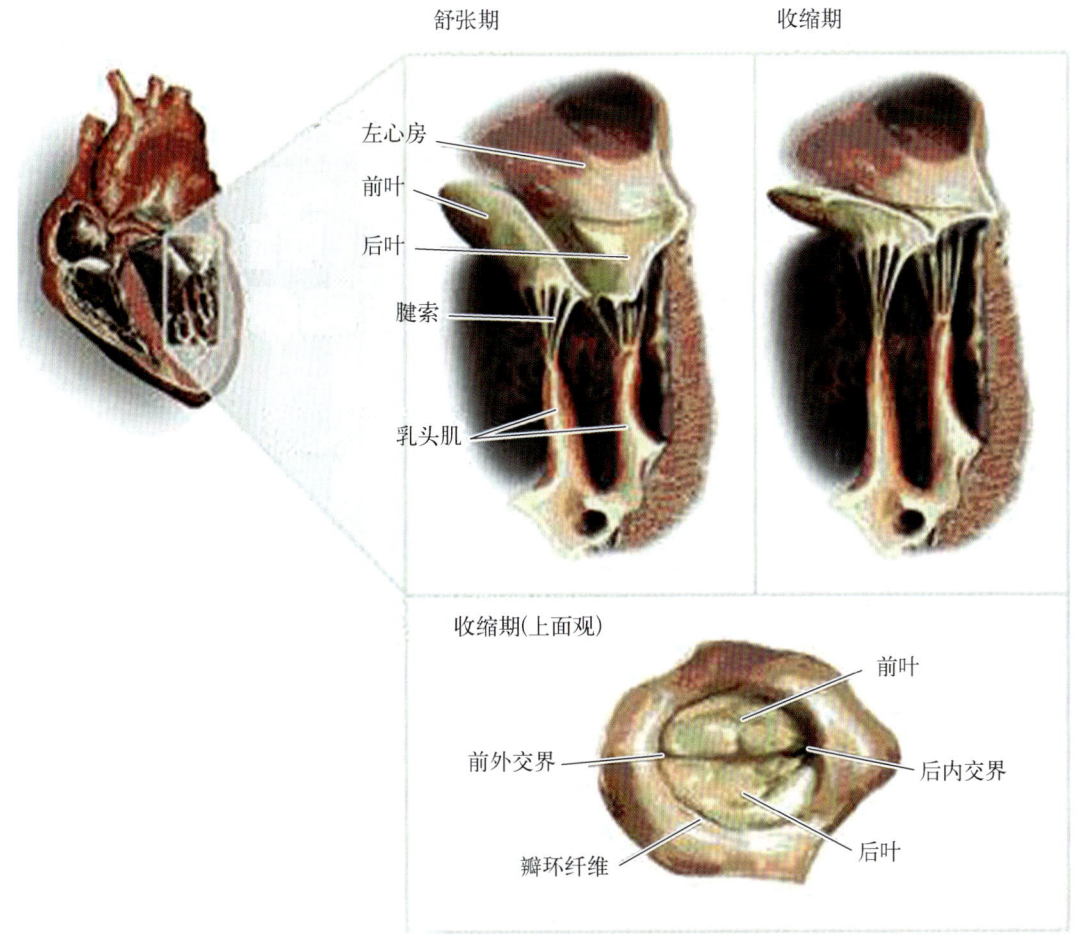

图 10.1　解剖——二尖瓣的前叶和后叶。

二尖瓣环代表着连接左心房和左心室的交叉点,由纤维和肌性组织构成。人的二尖瓣环平均横断面积为 5~11 cm²。在心脏收缩期,二尖瓣环接近椭圆形,并可以收缩,瓣环内径缩小。而在舒张时,其更接近圆形。瓣环的弹性允许增加收缩期瓣叶的对合,而在舒张期增加瓣环的开口面积。前叶的瓣环由心脏纤维骨架、其坚硬的弹力纤维组织组成,弹性有限。而后叶的瓣环是纤维骨架的延续,由肌性和逐渐变细的纤维组织混合组成,对瓣环的弹性起最主要的作用。

腱索由纤维结缔组织构成,和瓣叶相连,另一端和左室壁或乳头肌相连。腱索分为三部分:一级腱索直接连接瓣叶游离缘,保证瓣叶对合,没有脱垂或连枷;二级腱索主要位于前瓣叶,在瓣叶对合线与瓣叶相连,对保护心室功能很重要[14];三级腱索仅和后叶相连,直接连接心室壁或肌小梁。另外,有交界腱索直接从乳头肌发出和前后叶相连。

前外和后内乳头肌从心尖和心室中段向心腔突起,从此发出腱索连接前后瓣叶。前外乳头肌有两套血供系统:前降支和对角支,或者回旋支的边缘支。而后内乳头肌仅有一套血供系统:来源于右冠状动脉或者回旋支。因此,左心室后内侧的心室壁和乳头肌更易缺血和心肌梗死,其共同作用是在左心室后壁心肌梗死造成缺血性的二尖瓣反流时,导致二尖瓣关闭不全和对合不良。

对合面(zone of coaptation, ZC)是二尖瓣对合中最重要的决定因素。二尖瓣叶承受收缩期左心室高压,通过"罗马拱桥"的方式把应力分散到心室其他部分和二尖瓣装置,实现瓣叶的对合。为保证收缩期二尖瓣的对合,需要以协调的方式实现足够的对合面。为达到足够的瓣叶对合,前后瓣叶应该:

(1) 相互足够接近。

(2) 有足够的组织覆盖对合面的全长。

(3) 在对合线受腱索以合适的角度引导。

10.2.1 二尖瓣反流的病理生理

10.2.1.1 急性二尖瓣反流和慢性二尖瓣反流

二尖瓣反流时射入左心房的反流量取决于反流口的大小、心室至心房的压力阶差、左心房顺应性和心率。左心房压的增高和充血性症状有关,和反流量和左心房顺应性相关。

左心房顺应性在急性和慢性二尖瓣反流时的差异较大,由此在评估心力衰竭患者时仔细辨别区分二尖瓣反流的时相是非常重要的。

10.2.1.1.1 急性二尖瓣反流

急性二尖瓣反流的病因包括腱索断裂、心内膜炎、胸部创伤或者心肌梗死。大小正常的左心房的顺应性较低。一个相对少量的急性二尖瓣反流可以使左心房压快速升高,导致明显的肺水肿而需要急症处理。在这些患者,出现症状预示有外科手术指征。

10.2.1.1.2 慢性二尖瓣反流

在慢性二尖瓣反流患者,有一个反流入左心房血流量逐步增加的过程,导致左心房增大,左心房和肺静脉顺应性明显增加。由此,即使二尖瓣反流程度较重,容量负荷过大,并有左心室的病理改变,肺淤血的症状和体征在疾病发生相当长一段时间后都没有表现,直到疾病进展到晚期才出现。在这些症状相对较轻的患者中,很难决定合适的干预时间[15]。本章将讨论和急性二尖瓣反流不一样的疾病:慢性几何性二尖瓣反流的处理。

10.2.1.2 瓣膜性二尖瓣反流和几何性二尖瓣反流

为理解慢性二尖瓣反流的发病机制和最佳治疗方案,把二尖瓣反流分为原发性、解剖性、瓣膜性二尖瓣反流和继发性、功能性、几何性二尖瓣反流。

瓣膜性二尖瓣反流指瓣膜结构性疾病导致的反流。二尖瓣结构性疾病包括退行性(黏液样变性，也就是 Barlow，纤维弹性组织增生比如 Marfan 综合征和结缔组织疾病）、风湿性、心内膜炎、创伤、肿瘤、炎症反应和先天性瓣膜病。在这些患者中，二尖瓣装置的结构性病变导致二尖瓣反流。

对于瓣膜性二尖瓣反流的修复，可系统地根据 1983 年 Carpentier 医生提出的三种二尖瓣反流功能解剖分型[16]。

- 瓣环扩大。
- 瓣叶脱垂合并腱索断裂或冗长。
- 瓣叶活动受限。

治疗瓣膜性二尖瓣反流目的是根据功能解剖重建对合面。这些二尖瓣修复技术包括瓣环成形术，不同程度的瓣叶切除，前移术或"滑槽"成形，腱索转移和聚四氟乙烯（PTFE，Gore-Tex®）人工腱索植入。

相反，继发性或几何性二尖瓣反流是指反流不是由于二尖瓣装置组成部分的结构异常引起的，而是由于左心室扩大导致的二尖瓣装置组成部分功能位置改变引起的。因此，几何性二尖瓣反流不是一个瓣膜性病变，而是心室几何病变。比如，继发于缺血的左心室扩张，下壁基底段反常活动或活动消失导致几何性二尖瓣反流。图 10.2 演示了下壁基底段反常活动和活动消失如何造成二尖瓣反流的机制。

扩张型心肌病被定义为有临床证据的慢性和进行性心力衰竭、心室收缩功能下降和心室扩大。

根据病因，扩张型心肌病经常分为缺血性扩张型心肌病和非缺血性扩张型心肌病，最常见的是缺血性扩张型心肌病。

非缺血性扩张型心肌病可以进一步分为原发性扩张型心肌病（心室病变）和瓣膜性扩张型心肌病（瓣膜病变）。值得注意的是，这些患者中有部分同时合并缺血性心脏病和退行性二尖瓣病变造成的二尖瓣反流，常见于老年人。这部分患者和缺血性扩张型心肌病合并几何性二尖瓣反流完全不一样。

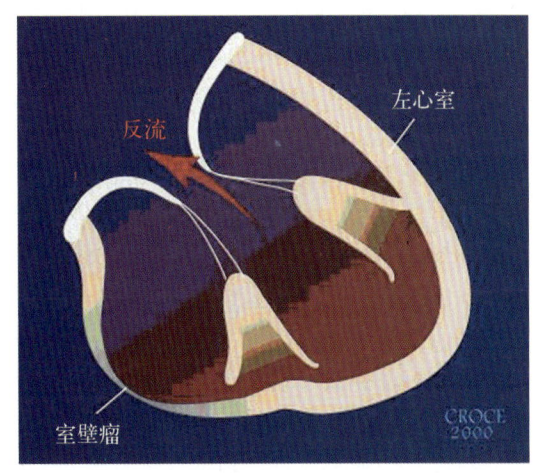

图 10.2 合并下壁基底段左心室瘢痕化的二尖瓣反流机制。注意重构的下壁基底段心室壁标识为"室壁瘤"，牵拉二尖瓣后瓣叶，导致瓣叶对合受限。

几何性二尖瓣反流中二尖瓣装置本身是正常的；按 Carpentier 医生提出的二尖瓣反流分型，有两种类型的改变：

- 瓣环扩大。
- 瓣叶活动受限：乳头肌-左心室壁移位。

图 10.3 反映了几何性二尖瓣反流的成因。治疗几何性二尖瓣反流的目标是重建对合面，以减少反流。为达到这个目的，早期使用闭合环成形术[17]。随着外科医生对这一技术的熟练

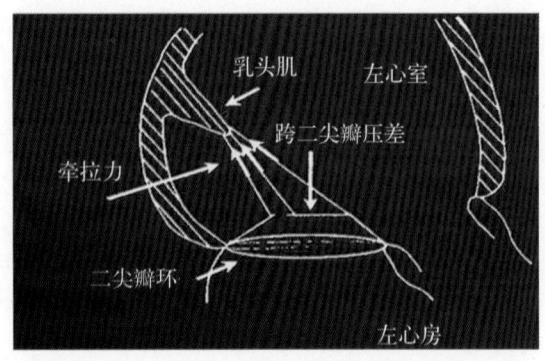

图 10.3 二尖瓣装置组件、乳头肌对二尖瓣叶的各种作用力，心室内所有相关结构的重要三维结构关系。瓣环扩大、乳头肌移位、瓣叶牵拉、瓣叶闭合力减弱共同导致了几何性二尖瓣反流。

掌握，越来越激进的缩小成形环和过度矫正成形环技术被应用到临床，其理论基础基于几何性二尖瓣反流最重要的决定因素是二尖瓣环的直径，而缩小的、过度矫正的瓣环也有助于纠正左心室扩大造成的乳头肌夹角和隔侧间距的增加。这些临床观察和较满意的外科疗效，与一些关键的心脏超声参数，以及症状和生活质量(quality of life, QOL)的改善相符[18-20]。

慢性退行性或风湿性瓣膜性二尖瓣反流的自然病程可能很长，疾病可以在几十年内缓慢进展。因为这个过程历时较长和左心房顺应性大，即使在病程晚期左心房压和左心室舒张末压明显增加，症状经常被掩盖。二尖瓣反流的出现增加了反向压力，也降低了前向血流。

为代偿前向血流的下降，心率增快，总的心搏量增加，包括反流量和有效前向搏出量。左心室容量负荷的增加导致工作负荷的增加。慢性二尖瓣反流中神经内分泌代偿机制对保持有效前向搏出量也起重要作用。正常的左心室可以适应相当大量的反流量，在左心室开始扩张前能有效代偿。这表现为心室壁活动增强，左心室收缩力增加。然而，当过度的容量负荷超过左心室的代偿适应时，左心室通过自我平衡机制被迫开始扩张，表现为左心室舒张末容积和直径的增加，导致左心室壁张力和应力的增加。左心室的反应是心肌增生，以对应心室壁张力的增加。随着左心室扩张的进展，左心室壁张力不断增加，除了增加左心室工作负荷外，还降低冠状动脉的血流储备[20-23]。左心室张力增加是心力衰竭进展最有力的刺激因素，通过基因、分子和神经体液机制导致左心室重构。工作负荷增加、室壁张力增加和冠状动脉血流储备下降产生的慢性能量失衡加重损害左心室心室肌和左心室收缩功能储备下降。已有研究证明慢性退行性二尖瓣反流和严重CHF症状患者生存率低。虽然二尖瓣反流可以降低左心室后负荷压力，为保证同样的前向血流，整个心脏工作负荷和二尖瓣反流导致容量负荷增加相符。临床症状进展经常意味着左心室功能受损和标志着预期生存率下降。现代二尖瓣修复术成功率高，手术死亡率低，在疾病进展的早期行手术修复治疗可改变疾病的自然进程，避免发展成左心室功能不全[15]。目前认为合并退行性瓣膜性二尖瓣反流的无症状患者，每搏反流量≥60 ml和有效反流面积≥40 mm²是二尖瓣修复手术的量化指征[24,25]。

合并扩张型心肌病的几何性二尖瓣反流，进一步加重左心室的扩张和重构，这是由容量负荷的增加、左心室壁张力的增加和冠状动脉血流储备的下降，以及原有的左心功能不全激发的慢性改变。这种左心室扩张和球形改变进一步增加了二尖瓣反流的程度。因此，几何性二尖瓣反流导致了恶性循环，即使仅有轻度的二尖瓣反流和很少的心力衰竭明显症状也会降低生存率[26-28]。

相对于瓣膜性二尖瓣反流，几何性二尖瓣反流的自然病程进展较快，预后较差。几何性二尖瓣反流是终末期心肌病的主要并发症，所有心力衰竭患者中约60%可发生几何性二尖瓣反流,表现为终末期或终末前期症状[28-30]。而缺血性扩张型心肌病导致的几何性二尖瓣反流,即缺血性二尖瓣反流,双倍增加心肌梗死后的死亡率,二尖瓣反流的程度与生存率的梯级下降相关。图10.4 阐述了缺血机制作用于几何性组件。有报道缺血性扩张型心肌病的 5 年生存率,无二尖瓣反流者为 60%,轻度二尖瓣反流为 45%~50%,中度以上二尖瓣反流仅为 30%~35%[31,32]。射血分数(EF)下降反映了左心室功能的降低,提示预后差[33,34]。缺血性扩张型心肌病合并二尖瓣反流的预后一般要比扩张型心肌病合并二尖瓣反流差[28]。

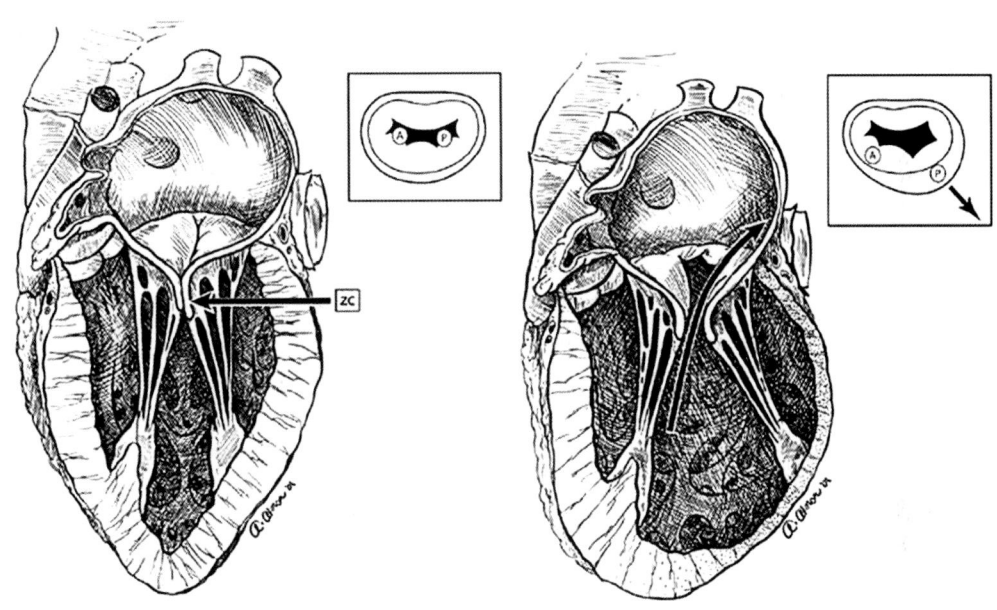

图 10.4 缺血性心肌病的左心室改变可能是不对称的,导致功能性二尖瓣反流。缺血性损害和心室壁变薄,产生侧向牵拉,乳头肌移位,对合面(ZC)减少,最终形成偏心性二尖瓣反流。这个图解说明了缺血性二尖瓣反流由"心室侧壁功能不全"引起的概念,如果不治疗,将逐步进展成整个左心室的功能不全和严重的心力衰竭。

然而,慢性几何性二尖瓣反流最佳干预时机仍有争议,因为手术死亡率高和远期疗效很难评估。

在心室形态正常时,二尖瓣叶面积差不多是二尖瓣口面积的 2 倍,剩余的瓣叶形成对合面[10]。当衰竭的心室扩张时,多个因素协同作用,包括瓣环进行性扩张、左心室壁和乳头肌移位,导致瓣叶不完全对合,从而产生几何性二尖瓣反流的反流束。

随着更多的瓣叶用于覆盖扩大的瓣口,瓣叶对合所需的组织明显减少,以至于对合无效,产生了几何性二尖瓣反流的中心性反流束[8,35,36]。通过对特发性扩张型心肌病患者的研究发现,有二尖瓣反流患者的瓣口面积和二尖瓣环直径明显大于无二尖瓣反流的患者。心肌病患者不管有无二尖瓣反流,其腱索长度和乳头肌长度没有明显差异[8]。也有报道,内科药物治疗心力衰竭,与通过降低瓣环扩张、减少反流面积、最终减少动力性二尖瓣反流有关[36]。

因此,几何性二尖瓣反流瓣叶对合最重要的决定因素是二尖瓣环直径,这也是使用小号闭合成形术的理论基础。二尖瓣装置瓣下结构的空间移位,即乳头肌-左心室壁移位也是瓣叶对合不全的因素之一[9,37,38]。随着心室扩大，乳头肌间距和角度逐步变成钝角而不是锐角，导致二尖瓣叶对合面分开。此外，有一个大的心尖张力向下和侧方牵拉乳头肌和腱索，在左心室心功能较差时瓣叶的闭合力降低。所有这些因素最终导致对合面减少，随之发生二尖瓣反流。图10.5作了详细说明。使用小号闭合环和过度矫正的二尖瓣环成形术，通过间接地增加更多的对合面瓣叶组织，以及缩短乳头肌-左心室壁连接复合体在乳头肌水平的间隔-侧壁间距，对校正二尖瓣装置瓣下结构角度和距离的偏移也是有效的。

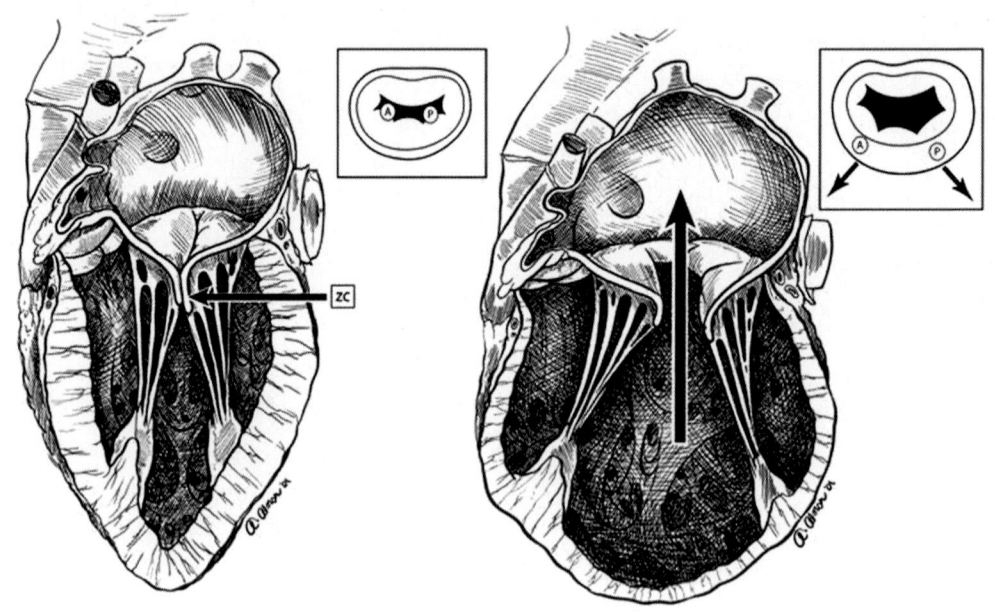

图10.5 非缺血性心肌病中二尖瓣从正常到衰竭左心室的几何形态改变。心力衰竭时心室和瓣环扩大，二尖瓣叶不能足够覆盖二尖瓣口，对合面消失。几何性二尖瓣反流由瓣环扩大、乳头肌移位、瓣叶牵拉力增加和瓣叶闭合力减弱综合作用所致。

虽然选择了明显缩小的闭合环行二尖瓣环成形术增加瓣叶对合，在笔者的病例中没有发现收缩期前移运动（systolic anterior motion，SAM）现象和二尖瓣狭窄。SAM在主动脉-二尖瓣角度增大和左心室增大的患者中并不常见，而这两种情况可以在扩张型心肌病中经常可见。

与原发性或解剖性二尖瓣反流相反，也有研究报道几何性二尖瓣反流时前叶瓣环亦有扩张[39]，这也可以解释非闭合环成形术的远期疗效比闭合环相对要差的原因[40]。

缺血性扩张型心肌病中，几何性二尖瓣反流还有左心室肌肉功能和形态的动态及局部改变。传统观念认为，缺血性乳头肌功能不全是几何性二尖瓣反流的病因，不但造成乳头肌收缩功能的改变，而且还影响整个二尖瓣复合体包括瓣环、腱索、乳头肌和左心室壁协调的形态。有研究发现，损伤乳头肌导致其纤维化并不能引起二尖瓣反流，而这种方式事实上明显造成了乳头肌局部的缺血[41,42]。这也就是为何更多采用"乳头肌-左心室壁移位"而不是"缺血性乳头肌功能不全"描述这种病理改变[43]。

10.2.2 几何性二尖瓣修复

10.2.2.1 密歇根大学经验

1993年起,笔者开始非常谨慎地选择一些进行性心力衰竭不合适心脏移植合并严重二尖瓣反流的扩张型心肌病患者采用二尖瓣修复治疗,其理论假设基于二尖瓣是左心室形态功能复合体的组成部分,几何性二尖瓣反流其二尖瓣装置本身最初是正常的,是左心室的形态和功能病变所致[17]。

1995年,密歇根大学报道了一组连续16例对内科治疗无效的患者行二尖瓣修复治疗扩张型心肌病合并严重二尖瓣反流的早期结果(1993～1994)。在这一研究中,16例患者(其中男性11例,女性5例)的年龄为44～78岁(平均64±8岁),选用小号闭合弹性环行单纯的瓣环成形术。EF值9%～25%[平均(16±5)%],2例等待移植手术。术后没有患者需要主动脉内球囊反搏,无手术死亡和住院死亡,平均住院天数10天。远期死亡3例,分别死于术后2、6、7个月,1年生存率为75%。平均随访8个月,所有存活患者的心功能为NYHA Ⅰ级或Ⅱ级,平均EF为(25±10)%[17]。

在过去,充血性心力衰竭合并重度二尖瓣反流的患者采用外科二尖瓣替换术治疗,早期的外科治疗效果差,外科教育也传承这种观点[44-47]。因死亡率和并发症发生率均较高,认为这些患者不合适外科手术治疗[48-52],其外科主要观念认为二尖瓣反流产生"减压"效应,有利于保护这些受损心室的功能,而消除二尖瓣反流和"减压"效应会对心室功能造成损害,因此导致手术死亡率高。然而,在那个年代二尖瓣替换术疗效差也可能是由于切除破坏了瓣环-腱索-乳头肌连续性造成的负面效应。这个连续性对左心室收缩功能有重要作用[11,53-56]。多个研究发现,保留瓣环-乳头肌连续性对保护左心室功能是至关重要的,尤其对左心室功能严重受损的患者更有决定意义[12,57-62]。二尖瓣修复保留了二尖瓣装置和左心室,降低了心室壁张力,进而可以保护和改善左心室的功能和形态[63]。这个术式已在治疗退行性瓣膜性二尖瓣反流时证明是安全的,手术死亡率和并发症发生率明显降低,远期疗效满意[64-69]。这也说明"减压"效应是错误的。即使消除二尖瓣反流后导致左心室的总体阻力增加,但由于二尖瓣反流的消失减轻了左心室的容量负荷,使左心室产生同样的前向血流所需的整个工作负荷相应减少[70,71]。

选择简单的、小号的、闭合弹性环行瓣环成形术,治疗扩张型心肌病的几何性二尖瓣反流是可行的。术前和术后的心动超声参数证明了血流动力学和形态的改善。缩小的过度矫正的瓣环改变了心脏的基底角度,重建心脏类椭圆形形状,这样不仅可以立刻消除二尖瓣反流,而且改善心脏形态,随之心室逆向重构[17-20]。图10.6说明了这种模式是如何起效的。受这些结果的鼓舞,笔者继续把这个手术方式作为高危心力衰竭人群的首选治疗方案。

1993～2003年,密歇根大学对215例内科治疗无效的终末期心肌病患者行二尖瓣修复术,选择简单、小号、闭合弹性成形环。年龄30～87岁(平均64±12岁),EF值6%～30%[平均(20.8±6)%],术前NYHA为3.1±0.9,其中一部分患者(64/215,30%)既往有心脏手术史。30天手术死亡率为4.7%(10/215),术后低心排血量发生率为2.3%(5/215)。术后并发症发生率较低,脑血管意外或短暂性脑缺血性发作为2%(4/215),机械通气时间延长为6%

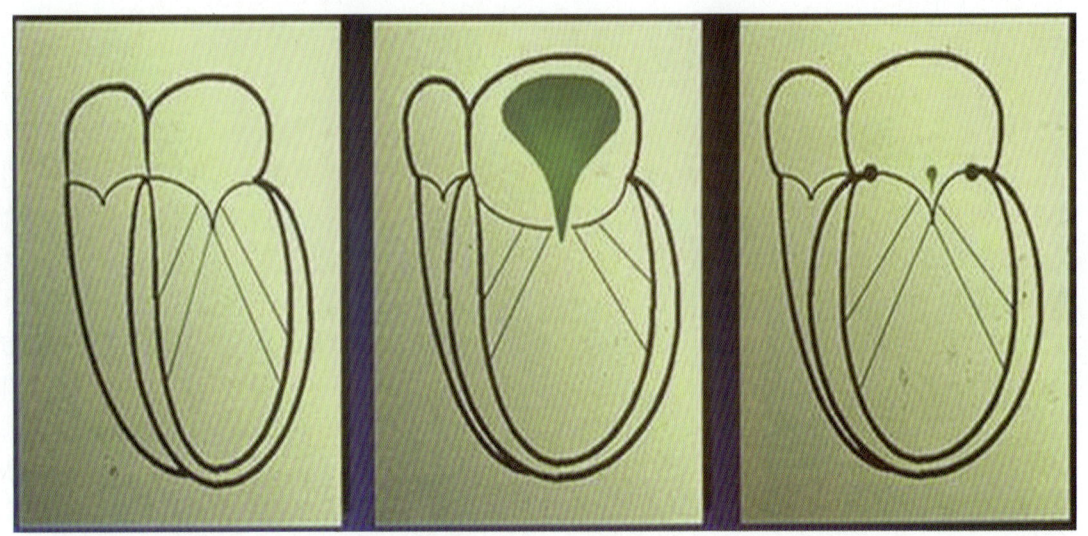

图 10.6 心力衰竭的几何性二尖瓣修复。应用多根瓣环缝线植入小号闭合成形环,增加对合面,防止二尖瓣反流复发。注意二尖瓣修复后新的左心室内乳头肌相互关系。

(14/215),整体感染率为 5%(11/215),肾功能不全需要透析 1%(2/215),再次开胸止血 0.5%(1/215),平均 ICU 时间 2.67 日,住院时间 7.8 日,1 年和 2 年生存率分别为 80% 和 70%。

10.2.2.2 其他中心的经验

随着二尖瓣环、腱索和左心室形态对左心室功能影响的深入了解,这些经验和原理已通过外科协会被采纳。

其他多个中心的结果显示,手术死亡率是可以接受的,在充血性心力衰竭患者中成功降低二尖瓣的反流程度。

1998 年 Chen 报道 Brigham and Women's Hospital 81 例患者行二尖瓣手术治疗扩张型心肌病导致的二尖瓣反流,总的围术期死亡率为 11%。这组患者中左心室 EF 从 24% 增加到 32%,NYHA 从 3.2 改善到 1.6,该研究的预计 1 年、3 年、5 年生存率分别为 73%、58% 和 38%[78]。

2000 年 Bishay 等报道 Cleveland Clinic Foundation 44 例左心室 EF<35% 行单纯二尖瓣手术患者,手术死亡率 2.3%。在这组患者中,左心室 EF 从 28% 增加到 36%,NYHA 从 2.8 降低至 1.2,1 年、2 年、5 年生存率分别为 89%、86% 和 67%,而且他们注意到左心室的球形改变得到改善[79]。

2001 年以色列的 Bitran 报道 21 例左心室 EF<25% 患者,无手术死亡率,心力衰竭症状得到改善,NYHA 下降。

2002 年德国的 Rothenburger 报道 31 例左心室 EF<30% 患者行单纯二尖瓣手术,手术死亡率 6.5%。在这组病例中,左心室 EF 从 23% 增加到 36%,NYHA 从 3.3 降至 2.1,1 年、2 年和 5 年生存率分别是 85%、79% 和 68%[81]。

2004 年意大利的 Calafiore 等报道了 91 例扩张型心肌病患者(64 例缺血性和 27 例扩张

型)行二尖瓣修复术。这组患者中64例行二尖瓣环成形术,27例行二尖瓣替换术。30天死亡率为4.4%,左心室EF从27%增加到32%,69例生存者NYHA从3.5改善到2.1。有趣的是,5年生存率为78%,其中二尖瓣修复组高于二尖瓣替换组(81%对67%)。存活达5年NYHA改善超过1个等级者约占66%,其中二尖瓣修复组高于二尖瓣替换组(77%对52%)。其他多个地区和中心报道的数据共计数百例,手术死亡率<5%[82]。

这组患者也使用了Acorn心室包裹装置。最近一个多中心多个手术者参与Acorn前瞻性随机对照研究中,其中193例合并二尖瓣反流患者,平均EF值为23.9%,左心室舒张末内径为69.7mm,大多患者行瓣环缩小的几何二尖瓣修复术。结果,合并二尖瓣反流的扩张型心肌病患者行二尖瓣手术的30天手术死亡率为1.6%,1年和2年生存率分别为86.5%和85%。Acorn研究也是评估二尖瓣手术治疗心力衰竭远期疗效的特殊机会,在这个研究中,外科患者的6分钟行走时间在术后立即有明显的增加,在两个不同的生化质量评价体系中均显示明显改善。外科患者也显示出明显的左心室重构的逆转,左心室舒张末收缩末容积降低,左心室EF和球形指数改善,左心室心肌质量减少,二尖瓣反流程度明显减少而且至少维持18个月[83]。然而,Acorn心脏辅助装置(CSD)没有得到食品药品管理局(FDA)的批准,因为使用这个装置的材料会让将来的移植手术变得非常困难,或者如果保留自然心脏,将无法进行移植手术。

从这些几何性二尖瓣反流患者可以学到很多,并加深理解,临床和基础研究的进展也将继续发表。这种类型的心力衰竭患者前叶三角区的间距是扩大的,不应依此测量决定成形瓣环的尺寸。解剖和实验室研究均证实了在缺血性和扩张型心肌病前叶三角区的间距是扩大的[39,84,85]。

近来有研究报道,部分瓣环成形术而非应用闭合环完全瓣环成形术更容易导致修复失败,而需要再次手术[84]。而且已发现小号成形环不仅有利于消除二尖瓣反流,而且能矫正二尖瓣环弯曲,重塑心脏基底部。这个几何形态的改变有助于重建左心室基底部的椭圆形态。然而,应该注意的是,有证据表明虽然小号瓣环成形术早期临床结果满意,但不能让所有患者的近中期疗效都得益。

根据对这个疾病过程不断深入理解和临床经验,使用单纯的、过度矫正和闭合成形环的几何二尖瓣修复术,短期对症状和心功能的改善是安全、有效的。然而这个术式的有效性和对生存率的影响仍有很多问题需要解决。这些心力衰竭患者的治疗目标应包括症状改善、住院率降低和生活质量改善。

图10.7展示了各种常用的用于修复二尖瓣反流的成形环。

10.2.2.3 未解决问题和发展方向

尽管有这些新的见解,但是仍有残余二尖瓣反流或者复发,更重要的是,左心室几何重构的逆转有限,由此带来的远期疗效改进可能不显著[86-88]。左心室重构表现为左心室进行性扩张,形态从椭圆形变成球形,是心力衰竭患者死亡的最强力的预测因素之一。尽管采用了最佳的外科和(或)内科治疗,心力衰竭仍经常是进行性的,左心室重构没有逆转。因此,外科治疗慢性心衰,不仅必须针对二尖瓣反流,更重要的是逆转左心室的重构[88,90]。

笔者所在研究所最近一个回顾性分析将二尖瓣修复术治疗合并重度二尖瓣反流的心力衰竭患者和内科治疗相比较。Wu等比较了293例内科治疗和126例二尖瓣修复术患者,所有

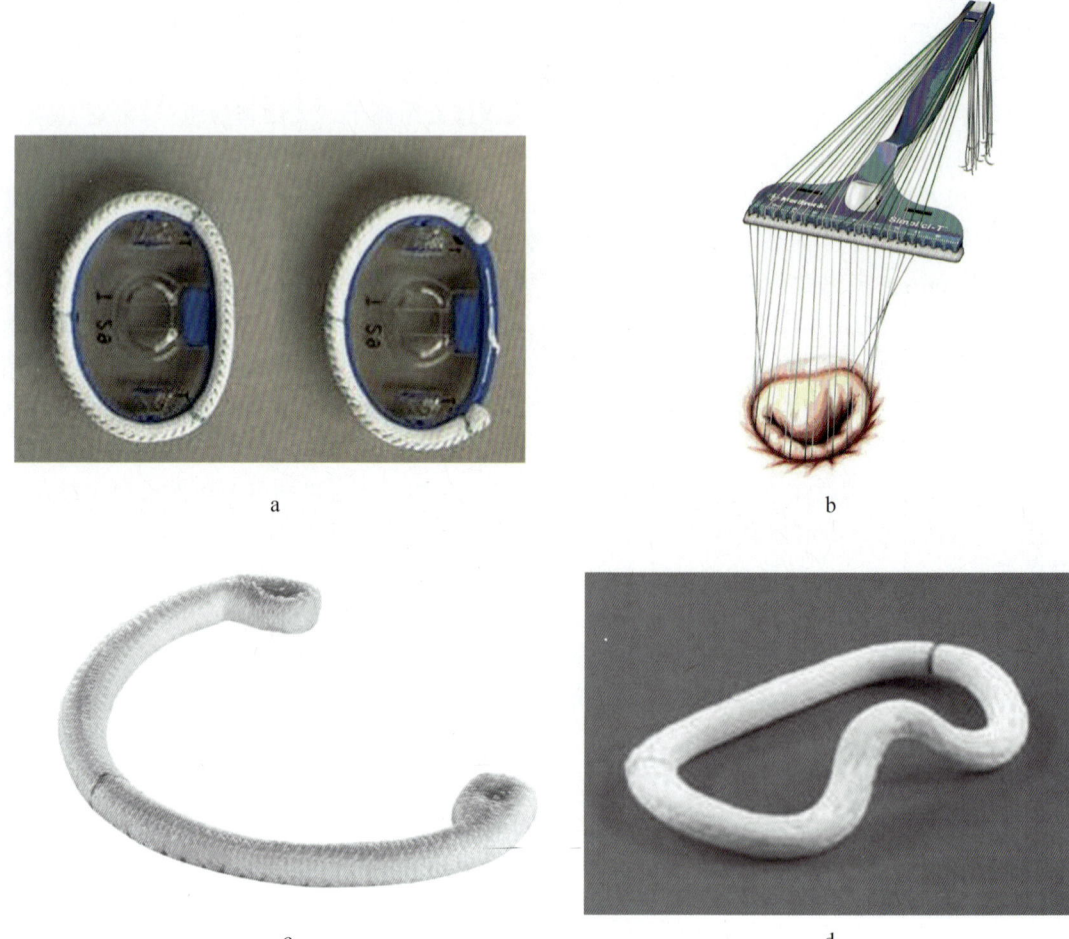

图 10.7 可以使用的成形环种类。a. 弹性环，Duran 环是弹性环，可以是闭合环或部分环。b. 弹性成形条。c. 半硬质条——CG 条。d. GeoForm 环。GeoForm 二尖瓣成形环（Edwards Lifesciences）侧面观，注意其后瓣环设计，用于恢复几何性二尖瓣反流后瓣环形态的改变。

患者均有严重的充血性心力衰竭。研究结果发现，二尖瓣修复并不能改善预后[91]。在这个非随机但分层配对研究中，结果显示对终末期心力衰竭和严重左心室心功能不全患者随访 10 年，二尖瓣修复改善几何性二尖瓣反流患者的生活质量，但在降低死亡率方面没有益处。的确，本研究和其他充血性心力衰竭研究一样，无论内科的还是外科的，预测死亡的唯一因素是心室重构的逆转，它与二尖瓣反流的消除不成比例。但是，左心室几何形态改变导致二尖瓣反流合并充血性心力衰竭，不能排除成功的二尖瓣修复。然而，可以推论对这些患者仅减少二尖瓣反流程度可能是不够的，因为二尖瓣反流是充血性心力衰竭的一个晚期标记[92,93]。有趣的是，对同一资料进一步分析发现，研究的最后 5 年，对充血性心力衰竭患者更早地行二尖瓣修复，并选择小号硬质成形环，对死亡率有改善的趋势。同样，近来发布的 Acorn 研究结果也表明，可以改善生活质量，但不能降低死亡率。

在这组数据中，当二尖瓣反流复发可能为患者失代偿的最后通路时，考虑术式的改变可能是值得的,比如选择保留全部腱索的二尖瓣替换术。

编者按:芝加哥大学的经验发现,有一组患者心室功能很差,尤其是后叶牵拉非常明显或心室腔很大,仅行二尖瓣环成形的远期疗效不满意。对这些患者,倾向选择保留腱索的人工二尖瓣替换术。

年轻患者倾向使用二尖瓣人工机械瓣,如图 10.8 所示。

老年患者(年龄超过 60～65 岁)经常选择猪生物瓣膜同时保留腱索,如图 10.9 所示。

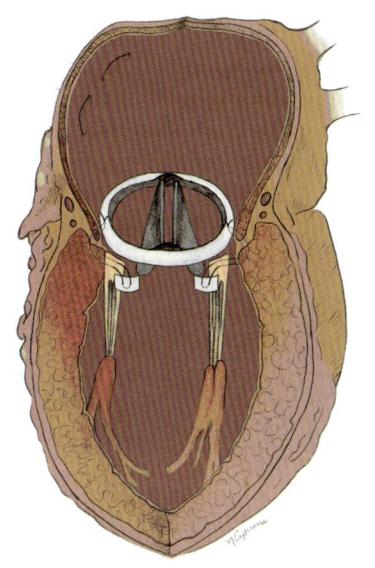

图 10.8 人工机械瓣膜二尖瓣替换术,保留腱索,这个技术适用于年轻患者。

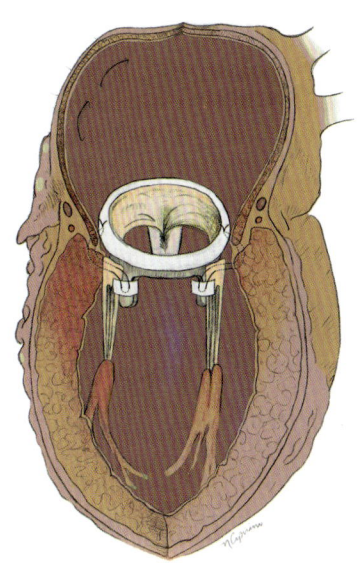

图 10.9 猪生物瓣膜二尖瓣替换术,保留腱索。这个技术适用于老年和预期寿命有限的患者。

密歇根大学最近也研究了 289 例 EF≤30% 的患者,行小号闭合环二尖瓣成形术,其中弹性环组 170 例,随访发现,16 例(9.5%)因几何二尖瓣反流明显复发和充血性心力衰竭再次手术(10 例替换术,3 例再次修复和 3 例移植)。而 119 例 EF≤30% 的患者选择硬质或半硬质闭合环,仅 1 例因进行性心室重构导致二尖瓣反流复发再次行二尖瓣手术,2 例(2.5%)患者行心脏移植。2 组患者因二尖瓣反流复发需再次手术率有显著性差异($P=0.012$),2 组患者在年龄、瓣环尺寸、术前 EF、左心室大小、二尖瓣反流等级或 NYHA 分级均无明显差异[40]。从这个研究可以发现,使用弹性环者二尖瓣反流的复发率增加,有必要通过随机试验进一步研究。

近来二尖瓣修复新进展包括新的成形环应用,目的是通过瓣环途径调整左心室三维几何形态[94]。GeoForm 环(Edwards Lifesciences, Irvine, CA)是由 Bolling 医生和 Alfieri 医生研发的独特的使用不可变形钛材料制作的三维装置,设计目的不仅消除二尖瓣反流,而且立即启动左心室几何重构的逆转,其前后径或室隔-侧壁间距比标准瓣环减少 40%。计算机数学模型和动物模型均显示,缩短前后径可以十分有效地消除二尖瓣反流。即使"不对称"二尖瓣反流,缩短前后径比减少二尖瓣环 P1 或 P3 区域更有效。虽然 GeoForm 瓣环减少前后间距,但

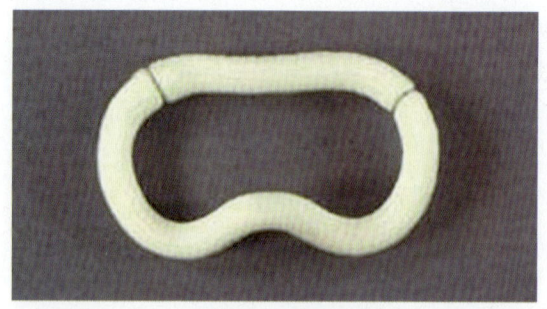

图 10.10 GeoForm 二尖瓣成形环(Edwards Lifesciences)正面观,三维截面并不限制心房的血流。

其瓣口三维方向复杂,和同尺寸的标准瓣环相比,其有效瓣口面积大,没有发现二尖瓣狭窄。

GeoForm 瓣环的三维特点是针对左心室几何形态改变的。根据正常二尖瓣收缩期呈双环型或马鞍型,人工瓣环设计成后叶中点向上抬高 6 mm,向前缩进 5 mm。图 10.10 表示该瓣环的形态。从手术者视角看,这种形状基本上是把整个左心室和瓣环向上向前牵拉至正常位置,纠正充血性心力衰竭心室向外向下扩张的趋势。虽然理论上冠状动脉变形是这种形状瓣环的一个不足,但无论动物或者人体还没有发现植入后有回旋支弯曲或引起的缺血。而且用计算机模型和脉冲倍增研究腱索张力发现,和原来球形大心室状态下相比,植入 GeoForm 环纠正左心室几何形态后,张力减少。GeoForm 环植入后尚未发现有腱索断裂。图 10.11 三维超声显示人工瓣环保持了马鞍型结构。

2004 年 1~11 月,在密歇根大学医学中心早期应用病例中,连续 10 例非随机充血性心力衰竭患者,合并缺血性或非缺血性扩张型心肌病和内科治疗无效的中重度或重度二尖瓣反流。年龄 53~79 岁(平均 73±6 岁),其中 5 例缺血性扩张型心肌病,5 例非缺血性扩张型心肌病,无急性心肌病。术前 NYHA 4 级 6 例,2~3 级 4 例。心肌病确诊时间或心力衰竭病程平均达 4±6 年,术前 EF 6%~41%[平均(27±11)%]。

手术时使用 GeoForm 环行瓣环成形术,5 例冠心病行冠状动脉搭桥术(平均 2.9 根/例)。同期行三尖瓣成形 7 例,房间隔缺损或卵圆孔未闭修补 4 例,改良 Maze 术 4 例。无手术死亡。

没有住院死亡,术后平均住院时间 5.2 天(4~23 天)。所有患者均获随访。平均随访 5 个月,所有生存患者心功能达到 NYHA Ⅰ级或Ⅱ

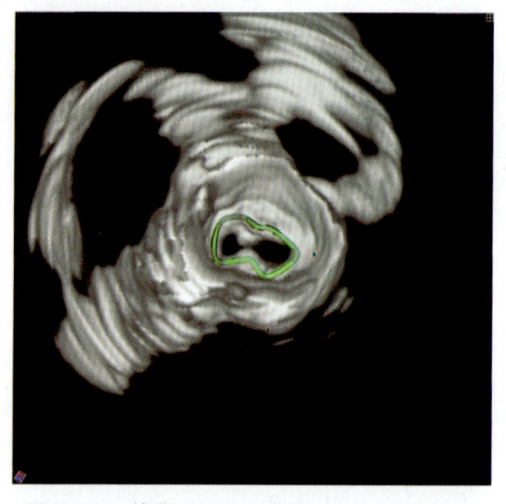

图 10.11 使用 GeoForm(Edwards Lifesciences)二尖瓣成形环行二尖瓣修复术的术后三维超声图像。注意二尖瓣前后叶相对的中间部分有助于重建对合面和消除二尖瓣反流。

级。每例患者 NYHA 分级均明显下降,全组 NYHA 均值从 3.2±0.4 降至 1.4±0.4。

所有患者在术后 1 周、3 个月、6 个月随访心动超声,术后 1 周跨二尖瓣压差 1~5 mmHg(平均 3±1 mmHg)。所有患者的心室球形、反流量、反流分数均明显减少,左心室 EF、舒张末容积和收缩末容积明显改善。GeoForm 二尖瓣修复后远期死亡 2 例,1 例再发急性呼吸窘迫综合征(ARDS)行体外膜肺氧合(ECMO)支持(EF=6%),术后 5 个月再发充血性心力衰竭。1 例在术后 11 个月看电视时猝死。

有趣的是,这些使用 GeoForm 环的患者,不仅临床症状立刻得到改善,术后 5 天超声提示左心室形态即刻改善：左心室容积、球形形态、穹顶高度下降、EF 增加，这与二尖瓣反流纠正后 EF 可能下降的预计相反。这些改变不是因为容量负荷的改变，使用标准瓣环成形术后在超声也不常见这些即刻改变。这些有益的改善证实三维成形的 GeoForm 环产生了即刻的重构逆转，还有较慢的慢性逆转。这个有益的趋势也出现在高危几何性二尖瓣反流患者的近期疗效观察中（图 10.12）。

GeoForm 环不仅改善了二尖瓣反流，更重要的是也能即刻和慢性逆转充血性心力衰竭的心室重构。需要大样本长期随访证实这种益处。

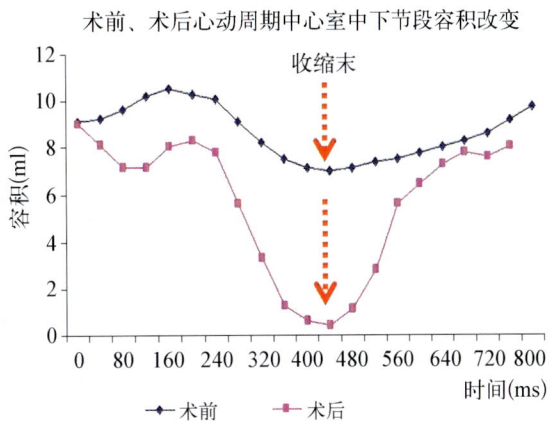

图 10.12　几何性二尖瓣修复术后 5 天左心室容积改变。下壁基底部局部 EF 增高，和二尖瓣替换术后预期 EF 下降的传统教育相反。

编者按：虽然这是一个新型成形环，其近期疗效满意，但笔者的病例中已发生至少 1 例二尖瓣狭窄，其他中心也发生 1 例成形环撕裂。所有硬质结构试图限制动力二尖瓣环运动，可能增加缝合线的张力。尽管在动物实验中折叠二尖瓣环的室隔-侧壁间距有理论上的益处，也应该注意对有潜在心室功能异常的患者仅强调瓣环成形可能注定要失败。

10.2.3　几何性二尖瓣修复的病例选择

根据笔者的临床经验，二尖瓣手术的相对禁忌证包括右心室心力衰竭、左心室直径和容积严重扩大、肺动脉高压、非常高浓度的去甲肾上腺素、肿瘤坏死因子（TNF）和脑钠素（BNP），所有这些都是长期终末期充血性心力衰竭的标记物。早期也有绝对禁忌证，但随着经验的积累、新的外科技术和患者管理策略改进，已逐步放宽这些手术禁忌。

精确的病例选择标准仍需进一步探讨，但在评估高危患者行二尖瓣修复时必须要考虑这些标准。需要重点强调的是这些患者心力衰竭术后应密切随访。

决定哪些患者可能从二尖瓣修复术得益和哪些患者使用二尖瓣环成形效果差是重要的。最近 Alfieri 医生的报道提出，扩张型心肌病患者行几何性二尖瓣修复提高疗效的影响因素有重构逆转（左心室收缩末容积下降≥15%）、下壁缺血纠正、房颤消融成功。相反，没有这些因素的患者行二尖瓣修复疗效差。

因此，在这组患者中，很重要的一点是设计一个研究，比较使用小号成形环二尖瓣修复术和保留全部腱索的二尖瓣替换术。

10.2.4　几何性二尖瓣反流修复的其他新方法

多位学者提出多种其他外科和介入方法治疗几何性二尖瓣反流并应用于临床，包括瘢痕切除乳头肌重新移植[95]、心室内乳头肌折叠[96]、心室壁外瘢痕折叠[98]、乳头肌悬吊[99]、乳头肌移位[100]、BACE、Myocor、Myosplint，对合装置：心室外褥式束带[101]，心外局部球囊[102]，经皮冠状静脉窦瓣环环缩[103]，经皮腔内钳夹缘对缘修复[104]。其中大多数仍处于试验阶段，一部分在早期临床试验或仅有小样本资料。这些技术的安全性、近远期疗效都有待进一步研究。

10.3 总结

随着充血性心力衰竭患者发病率和例数逐步增加，有效的内科治疗，有效的非移植、非机械辅助循环装置的外科治疗仍有一定需求。为解决这些问题，出现多个外科和介入治疗方案应用于心力衰竭。几何性二尖瓣修复是这些重要治疗方法之一。随着这种技术应用经验的积累，其疗效满意，有必要使用前瞻性随机临床试验进一步研究[92]。目前全球大多数中心报道这个术式是安全，手术死亡率＜5%。最近 Acorn 研究包括多个中心和多个术者，结果报道二尖瓣手术的手术死亡率仅为 1.6%，其中包括非缺血性扩张型心肌病行瓣膜替换术[83]。这个研究也发现二尖瓣手术能迅速改善生活质量和慢性左心室重构的逆转。除了消除二尖瓣反流的益处以外，传统外科治疗可能存在的益处，也即左心室重构的逆转，应扩展到其他一些原来认为不合适外科治疗的患者。通过将来前瞻随机对照研究，可以使这个治疗方案应用于数百万的二尖瓣反流和充血性心力衰竭患者。然而，应当记住几何性和缺血性二尖瓣反流是由于心室功能不全导致的，而不是瓣环本身。因此最有效的解决方法是，在维持瓣膜功能完整性的同时可能需要结合心室因素。

记忆要点

> - 对左心室功能差的患者进行二尖瓣修复或替换是一个相对较新的概念
> - 对选择性的心力衰竭合并严重二尖瓣反流患者，这是一个有效的非移植治疗方案
> - 重塑和小号成形环的几何二尖瓣修复术是有希望的外科治疗方法，且手术死亡率低
> - 保留全部瓣下结构的二尖瓣替换术可能是治疗二尖瓣反流高危患者的另外一个方法
> - 这些策略对功能性和缺血性二尖瓣反流最有意义，但这些病变首先是由于心室肌功能不全，而不是瓣环病变

参 考 文 献

1. American Heart Association. Heart Disease and Stroke Statistics — 2005 Update. Dallas, TX：American Heart Association；2005.

2. Tavazzi L. Epidemiology of dilated cardiomyopathy: A still undetermined entity. Eur Heart J. 1997;18(1):4-6.
3. Ho KK, Anderson KM, Kannel WB, Grossman W, Levy D. Survival after the onset of congestive heart failure in Framingham Heart Study subjects. Circulation. 1993;88(1):107-115.
4. Khand A, Gemmel I, Clark AL, Cleland JG. Is the prognosis of heart failure improving? J Am Coll Cardiol. 2000;36(7):2284-2286.
5. Levy D, Kenchaiah S, Larson MG, et al. Long-term trends in the incidence of and survival with heart failure. N Engl J Med. 2002;347(18):1397-1402.
6. Shahar E, Lee S, Kim J, Duval S, Barber C, Luepker RV. Hospitalized heart failure: Rates and long-term mortality. J Card Fail. 2004;10(5):374-379.
7. Stewart S, MacIntyre K, Hole DJ, Capewell S, McMurray JJ. More 'malignant' than cancer? Fiveyear survival following a first admission for heart failure. Eur J Heart Fail. 2001;3(3):315-322.
8. Boltwood CM, Tei C, Wong M, Shah PM. Quantitative echocardiography of the mitral complex in dilated cardiomyopathy: The mechanism of functional mitral regurgitation. Circulation. 1983;68(3):498-508.
9. Izumi S, Miyatake K, Beppu S, et al. Mechanism of mitral regurgitation in patients with myocardial infarction: A study using real-time two-dimensional Doppler flow imaging and echocardiography. Circulation. 1987;76(4):777-785.
10. Perloff JK, Roberts WC. The mitral apparatus. Functional anatomy of mitral regurgitation. Circulation. 1972;46(2):227-239.
11. Lillehei CW, Levy MJ, Bonnabeau RC, Jr. Mitral valve replacement with preservation of papillary muscles and chordae tendineae. J Thorac Cardiovasc Surg. 1964;47:532-543.
12. Sarris GE, Cahill PD, Hansen DE, Derby GC, Miller DC. Restoration of left ventricular systolic performance after reattachment of the mitral chordae tendineae. The importance of valvularventricular interaction. J Thorac Cardiovasc Surg. 1988;95(6):969-979.
13. Yun KL, Sintek CF, Miller DC, et al. Randomized trial comparing partial versus complete chordal-sparing mitral valve replacement: Effects on left ventricular volume and function. J Thorac Cardiovasc Surg. 2002;123(4):707-714.
14. Rodriguez F, Langer F, Harrington KB, et al. Importance of mitral valve second-order chordae for left ventricular geometry, wall thickening mechanics, and global systolic function. Circulation. 2004;110(11, suppl 1):II115-II122.
15. Enriquez-Sarano M. Timing of mitral valve surgery. Heart. 2002;87(1):79-85.
16. Carpentier A. Cardiac valve surgery — The "French correction". J Thorac Cardiovasc Surg. 1983;86(3):323-337.
17. Bolling SF, Deeb GM, Brunsting LA, Bach DS. Early outcome of mitral valve reconstruction in patients with end-stage cardiomyopathy. J Thorac Cardiovasc Surg. 1995;109(4):676-682;discussion 682-673.
18. Bach DS, Bolling SF. Early improvement in congestive heart failure after correction of secondary mitral regurgitation in end-stage cardiomyopathy. Am Heart J. 995;129(6):1165-1170.
19. Bach DS, Bolling SF. Improvement following correction of secondary mitral regurgitation in endstage cardiomyopathy with mitral annuloplasty. Am J Cardiol. 1996;78(8):966-969.
20. Bolling SF, Pagani FD, Deeb GM, Bach DS. Intermediate-term outcome of mitral reconstruction in cardiomyopathy. J Thorac Cardiovasc Surg. 1998;115(2):381-386;discussion 387-388.
21. Akasaka T, Yoshida K, Hozumi T, et al. Restricted coronary flow reserve in patients with mitral regurgitation improves after mitral reconstructive surgery. J Am Coll Cardiol. 1998;32(7):1923-1930.
22. Flemming MA, Oral H, Rothman ED, Briesmiester K, Petrusha JA, Starling MR. Echocardiographic markers for mitral valve surgery to preserve left ventricular performance in mitral regurgitation. Am Heart J. 2000;140(3):476-482.
23. Starling MR, Kirsh MM, Montgomery DG, Gross MD. Impaired left ventricular contractile function in patients with long-term mitral regurgitation and normal ejection fraction. J Am Coll Cardiol. 1993;22(1):239-250.
24. Enriquez-Sarano M, Avierinos JF, Messika-Zeitoun D, et al. Quantitative determinants of the outcome of asymptomatic mitral regurgitation. N Engl J Med. 2005;352(9):875-883.

25. Otto CM. Timing of surgery in mitral regurgitation. Heart. 2003; 89(1): 100-105.
26. Conti JB, Mills RM, Jr. Mitral regurgitation and death while awaiting cardiac transplantation. Am J Cardiol. 1993; 71(7): 617-618.
27. Lamas GA, Mitchell GF, Flaker GC, et al. Clinical significance of mitral regurgitation after acute myocardial infarction. Survival and ventricular enlargement investigators. Circulation. 1997; 96(3): 827-833.
28. Trichon BH, Felker GM, Shaw LK, Cabell CH, O'Connor CM. Relation of frequency and severity of mitral regurgitation to survival among patients with left ventricular systolic dysfunction and heart failure. Am J Cardiol. 2003; 91(5): 538-543.
29. Blondheim DS, Jacobs LE, Kotler MN, Costacurta GA, Parry WR. Dilated cardiomyopathy with mitral regurgitation: Decreased survival despite a low frequency of left ventricular thrombus. Am Heart J. 1991; 122(3, pt 1): 763-771.
30. Robbins JD, Maniar PB, Cotts W, Parker MA, Bonow RO, Gheorghiade M. Prevalence and severity of mitral regurgitation in chronic systolic heart failure. Am J Cardiol. 2003; 91(3): 360-362.
31. Grigioni F, Enriquez-Sarano M, Zehr KJ, Bailey KR, Tajik AJ. Ischemic mitral regurgitation: Longterm outcome and prognostic implications with quantitative Doppler assessment. Circulation. 2001; 103(13): 1759-1764.
32. Koelling TM, Aaronson KD, Cody RJ, Bach DS, Armstrong WF. Prognostic significance of mitral regurgitation and tricuspid regurgitation in patients with left ventricular systolic dysfunction. Am Heart J. 2002; 144(3): 524-529.
33. Ellis SG, Whitlow PL, Raymond RE, Schneider JP. Impact of mitral regurgitation on long-term survival after percutaneous coronary intervention. Am J Cardiol. 2002; 89(3): 315-318.
34. Picard MH, Davidoff R, Sleeper LA, et al. Echocardiographic predictors of survival and response to early revascularization in cardiogenic shock. Circulation. 2003; 107(2): 279-284.
35. Popovic ZB, Martin M, Fukamachi K, et al. Mitral annulus size links ventricular dilatation to functional mitral regurgitation. J Am Soc Echocardiogr. 2005; 18(9): 959-963.
36. Rosario LB, Stevenson LW, Solomon SD, Lee RT, Reimold SC. The mechanism of decrease in dynamic mitral regurgitation during heart failure treatment: Importance of reduction in the regurgitant orifice size. J Am Coll Cardiol. 1998; 32(7): 1819-1824.
37. Otsuji Y, Handschumacher MD, Schwammenthal E, et al. Insights from three-dimensional echocardiography into the mechanism of functional mitral regurgitation: Direct in vivo demonstration of altered leaflet tethering geometry. Circulation. 1997; 96(6): 1999-2008.
38. Yiu SF, Enriquez-Sarano M, Tribouilloy C, Seward JB, Tajik AJ. Determinants of the degree of functional mitral regurgitation in patients with systolic left ventricular dysfunction: A quantitative clinical study. Circulation. 2000; 102(12): 1400-1406.
39. Hueb AC, Jatene FB, Moreira LF, Pomerantzeff PM, Kallas E, de Oliveira SA. Ventricular remodeling and mitral valve modifications in dilated cardiomyopathy: New insights from anatomic study. J Thorac Cardiovasc Surg. 2002; 124(6): 1216-1224.
40. Spoor MT, Geltz A, Bolling SF. Flexible versus nonflexible mitral valve rings for congestive heart failure: Differential durability of repair. Circulation. 2006; 114(1, suppl): I67-I71.
41. Dent JM, Spotnitz WD, Nolan SP, Jayaweera AR, Glasheen WP, Kaul S. Mechanism of mitral leaflet excursion. Am J Physiol. 1995; 269(6, pt 2): H2100-H2108.
42. Kaul S, Spotnitz WD, Glasheen WP, Touchstone DA. Mechanism of ischemic mitral regurgitation. An experimental evaluation. Circulation. 1991; 84(5): 2167-2180.
43. Green GR, Dagum P, Glasson JR, et al. Mitral annular dilatation and papillary muscle dislocation without mitral regurgitation in sheep. Circulation. 1999; 100(19, suppl): II95-II102.
44. Bolen JL, Alderman EL. Ventriculographic and hemodynamic features of mitral regurgitation of cardiomyopathic, rheumatic and nonrheumatic etiology. Am J Cardiol. 1977; 39(2): 177-183.
45. Merin G, Giuliani ER, Pluth JR, Wallace RB, Danielson GK. Surgery for mitral valve incompetence after myocardial

infarction. Am J Cardiol. 1973; 32(3): 322-324.

46. Oury JH, Quint RA, Angell WW, Wuerflein RD. Coronary artery vein bypass grafts in patients requiring valve replacement. Surgery. 1972; 72(6): 1037-1047.

47. Pinson CW, Cobanoglu A, Metzdorff MT, Grunkemeier GL, Kay PH, Starr A. Late surgical results for ischemic mitral regurgitation. Role of wall motion score and severity of regurgitation. J Thorac Cardiovasc Surg. 1984; 88(5, pt 1): 663-672.

48. Bonow RO, Carabello BA, Chatterjee K, et al. ACC/AHA 2006 guidelines for the management of patients with valvular heart disease: A report of the American College of Cardiology/American Heart Association Task Force on Practice Guidelines (writing Committee to Revise the 1998 guidelines for the management of patients with valvular heart disease) developed in collaboration with the Society of Cardiovascular Anesthesiologists endorsed by the Society for Cardiovascular Angiography and Interventions and the Society of Thoracic Surgeons. J Am Coll Cardiol. 2006; 48(3): e1-e148.

49. Cooper HA, Gersh BJ. Treatment of chronic mitral regurgitation. Am Heart J. 1998; 135(6, pt 1): 925-936.

50. Fowler NO, van der Bel-Kahn JM. Indications for surgical replacement of the mitral valve with particular reference to common and uncommon causes of mitral regurgitation. Am J Cardiol. 1979; 44(1): 148-157.

51. Gann D, Colin C, Hildner FJ, et al. Mitral valve replacement in medically unresponsive congestive heart failure due to papillary muscle dysfunction. Circulation. 1977; 56(3, suppl): II101-II104.

52. Schlant RC. Timing of surgery for patients with nonischemic severe mitral regurgitation. Circulation. 1999; 99(3): 338-339.

53. David TE, Uden DE, Strauss HD. The importance of the mitral apparatus in left ventricular function after correction of mitral regurgitation. Circulation. 1983; 68(3, pt 2): II76-II82.

54. Hansen DE, Cahill PD, DeCampli WM, et al. Valvular-ventricular interaction: Importance of the mitral apparatus in canine left ventricular systolic performance. Circulation. 1986; 73(6): 1310-1320.

55. Hansen DE, Sarris GE, Niczyporuk MA, Derby GC, Cahill PD, Miller DC. Physiologic role of the mitral apparatus in left ventricular regional mechanics, contraction synergy, and global systolic performance. J Thorac Cardiovasc Surg. 1989; 97(4): 521-533.

56. Rastelli GC, Kirklin JW. Hemodynamic state early after prosthetic replacement of mitral valve. Circulation. 1966; 34(3): 448-461.

57. David TE, Burns RJ, Bacchus CM, Druck MN. Mitral valve replacement for mitral regurgitation with and without preservation of chordae tendineae. J Thorac Cardiovasc Surg. 1984; 88(5, pt 1): 718-725.

58. Hennein HA, Swain JA, McIntosh CL, Bonow RO, Stone CD, Clark RE. Comparative assessment of chordal preservation versus chordal resection during mitral valve replacement. J Thorac Cardiovasc Surg. 1990; 99(5): 828-836; discussion 836-837.

59. Horskotte D, Schulte HD, Bircks W, Strauer BE. The effect of chordal preservation on late outcome after mitral valve replacement: A randomized study. J Heart Valve Dis. 1993; 2(2): 150-158.

60. Okita Y, Miki S, Kusuhara K, et al. Analysis of left ventricular motion after mitral valve replacement with a technique of preservation of all chordae tendineae. Comparison with conventional mitral valve replacement or mitral valve repair. J Thorac Cardiovasc Surg. 1992; 104(3): 786-795.

61. Pitarys CJ, 2nd, Forman MB, Panayiotou H, Hansen DE. Long-term effects of excision of the mitral apparatus on global and regional ventricular function in humans. J Am Coll Cardiol. 1990; 15(3): 557-563.

62. Rozich JD, Carabello BA, Usher BW, Kratz JM, Bell AE, Zile MR. Mitral valve replacement with and without chordal preservation in patients with chronic mitral regurgitation. Mechanisms for differences in postoperative ejection performance. Circulation. 1992; 86(6): 1718-1726.

63. Tischler MD, Cooper KA, Rowen M, LeWinter MM. Mitral valve replacement versus mitral valve repair. A Doppler and quantitative stress echocardiographic study. Circulation. 1994; 89(1): 132-137.

64. Akins CW, Hilgenberg AD, Buckley MJ, et al. Mitral valve reconstruction versus replacement for degenerative or

ischemic mitral regurgitation. Ann Thorac Surg. 1994; 58(3): 668-675; discussion 675-676.
65. Carpentier A, Deloche A, Dauptain J, et al. A new reconstructive operation for correction of mitral and tricuspid insufficiency. J Thorac Cardiovasc Surg. 1971; 61(1): 1-13.
66. Duran CG, Pomar JL, Revuelta JM, et al. Conservative operation for mitral insufficiency: Critical analysis supported by postoperative hemodynamic studies of 72 patients. J Thorac Cardiovasc Surg. 1980; 79(3): 326-337.
67. Enriquez-Sarano M, Schaff HV, Orszulak TA, Tajik AJ, Bailey KR, Frye RL. Valve repair improves the outcome of surgery for mitral regurgitation. A multivariate analysis. Circulation. 1995; 91(4): 1022-1028.
68. Goldman ME, Mora F, Guarino T, Fuster V, Mindich BP. Mitral valvuloplasty is superior to valve replacement for preservation of left ventricular function: An intraoperative two-dimensional echocardiographic study. J Am Coll Cardiol. 1987; 10(3): 568-575.
69. Kay JH, Zubiate P, Mendez MA, Vanstrom N, Yokoyama T. Mitral valve repair for significant mitral insufficiency. Am Heart J. 1978; 96(2): 253-262.
70. Gaasch WH, Zile MR. Left ventricular function after surgical correction of chronic mitral regurgitation. Eur Heart J. 1991; (12, suppl B): 48-51.
71. Yun KL, Rayhill SC, Niczporuk MA, et al. Left ventricular mechanics and energetics in the dilated canine heart: Acute versus chronic mitral regurgitation. J Thorac Cardiovasc Surg. 1992; 104(1): 26-39.
72. Lai DT, Timek TA, Dagum P, et al. The effects of ring annuloplasty on mitral leaflet geometry during acute left ventricular ischemia. J Thorac Cardiovasc Surg. 2000; 120(5): 966-975.
73. Levine RA, Hung J, Otsuji Y, et al. Mechanistic insights into functional mitral regurgitation. Curr Cardiol Rep. 2002; 4(2): 125-129.
74. Tibayan FA, Rodriguez F, Langer F, et al. Undersized mitral annuloplasty alters left ventricular shape during acute ischemic mitral regurgitation. Circulation. 2004; 110(11, suppl 1): II98-II102.
75. Tibayan FA, Rodriguez F, Langer F, et al. Does septal-lateral annular cinching work for chronic ischemic mitral regurgitation? J Thorac Cardiovasc Surg. 2004; 127(3): 654-663.
76. Timek TA, Lai DT, Tibayan F, et al. Septal-lateral annular cinching abolishes acute ischemic mitral regurgitation. J Thorac Cardiovasc Surg. 2002; 123(5): 881-888.
77. Yu HY, Su MY, Liao TY, Peng HH, Lin FY, Tseng WY. Functional mitral regurgitation in chronic ischemic coronary artery disease: Analysis of geometric alterations of mitral apparatus with magnetic resonance imaging. J Thorac Cardiovasc Surg. 2004; 128(4): 543-551.
78. Chen FY, Adams DH, Aranki SF, et al. Mitral valve repair in cardiomyopathy. Circulation. 1998; 98(19, suppl): II124-II127.
79. Bishay ES, McCarthy PM, Cosgrove DM, et al. Mitral valve surgery in patients with severe left ventricular dysfunction. Eur J Cardiothorac Surg 2000; 17(3): 213-221.
80. Bitran D, Merin O, Klutstein MW, Od-Allah S, Shapira N, Silberman S. Mitral valve repair in severe ischemic cardiomyopathy. J Card Surg. 2001; 16(1): 79-82.
81. Rothenburger M, Rukosujew A, Hammel D, et al. Mitral valve surgery in patients with poor left ventricular function. Thorac Cardiovasc Surg. 2002; 50(6): 351-354.
82. Calafiore AM, Mauro MD, Gallina S, et al. Surgical treatment of mitral valve regurgitation in dilated cardiomyopathy. Heart Surg Forum. 2004; 7(1): 21-25.
83. Acker MA, Bolling S, Shemin R, et al. Mitral valve surgery in heart failure: Insights from the Acorn Clinical Trial. J Thorac Cardiovasc Surg. 2006; 132(3): 568-577, e561-e564.
84. McCarthy PM. Does the intertrigonal distance dilate? Never say never. J Thorac Cardiovasc Surg. 2002; 124(6): 1078-1079.
85. Miller DC. Ischemic mitral regurgitation redux — to repair or to replace? J Thorac Cardiovasc Surg. 2001; 122(6): 1059-1062.

86. Hung J, Papakostas L, Tahta SA, et al. Mechanism of recurrent ischemic mitral regurgitation after annuloplasty: Continued LV remodeling as a moving target. Circulation. 2004; 110(11, suppl 1): II85 – II90.
87. Matsunaga A, Tahta SA, Duran CM. Failure of reduction annuloplasty for functional ischemic mitral regurgitation. J Heart Valve Dis. 2004; 13(3): 390 – 397; discussion 397 – 398.
88. Tahta SA, Oury JH, Maxwell JM, Hiro SP, Duran CM. Outcome after mitral valve repair for functional ischemic mitral regurgitation. J Heart Valve Dis. 2002; 11(1): 11 – 18; discussion 18 – 19.
89. Bolling SF. Mitral valve reconstruction in the patient with heart failure. Heart Fail Rev. 2001; 6(3): 177 – 185.
90. Bolling SF. Mitral reconstruction in cardiomyopathy. J Heart Valve Dis. 2002; (11, suppl 1): S26 – S31.
91. Wu AH, Aaronson KD, Bolling SF, Pagani FD, Welch K, Koelling TM. Impact of mitral valve annuloplasty on mortality risk in patients with mitral regurgitation and left ventricular systolic dysfunction. J Am Coll Cardiol. 2005; 45(3): 381 – 387.
92. Mehra MR, Griffith BP. Is mitral regurgitation a viable treatment target in heart failure? The plot just thickened. J Am Coll Cardiol. 2005; 45(3): 388 – 390.
93. Patel JB, Borgeson DD, Barnes ME, Rihal CS, Daly RC, Redfield MM. Mitral regurgitation in patients with advanced systolic heart failure. J Card Fail. 2004; 10(4): 285 – 291.
94. Bolling S, Alfieri O, Bach D. Reforming LV geometry in CHF with MR: A unique valvular solution for a ventricular problem [abstract]. In: The 86th Annual Meeting for the American Association for Thoracic Surgery; 2006.
95. Hendren WG, Nemec JJ, Lytle BW, et al. Mitral valve repair for ischemic mitral insufficiency. Ann Thorac Surg. 1991; 52(6): 1246 – 1251; discussion 1251 – 1242.
96. Menicanti L, Di Donato M, Frigiola A, et al. Ischemic mitral regurgitation: Intraventricular papillary muscle imbrication without mitral ring during left ventricular restoration. J Thorac Cardiovasc Surg. 2002; 123(6): 1041 – 1050.
97. Liel-Cohen N, Guerrero JL, Otsuji Y, et al. Design of a new surgical approach for ventricular remodeling to relieve ischemic mitral regurgitation: Insights from 3 – dimensional echocardiography. Circulation. 2000; 101(23): 2756 – 2763.
98. Messas E, Guerrero JL, Handschumacher MD, et al. Chordal cutting: A new therapeutic approach for ischemic mitral regurgitation. Circulation. 2001; 104(16): 1958 – 1963.
99. Hvass U, Tapia M, Baron F, Pouzet B, Shafy A. Papillary muscle sling: A new functional approach to mitral repair in patients with ischemic left ventricular dysfunction and functional mitral regurgitation. Ann Thorac Surg. 2003; 75(3): 809 – 811.
100. Kron IL, Green GR, Cope JT. Surgical relocation of the posterior papillary muscle in chronic ischemic mitral regurgitation. Ann Thorac Surg. 2002; 74(2): 600 – 601.
101. Inoue M, McCarthy PM, Popovic ZB, et al. The Coapsys device to treat functional mitral regurgitation: In vivo long-term canine study. J Thorac Cardiovasc Surg. 2004; 127(4): 1068 – 1076; discussion 1076 – 1067.
102. Hung J, Guerrero JL, Handschumacher MD, Supple G, Sullivan S, Levine RA. Reverse ventricular remodeling reduces ischemic mitral regurgitation: Echo-guided device application in the beating heart. Circulation. 2002; 106(20): 2594 – 2600.
103. Kaye DM, Byrne M, Alferness C, Power J. Feasibility and short-term efficacy of percutaneous mitral annular reduction for the therapy of heart failure-induced mitral regurgitation. Circulation. 2003; 108(15): 1795 – 1797.
104. St Goar FG, Fann JI, Komtebedde J, et al. Endovascular edge-to-edge mitral valve repair: Short-term results in a porcine model. Circulation. 2003; 108(16): 1990 – 1993.

11. 永久性机械循环辅助装置终点治疗

Murali Macherla，Valluvan Jeevanandam

11.1 简介

有效地治疗大量的无法接受心脏移植的终末期心脏病患者已经成为一种挑战。纵然这些患者的生存寿命有限，但经过长时间的研究和20世纪后半叶的技术进步，永久性机械循环辅助装置在临床应用成为现实。近年来，美国每年新诊断的充血性心力衰竭（congestive heart failure，CHF）超过550 000例，还要外加已有的5 000 000罹患者[2]。

11.2 循环辅助装置的诞生

1964年，Hall等[3]首次报道了应用左心室辅助装置连接于左心房和降主动脉之间。而DeBakey等在一名心源性休克患者身上成功使用了一种体外辅助装置，最终该患者撤除装置后顺利出院。受机械辅助维持循环成功案例的激励，这些辅助装置通过各种变换和组合的形式进入临床应用，包括短期辅助、移植过渡、人工心脏和永久辅助装置。

在过去数十年里，对左心功能不全引起的CHF的治疗有了长足的进展[4,5]。药物治疗的进步使得各阶段的心力衰竭都能获益，甚至包括那些NYHA Ⅳ级的患者[6,7]。尽管心脏移植是金标准，但其有效性仍受限于供体缺乏、免疫抑制相关并发症、感染和慢性异体移植物血管病变[8]。

统计研究开始着眼于长期和永久性应用机械循环辅助装置。研究者以三种形式运用机械动力：

（1）搏动性容量位移：增加心脏收缩期和舒张期的压力，其概念如同动力性心肌成形术[9]、心脏助力器（Abiomed Corp，Danvers，MA）[10]以及直接机械心室驱动（direct mechanical ventricular actuation，DMVA）[11]。

（2）持续性血流：用足够的动力将引流自心脏的血液泵入动脉系统来增强循环，维持合适的血压。

（3）反搏：这种机械辅助方式将动力提供给局部的血管系统，降低工作负荷、增加舒张期血流和心排血量。

11.2.1 Abiomed心脏助力装置

这是一种在小牛体内实验成功的心外辅助装置。装置的原型是加强心血管屈伸的纤维层,形如折扇(图11.1),其收缩单元为相邻排列的细管。膨胀及抽吸这些管子可以对心脏进行收缩辅助。舒张期负压使管子完全塌陷,并不妨碍舒张期充盈。此装置包绕于心室周围并与心包固定。图 11.1 显示围绕心脏的 Abiomed 心脏助力装置。

11.2.2 直接机械心室驱动

DMVA(图 11.2)不同于其他心外辅助装置,其心室辅助杯由硅橡胶制成,并且辅以真空,气体驱动增强心脏收缩。缺乏对舒张期的辅助是这种装置的缺陷。与Abiomed 心脏助力装置一样,该装置并不与

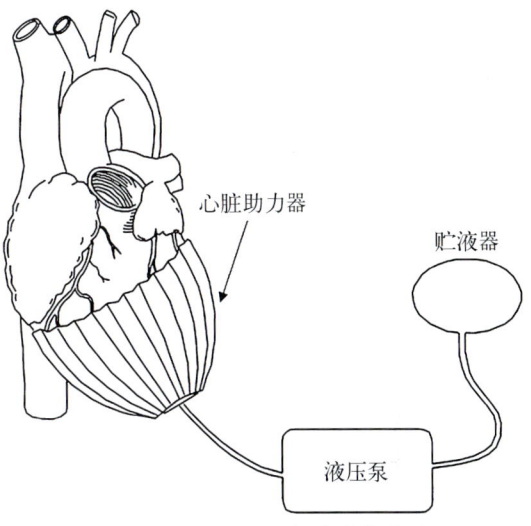

图 11.1　Abiomed 心脏助力装置。

血液接触,因此也可避免溶血、血栓栓塞等并发症。它已成功植入牛的动物实验模型。

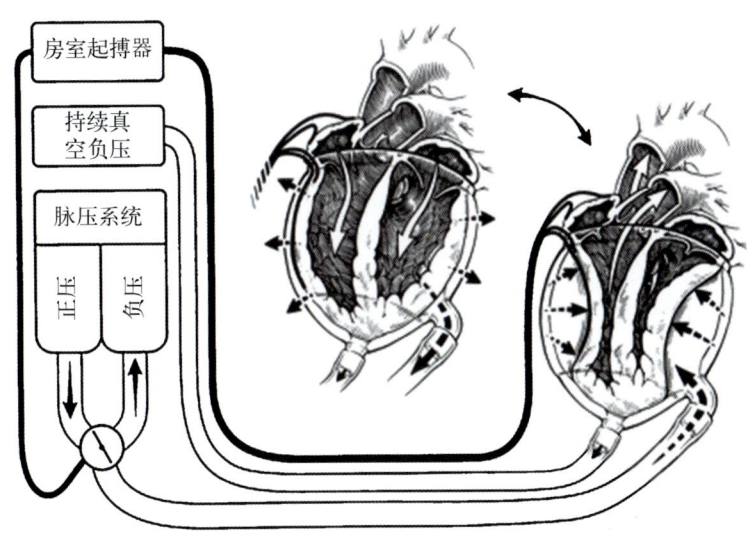

图 11.2　DMVA Anstadt 杯。

11.2.3　心室辅助装置

最初,有人认为有必要行全心替代辅助,例如 Jarvik 7。1982 年,犹他大学的 William Devries 医生将 Jarvik 心脏植入一位叫 Barney Clark 的牙科医生体内。Barney Clark 活了 112 天,但术后出现感染和卒中并发症。人们越来越清楚地认识到,很大一部分患者仅植入心室辅助装置就可获益。HeartMate/Thoratec(Thoratec Inc., Pleasanton, CA)和 Novacor (WorldHeart Corporation, Ottawa, Canada)是第一代专为永久性植入而开发的左心室辅助装

置(left ventricular assist system,LVAS)。其最初的应用经验来自移植前的过渡治疗,这些装置的应用指征得到食品药品管理局(FDA)的批准。

这两种装置都是电动的,并有流入道瓣膜和流出道的猪瓣。这些装置被植入腹膜腔或腹膜前间隙内,经管道与外界相通。根据不同循环支持的需要,装置可以从左心室(LV)的心尖部引流血液至升主动脉,或从右心房/右心室至肺动脉。外部驱动管线将装置连接于控制器。

针对左心室辅助装置（LVAD）应用的研究 REMATCH（randomized evaluation of mechanical assistance for the treatment of congestive heart failure,充血性心力衰竭机械辅助的随机化评估)证实了其优点。REMATCH 研究应用了 HeartMate XVE 装置,有 129 例不能接受心脏移植的终末期心力衰竭患者进入这项研究。随机化分配 68 例接受 LVAD 治疗,61 例接受最佳药物治疗。两组患者均处于 NYHA Ⅳ级。最佳药物治疗组(OMM)平均年龄为 68 岁,LVAD 组为 66 岁。OMM 组男性占 82%,LVAD 组占 78%。随访 1 年的数据显示,装置辅助组的生存率从药物组的 25% 提高到 52%。2 年生存率从 8% 提高到 23%。基于这些结果,HeartMate 最早被认可用于永久性植入。虽然 LVAD 组显示了其生存率高于 OMM 组,但它们也有一定的并发症。Dembitsky 等详细描述了 LVAD 植入中获得的经验教训[10]。其中包括：(a) 装置相关不良事件；(b) 非装置相关不良事件。表 11.1 和 11.2 中有详细阐述。

表 11.1　非装置相关不良事件

事件分类	事件/(患者·年)
出血	0.60
神经系统并发症	0.44
败血症	0.51
局部感染	0.28
心室	0.23

表 11.2　装置相关不良事件[a]

事件分类	事件/(患者·年)
明确的 LVAD 失功能	0.77
围术期出血	0.41
经皮部位或皮囊感染	0.35
泵体、流入或流出道感染	0.19
LVAD 相关 RHF	0.16
LVAD 系统故障	0.10
装置内血栓	0.04

注：LVAD：左心室辅助装置；RHF：右心衰竭。

a：图表数据来自 Long 等[10]。

HeartMate 的独到之处在于应用了一个构制的血液接触面,这种构制的聚氨酯和热压钛金属球促进了新生内膜的增生。这种生物活性表层不具有血栓原性,因此也不需要抗凝治疗。电动推板提供了泵的动力,泵壳的设计使得每次搏动形成不规则的涡流,完整地冲刷血流,而使血液淤滞最小。外部组件包括两节电池和一个控制器,重约 1 kg。图 11.3 显示了这种装置的结构。

改进型 HeartMate XVE LVAS(图 11.11)有几个改良:① 经皮管道的强度及抗阻塞性增加;② 血室接头采用了防破裂设计并使之更便于使用;③ 泵体增加了固定螺丝以取代常规缝线;④ 流出道管口弯曲设计防止其扭曲;⑤ 支撑隔膜的复位结构可防止隔膜断裂[11]。

该装置有两种工作模式:① 自动模式;② 固定模式。

固定模式不依赖容量而在预设的固定频率下工作。在自动模式下,系统控制器可以根据生理需要调节其频率。两种模式的频率调节范围都在 50~120 次/分之间。

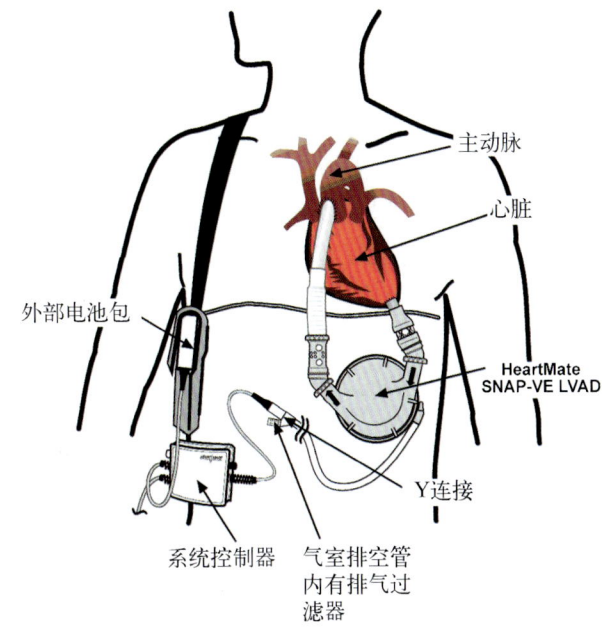

图 11.3 HeartMate XVE。为了图像清楚显示,忽略左侧电池。

Novacor 左心室辅助装置(WorldHeart,Ottawa,Canada),如图 11.4 所示,在植入及使用指征方面与 HeartMate 相类似。至今,世界范围有超过 1 600 台装置被植入人体,这种装置由磁性碟片驱动。由此,因为没有轴承,所以不存在磨损,也不需要驱动部件。经证明,它比 HeartMate 的工作寿命更长,但却需要抗凝。其相关的脑血管意外(CVA)发生率为 26%,设计的改良降低了血栓栓塞的发生率。这是首个单例患者辅助超过 6 年的机械循环设备。

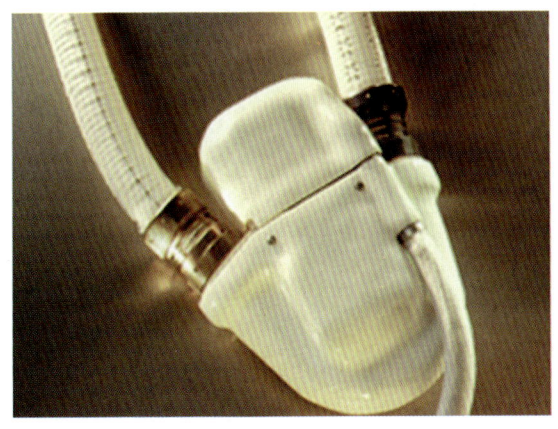

图 11.4 Novacor LVAS。

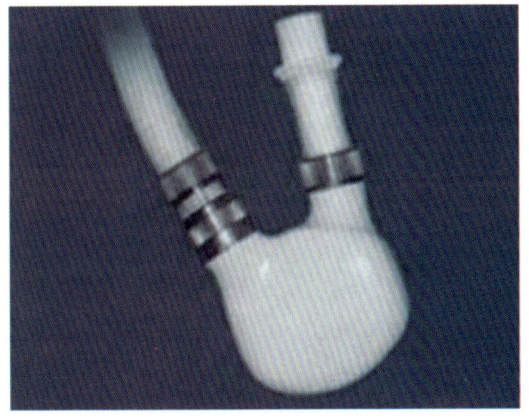

图 11.5 Novacor Ⅱ LVAS。

Novacor Ⅱ 左心室辅助装置(图 11.5)仍处在临床前评估阶段,是一种搏动性循环辅助装置。它是完全植入型的,由磁性驱动,部件磨损极小。流入管道与左心室连接受血,而经流出道泵入主动脉。它具有独特的双血室设计,这样的系统在工作时不需要容量补偿或经皮的排气管。该装置比 Novacor LVAS 更小且更安静。

Novacor LVAS 在非移植人群的随机化评估研究(The RELIANT,Randomized Evaluation of the Novacor LVAS in a Non-Transplant Population)正在进行。研究目的在于证明其优于最佳药物治疗,而且和 HeartMate LVAD 的疗效近似[12]。

下一代的装置将是直接泵注式的,它们利用轴流或离心技术以非搏动的方式推动血流。相对早期装置而言,其主要优势在于体积的缩小。这些装置并不比"D"号电池大,且无需配备排血或受血室。根据后负荷情况,它们的最高流量可达 10 L/min。对于正确植入的装置来说,溶血并不是个问题,研发控制机制以防左心室腔的"抽吸效应"则是一项挑战。假设装置处于高速运转状态,它将排空心室腔,妨碍进入泵体的流量,直至停止。血泵在低速运转时可以克服这一问题,这时的心室腔不会被完全排空。如果血泵运转理想的话,可以引流心脏产生非搏动性血流。只要这种血泵的流量低于最大流量,因为心脏本身的射血,就会产生不同程度的搏动。与早期的 LVADs 相比,第二代 LVADs 是部分减负的装置。它将有助于证明微型搏动性辅助能否使心力衰竭综合征患者康复。

新一代装置有三种:① Micromed DeBakey 泵(图 11.6);② Jarvik 2000;③ HeartMate Ⅱ。它们各自处于心脏移植过渡治疗和终点治疗评价的不同阶段。初步的结果提示这些装置可用于逆转心力衰竭。其感染事件的发生率与第一代装置相近,右心衰竭(RHF)和出血并发症也相近。这些装置均需要高强度的抗凝,它们装有无

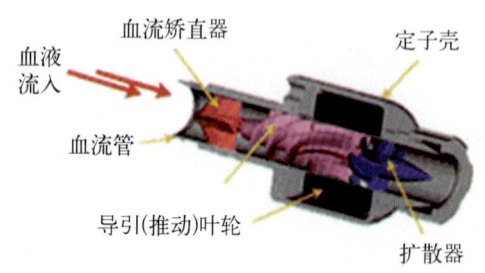

图 11.6 Micromed Debakey 泵。

支点的磁悬浮转子,可持续工作 5～10 年。

这种微型泵借助于 NASA 的技术研发,大小为 2.5 cm×7.5 cm,泵的最高流量可达 10 L/min。它的紧凑设计适用于较小个体,设计简洁,仅有一个活动部件,即叶轮。叶轮工作时无噪声,这可能对患者有吸引力,但缺点是要求高强度的抗凝。来自厂商的信息表显示,全世界已有大约 300 台装置植入患者体内。

图 11.7 显示新一代 VAD,Jarvik-2000,十分小巧,相当于"C"号电池大小,且具备最高 7 L/min 的流量。它独特的设计使其可以被完全植入左心室,其马达位于一个钛金属外壳内,其转子由两个陶瓷外壳支撑,有唯一的活动部件——钛金属叶轮。一个便携的锂电池包可使装置连续运转 8～10 小时。全世界已植入 100 台这种装置。

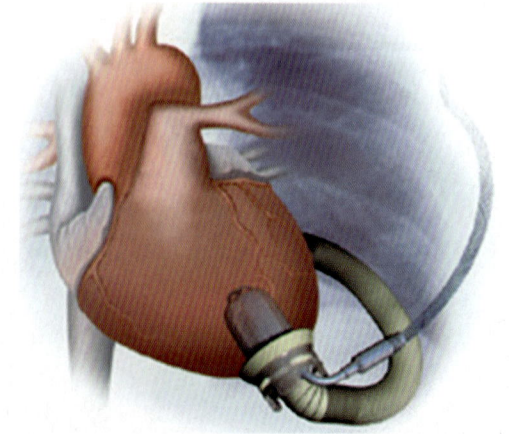

图 11.7 Jarvik 2000。

HeartMate Ⅱ LVAS(图 11.8)也是一种紧凑型 LVAS,只有一个活动部件。该装置的最

高流量可达 10 L/min。装置重 400 g 便于植入。早期的临床结果显示其血栓、溶血及感染的发生率均低。这种装置的运转十分安静，且没有振动，患者感受更舒适。血流动力学轴承操作简单且性能可靠。到目前为止，共有植入大约 100 台装置。

所有上述讨论的 VAD 都是所谓"强制性"装置。可以理解为，血液在正常通路的外面流动及动力装置，所以其流动一刻也不能中止，以防血液淤滞和血栓栓塞事件的发生。

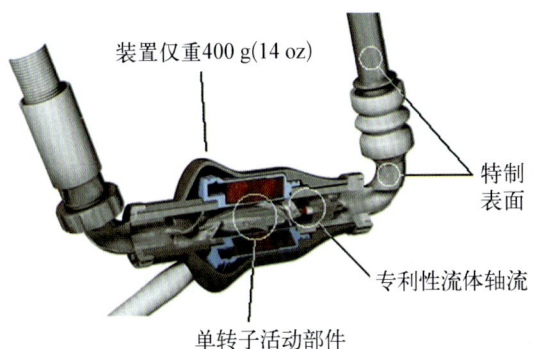

图 11.8 HeartMate Ⅱ。

第二、第三代装置因其没有瓣膜，所以装置停止工作时，回流就成了新问题。根据装置的不同，回流量可达 1～3 L。MicroMed Debakey 泵是唯一一种能够避免这种问题的装置。它利用位于流出道的球囊膨胀来阻断血液回流的发生。

11.2.3.1 右心室辅助装置

右心室辅助装置（right ventricular assist devices，RVADs）可以配合 LVAD 或单独使用[13]。它们在器官发生不可逆衰竭之前使用是有效的[14]。RVAD 可以在体外循环或非体外循环下安装。10%～15% 安装 LVAD 的患者需要安装 RVAD。装置的流入道插管置于右心房、右心室或右心室流出道内，流出道插管则直接置于肺动脉主干。有报道使用新技术，再次手术患者可在非体外循环下行右肺动脉插管。

同期使用 RVAD 和 LVAD 会增加手术死亡率[17]，其原因可能是无法预测早期 RHF 的发生。治疗 RHF 的最好办法是预防[18]。术中及术后需要评估以保护右心功能。评价内容如下：

患者的选择和植入时间点；
丝氨酸蛋白酶的抑制；
右心心肌保护技术；
使用去白细胞的血制品；
维持灌注和平均压（血管活性药物）；
右心减负或旁路引流。

积极处理术后酸中毒、过度通气（低碳酸血），使用一氧化氮，用起搏器使房室同步，术后早期的持续静脉血液滤过（continuous veno-venous hemofiltration，CVVH）等，都有助于右心的保护[18]。

11.3 反搏技术

这种机械辅助方式是通过对局部血管系统提供动力，从而降低心脏工作负荷并增加心排血量。最早增加舒张压的研究追溯到 1953 年 Charles Wiggers 实验室，Adrian Kantrowitz 医师等开始研究运用人工机械装置作为辅助心室（MAV），并可根据循环系统的周期提供舒张期辅助[19]。Mouloupoulous 等[20]以及 Clauss 都进行了主动脉内球囊反搏泵(IABP)的实验。这些都是当今普遍使用的 IABP 的先驱。2000 年 10 月 30 日,在 the University of Chicago hospitals,第一例永久植入性球囊(CardioVAD 植入性 IABP)应用到名为 Clifford Doyle 的 73 岁男性退休警察体内。

反搏技术可以改善心肌功能的理念已被 IABP 所证实,这是一种世界上应用最广泛的机械辅助装置(每年 100 000 例,Datascope 公司)。IABP 用于治疗心源性休克,以缺血性为主,同时也用于心脏术后、心肌炎、移植排异以及移植前的过渡治疗。IABP 可以增加冠状动脉血流,并最低限度地减少心肌做功。它也可用于治疗慢性心力衰竭患者,主要通过减轻心脏压力和引导心肌细胞进入 starling 曲线更佳节段的方式扭转 CHF 状态[21]。球囊泵的有益作用可以在其撤除之后长期持续。

Cardiovad (KCV)是非强制性装置。这种装置的特点是,患者可以选择暂停辅助装置数分钟到数小时,并且无需抗凝。图 11.9 和 11.10 显示了 CardioVAD 在患者体内的状态及其工作原理。该装置包括三个主要部分:

- 血泵,植入于主动脉内。
- 经皮装置(PAD),是连接血泵和体外驱动部分的连接头。
- 体外驱动部分,可以有两种形式:① 小电池供能,可置于所穿的背心或肩袋内;② 便携式手提箱。

图 11.11 是带有硬质底板的球囊照片,可缝合固定于主动脉。

目前植入 Cardio VAD 的入选标准如下:

- 18～80 岁(尽管其作用在主动脉顺应性好的年轻患者未必显著)。
- 经标准药物或外科方式治疗效果差的 CHF。
- 不适于心脏移植。
- 对于女性,须为绝经后、外科绝育的或接受有效生育控制的患者。
- 患者必须愿意居住在植入医院 160 km(100 英里)的范围内。

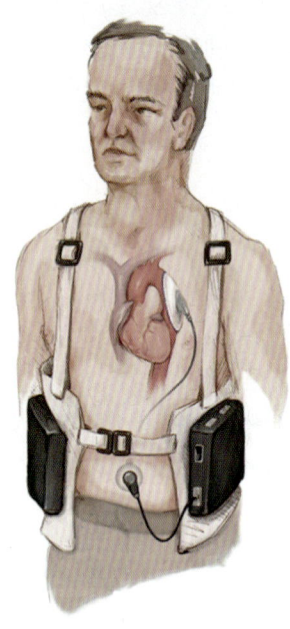

图 11.9 Kantrowitz CardioVAD 系统。

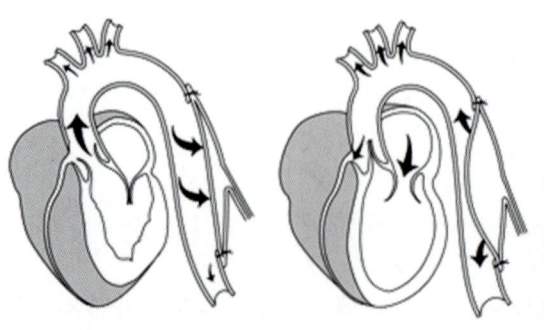

收缩期辅助　　　舒张期辅助

图 11.10 收缩期辅助;舒张期辅助。

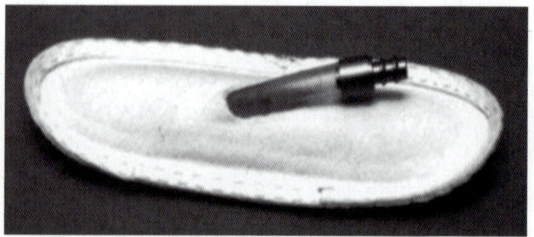

图 11.11 改良的 HeartMate XVE 型 LVAS。

泵体植入于降主动脉近段，治疗作用如下：
- 增加舒张期血压和血流。
- 降低后负荷。
- 增加冠状动脉血流。
- 增加平均动脉压。
- 降低左心室做功的负荷。

血泵包括一个安装在半硬质塑料外壳内的长方形可充气球囊，该球囊可提供 50～60 ml 的搏出量。装置将用双排带垫片缝线缝合于患者的降主动脉近段。

经皮装置 PAD 由 Dacron 覆盖的直径 8 cm 的碟片构成，置于腹部筋膜，其聚碳酸酯制成的主干则穿过皮肤。CardioVAD 的特点在于创造性地使用了生物界面，使 PAD 植入点的感染风险得以降低。CardioVAD 安置前 2 周须行皮肤活检。培养成纤维细胞并使其在 PAD 的聚碳酸酯表面扩增。这种生物界面可以防止患者表皮的下行生长，后者会形成皮赘并引起窦道感染。

其外部驱动设备包含气压泵和控制泵工作的微处理器。这些设备通过一根可弯曲、可拆卸的驱动线连接至 PAD。微处理器则能够自动分析来自心脏的电信号，并在舒张期触发 CardioVAD。压缩机的活塞对控制器和泵体之间的空气进行增压，该装置提供两种工作模式。手提箱模式重 18.12 kg(40 lb)，可以满足患者就近自如活动。背心模式则由两个 1.14 kg (2.5 lb)重的方形电池和微处理器构成。

最初的可行性试验是设计测试使用 1 个月和 3 个月的装置情况。9 例不能行心脏移植患者入选，包括 2 例已卧床不起，其中男性 8 例，女性 1 例。进入此项研究所有患者都有严重的心力衰竭(NYHA Ⅳ级)并且依赖静脉正性肌力药物维持。对他们而言，治疗方法别无选择。他们年龄在 53～74 岁，其中 7 例被诊断为缺血性心肌病，7 例中有 CABG 手术史 5 例，有 1 例行主动脉瓣置换术(St. Jude)。射血分数为 $(16\pm5)\%$ (区间为 9%～24%)。KCV 植入的前一年里，体重下降平均为 14 ± 2.3 kg(31±5 lb)。

9 例患者中有 1 例因严重的胸膜粘连放弃手术，有 1 例因左心房至股动脉旁路的技术问题致患者在手术室中死亡，其余 7 例患者都在体外循环(CPB)下植入了 CardioVAD。7 例患者都在 48 小时内拔除口插管，并存活至首个 30 天的研究节点。平均 CPB 时间为 157 分钟(区间为 120～196 分钟)，平均阻断时间 62 分钟。这些时间随着经验积累，已经减半。没有因出血而再次手术，平均胸腔引流血量为 450 ml(区间为 250～900 ml)。术后所有患者都停用了正性肌力药物，维持了终末器官的灌注。出院时，除 1 位主动脉瓣机械瓣置换的患者服用华法林之外，所有其他患者都服用阿司匹林。与基础值对照，血清肌酐值、RA 和 PCWP 均有统计学意义的显著下降，而 CI 都有所上升。生活质量参数及 6 分钟的行走距离虽有所改善，但不甚显著。

截瘫可能是潜在的并发症。虽然肋间动脉没有破裂，但为了防止来自背侧的出血进入术野，用 Fogarty 导管临时性阻断上述动脉。笔者的研究显示植入 Kantrowitz CardioVAD 是安全的，血流动力学得到改善、心力衰竭得到逆转。1 个月随访的结果显示，PCWP 和 RA 压力下降而心指数上升，血清肌酐水平的正常显示显著改善肾功能。在 6～15 个月观察终点，有患者因迟发性的气栓导致卒中及最终死亡。在 1 个月内，并未发现溶血事件或凝血及肝功能障碍。

KCV 作为一种非强制性装置，简化了院外患者的管理。利用这种患者仅需控制开(关)的装置，患者可以不必羁绊于装置而能进行日常生活。KCV 也有装置相关问题需要改进，经皮装置的连接是防漏气及防水的。干燥后，水肿渗出液凝结为小颗粒。经皮装置主干被延长，以适应患者的身体习惯。2 位患者的泵体出现显微镜下的针孔。因此，血泵被重新设计，使之更短且更易弯曲。CardioVAD Ⅱ是最新的型号，已有两个被植入，而且结果良好。

根据笔者的经验，这种非强制性 KCV 的手术死亡率和并发症率较低。患者喜欢无需抗凝治疗和简便易用的装置。然而，这种装置也有缺陷，只能提供部分辅助，并且部分依赖心脏的自主射血。因此它并不适用于那些左右心功能均受损的、心律失常未被控制的或是有瓣膜病变的患者。

基于相似理念，William Peters 在澳大利亚和新西兰建立了 Sunshine Heart 公司，并研发了 C-Pulse heart（图 11.12），这种辅助装置在澳大利亚和新西兰进入了临床实验。第 1 例人体内植入是在 2005 年 5 月 9 日完成的。该装置具有可围绕于升主动脉的袖状球囊，球囊不必接触血液，并可充盈 20 ml。装置的植入无需借助体外循环，它的驱动部分类似于 CardioVAD。虽然这种设计理念是值得肯定的，但可能会受到有关升主动脉的诸多限制，如：长度、动脉粥样硬化或有旁路血管的近端吻合口。既然球囊的容积较低（20 ml），它对于 CHF 的逆转程度还有待观察。

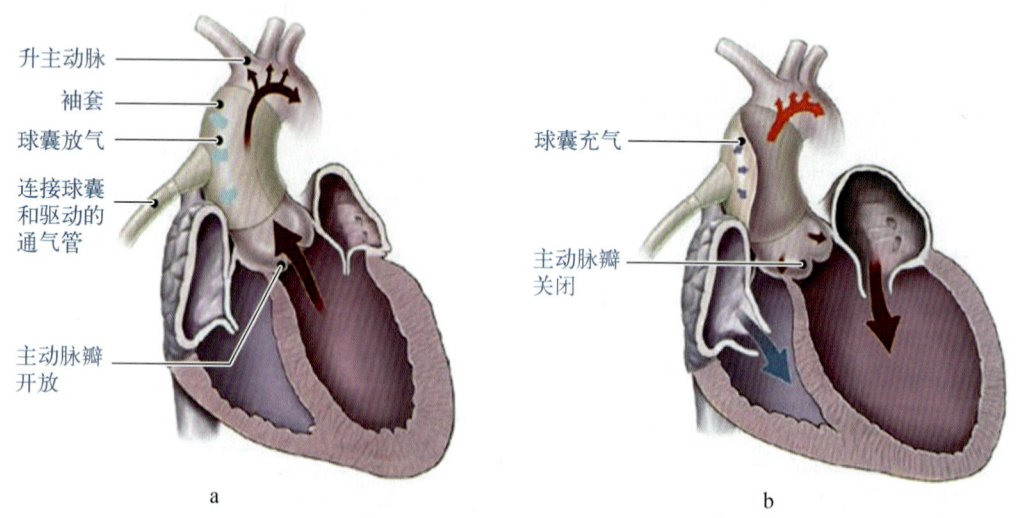

图 11.12　C-Pulse heart。

11.4　终点治疗

社会逐步老龄化促使笔者去思考寻找一种能替代心脏移植的治疗，就如同用 VAD 治疗终末期心力衰竭的方法。使用心室辅助装置已有十余年。受 REMATCH 研究疗效改善结果的鼓舞，研究者探索在无法接受心脏移植的患者中使用辅助装置作为终点治疗的可能性。植入 VAD 作为心脏移植过渡治疗之后，只有 5%～15% 患者的心脏功能得到了恢复并撤除了辅助装置[16]。目前，仅有 HeartMate XVE 是经 FDA 批准可用于终点治疗的装置。有两个终点治疗的研究正在进行，它们是：

(1) RELIANT 研究：2004 年由 FDA 批准，这项研究将在 40 多个临床中心进行，入选病例达 390 例，患者人数将按 2∶1 的比例被随机分组，接受 WorldHeart Novacor LVAS 或者 HeartMate XVE LVAS 的治疗。

(2) DELTA (Destination Evaluation Long-Term Assist)研究：将按 2∶1 的比例把患者分配接受 Micromed Debakey VAD 的治疗。

不久以后，患者将可以选择不同的装置进行终点治疗。

图 11.13(流程图)概括了终末期心力衰竭患者的治疗流程。

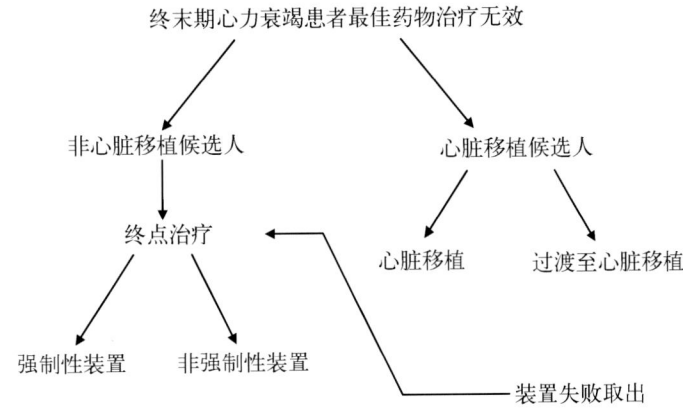

图 11.13　终末期心力衰竭患者的治疗流程。

除了 FDA 批准用于终点治疗的 HeartMate 之外，下文讨论的所有其他装置正处于研究状态，并且仅可用于临床研究。因此，所提出的流程将随着装置批准情况的变化而调整。HeartMate XVE 用于 NYHA Ⅳ级患者的指征包括：① BSA>2.0；② 不是心脏移植的候选者(历史上原因多为年龄、肾功能不全、恶性肿瘤或重症糖尿病)；③ 尽管接受最佳药物治疗仍存在超过 60 天的 CHF。

排除标准包括：① 严重的双心室衰竭或肺动脉高压，极有可能引起右心衰竭；② 主动脉瓣狭窄或二尖瓣狭窄或主动脉瓣反流；③ 活动性感染；④ 严重的凝血功能障碍；⑤ 肝功能不全。对于体型小的患者，第二代轴流泵可能是好的选择。

CardioVAD 的应用指征更为广泛。由于手术创伤小，其围术期并发症率和死亡率也更低。CardioVAD 的植入过程可以完全避免对病变心脏的操作。它可用于心力衰竭程度稍轻的患者。或许它可用于 NYHA Ⅲ～Ⅳ级的患者，这些患者处于药物难治性心力衰竭的边缘，但保留了足够的心功能储备对 IABP 作出反应，表现为 PA 压力下降和心排血量增加。如果患者在正性肌力药物及 IABP 治疗下仍进行性衰竭，则不适用 CardioVAD，而应该可能获益于 HeartMate 或全人工心脏(total artificial heart,TAH)。

CardioVAD 成纤维细胞生长需要 14 天以及 PAD 的准备。虽然植入没有体表面积下限的要求，但装置的植入也要求从左锁骨下动脉到膈肌的降主动脉段至少有 9 cm 的长度。TAH 可能更适合用于需要双心室支持的、有显著自体心脏瓣膜病变、心脏移植后有致死性急性排异的患者。

虽然没有足够的临床数据来确定,但这些装置具有可比性。所有装置都有逆转心力衰竭的作用,其中需要心血管药物支持最少的是 TAH,其后依次是轴流泵、搏动性 LVAD 和 CardioVAD。后两者是辅助装置,患者需要用药物降低后负荷、利尿及 β 受体阻滞剂。药物剂量可以在外周组织灌注改善及心脏恢复后减少。CardioVAD 或 HeartMate XVE 无需抗凝,其他所有装置都需要加强抗凝。血栓栓塞事件风险最低的是 CardioVAD,其次是 HeartMate XVE,而最高的是 TAH。关于机械可靠性方面,由于 HeartMate XVE 和 TAH 都需要心脏瓣膜,因此存在工作寿命的问题。CardioVAD 植入患者体内的组件最为简单;TAH 是完全植入性的,而一旦技术成熟,轴流泵也可成为完全植入性的。CardioVAD 及外置的搏动泵不是完全植入性的,都有引出患者身体的驱动线。对于活动的反应,搏动性 LVAD 和 CardioVAD 是最佳的(由患者的心率触发),其控制系统可以根据患者的需要增加或减少流量。其他装置的控制流程正在研发中。现有的型号是在固定模式下工作的。

反搏装置是非强制性的,可以根据患者的判断自行停用或启动。最初这些装置是连续工作的,而当患者恢复时,则可以延长停机时间。患者可以根据其症状调节对泵的需求。所有其他种类的泵都是强制性的装置。一旦装置失灵,反搏装置有自体心脏作为后盾。活动泵 LVAD 也有后盾。而对于轴流泵而言,VAD 的反流可能会妨碍心脏获得足够的前向血流。一旦停止工作后,这些 LVAD 的启动不可避免血栓栓塞的风险。TAH 则没有后盾,装置的失灵将会是灾难性的。但既然植入 TAH 需要移除自体心脏,那么涉及心脏的病变则不会影响装置的使用。

反搏装置依赖自体心脏的功能,LVAD 需要足够的右心功能和完好的左心瓣膜。右心的循环衰竭多与活动泵 LVAD 有关,而很少与 TAH 有关。根据现有的临床经验,反搏装置并不存在右心衰竭(RSHF)的问题。

尽管付出了巨大的人力和财力,理想的永久性机械辅助装置尚未成形。三大类装置——活动泵 VAD,反搏装置和 TAH 各有优缺点。KCV 是设计用于治疗那些在出现严重双心室衰竭或心肌储备丧失之前的 NYHA Ⅲ级进展期患者。KCV 可被视作等同于一个机械性、永久性、非能量衰减性正性肌力药物,并可以稳定或改善自体心脏的功能。但是,这种装置不是一种快速康复治疗的选择,也不是在 IABP 不能改善血流动力学时的选择。在这种情况下,更应选择活动泵 VAD 和 TAH。随着装置的改良和相关临床经验的积累,临床医生将会有办法延长终末期心力衰竭患者的生存寿命并且提高其生活质量。

记忆要点

> - 终点治疗可考虑用于那些不适于心脏移植的老年患者
> - 有其他心脏移植禁忌证的患者也应考虑在内
> - 终点治疗的费用是昂贵的,并受限于并发症
> - 大多数装置的运行不超过 18 个月
> - FDA 已批准强制性左心室辅助装置 HeartMate 用于终点治疗。其他有待审批的装置包括 Novacor 左心室辅助装置、Abiomed 全人工心脏、Kantrowitz CardioVAD 等
> - 新的轴流泵将对这一领域带来影响,结果有赖于正在进行的研究

参 考 文 献

1. Hall CW, Liotta D, Henly WS, et al. Development of artificial intrathoracic circulatory pumps. Am J Surg. 1964；108：685－692.
2. The RALES Investigators. Effectiveness of spiranolactone added to an angiotensin-converting enzyme inhibitor and a loop diuretic for severe chronic congestive heart failure. Am J Cardiol. 1996；78：902－907.
3. The SOLVD Investigators. Effect of enalapril on survival in patients with reduced left ventricular ejection fractions and congestive heart failure. New Engl J Med. 1991；325：293－302.
4. The Captopril-Digoxin Multicenter Research Group. Comparative effects of therapy with mild to moderate heart failure. JAMA. 1988；259：539－544.
5. Packer M, Bristow MR, Cohn JN, et al. The effect of carvediolol on morbidity and mortality in patients with chronic heart failure. New Engl J Med. 1996；334：1349－1355.
6. Frazier OH. Long-Term mechanical circulatory support. In：Edmunds LH Jr, ed. Cardiac Surgery in Adult. New York，NY：McGraw-Hill Companies；1995：1488.
7. Stevenson LW, Rose EA. Left ventricular assist devices：Bridges to transplantation, recovery, and destination for whom? Circulation. 2003；108：3059－3063.
8. Dembitsky WP, Tector AJ, Park S, et al. Left ventricular assist device performance with long-term circulatory support：Lessons from the REMATCH trial. Ann Thorac Surg. 2004；78(6)：discussion 2129－2130.
9. Long JW, Kfoury AG, Sluaghter MS, et al. Longterm destination therapy with the Heartmate XVE left ventricular assist device：Improved outcomes since the REMATCH study. Cong Heart Fail. 2005；11(3)：133－138.
10. Dowling RD, Park SJ, Pagani FD, et al. HeartMate® VE LVAS design enhancements and its impact on device reliability. Eur J Cardiothorac Surg. 2004；25(6)：958－963.
11. Stevenson LW, Kormos RL, Bourge RC, et al. Mechanical cardiac support 2000：Current applications and future trial design：June 15－16, Bethesda, Maryland. J Am Coll Cardiol. 2001；37：340－370.
12. Chen JM, Levin HR, Rose EA, et al. Experience with right ventricular assist devices for perioperative right-sided circulatory failure. Ann Thorac Surg. 1996；61(1)：305－310；discussion 311－313.
13. Rao V, Oz MC, Edwards NM, Naka Y. A new off pump technique for thoratec right ventricular assist device insertion. Ann Thorac Surg. 2001；71(5)：1719－1720.
14. McCarthy PM. HeartMate implantable left ventricular assist device：Bridge to transplantation and future applications. Ann Thorac Surg. 1995；59：S146－S151.
15. Van Meeter CH. Right heart failure — Best treated by avoidance. Ann Thorac Surg. 2001；71：220－222.
16. Kantrowitz A. Challenge to conventional treatment for myocardial failure-mechanical assist. Biomater Med Devices Artif Organs. 1976；4(1)：1－20.
17. Antonatos PG, Anthopoulos LP, Vrettos AN, Moulopoulos SD. The use of a small intra-aortic balloon to increase coronary flow. Life Support Syst. 1983；1(3)：151－164.
18. Nanas JN, Nanas SN, Kontoyannis DA, et al. Myocardial salvage by the use of reperfusion and intraaortic balloon pump：Experimental study. Ann Thorac Surg. 1996；61(2)：629－634.

12. 实用外科方法与技术

Patricia Gramling-Babb，Valluvan Jeevanandam，Jai Raman，
David Song，Hilton M. Hudson II，John Paul Williams

本章重点讨论一些手术技术与围术期处理方法，以利于在特殊情况下针对心力衰竭患者实施高风险手术。手术技术及方法列举如下：

（1）心力衰竭时不停跳心脏手术。
（2）积极处理将要发生的右心心力衰竭，包括一氧化氮持续吸入以及右心辅助装置的应用。
（3）预防性使用胸骨钢板减少纵隔炎发生。
（4）避免胸骨切口——胸部小切口二尖瓣或三尖瓣手术。
（5）对起搏除颤器引起的三尖瓣反流（tricuspid regurgitation，TR）行复合的三尖瓣修复手术。
（6）对心脏移植患者进行预防性 DeVega 三尖瓣环成形手术。
（7）对肺功能受损的患者应用高位硬膜外止痛以利术后快速恢复。

12.1 不停跳心脏手术

合并心力衰竭的高危患者术后出现心功能不全的主要原因为体外循环期间主动脉阻断造成的心肌广泛缺血以及全身炎症反应综合征。如果患者需要进行心肌再血管化手术，最好选择非体外循环心脏不停跳冠状动脉旁路移植术（off-pump coronary artery bypass，OPCAB），这样可避免体外循环以及主动脉阻断导致的心肌损害。在其他章节将详细讨论 OPCAB 的内容。心力衰竭患者往往需要同期完成多个手术，其中可能包括冠状动脉旁路移植术、左心室成形以及二尖瓣或三尖瓣相关手术等。

在大多数心脏手术中心脏停搏具有心肌保护作用，以确保心肌功能在手术结束得到恢复。而在某些特殊情况，手术结束后心肌功能恢复不良，这可能是因为只有少数部分心肌活力恢复，尤其多见于心肌梗死后或是心室功能不良基础上发生急性心力衰竭失代偿。

笔者在过去 4 年中有超过 100 例此类患者的临床经验。在急性心力衰竭加重期，所有这些患者的心室功能都较差。1/4 的患者出现心源性休克，20% 则出现肾功能不全。

全部患者接受了不停跳心脏手术，手术方式包括冠状动脉旁路移植术、左心室成形、二尖瓣修复、三尖瓣修复等，根据患者各自情况同期进行相应的如上所述的一种或几种手术方式。约 30% 的患者接受的是非体外循环下冠状动脉旁路移植术，对其余患者在并行循环心脏跳动下进行上述各种手术。当然在心脏跳动下进行缝合等操作在技术上具有挑战性，但只要手术

医师仔细操作,注意保护心肌组织,仍然是可以顺利完成这些操作的。比如说老年女性患者由于组织相对脆弱,植入人工瓣膜或成形环时就会比较困难。在笔者的研究对象中,共有 4 例死亡,而预期死亡率接近 25%。

对于那些年老体衰患者或是再次手术患者,手术技术要求会相对升高。然而如果外科医师的技术娴熟,开展此类手术会很好地保护心肌组织,减少手术结束后需要机械辅助的概率。一般说来体外循环中血浆乳酸水平不断升高标志着预后不良,根据笔者的经验,死亡率将会超过 90%。只有当这种乳酸酸中毒是由某种特殊情况如非霍奇金淋巴瘤引起时,患者可能会存活。

12.2 积极处理右心心力衰竭

12.2.1 右心衰竭的预防

心力衰竭患者进行手术时,采取措施预防右心室衰竭十分重要。下面将列举几种措施,旨在减少右心室功能损害,或是在其进展到不可逆阶段之前对其进行有效治疗。

右心室功能的评估一般是通过直接观察右心室收缩情况结合超声心动图检查。其他的评估指标还有肺动脉压力和右房压。

对右心室的保护措施包括如下内容:

- 避免大量、快速的输液引起右心室过度充盈。当中心静脉压(CVP)一直持续过高时,采用超滤或者血液滤过的方法都能够快速减低液体负荷,改善右心室功能。

- 对于术中心脏停搏患者一定要注意采用充分的心肌保护措施。每隔 10~15 分钟灌注一次含血心肌保护液是一种有效的措施。对右心室心肌保护而言,顺行灌注的效果优于逆行灌注。右冠状动脉存在病变时,通过桥血管对供应右心的冠状动脉进行灌注也是一种颇为有效的保护手段。同时尽量减少主动脉阻断时间也对右心室功能恢复有利。当准备脱离体外循环时,对心脏进行充分排气,防止气体进入冠脉循环,这样可进一步减少右心室功能损害。

预先干预策略:

- 患者术前存在肺动脉高压时,通常在患者脱离体外循环之前预防性应用米力农静脉持续泵入或者一氧化氮吸入。

- 应用双心房、双心室起搏控制心室节律,以确保房室同步收缩达到尽可能理想的状态。如果患者有心房颤动或是未控制的心律紊乱,此时需正确应用负荷剂量的胺碘酮控制心律。

- 如果术前存在右心功能不全,通常可应用主动脉内球囊反搏装置改善右心室功能。

- 有效纠治三尖瓣反流,确保停体外循环时三尖瓣反流程度在轻微或轻度以下。

- 出现右心功能不全早期征兆时,笔者会考虑应用一氧化氮吸入治疗。如果无效,将会应用右心室机械辅助装置。

12.3 预防性应用胸骨钛板固定技术：钛板闭合胸骨-纵隔感染防治的模式转变

胸骨不稳定会导致术后纵隔感染。生物力学研究已经证实采用硬质金属板固定胸骨比传统钢丝闭合胸骨更能促进胸骨愈合。笔者研究应用硬质钛板固定胸骨，预防高危患者术后纵隔感染的发生。

具有如下所述3项或超过3项风险因素的患者术后易出现纵隔感染，如慢性阻塞性肺疾病（COPD）、再次手术、肾功能衰竭、糖尿病、应用类固醇激素、肥胖、合并感染以及免疫抑制状态等。从2000年7月至2005年1月间笔者对320名高危患者采用预防性胸骨钛板固定（S组），把2000～2001年之间215名具有相似风险因素的患者作为对照组，未采用该方法固定胸骨（C组）。

两组之间在平均年龄、性别比例、风险因素以及所进行的手术操作等各方面基本相似，随访4～200周。S组围术期死亡12例（3.75%），而C组18例（8.6%）。S组深部纵隔感染0，而C组28例（13%，$P<0.05$），需要应用大剂量抗生素和行相应手术重新固定胸骨。

使用钛板固定胸骨可以有效保证胸骨稳定，由此降低感染发生率。高危患者使用该技术可以有效防止纵隔炎。

12.3.1 介绍

世界范围内胸骨切开是所有切骨手术中应用最广泛的。心胸外科医生习惯采用钢丝闭合胸骨。尽管人们对金属固定板进行牢固固定的理念认识不断提高，但是还没有广泛应用于胸骨闭合。根据骨生物力学模型研究，固定板及螺丝固定装置是适合用于胸骨闭合的。胸骨切开后纵隔内感染是极为严重的并发症，死亡率高达15%[1]。预防胸骨切开后纵隔感染的方法包括抗生素治疗以及各种各样的皮肤缝合技术。尽管有实验证据支持，采用硬性骨固定以预防感染的方法，却很少得到关注[2]。

自1957年Julian[3]重新引入Milton在1897年采用的胸骨正中切开的方法后，人们使用过多种胸骨闭合技术。尽管已证实金属固定板硬性固定有优越性，但目前标准的胸骨闭合方式仍为钢丝环绕固定。由于已证实硬性骨固定可以增加骨稳定性，并降低骨不连、连接不良以及感染的发生率，在其他领域内钢丝已经在骨固定模式中逐渐淡出。即使在正常生理性负荷下，钢丝环形固定也是不牢靠的，导致骨端分离[4]。胸骨不稳定并发细菌污染可以进展为胸骨切口深部感染和纵隔炎。有效的胸骨硬性闭合固定可以通过提高胸骨稳定性而防止胸骨切开后纵隔感染的发生，促进胸骨一期愈合。

笔者改良固定颚骨的钢板用于固定胸骨。

笔者已经报道了应用钛板闭合固定胸骨的初步经验[5]，以下是这方面的进一步经验。

12.3.2 患者资料和方法

W Lorenz 公司(Jacksonville，Florida)专门针对胸骨闭合研发了一套钢板螺丝装置，称为胸骨锁扣(Sternalock)系统。早期研制生产的螺丝是双头的，需要对骨头预先打孔，之后发展为单头，自嵌固定式螺丝。

从 2000 年 7 月到 2005 年 1 月间，应用胸骨锁扣系统固定胸骨 320 例。选择标准是那些根据前面所述的评判条件，有可能发生胸骨深部感染的患者。

术前风险因素包括：
- 糖尿病
- 慢性阻塞性肺疾病
- 肥胖(BMI>30)
- 肾功能衰竭
- 长期应用类固醇激素
- 合并感染，以及获得性或医源性免疫抑制
- 免疫抑制
- 再次胸骨切开

术中风险因素包括：
- 偏离正中的胸骨切开
- 骨质疏松
- 长时间体外转流(>2 小时)
- 胸骨横断骨折

如果同时存在 3 个或 3 个以上的风险因素，则利用胸骨锁扣系统的钢板和螺丝固定患者的胸骨。

外科医生挑选出符合标准的患者，并且在心脏手术结束后立即行钢板硬性固定胸骨。

12.3.2.1 外科技术

应注意务必在胸骨正中线上切开胸骨。游离胸骨体上方附着的胸肌，在胸骨柄和剑突上方分别做两个八字缝合，并且在第 2 和第 5 肋放置闭合器，仔细将两侧胸骨断端合拢对齐，之后将固定板骑跨安置在胸骨断端两侧，用自固定螺丝将其牢固固定。

这种固定技术在出现后不断演进，目前的做法就是在胸骨体安装固定板，另外在胸骨柄和剑突上方分别做两个八字缝合，图 12.1 为绘制的示意图。

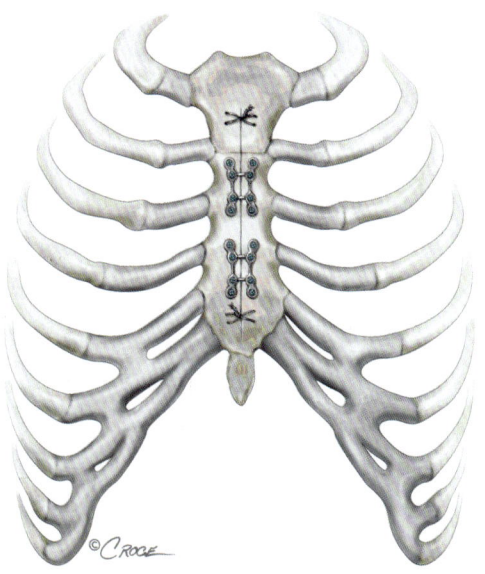

图 12.1 联合应用钢丝和固定钢板闭合固定胸骨。

心脏外科医生在患者住院及门诊期间观察随访其胸部伤口。无论采用何种胸骨闭合方法,临床上各种问题的相应处理方法一致,出院标准和随访观察护理也无差异。理想的胸骨愈合定义为:体检未见胸骨松动,无疼痛,无伤口愈合的并发症,并且至少 8 周内影像学上未见固定器件移位。

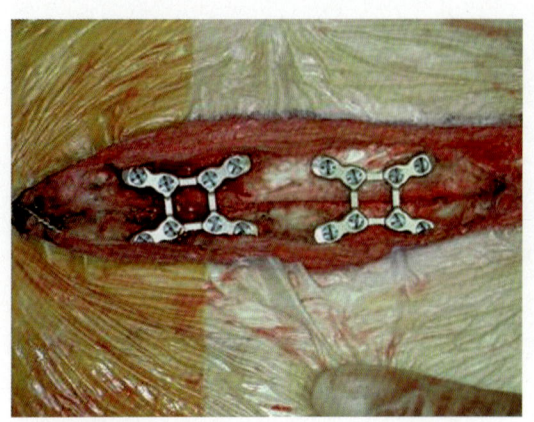

图 12.2 术中照片显示使用钢板闭合后的胸骨。

采用钛板胸骨固定的患者为 S 组,另外根据风险因素选择 2000~2001 年间 215 例同样风险行钢丝固定的患者作为对照组,为 C 组。图 12.1 为胸骨钛板固定的示意图,图 12.2 则是手术照片。

生物统计学者使用 SAS 统计软件对两组进行了统计分析比较,采用 Fisher 精确概率进行组间比较,$P<0.05$ 有统计学意义。

12.3.3 结果

随访时间为 4~200 周。从其他中心转来的患者在出院时会得到一份关于胸骨固定钛板的说明材料,如出现相关问题可以联系医院,尤其是需要将固定板取出或再次开胸。

两组患者的基本统计学特点、风险因素以及手术方式无明显差别。

在相同的研究阶段对高危风险类似的患者进行分析,结果显示 C 组 205 例患者中 13% 出现纵隔感染($P<0.05$),需要大剂量抗生素治疗和外科手术干预。纵隔感染的诊断标准是胸部伤口深部组织培养阳性或出现败血症。C 组死亡 18 例(死亡率为 8.6%)。两组患者的年龄、性别以及风险因素分布情况基本相同。所以这些患者均需要外科手术清创以及胸大肌皮瓣移植术。C 组 18 例死亡中 2 例归因于纵隔感染。整个研究共计成人心脏外科手术 671 例,总体胸骨切开后纵隔感染发生率为 4.2%。

S 组无纵隔感染发生(Fisher 精确概率 $P=0.0002$)。

S 组发生无菌性胸骨裂开 5 例(1.5%),伤口组织培养未发现感染迹象。其中第 1 例胸骨比较结实,安装的是早期固定系统,其螺丝较小从胸骨中崩脱。第 2 例情况与此类似,也很健壮。这 2 例患者都出现术后顽固性咳嗽。其余 3 例是老年糖尿病患者,均有明显骨质疏松,螺丝在松软的骨质中不易固定。目前正研发针对这类特殊高危患者其他的有效固定方法。

由于研究样本量相对较少以及入选患者不成对,该研究并未采取 log rank 统计检验。

12.3.4 讨论

尽管在处理胸骨切开后纵隔感染这方面有了许多进步,但预防纵隔感染却鲜有行之有效的方法。目前临床上主要还是重视预防手术人员及患者本身引起的细菌感染[6]。应用有效的胸骨固定装置以促进胸骨愈合、防止纵隔感染已经得到关注。但目前大多数技术仍是使用不同的钢丝环绕固定方法或各种非刚性胸骨闭合技术[7]。胸骨硬质固定板固定虽然已经不是新的方法,但是由于各种各样的原因并未得到广泛应用。

由于会增加额外手术时间和费用,不利于紧急情况下再次开胸,这些都是限制胸骨固定板应用的原因。人们不愿接受该方法还有一个重要原因就是需要花费精力在胸骨上钻孔,现在已经出现了自固定螺丝,使这一问题得到解决。可以根据胸骨厚度选择不同型号的螺丝,通常使用的是单头螺丝,这就意味着在胸骨对齐后只需要固定前方的胸骨板。

关于需要急诊再次开胸进行纵隔内止血等操作的问题,胸骨锁扣系统在设计之初就已经考虑到,该系统的固定板在中央连接处可以用普通钢丝剪刀剪断。再次关胸时只需要更换新固定板,并将 2.4 mm 螺丝换成 2.7 mm 螺丝,而不必重新打孔。固定板由金属钛制成,不会干扰磁共振成像,这种材料是不透光的,可以在 X 线片上显影。

第三个限制该项技术应用的原因有费用以及固定安装额外增加的手术时间。尽管其费用的确高于钢丝缝合,但目前用于安装固定的时间却已经短于传统钢丝固定。在笔者所在医疗中心,胸骨切开后发生纵隔感染而增加的平均费用为 50 万美元,因此预防其发生不仅可以节省医疗费用,而且还能够降低此并发症发生率和死亡率。其费用从 700～900 美元不等,取决于所应用固定板和螺丝的数量。

胸骨以外的骨骼固定系统种类数量众多且效果肯定,2003 年笔者首先报道专门为固定胸骨设计的系统。先前尝试的多是从下颌骨固定板或微型骨折固定板改装而来,并取得一定成功,但是紧急再次开胸以及如何精准放置固定板等问题依旧没有解决[8]。将下颌骨固定板改装成胸骨固定装置是比较麻烦的工作,因为要根据胸骨的每个不同区域将每个固定板分别切割。

固定板硬性接骨技术有很多优点,20 多年前骨科和整形外科医生就开始倾向使用这种方法,而不再是钢丝固定,治疗模式已经发生改变。近 5 年来神经外科医生也已开始使用固定板连接固定骨片,只有心脏外科医生仍然继续使用钢丝固定。而具有讽刺意味的是,心脏外科的胸骨切开是世界范围内最常见的骨切开术。因此在稳定骨骼方面还没有接受这方面的最新理念。治疗外科手术中的骨切开时,即使失败率<5%也是不能接受的,但对患者来说还是可以耐受的。但有这样的失败率的胸骨切开可能会有严重并发症,如胸骨不愈合、持续性疼痛、胸骨深部感染等。

自胸骨正中切开这项技术被广泛采用以来,就一直有关其并发症的报道[9]。胸骨稳定性对于这类伤口的愈合是至关重要的。1994 年,笔者曾经报道在术后纵隔感染的患者中应用硬性内固定技术,>90%的患者观察到骨连接,其他人应用固定板使裂开的胸骨固定更加牢靠[10]。尽管有中毒的危险,为提高胸骨稳定性,氰基丙烯酸酯胶水已经被用于发生纵隔感染的病例[11]。Negri[12]等曾经评估热反应性闭合夹这项新技术,发现可降低但不能完全避免伤口感染发生。笔者力争从现有外科骨切开后最先进的闭合技术着手,将其改进,使之适合于胸骨闭合。随着对硬性固定板技术的逐渐熟悉,便对其进行了改进,发现在胸骨柄和剑突上方应用两个 8 字钢丝缝合,同时结合使用减张闭合器,这样可以有效地使胸骨对齐靠拢。这是一种经济有效的办法,笔者治疗的患者中很多都同时采用了 2 根钢丝和 2 个固定板。

基于早期在高危人群中应用该技术所取得的成功,笔者对硬性固定板进行固定的理念深信不疑。这项报道强调在高危人群中预防性应用硬性固定板闭合固定胸骨,可以显著减少伤口感染的发生率。尽管不能完全避免胸骨裂开,但是却不失为一种对高危人群来说比较可靠的胸骨闭合方法。

12.4 记忆要点

> 使用特制的固定板行胸骨固定是一种安全而有效的方法。应用胸骨硬性固定技术已经使高危人群的切口并发症显著减少。建议在肥胖、糖尿病、慢性阻塞性肺病、免疫抑制、再次手术以及多发胸骨骨折的患者中应用固定板硬性固定技术。

12.5 非胸骨正中切口的主动脉瓣、二尖瓣和三尖瓣手术——微创小切口技术

微创小切口入路是"机器人"技术发展推动下的产物。在开展机器人技术项目之初,笔者经历了一个学习阶段,随之进行了一系列的微创二尖瓣手术。

该技术的绝对指征是桥血管通畅的搭桥术后患者需要再次接受二尖瓣或三尖瓣手术。这种技术可以避免在心室周围不必要的分离解剖操作,进而避免损伤桥血管或者心脏其他结构,而且不论二尖瓣还是三尖瓣都可以达到良好的显露。与再次胸骨切开相比,这种技术引起的并发症明显减少,患者对此也有良好的耐受,据笔者的经验有明显降低死亡率和并发症率的趋势。

该项技术的具体要点包括:
- 双腔气管插管。
- 恰当的体位:患者右侧垫高45°,右上肢固定在头架(图12.3)。
- 标记右侧腹股沟,以便经该处小的斜行切口,游离股动、静脉插管。
- 对胸骨右缘以及第2、3、4肋间进行标记(图12.4)。
- 右肺萎陷,二尖瓣手术经第4肋间进胸,主动脉瓣手术则经第3或第4肋间进胸,同时在右侧腹股沟作斜行小切口,游离股动、静脉以备插管。
- 切开心包并悬吊于胸壁,辨认右心房和上腔静脉,解剖房间沟。
- 经食管超声引导下,股动、静脉依次插管。静脉管道有一个Y接头,这样可以经胸部切口对上腔静脉进行插管引流。
- 经股动静脉和上腔静脉插管连接体外循环。
- 进一步解剖心房和主动脉,使得可以在升主动脉中央放置经胸阻断钳。

- 升主动脉下方插入停搏液灌注管并阻断主动脉。
- 切开心房进行瓣膜手术操作(图 12.5)。
- 切口下方另开孔插入 5 mm 的胸腔镜,将显示屏置于主刀医生正对面。
- 患者脱离体外循环之前放置心室起搏导线。
- 如果主动脉阻断钳无法放置,这就需要将患者体温降至 28℃,并在心脏跳动下进行手术操作。
- 利用二氧化碳充气(1~2 L/min),辅助心脏排气。
- 主动脉阻断钳开放前,左肺鼓肺帮助排气。
- 一旦术后完成,患者脱离体外循环,需要利用胸腔镜仔细检查胸壁内手术器械通过的地方,以确保不遗漏任何出血点。

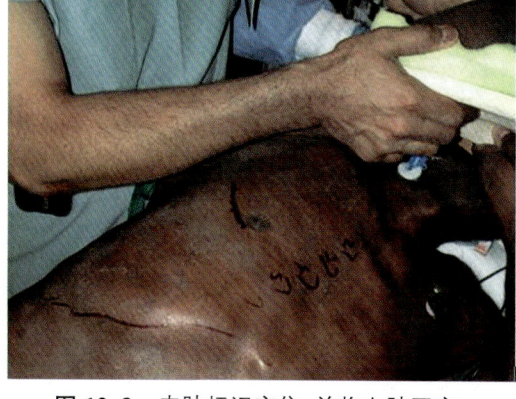

图 12.3　皮肤标记定位,并将上肢固定。

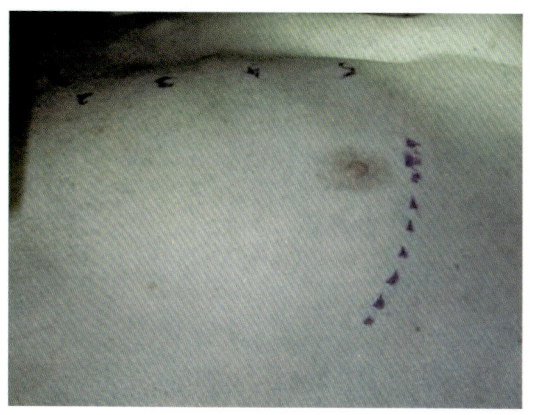

图 12.4　在皮肤上对右侧胸腔进行标记定位。

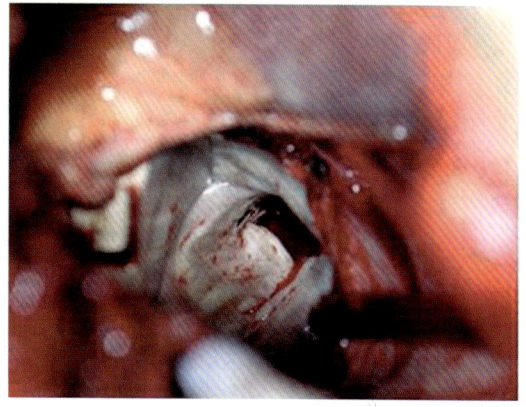

图 12.5　通过胸腔小切口所观察到的二尖瓣。

12.6　记忆要点

> ➢ 微创小切口技术非常适用于需再次手术、病情复杂的患者
> ➢ 该技术可显著减少主动脉瓣、二尖瓣或三尖瓣手术患者的并发症

12.7 三尖瓣修复术治疗起搏除颤器相关的三尖瓣反流

12.7.1 介绍

经静脉途径安装心脏永久起搏器,起搏电极不可避免地需要穿过三尖瓣口。尽管这样会引起轻微三尖瓣反流[13],但通常并没有什么严重临床后果。偶尔起搏电极也会造成严重的三尖瓣反流[14]。20世纪80年代改进电极设计后,大多数患者基本不会引起严重的三尖瓣反流。

可植入式心脏除颤器可以减少心功能低下患者心脏猝死的风险,起到挽救生命的积极作用[15]。该装置有效性的证据主要来自那些发生心肌梗死的缺血性心脏病患者,但是在心室功能低下患者中亦得到广泛应用,并似乎能够延长患者的生存寿命[16]。心室功能低下或心力衰竭患者越来越多地被推荐进行外科手术治疗,其中一些除了心肌和瓣膜的基础病变之外,还存在不同程度的三尖瓣反流。安装了植入式自动除颤器的患者对于外科医生来讲是个难题。需要处理这些三尖瓣吗?哪些患者如果不处理就会增加术后并发症发生率和死亡率?但是处理三尖瓣又十分困难,因为其反流的原因是僵硬的起搏电极导线压迫隔瓣叶,而非三尖瓣环扩大[17]。

另外一种选择就是三尖瓣置换术,选择瓣膜置换术的情况其中就包括需要将自动除颤器转移到心外膜下。关于选用何种瓣膜还有争论,而无论是生物瓣膜还是机械瓣膜其远期效果都不理想[18]。

笔者将介绍一种可以保护电极和瓣膜的瓣环成形术,本文详细讲解应用该技术的早期经验。

12.7.2 资料和方法

从2005年1月至2006年7月在芝加哥大学有27例曾经接受经静脉自动除颤器植入导致三尖瓣反流的患者行复杂三尖瓣修复术。所有患者心功能分级Ⅲ或Ⅳ级并有临床症状,年龄范围38～80岁,平均67岁。其中15例(55%)为再次手术患者,7例行右胸微创小切口手术,5例为第3次甚至是第4次手术,同期手术包括二尖瓣修复术(21例)、冠状动脉旁路移植术(11例)、左心室重建术(8例)、主动脉瓣置换术(3例)。

12.7.2.1 外科技术

纵行切口切开右心房。在瓣环上方的右心房壁缝合牵引缝线显露三尖瓣。体外循环并行心脏跳动下评估三尖瓣反流的机制,确定反流是因为隔瓣叶受电极压迫,被推向右心室腔,不能与其他瓣叶有效对合所致。图12.6是术中

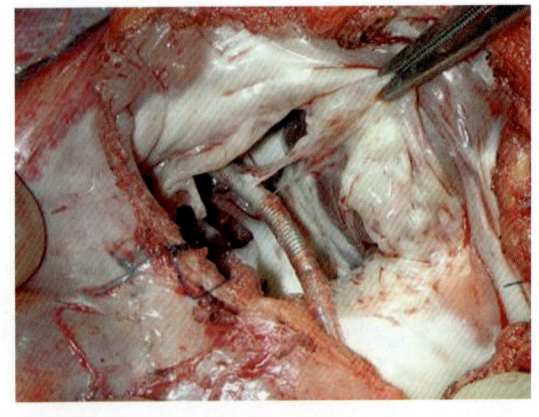

图12.6 术中照片显示起搏除颤器的电极穿越三尖瓣口。

照片,展示僵硬的除颤器电极在通过三尖瓣口时压迫隔瓣叶(图12.6)。

充分游离电极,使之与瓣叶不再有粘连。将电极重新置于隔瓣和后瓣之间的裂隙中,5/0 Ticron 缝线闭合此裂隙,然后用缝线或成形环行瓣环成形。如果瓣环显著扩大,最好植入 St Jude Tailor 成形软环,间断 2/0 Ticron 缝线将其固定于与隔瓣相对的瓣环之上。

图12.7为手术步骤示意图。如果瓣环扩大不明显,只需 3/0 带垫 Prolene 线将瓣环缩小至 28~29 mm(图12.7)。

手术步骤如下:

(1) 游离起搏电极和三尖瓣瓣叶。

(2) 将电极重新置于隔瓣和后瓣之间的裂隙中,之后将两瓣叶靠拢缝合。

(3) 重新固定电极,缝合隔瓣、后瓣裂隙后行三尖瓣环成形。

这组病例中,7例行 DeVega 瓣环成形术,另有20例植入了瓣膜成形软环。

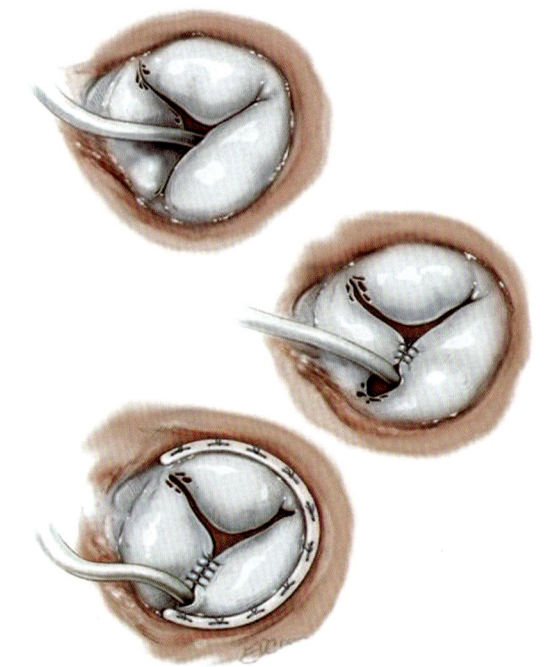

图12.7 三尖瓣修复的手术步骤。

局限性:进行此类手术首先要求瓣叶的形态基本正常并具有良好的柔韧度,该技术不适用于瓣叶或是瓣下出现明显纤维化的患者。如果右心室功能可以恢复,即便是目前存在功能受损,应用该技术也将会取得很好的效果。当右心室明显扩大且收缩功能严重不良,应用任何一种三尖瓣修复手术都是不适宜的。

12.7.3 结果:未出现死亡病例

围术期无死亡病例。三尖瓣平均反流程度从术前3.8降至术后1.2。同样,中心静脉压(CVP)的平均值从术前 34 mmHg 降至术后 12 mmHg。所有患者都有症状缓解以及右心功能衰竭的临床表现消退。围术期内升高的 CVP 可以引起肝功能异常,可有明显的临床症状,亦可为亚临床表现。有8例肝脏增大的患者实验室检查结果显示肝功能受损,体检可发现搏动性肝肿大,这种肝功能损害引起了围术期凝血机制的异常。

术后采用超声心动图检查对患者进行跟踪随访。术后平均住院时间为11.5天(5~43天)。3例患者需要进行气管切开,并延长辅助通气时间。随访时间是4~80周,平均24周,随访平均三尖瓣反流程度为1.5。

这是一项新的技术,且随访时间相对较短,所以笔者并未将其效果与标准三尖瓣手术做比较。尽管如此,这组复杂患者术后未出现早期死亡,仍然是令人鼓舞的。而并发症的发生率一般在病情较重而复杂的患者群体中较高。

12.7.4 讨论

目前已经清楚知道右心室起搏电极植入与三尖瓣反流有关[19]，但是经过数年改进设计已经使这种风险显著降低。起搏器电极的设计经改进后，不会引起明显的三尖瓣反流。因此在植入起搏器时，人们往往已经不再考虑这方面的问题。近年来，因起搏除颤器可以防止猝死[20]，并且有其价格与生存获益方面的优点，导致其使用迅速增加。尽管这些优点只是在心肌梗死后的患者中得到体现，但是目前的趋势是几乎对所有的低射血分数患者都植入这种装置。Mayo Clinic[21]近期发表的一篇文章指出并强调了随着起搏除颤器越来越多地应用而带来对三尖瓣反流的影响，文章指出在安装起搏除颤器合并三尖瓣反流的病例中，引起反流的机制并不完全相同。大多数病例主要还是起搏电极对隔瓣叶的压迫而使其不能与其他瓣叶对合良好，由此产生三尖瓣反流。起初在一名患者身上观察到这种情况并用成形环行三尖瓣成形术，术后初期效果良好。但是经过几周之后反流重新出现。经超声心动图检查发现反流原因就是起搏电极对隔瓣的压迫而使其不能有效对合。在笔者研究的心力衰竭患者当中也有类似发现，植入起搏器后右心衰竭加重。然而当这些患者因其他瓣膜或冠状动脉疾病需要手术治疗时，如何处理三尖瓣就成为一个值得商榷的问题。如果希望得到良好稳定的远期手术效果，处理三尖瓣反流就变得相当重要。一种选择是三尖瓣替换术，取出经静脉植入的起搏器电极，将其转变为心外膜起搏，这种做法有两个主要缺陷：

——三尖瓣替换术的近期和远期效果均较差[22]。

——心外膜起搏不常用，并且可能会出现许多问题[23]。

从发育和实用的角度，隔瓣对三尖瓣对合较为重要[24]，对三尖瓣叶的牵拉限制会引起修补术后的残余反流[25]。除此之外的一些因素亦可造成术后残余反流[26]，最好在术中得到解决。不论是急性还是慢性三尖瓣反流，对隔瓣造成压迫的起搏器电极以及扩大的瓣环这两个问题都可以在术中得到良好处理。将起搏电极重新置于隔瓣和后瓣的裂隙处，然后在电极前方将隔瓣与后瓣进行缘对缘吻合，闭合瓣间隙从而固定电极于此处，只要瓣叶基本正常并且缝合所占用的瓣叶面积不大，这种瓣叶间侧侧吻合的方法就能够取得良好的效果[27]。如果瓣环显著扩大35 mm 以上，可以应用人工瓣环行成形术，如果瓣环轻度增大，可以采用DeVega 瓣环成形法。

尽管采用这种手术技术取得了令人鼓舞的结果，在选择病例时还需谨慎。笔者建议此技术的适应证是起搏除颤器植入合并三尖瓣重度反流，瓣叶质地未受破坏，同时右心室功能状态可以接受。如果瓣叶以及瓣下腱索结构异常，或者是右心室功能低下，不建议行此种手术。

12.8　记忆要点

> 起搏器植入的心力衰竭患者出现三尖瓣反流的常见原因是电极压迫隔瓣叶和进行性瓣环扩大，笔者的方法是将起搏电极重新置于隔瓣和后瓣的裂隙处，在电极前方将隔瓣与后瓣进行缝合，闭合瓣间隙从而固定电极于此处，使用成形软环或者缝线环缩纠正瓣环扩大。目前所取得的效果是令人鼓舞的

12.9 对心脏移植患者进行预防性 DeVega 三尖瓣成形术

12.9.1 介绍

原位心脏移植(orthotopic heart transplantation,OHT)后经常会发生三尖瓣反流[28,29],其发病率为 47%～98%[30-32]。三尖瓣反流与器质性或功能性因素有关。标准法(sOHT)要比双腔静脉法(bOHT)更容易发生三尖瓣反流。引起这种差异的主要原因为右心房的吻合导致三尖瓣和右心房的几何构型改变。引起三尖瓣反流的其他因素有:① 同种移植物因心肌保护不良、灌注损伤、供体因素或排斥反应等而产生右心室扩张;② 肺动脉高压;③ 供体与受体严重不匹配;④ 心内膜活检造成的结构损伤[33,34]。中度及以上的三尖瓣反流会引起右心功能衰竭、肝肾功能异常以及远期生存率降低[35,36]。但是,三尖瓣反流到底是移植心脏功能不良的表现还是原发疾病,目前还不十分清楚。若一旦出现三尖瓣反流,就有手术修复或替换的指征。肾功能不全是原位心脏移植的远期并发症,这常与钙神经素抑制剂有关,也可以由三尖瓣反流引起[37,38]。

Devega 成形术治疗三尖瓣反流,这种方法简单、省时、经济并且效果可靠[39]。笔者曾经报道一项前瞻性随机对照研究,原位心脏移植患者随机分配行预防性 DeVega 术以防止三尖瓣反流[40],结果显示,近期内可以明显减少三尖瓣反流,并改善移植术后心脏功能和生存率。本章节将报道这组患者的 6 年长期随访结果,包括生存率、三尖瓣反流量、肾功能和血流动力学等方面。

12.9.2 方法

12.9.2.1 研究设计

1997 年 4 月至 1998 年 4 月,Temple University Hospital 行心脏移植手术 87 例,其中符合本对照研究入选标准 60 例。1997 年 4 月在研究启动前得到医院评审委员会的同意。27 例排除原因包括:① 多器官移植;② 再次移植;③ 供受者体重比例<0.5;④ 肺血管阻力(PVR)>4 Woods;⑤ 心脏超声检查发现供体心脏有超过轻度以上三尖瓣反流;⑥ 供体心脏射血分数<35%;⑦ 供体心脏存在冠状动脉病变需要再血管化;⑧ 供体需要至少 2 种血管活性药物支持,或者是多巴胺用量>12 mcg/(kg·min)。凡是具有上述高危因素的患者,当时都在心脏移植术前常规行三尖瓣环成形术。

两名外科医师负责心脏采集和移植,他们之间的手术操作分配是均等的。在植入心脏之前行三尖瓣环成形术,为确保一致性和标准化,只有其中一名医师负责行三尖瓣环成形术。本研究严格遵守随机化原则,如果有未可预见因素出现造成随机化偏差,这时必然将会被排除此对比研究之外。大多数情况下,移植手术是两名医生协作完成的。患者分为两组:单独接受心脏移植的患者(STD组);同时接受心脏移植和三尖瓣环成形术(TVA组)。患者分配者和前瞻性获取分析数据者实行双盲。所分析的数据包括手术信息和供者信息、生存率、三尖瓣反流量、血流动力学、血清尿素(BUN)以及肌酐水平。

12.9.2.2 手术方式

选择 UW 液（Barr Labpratories，Pomona，NY）作为心脏停跳液和保护液。切除受体心脏，采用 Sarsam 等[41]和其他学者[19]提出的双腔静脉法吻合移植。所有患者都给予基础的血管内正性肌力药物支持，包括：T3（0.08 mcg/kg 静脉推注，继之以 0.08 mcg/kg 在 3 小时内输入）、多巴酚丁胺[5 mcg/(kg·min)]、多巴胺[3 mcg/(kg·min)]。在此基础之上如再增加剂量就被认定为高于标准的正性肌力药物支持。在正性肌力药物和主动脉内球囊反搏（IABP）的共同支持下，患者平均动脉压>70 mmHg、CVP<15 mmHg、心脏指数（CI）>2.1 L/(min·m^2)，就可以考虑脱离体外循环。

TVA 组在移植前供心先行 DeVega 成形术。经下腔静脉或者右心房切口显露三尖瓣，2-0 带垫片双股聚丙烯缝线环缩固定瓣环，将瓣环缩至 29 mm，如果本身的瓣环<29 mm，就将其缩小到比原始尺寸略微小一点的程度。手术操作见图 12.8。

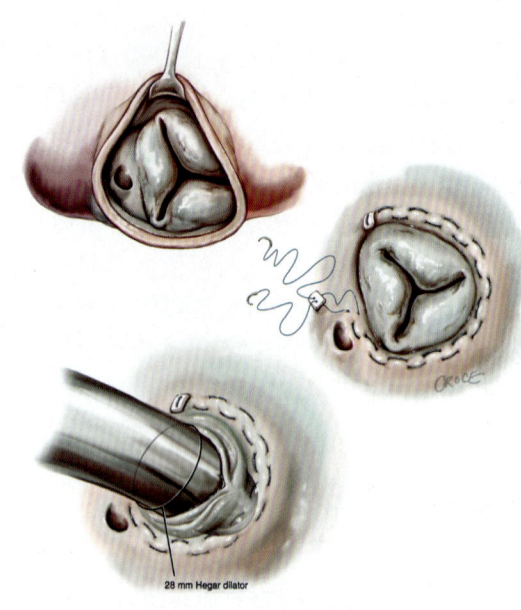

图 12.8 三尖瓣修复术。

12.9.2.3 术后处理

所有患者接受三联免疫抑制药物方案：环孢素（CyA）[3.5～5.0 mg/(kg·d)]、硫唑嘌呤[1.5～2.5 mg/(kg·d)]和激素。诱导疗法不常规使用。反复发生排斥时，或者将环孢素替换成他克莫司，或者将硫唑嘌呤替换成麦考酚酸酯。在发生高血压后第 1 年需要将环孢素血清谷浓度维持在 250～300 ng/ml。适时调整硫唑嘌呤剂量，使血白细胞计数维持在 4 000/ml 以上。移植术后 6 个月内逐渐调整激素剂量至 0.05 mg/kg。发生急性排斥反应时（>1 b 或者血流动力学受影响），需要进行激素冲击治疗。当反复出现排异反应或者有明显不良血流动力学影响时，可以加用溶细胞治疗。采用标准 Stanford 技术行心内膜活检，既可以应用 Caves-Shultz 器械，也可以应用一次性活组织检查刀[42]。心内膜活检证实的排异反应程度可根据国际心肺移植协会采用的改良 Billingham 系统进行分级。

12.9.2.4 超声心动图评估三尖瓣反流

术中常规行经食管超声（TEE）检查，术后 1 周、1 个月以至每年 1 次经胸超声心动图（TTE）随访，超声检查包括二维与连续多普勒彩色血流成像。选择胸骨旁短轴与心尖部四腔切面对三尖瓣进行评估。根据三尖瓣反流束面积与右心房面积的比值对三尖瓣反流程度分级。三尖瓣反流程度分级为：0、1+（面积比<10%，轻微）、2+（面积比为 10%～24%，轻度）、3+（面积比为 25%～49%，中度）、4+（面积比>50%，重度）。多个角度观察三尖瓣反流，依据最严重的图像对反流程度分级。

12.9.2.5 血流动力学评估

每例患者术中均经 Swan-Ganz 导管监测肺动脉压。术后 1 周、1 个月，之后每年一次，或根据临床情况决定行右心导管检查及组织活检。记录右心房、右心室以及肺动脉等多处心腔内压力,并通过热稀释法计算心排血量。

12.9.2.6 统计分析

所有数值均以平均数±标准差表示,$P<0.05$ 有统计学意义。采用统计学软件SPSS v.11进行统计分析。Fisher 精确概率分析用于分类比较,Wilcoxon 检验用于连续变量均值之间的比较,log rank 方法用于生存分析。

12.9.3 结果

总体状况:每组各有 30 例。供受体一般情况分别列于表 12.1 和 12.3。移植前两组肺动脉压力相似[STD 组 vs. TVA 组,$P=ns$;mPAP 28.6±9.2 vs. 29.3±8.9;肺动脉楔压(PCWP)23.2±8.9 vs. 23.8±9.0;PVR Woods 单位 2.3±0.9 vs. 2.1±1.1]。随机分配两名医生采集供体和移植手术。两组患者遵循相同的心脏活检时间表。两组患者中的存活者在第 1 年平均接受心肌活检 15.2 次,第 1 年之后,患者常规接受每年 2 次的组织活检。除非有特别的临床需要,无一例患者需要安装永久起搏器及出现三尖瓣狭窄。

表 12.1 受体一般情况

分组	年龄	男/女	身高(cm)	体重(kg)	病因	器官共享联合网络	机械辅助包括 LVAD 或 IABP	再次开胸手术
标准(STD)	53.1±12.2	18/12	169.2±12.7	80±12.7	缺血性 13 原发性 16 分娩后 1	Ⅰ 27 Ⅱ 3	5	12
三尖瓣成形(TVA)	51.1±11.7	20/10	172.2±10.7	79.5±18.7	缺血性 13 原发性 17 分娩后 0	Ⅰ 26 Ⅱ 4	5	13
	ns	ns	ns	ns			ns	ns

注:ns:无统计学意义。

表 12.2 供体一般情况

分组	年龄	男/女	身高(cm)	体重(kg)	供/受体体重比值*
STD	26±13.1	22/8	161±35.9	65±19.5	0.8±0.2
TVA	29.9±12.6	19/11	167.5±16.2	67.5±19.5	0.8±0.2
	ns	ns	ns	ns	ns

注:ns:无统计学意义。

三尖瓣反流:各组三尖瓣平均反流量在研究期间都是稳定的。脱离体外循环病情基本稳定后,经 TEE 检查发现 STD 组三尖瓣反流较多(表 12.3)。术后 1 年和 6 年这种差异持续存在。STD 组超过 2+以上的三尖瓣反流发生率高,并且超过 3+以上的例数则进行性增加。TVA 组三尖瓣反流程度分布均衡,没有出现超过 2+以上程度的反流。至术后 6 年,STD 组有 3 例患者出现了三尖瓣反流的明显临床症状,表现为肢端水肿,需要加强利尿治疗,2 例需要行三尖瓣手术。≥2+的三尖瓣反流与死亡率显著相关,而且三尖瓣反流与血肌酐水平的升高亦显著相关。

血流动力学:术后 1 年和 6 年的血流动力学参数(表 12.4)无明显差异。

表 12.3 三尖瓣反流程度的分布

	分组	平均	≤1	2	≥3	%≥2	%≥3
术中	STD	1.1±1.0	21	5	4	30.0	13.3
	TVA	0.33±0.38	30	0	0	0.0	0.0
	$P=0.01$					$P=0.01$	$P=0.002$
1 年	STD	1.3±1.0	17	7	2	34.6	7.6
	TVA	0.2±0.3	27	0	0	0.0	0.0
	$P=0.01$					$P=0.02$	$P=0.01$
6 年	STD	1.5±1.3	15	2	5	31.8	22.7
	TVA	0.5±0.4	22	0	0	0.0	0.0
	$P=0.01$					$P=0.01$	$P=0.005$

注:STD:标准处理组;TVA:三尖瓣成形组。

表 12.4 血流动力学指标

	分组	平均动脉压(mmHg)	平均肺动脉压(mmHg)	中心静脉压(mmHg)	平均动脉压-平均肺动脉压	心指数 [L/(min·m²)]
1 年	STD	82.1±10.7	19.1±9.2	6.5±4.3	13.4±6.5	3.6±0.7
	TVA	87.3±9.8	20.4±9.1	6.9±4.9	14.3±6.32	3.3±0.6
		ns	ns	ns	ns	ns
6 年	STD	84.2±12.1	23±5.2	4.4±3.2	15±3.2	2.8±0.5
	TVA	82.6±11.8	22.2±6.7	7.8±4.4	14.5±4.2	2.9±0.5
		ns	ns	ns	ns	ns

注:ns:无统计学意义。

肾功能:两组之间 BUN 水平近似,而 TVA 组的基础肌酐水平似乎略高于 STD 组(1.34±0.67 vs. 1.02±0.29),但是不具统计学意义。经过移植手术后,两组的血清肌酐水平均有所上升,而在 STD 组呈持续上升趋势,在 TVA 组则相对稳定。术后 6 年,STD 组的血清肌酐水平以及与基础肌酐水平之间的差别都明显升高(表 12.5)。全组患者肌酐水平与死亡率具有相关性。

并发症发生率和死亡率:两组间总体死亡率近似,各有 8 例死亡。STD 组术中死亡率相对较高(4/30 vs. 0/30),其中 3 例死亡主要原因为右心功能衰竭,另外 1 例为急性排斥反应。尽管患者最终死于多器官功能衰竭,但根本原因为低心排血量。两组间生存率在术后 1 年和 6 年是近似的(表 12.6)。值得一提的是,STD 组 8 例死亡病例中 7 例为心源性死亡,1 例死于恶性肿瘤。TVA 组 3 例心源性死亡,2 例发生内脏器官穿孔,3 例发生感染。STD 组发生的心脏相关性死亡率较高,具有统计学意义($P<0.05$)。每个患者因排斥反应而进行治疗的次数在两组间无明显差异。

表 12.5 心脏移植术后的肾功能

	分组	血尿素氮(mg/dl)	血肌酐(mg/dl)	肌酐水平与基线之间的差值
术前	STD	22.3±11.5	1.02±0.3	
	TVA	26.8±15.6	1.34±0.7	
		ns	$P=0.058$	
1 年	STD	42.5±16.5	2.3±1.3	1.3±0.9
	TVA	37.7±15	2.2±1	1.0±0.9
		ns	ns	$P=0.061$
6 年	STD	41.0±14.4	2.9±2.0	2.0±2.1
	TVA	32.1±12.1	1.8±0.7	0.7±0.8
		ns	$P=0.01$	$P=0.005$

注:STD:标准处理组;TVA:三尖瓣成形组;ns:无统计学意义。

表 12.6 心脏移植术后并发症和死亡率

分组	术中并发症	死亡 1 年	死亡 6 年	心源性死亡
STD	出血 3	右心力衰竭 3	同种移植物无功能 3	7
	肺动脉高压/右心衰竭 5	排异 1	肿瘤 1	
	脑血管意外 1			
	肺出血 1			
TVA	出血 3	1 排异	同种移植物无功能 2	
	肺动脉高压/右心衰竭 4	1 败血症	内脏穿孔 2	
	移植心脏双心室功能不全 3	1 肺炎	肺炎 1	
		ns	ns	$P=0.03$

注:STD:标准处理组;TVA:三尖瓣成形组;ns:无统计学意义。

12.9.4 讨论

原位心脏移植术后发生三尖瓣反流是十分常见的,并且呈进行性发展。用于检查三尖瓣反流的几种常用技术手段之间存在着一定的差异。本研究所采用的彩色多普勒定量技术是目前评估三尖瓣反流最常用的方法。Huddleston 等应用该方法发现心脏移植术后约 21% 的患者发生中度以上三尖瓣反流,Williams 等[44]发现中度到重度三尖瓣反流约占 32%。Aziz 等发现 36% 原位心脏移植患者术后发生中度以上三尖瓣反流。迄今为止最大规模的研究,

Stanford 研究小组分析了 336 名患者，发现 34% 有中度以上三尖瓣反流。除此之外，患者随访已经证实该疾患是进行性发展的。例如，根据 Stanford 研究组经验，移植术后存活者的重度三尖瓣反流的发病率从 5 年的 14.2% 上升到 10 年的 14.2%。

三尖瓣反流引起的危害可以相当严重。三尖瓣反流进展超过中度以上时，绝大部分患者就会发生外周水肿、腹水以及肾功能不全。合并中度三尖瓣反流患者的远期生存率低于三尖瓣反流轻度以下者。一项分析术中心脏超声检查结果的研究发现，术中即刻出现的明显三尖瓣反流意味着远期生存率不佳。笔者建议在心脏移植术中同期进行三尖瓣成形手术。

有报道重度三尖瓣反流可以行瓣环成形或瓣膜置换术予以纠治[45]。DeVega 成形术是一种经济、简单且可靠的方法，可以缩小扩张的瓣环。该方法原来是用来治疗左心压力增高引起的功能性三尖瓣反流，其远期效果良好。这项研究确立了预防性 TVA 在心脏移植术中的重要地位，至于是选用成形环还是 DeVega 成形取决于外科医生的习惯。若三尖瓣重度反流及瓣环明显扩大，最好选择成形环加固。然而在这项研究中未发现有瓣环异常扩大者。应用 DeVega 成形来维持瓣环的正常大小，而结果也显示 TVA 组未出现新的三尖瓣反流，并且原有三尖瓣反流无进行性加重。DeVega 术的技术要点对于效果至关重要：需仔细操作，双股带垫片缝线间距要小，这对于维持瓣环完整性是很关键的。笔者也在其他一些患者中应用了成形环，但是发现这种体积略大的人工材料会妨碍组织活检，并且手术操作过程费时，费用也较昂贵。一般来说，三尖瓣成形术的并发症比较少见，主要是与损伤传导系统有关。另外需要注意的是，环缩不要过度以免产生狭窄。本研究中未出现三尖瓣狭窄和心脏传导阻滞。

原位心脏移植术后发生的三尖瓣反流经常是心内膜下心肌活检操作带来的并发症[46,47]。许多研究都发现，瓣叶连枷和腱索断裂与重度三尖瓣反流之间存在相关性。事实上，所有报道原位心脏移植术后的三尖瓣修复或置换术，都证实三尖瓣存在机械性损伤。当然，目前没有理由相信三尖瓣成形术可以防止这种损害的发生。但是三尖瓣成形术可以缩小瓣环，这就在一定程度上可以缓解那些较小结构损伤引发的三尖瓣反流。TVA 组 2 例患者确有组织活检后的腱索结构损害，随后经超声检查证实腱索断裂，然而三尖瓣反流并没有发展到轻度以上。

此外还有引起三尖瓣反流的功能性因素。肺动脉高压就会引起右心室及三尖瓣环扩大，进而造成三尖瓣反流。功能正常的右心室可以很好耐受肺动脉高压，附加的肺血管损害或右心室功能障碍就可以引发导致三尖瓣反流的病理生理过程。术中有很多因素可以引起右心室功能障碍，包括：缺血再灌注损伤、气栓、供体本身的危险因素、快速加剧的排斥反应。本研究的近期研究结果显示围术期生存率增高，尤其当这些危险因素作用于供体心脏时。从远期来看，心脏相关性死亡事件发生率有所降低。如果心脏相关性不良因素作用于移植患者，TVA 可以帮助维持一定的心肌收缩功效，使 CVP 处于低水平，甚至可能恢复足够的循环灌注，使患者继续得以生存。然而，与 OHT 相关的许多因素都可以引起死亡，如感染和恶性肿瘤，因此，尽管与手术或者是心脏相关的存活率得以提高，但总体的存活率在两组间并无明显差异。

笔者特意采取双腔静脉法（bOHT）心脏移植，大量证据表明这种移植方法在防止三尖瓣反流方面要优于传统双心房吻合法（sOHT），这是因为后者会引起右心房和右心室相互之间的关系不协调。Aziz 等报道 249 例心脏移植患者中重度三尖瓣反流的发生率在 bOHT 组为 19.9%，而 sOHT 组则高达 51%。有证据表明，bOHT 术式降低三尖瓣反流发生率并改善窦房结功能[48,49]。所有患者均采用此方式。如果采用传统 sOHT 术式，那么预防性 TVA 理论上就将会带来额外的益处。

笔者验证了这样一个假设，在 OHT 之前预防性应用 TVA 对三尖瓣反流发生率、未来行三尖瓣手术的必要性以及患者预后都会产生影响。

远期随访结果的主要差别在于防止明显的三尖瓣反流的发生和肾保护这两方面。虽然如预期那样，采用 bOHT 术后三尖瓣反流量较少，但在 STD 和 TVA 两组之间仍然存在差异。移植手术的围术期早期阶段，STD 组平均三尖瓣反流程度是 1.1，TVA 组是 0.33，这属于轻度三尖瓣反流，但发展到中度以上三尖瓣反流患者的死亡率相应升高。TVA 组患者只是出现轻微三尖瓣反流；即便是心功能不全患者也只是出现了轻度三尖瓣反流。两组平均三尖瓣反流程度的差异经随访 1 年和 6 年仍存在。且在整个研究期间三尖瓣反流程度在 2+ 以上患者的百分比 STD 组稳定地保持在 30% 左右。中度及重度（>3+）三尖瓣反流随访 1 年的发生率是 7.6%，这与其他应用 bOHT 术式的相关报道相比较还是具有优越性的。随访 6 年重度三尖瓣反流患者在存活者中的比例升至 22.7%。TVA 组随访 1 年和 6 年都没有出现超过轻度以上的三尖瓣反流。STD 组的 3 例患者因中心静脉压高而出现相应的临床症状，其中 2 例需要手术纠治。其他相关研究报道也表明三尖瓣反流是进行性发展，并且会引发右心功能衰竭症状的加重。这与本研究中 STD 组的情况相符。本研究对这些患者的随访也证明实施 TVA 可以防止三尖瓣反流的发生与发展。

笔者研究的另外一个指标就是肾功能情况，因为已有研究显示肾功能不全和三尖瓣反流加重具有相关性。三尖瓣反流患者的 CVP 升高会使肾静脉压升高，而这会导致肾动脉血流减少，继而血浆肾素活性升高，蛋白质从尿液中漏出，肾小球滤过率降低。这就是严重三尖瓣反流患者出现肾功能恶化的原因。本研究中两组患者术后 1 年的血清肌酐水平进行性升高。但是到术后 6 年 TVA 组患者的肾功能趋于稳定，TVA 组和 STD 组之间血清肌酐水平有明显差异，而 STD 组肌酐水平与自身基线水平也出现明显差异。而且肌酐水平的升高与死亡率之间具有强相关性。钙神经素抑制剂会引起肾功能不全，这种效应在两组中都存在，但是三尖瓣反流是一个附加因素，单独与肾功能不全具有相关性。可以通过远期随访发现中度三尖瓣反流加重肾功能不全。

总而言之，这是关于预防性应用 TVA 降低 OHT 术后三尖瓣反流的第一篇远期随访报道。而之前的报道证明 TVA 可以在术后早期阶段使同类患者生存受益。而这个阶段心脏应激性程度最重，低灌注状态易对患者造成损害。观察到较低的心源性死亡率可以证明这种心脏保护效应长期存在，但是总体生存率是近似的。本研究也证实 TVA 可以明显降低平均三尖瓣反流程度和严重三尖瓣反流患者数量。预防三尖瓣反流带来重要的远期益处，因为中度三尖瓣反流会进行性加重，并且预后不良。鉴于三尖瓣反流与肾功能不全相关，TVA 对肾功能有保护作用。预防性行 DeVega 术的 TVA 是一种经济、简单的方法，其效果至少在 1 年内都是可靠的，改善了术后早期生存。从远期来讲，具有更好的肾功能保护和防止三尖瓣反流的作用，因此在心脏移植手术之前准备供体心脏时可以考虑常规实施 TVA。

12.10 高位胸椎硬膜外麻醉

12.10.1 高位胸椎硬膜外麻醉

心脏手术中的高位硬膜外麻醉(high thoracic epidural analgesia, HTEA)是一种局麻技术,在美国,众多医疗机构对此麻醉技术非常熟练。HTEA 在欧洲国家、印度和土耳其是常规应用的。理论上硬膜外麻醉有潜在引起硬膜外血肿的风险,其发生概率为 1∶150 000,这使得在美国不能得到广泛应用[50]。

心脏手术中交感神经阻滞技术的应用刚刚走进了其第二个 10 年。1995 年心血管麻醉医师学会召开的会议上,Goldstein 等报道了心脏手术中应用脊髓和硬膜外麻醉技术在全国范围内的调查研究结果,该调查显示在所有回应的麻醉医师(24%)中,只有 7%采用这种技术[51]。

多个研究团体在文献中广泛讨论心脏交感系统的调节作用,并有相似的发现。心脏神经阻滞与下列事件具有相关性:降低术中及术后缺血事件发生,减少术后积极复温,缩短气管内插管时间(1.6±0.5 小时),增加强心药物用量,高血压用药减少,术后通气指标改善。心指数、搏动指数以及氧供情况在胸椎硬膜外麻醉患者中都有显著提高[52-54]。正常和粥样硬化血管对交感系统激动的主要病理生理反应是不同的。HTEA 钝化了病变血管的收缩反应。

Liem 团队在 3 篇不同的论著上发表其研究结果[52-54]。一组共 27 例患者在术前至少 20 小时经第 1 或第 2 胸椎间隙置入硬膜外导管。起初注射入 0.375%的布比卡因和舒芬太尼溶液(5 μg/ml),剂量为 0.05 ml/cm 身高。手术时以 0.125%布比卡因和舒芬太尼溶液(1 μg/ml)为起始持续注入。最初随着 TEA 药物推注,心率和平均动脉压下降,但每搏量却增加,在随后麻醉阶段,血流动力学却相当平稳,较少发生低血压、高血压和缺血事件。

硬膜外麻醉组患者的术后情况与其他组相比较有如下特点:早期苏醒(148 分钟 vs. 335 分钟),自主通气恢复早(326 分钟 vs. 982 分钟),早期拔管(463 分钟 vs. 1 140 分钟)。同时其疼痛评分、镇静评分以及术后氧分压都有明显改善。此外,硬膜外麻醉组的心动过速(心率>100 次/分,持续 30 分钟)及缺血事件的发生率均明显低于对照组。

Liem 研究的最后一部分比较了两组的肾上腺素能反应。硬膜外麻醉组在体外循环前期的体循环血管阻力、心率、平均动脉压的变化幅度都比较小,同时血浆中去甲肾上腺素水平变化也比较小。体外循环转流期间,尽管皮质醇水平有所升高,但血浆去甲肾上腺素却较低,而且肾上腺素水平亦无明显波动。

硬膜外麻醉组在转流后期观察到平均动脉压和体循环血管阻力相对较高,而心率较低。术后 48 小时内,其疼痛评分较低与较低的血浆肾上腺素和皮质醇水平具有相关性。尽管 Liem 研究发现体循环血管阻力(SVR)升高,但笔者通过对血栓动脉内膜剥脱术患者的回顾分析发现,经 T1-T2 硬膜外麻醉患者与未行硬膜外麻醉者相比,其 SVR 平均下降 200~400 dynes/s。常规通过 X 线确认导管位置正确无误。这种差异可能是由于高危患者在术前会服用许多心脏病药物,例如 ACE 抑制剂,并且此类患者一般还会伴有低 EF 值或心力衰竭,这些因素都会导致术后低血压。与低位胸椎或腰椎硬膜外麻醉不同,T1-T2 水平的 HTEA 不会引起内脏和腰丛的血管扩张,而会引起肋间动脉和肺动脉的扩张。同时,对麻醉药物采取高浓度小剂量输入的方式,这不会造成显著的低血压[55,56]。依据笔者对325例患者的研究经验,发现特别是老年患者能够从HTEA中明显获益;同时也注意到术后谵妄、精神错乱以及抑郁症的发病率显著降低,精神类药品用量亦减少。与以往的研究结果一致,给予TEA的患者术后肺功能相对较好,潮气量不断增加,因此会缩短术后膈肌麻痹的时间。这对于那些术后易患肺炎、肺不张的老年人群显得很重要[57]。

Kimo等[7]研究一组10例接受CABG手术患者,标准芬太尼-N_2O麻醉之外补充应用胸椎硬膜外麻醉,降低心肌交感系统的激活。当胸骨切开时,对照组的心肌去甲肾上腺素充溢水平、平均动脉压和肺动脉楔压都显著上升。虽然硬膜外组患者没有发现心肌缺血的征象,而对照组10例中3例有缺血表现。通过对患者心肌血供的检查发现局麻患者局部心肌耗氧量是减低的。硬膜外麻醉的患者在胸骨切开和体外转流期间,其血清和心大静脉内的去甲肾上腺素水平都相对较低。胸椎硬膜外麻醉对手术疼痛的缓解也有改善作用,而不论是否加用了阿片类药物。

对325例患者的回顾分析显示,术后心肌缺血的发生率<2%,无心肌梗死发生。笔者对5例HTEA患者中的3例成功运用Khuri心肌PH探针进行检测。两名患者因为技术问题而不能准确放置探针到正确位置。硬膜外注入0.5%布比卡因4~5 ml,同时使麻醉进入平稳状态。在外科医生准备进行冠状动脉旁路移植术的时候,开始监测这3例患者,而此时并没有对心脏进行搬动。在这个阶段内,所有患者的心肌pH从6.9~7.1的范围上升至7.3~7.5的范围,持续15~20 min。而在此期间没有应用药物,亦无机械性搬动。这个发现很有趣,并且与其他研究者得到的数据一致。

一个令人感兴趣的焦点问题出现了,那就是:HTEA会影响患者的远期预后吗?2004年9月麻醉患者安全基金会召集了来自麻醉学、外科学、心血管内科学、流行病学、免疫学以及行政机构的一批专家专门讨论了术后远期预后相关的一些问题。当时提出了炎性免疫反应通过加剧疾病恶化而与远期预后之间存有潜在的生物学关联。最初的数据也提示麻醉深度可以作为预后判断的一个指标。若这项研究结果是正确的,那么硬膜外麻醉是否可以通过减轻全身麻醉深度与减少炎性免疫介质释放而降低术后并发症发生率和死亡率呢?如前所述,限制硬膜外麻醉的主要问题就是这种技术有形成硬膜外血肿的可能性。如果一旦发生这种情况,需要在8~10小时内对血肿进行清除。硬膜外静脉上的破口(即使是17号Touhy针头大小)一般都不会引起出现症状的巨大血肿,液体的流速与流量与两点之间的压力阶差是成正比的(这里可以忽略湍流和层流的问题)。硬膜外静脉系统与硬膜外间隙之间的压力差就是硬膜外静脉血肿形成的条件。除外解剖梗阻的情况,硬膜外静脉腔内的压力与CVP基本相同,而硬膜外腔的压力与脑脊液压力基本相同[58-60]。作为标志硬膜外空间的"负压",部分是由于硬膜外穿刺操作而引起的。当钝性Touhy穿刺针头将硬脊膜韧带推向蛛网膜时,会带来一个正向的压力,而在韧带被穿透之后就会回缩,因此在腔内产生了一个压力显著下降的效应(图12.9,Okutomi等[60])。

两者之间的压力阶差是很微小的,通常为2~3 mmHg,因此进入硬膜外腔的血液流速及流量都很小,当硬膜外腔的压力上升到与静脉腔内压相同时,血液就停止流入。事实上,如果硬膜外腔压力显著超过静脉压时,静脉就会塌陷。因此,笔者的研究团队(J Williams)认为,除

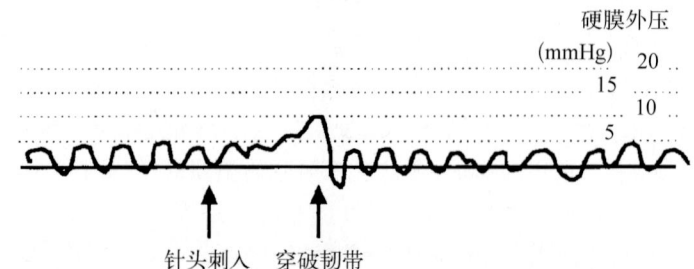

图 12.9 胸椎硬膜外腔插入 Touhy 针头的示例。波形的起伏振动是由呼吸引起的,虽然硬膜外腔的压力有一个快速下降,但随即迅速恢复至正常。

非解剖变异,不论在何种肝素化情况下,硬膜外腔的静脉破损不大可能引起神经轴的损伤。这可能就是硬膜外血肿十分少见的原因[16]。

那么对这种罕见而又严重并发症的发生又作何解释呢?笔者的团队(JPW)认为这种风险完全可以由硬膜外间隙后部正中线上存在少见但却显要的动脉血管来解释。目前没有定量研究过硬膜外腔内静脉与动脉血管数量的比例,但是通过脊髓血供的薄弱性可以推断即使有动脉血管在胸椎段的后方穿过,数量也相当少。进一步言之,血肿必须要产生足够大的压力来影响动脉供血才能造成神经轴的损伤。如果假设供应大部分脊髓节段的动脉压力为 45 mmHg,那么硬膜外腔的压力也必须达到这个水平才能破坏神经轴的血供。如果腔内能够形成这种压力足够高的血肿,就可以归结为动脉性血肿。有了这个概念,对针头或导管内回抽的血液进行氧分压检查,如果检查结果与同期取得的动脉血样检查结果相差在 10% 的范围以内,建议停止操作,严密观察 12 小时。如果氧分压低过此范围,更换穿刺部位继续进行操作。笔者应用这种方法在前 200 例患者中未发现硬膜外血肿,但还是在 5 个病例中回抽到了静脉血[61]。

尽管这个假说很有说服力,大多数医疗机构的具体实施方式略有不同。由于大部分是高危患者,且术前通常接受抗凝治疗,在手术前一天进行置管。在透视与影像对比的确认下完成置管操作,并且在之后 23 小时的观察期间内每 2 小时进行一次神经系统检查。如果抽到回血,不能拖延,需要另外选择一穿刺点。笔者只选用头端较钝、柔软易曲的 Arrow 导管,并且在插入导管之前先注入 5~10 ml 的生理盐水,然后置入导管并固定,应用抗感染措施。所报道的硬膜外血肿,其中将近一半是在导管取出后发生的,因此只有当凝血功能指标符合美国局麻与镇痛药物协会(ASRA)所制定的指南时,再将导管取出。导管取出过程中也要注射生理盐水。虽然未对此做过专门研究,却也是合乎情理的,因为主要所关心的问题是避免血管损伤。笔者最近对 325 名患者的观察分析未发现硬膜外血肿及脊髓损伤,而且值得提出的是超过半数的患者在术前接受了不同形式的抗凝治疗(在置管之前停止抗凝),80% 的患者术后在美国麻醉协会(ASA)的控制下进行抗凝治疗,包括使用肝素和依诺肝素。笔者认为对于有多种合并症的患者来说,所获得的益处要远超过神经轴血肿这相对较小的风险,尤其是当医疗团队在处理高风险性硬膜外麻醉已经具有了丰富的经验。仔细的观察、训练有素的医护人员以及对患者的教育都是安全、成功地完成硬膜外麻醉的重要方面。

记忆要点

> - 为了提高高危心力衰竭人群的生存率,已经有许多实用的技术应用于临床,并取得满意疗效
> - 不停跳心脏手术是一种简便的技术,可以较好地保护围术期心室功能
> - 处理右心功能衰竭最好的方法就是避免其发生或尽可能提前干预
> - 预防性采用固定板固定胸骨是传统钢丝闭合之外一种有效的胸骨闭合方法,可减少高危患者胸骨裂开以及纵隔感染的风险
> - 心脏移植术后可能会因各种介入干预措施或排异反应而产生三尖瓣反流。对供心行三尖瓣环成形可以有效减少三尖瓣反流的发生
> - 在可能的情况下实施非胸骨切口,这样可以降低与胸骨切开有关的出血和其他并发症发生
> - 高位胸椎硬膜外麻醉除了理论上可降低肺动脉压和改善心肌灌注外,对术后镇痛也十分有效

参 考 文 献

1. Gummert JF, Barten MJ, Hans C, et al. Mediastinitis and cardiac surgery — An updated risk factor analysis in 10,373 consecutive adult patients. Thorac Cardiovasc Surg. 2002; 50(2): 385.
2. Krischak GD, Janousek A, Wolf S, Augat P, Kinzl L, Claes LE. Effects of one-plane and two-plane external fixation on sheep osteotomy healing and complications. Clin Biomech. 2002; 17(6): 470-476.
3. Dalton ML, Connally SR, Sealy WC. Julian's reintroduction of Milton's operation. Ann Thorac Surg. 1992; 53(3): 532-533.
4. Trumble DR, McGregor WE, Magovern JA. Validation of a bone analog model for studies of sternal closure. Ann Thorac Surg. 2002; 74(3): 739-744.
5. Song DH, Lohmann RF, Renucci JD, Jeevanandam V, Raman J. Primary sternal plating in high-risk patients prevents mediastinitis. Eur J Cardiothorac Surg. 2004; 26: 367-372.
6. Usry GH, Johnson L, Weems JJ Jr, Blackhurst D. Process improvement plan for the reduction of sternal surgical site infections among patients undergoing coronary artery bypass graft surgery. Am J Infect Control. 2002; 30(7): 434-436.
7. Tavilla G, van Son JA, Verhagen AF, Lacquet LK. Modified Robicsek technique for complicated sterna closure. Ann Thorac Surg. 1991; 52(5): 1179-1180.
8. Gottlieb LJ, Pielet RW, Karp RB, Krieger LM, Smith DJ, Deeb GM. Rigid internal fixation of the sternum in postoperative mediastinitis. Arch Surg. 1994; 129(5): 489-493.
9. Grmoljez PF, Barner HH, Willman VL, Kaiser GC. Major complications of median sternotomy. Am J Surg. 1975; 130(6): 679-681.
10. Chase CW, Frankling JD, Guest DP, Barker DE. Internal fixation of the sternum in median sternotomy dehiscence. Plast Reconstr Surg. 1999; 103(6): 1667-1673.
11. Ogus TN, Hulusi UM, Cicek S, Ozkan S, Yuksel OO, Isik O. Sternal cyanoacrylate gluing in mediastinitis. Effects on

infection, stability and bone healing. J Cardiovasc Surg. 2002; 43(5); 741-746.
12. Negri A, Manfredi J, Terrini A, et al. Prospective evaluation of a new sternal closure method with thermoreactive clips. Eur J Cardiothorac Surg. 2003; 22(4); 571-575.
13. Schnittger I, Appleton CP, Hatle LK, Popp RL. Diastolic mitral and tricuspid regurgitation by Doppler echocardiography in patients with atrioventricular block; New insight into the mechanism of atrioventricular valve closure. J Am Coll Cardiol. 1988; 11(1); 83-88.
14. Gibson TC, Davidson RC, DeSilvey DL. Presumptive tricuspid valve malfunction induced by a pacemaker lead; A case report and review of the literature. Pacing Clin Electrophysiol. 1980; 3(1); 88-95.
15. Coats AJ. MADIT II, the Multi-Center Autonomic Defibrillator Implantation Trial II stopped early for mortality reduction, has ICD therapy earned its evidence-based credentials? Int J Cardiol. 2002; 82(1); 1-5.
16. Zareba W, Piotrowicz K, McNitt S, Moss AJ; MADIT II Investigators. Implantable cardioverterdefibrillator efficacy in patients with heart failure and left ventricular dysfunction (from the MADIT II population). Am J Cardiol. 2005; 95 (12); 1487-1491.
17. Sakai M, Ohkawa S, Ueda K, et al. Tricuspid regurgitation induced by transvenous right ventricular pacing; Echocardiographic and pathological observations [article in Japanese]. J Cardiol. 1987; 17(2); 311-320.
18. Filsoufi F, Anyanwu AC, Salzberg SP, Frankel T, Cohn LH, Adams DH. Long-term outcomes of tricuspid valve replacement in the current era. Ann Thorac Surg. 2005; 80(3); 845-850.
19. Morgan DE, Norman R, West RO, Burggraf G. Echocardiographic assessment of tricuspid regurgitation during ventricular demand pacing. Am J Cardiol. 1986; 58(10); 1025-1029.
20. Sanders GD, Hlatky MA, Owens DK. Cost-effectiveness of implantable cardioverter-defibrillators. N Engl J Med. 2005; 353(14); 1471-1480.
21. Lin G, Nishimura RA, Connolly HM, Dearani JA, Sundt TM 3rd, Hayes DL. Severe symptomatic tricuspid valve regurgitation due to permanent pacemaker or implantable cardioverter-defibrillator leads. J Am Coll Cardiol. 2005; 45 (10); 1672-1675.
22. Chang BC, Lim SH, Yi G, et al. Long-term clinical results of tricuspid valve replacement. Ann Thorac Surg. 2006; 81 (4); 1317-1323, discussion 1323-1324.
23. Molina JE, Benditt DG. An epicardial subxiphoid implantable defibrillator lead; Superior effectiveness after failure of standard implants. Pacing Clin Electrophysiol. 2004; 27(11); 1500-1506.
24. Higashidate M, Tamiya K, Kurosawa H, Imai Y. Role of the septal leaflet in tricuspid valve closure. Consideration for treatment of complete atrioventricular canal. J Thorac Cardiovasc Surg. 1992; 104(5); 1212-1217.
25. Fukuda S, Song JM, Gillinov AM, et al. Tricuspid valve tethering predicts residual tricuspid regurgitation after tricuspid annuloplasty. Circulation. 2005; 111(8); 975-979. Epub Feb 14, 2005.
26. Fukuda S, Gillinov AM, McCarthy PM, et al. Determinants of recurrent or residual functional tricuspid regurgitation after tricuspid annuloplasty. Circulation. 2006; 114(1, suppl); I582-I587.
27. Alfieri O, De Bonis M, Lapenna E, Agricola E, Quarti A, Maisano F. The "clover technique" as a novel approach for correction of post-traumatic tricuspid regurgitation. J Thorac Cardiovasc Surg. 2003; 126(1); 75-79.
28. Sahar G, Stamler A, Erez E, et al. Etiological factors influencing the development of atrioventricular valve incompetence after heart transplantation. Transplant Proc. 1997; 29; 2675-2676.
29. Ichikawa S, Takeuchi Y, Suda Y, et al. Tricuspid valve replacement after cardiac transplantation. JJTCVS. 2000; 48; 659-662.
30. Huddleston C, Rosenbloom M, Goldstein J, et al. Biopsyinduced tricuspid regurgitation after cardiac transplantation. Ann Thorac Surg. 1994; 57(4); 832-836.
31. Lewen M, Bryg R, Miller L, et al. Tricuspid regurgitation by Doppler echocardiography after orthotopic cardiac transplantation. Am J Cardiol. 1987; 59(15); 1371-1374.
32. Chan M, Giannetti N, Kornbluth M, et al. Severe tricuspid regurgitation after heart transplantation. J Heart Lung

Transplant. 2001; 20: 709-717.
33. Bainbridge A, Cave M, Roberts M. A prospective randomized trial of complete atrioventricular transplantation versus ventricular transplantation with atrioplasty. J Heart Lung Transplant. 1999; 18: 407-413.
34. Aziz T, Burgess M, Rahman A, et al. Risk factors for tricuspid valve regurgitation after orthotopic heart transplantation. Ann Thorac Surg. 1999; 68(4): 1247-1251.
35. Aziz T, Saad R, Burgess M, et al. Clinical significance of tricuspid valve dysfunction after orthotopic heart transplantation. J Heart Lung Transplant. 2002; 21: 1101-1108.
36. Anderson CA, Stanton SK, Leacche M, et al. Severity of intraoperative tricuspid regurgitation predicts poor late survival following cardiac transplantation. Ann Thorac Surg. 2004; 78: 1635-1643.
37. Cipullo R, Finger MA, Ponce F, et al. Renal failure as a determinant of mortality after cardiac transplantation. Transplant Proc. 2004; 36: 989-990.
38. Vossler MR, Ni H, Toy W, et al. Pre-operative renal function predicts development of chronic renal insufficiency after orthotopic heart transplantation. J Heart Lung Transplant. 2002; 21: 874-881.
39. Morishita A, Kitamura M, Noji S, et al. Long-term results after DeVega's tricuspid annuloplasty. J Cardiovasc Surg (Torino). 2002; 43(6): 773-777.
40. Jeevanandam V, Russell H, Mather P, et al. A one year comparison of prophylactic donor tricuspid annuloplasty in heart transplantation. Ann Thorac Surg. 2004; 78(3): 759-766.
41. Sarsam R, Campbell C, Yonan N, et al. An alternative surgical technique in orthotopic cardiac transplantation. J Cardiovasc Surg. 1993; 8: 344-349.
42. Caves P, Stinson E, Billingham M, et al. Percutaneous transvenous endomyocardial biopsy in human heart recipients: Experience with a new technique. Ann Thorac Surg. 1973; 16(4): 325-336.
43. Billingham M, Cary N, Hammond M, et al. A working formulation for standardization of nomenclature in the diagnosis of heart and lung rejection: Heart Rejection Study Group. The International Society for Heart Transplantation. J Heart Transplant. 1990; 9(6): 587-593.
44. Williams M, Lee M, Disalvo T, et al. Biopsy-induced flail tricuspid leaflet and tricuspid regurgitation following orthotopic cardiac transplantation. Am J Cardiol. 1996; 77(15): 1339-1344.
45. Crumbley A III, Van Bakel A. Tricuspid valve repair for biopsy-induced regurgitation after cardiac transplantation. Ann Thorac Surg. 1994; 58(4): 1156-1160.
46. Braverman A, Coplen S, Mudge G, et al. Ruptured chordae tendineae of the tricuspid valve as a complication of endomyocardial biopsy in heart transplant patients. Am J Cardiol. 1990; 66(1): 111-113.
47. Tucker P II, Jin B, Gaos C, et al. Flail tricuspid leaflet after multiple biopsies following orthotopic heart transplantation: Echocardiographic and hemodynamic correlation. J Heart Lung Transplant. 1994; 13(3): 466-472.
48. Brandt M, Harringer W, Hirt S, et al. Influence of bicaval anastamoses on late occurrence of atrial arrhythmia after heart transplantation. Ann Thorac Surg. 1997; 64: 70.
49. Rothman S, Jeevanandam V, Combs W, et al. Eliminating bradyarrhythmias after orthotopic heart transplantation. Circulation. 1996; 94: 278-282.
50. Ho AM, Chung DC, Joynt GM. Neuraxial blockade and hematoma in cardiac surgery: Estimating the risk of a rare adverse event that has not (yet) occurred. Chest. 2000; 117: 551-555.
51. Goldstein S, Dean D, Kim SJ, et al. A survey of spinal and epidural techniques in adult cardiac surgery. J Cardiothorac Vasc Anesth. 2001; 2: 158-168.
52. Liem TH, Booij LH Hasenbos MA, et al. Coronary artery bypass grafting using two different anesthetic techniques. Part one. Hemodynamic results. J Cardiothorac Vasc Anesth. 1992; 6: 148-155.
53. Liem TH, Hasenbos MA, Booij LH, et al. Coronary artery bypass grafting using two different anesthetic techniques. Part two. Postoperative outcomes. J Cardiothorac Vasc Anesth. 1992; 6: 156-161.
54. Liem TH, Booij LH, Gielen MJ, et al. Coronary artery bypass grafting using two different anesthetic techniques. Part

three. Adrenergic responses. J Cardiothorac Vasc Anesth. 1992; 6: 162 - 167.
55. Magnusdottir H, Kirno K, Ricksten SE, et al. High thoracic epidural anesthesia does not inhibit sympathetic nerve activity in the lower extremities. Anesthesia. 1999; 91(5): 1299.
56. Dernedde M, Stadler M, Bardiau F, et al. Continuous epidural infusion of large concentration/small volumes versus small concentration/large volume of Levobupivacaine for post operative analgesia. Anesth Analg. 2003; 96: 79 - 801.
57. Stenseth R, Bjella L, Berg EM, et al. Effects of thoracic eidural analgesia on pulmonary function after coronary bypass surgery. Eur J Cardiothorac Surg. 1996; 10: 859 - 865.
58. Shah JL. Positive lumbar extradural space pressure. Br J Anaesth. 1994; 73: 309 - 315.
59. Hamada J-L, Fujioka S, Ushio Y. Clinical investigation of lumbar epidural pressure. Neurosurgery. 1993; 32: 780 - 784.
60. Okutomi T, Watanabe S, Goto F. Time course in thoracic epidural pressure measurement. Can J Anaesth. 1993; 40: 1044 - 1048.
61. Williams JP. Thoracic epidural Anesthesia for cardiac surgery: Refresher Course. Can J Anesth. 2002; 49(6): R1 - R6.

13. 室性心动过速导管和外科治疗

Bradley P. Knight, J. Massen, Gil Bolotin, Jai Raman

13.1 心力衰竭患者室性心动过速的导管消融治疗

13.1.1 室性心动过速机制和导管消融指征

大多数心力衰竭患者形成持续性室性心动过速(ventricular tachycardia, VT)的机制是折返, 是由心内膜瘢痕组织引起的, 尤其常见于缺血性心肌病造成的心力衰竭患者。在考虑心力衰竭患者的 VT 折返环路时, 8 字形折返模式是非常有用的概念。VT 过程中最初触发波发生于一个普通的沟峡部位, 并触发激活整个心室。QRS 波群是由整个心室激活而产生的。波前通过心肌, 并向两个相反的方向传播, 环绕障碍而形成至少两个外环。波前在通道相反的终点会合, 并重新进入沟峡。当缓慢通过沟峡后, 波前再次触发整个心室的激活。这样形成一个折返环路, 这就是用 8 字形折返来解释触发并持续形成单一形态 VT。

波前传播所围绕的障碍可以是解剖上的心肌瘢痕或二尖瓣环, 也可以是功能上处于异常不应期的组织。传导缓慢的沟峡通常是折返环的最窄部位, 而且它多位于梗死区周围心肌的心内膜下层。它常能通过心内膜消融的方式被切断。

心力衰竭患者如果有 VT 或室性纤维颤动(ventricular fibrillation, VF), 则通常的治疗方式是植入型心脏复律除颤器(implantable cardioverter-defibrillator, ICD)。然而, 一部分植入 ICD 的患者即使再口服抗心律失常药物, 其结果仍不让人满意。导管消融对于该类患者是一种有效的治疗手段。具体的指征包括频繁的 ICD 放电[1]、连续不断的 VT 或 VT 频率低于 ICD 程控的最低频率。VT 消融的理想对象是多发的单一形态的 VT, 也即每次发作时形态相同, 同时血流动力学能够耐受。最好是 VT 发作时患者能耐受, 则在发生心动过速时可对 VT 进行定位。然而, 对于不稳定 VT 或者多形性 VT, 仍可在患者维持窦性心律期间, 通过其他技术找到 VT 的起源[2]。尽管针对治疗心肌梗死后 VF 风暴患者的 VF 触发点的新的消融技术不断出现, 但是有多发的多形性 VT 或 VF 患者不适合行导管消融治疗。

13.1.2 准备

对 VT 患者行导管消融前, 必须排除其他因素导致的 VT, 比如心肌缺血、药物中毒、电解质紊乱和容量超负荷。许多 ICD 频繁放电患者有多个 VTs, 可由心脏电生理检查时程序刺激触发。在消融过程中, 集中消除临床相关的 VT。因此, 如果可能, 在消融前应对心动过速患者记录 12 导联心电图, 以甄别临床 VT。12 导联心电图也能帮助分析 VT 的起源。对于已植入 ICD 的患者，必须获取和打印出心内心电图，以帮助确定临床上心动过速的特点。最后，为了降低血栓栓塞的风险，需用心动超声排除左心室血栓。

在消融术前即刻需要重新程控设置 ICD，关闭 VT 治疗功能，以便诱发后 VT 持续并可被标测定位。通常经股静脉插入导管进行右心房和右心室的起搏和记录，经股动脉逆行插入导管是标测左心室的优选方法。许多缺血性心肌病患者合并严重的外周血管疾病，对于这些患者，一个长度超过髂动脉分叉的引导鞘有助于消融导管逆行通过动脉系统。当无法从动脉途径实施时，经房间隔途径也可以应用。

标准的射频电流仍是最常用的能源，用于心力衰竭患者的 VT 消融。传统头端 4 mm 的导管常用于标测和消融；然而，其他电极包括大的消融电极和冷冻头电极，可以产生更大的消融灶。

13.1.3　室性心动过速环路的定位

VT 的 12 导联心电图用来确定 VT 的大概邻近范围。大多数结构性心脏病患者，VT 起源于左心室。心电图 V1 导联呈右束支传导阻滞形态提示 VT 起源于左心室游离壁，而 V1 导联呈左束支传导阻滞形态提示 VT 起源于左心室室间隔。心肌病患者 VT 很少起源于右心室。肢体导联的轴向能区分上下起源，心前区导联改变有助于确定心尖-基底部方向来源。虽然应用心脏影像学辨别的心肌梗死部位能帮助指引 VT 的起源，但是很多心力衰竭患者有多个局灶的梗死区域。心力衰竭患者更多的是缺血性心肌病，心肌弥漫性瘢痕导致左心室内多个触发点产生 VT。

目前有多种技术可以在心动过速时对 VT 环路的关键部位进行定位，达到消融成功。这些技术可分为 VT 过程中心内膜的记录和 VT 过程中对感兴趣位点起搏的记录。因为 VT 的峡部通常伴随非常缓慢的传导，传导环路部位记录到的典型表现是收缩中晚期电位。当消融电极置于 VT 环路内时常记录到有持续的电活动。

在 VT 过程中对受保护的峡部进行起搏时，心动过速持续被重置。这导致心动过速频率接近起搏心率，QRS 波形态类似于 VT，称为隐性夹带。在峡部的出口处起搏，会产生一个短的刺激——QRS 间期，而在峡部的入口处起搏，会产生一个长的刺激——QRS 间期。在环路外起搏时，心动过速能被诱发，但是因为部分心肌被去极化，心电图上会产生融合表现。产生融合表现的起搏点不适合消融。

对同时有隐性夹带和舒张中期电位的部位进行消融，大多数能获得成功。另有观察认为，与隐性夹带相关的部位的消融也能提高成功率。这包括起搏刺激-QRS 间期和心电图-QRS 间期之间的比较，以及起搏点起搏后间期和心动过速周期长度的比较。理论上应用这些手段能区分常规径路和替代径路，但在瘢痕部位通常有接近连续的信号记录存在，其应用有局限性[3]。

13.1.4　血流动力学不稳定的室性心律失常消融

心力衰竭患者常因反复发作 VT，心率太快导致血流动力学不稳定。传统的心动过速中

VT的定位技术不适用于该类患者。有时,可以进行干预以提高对VT的耐受性,如静脉注射普鲁卡因胺减慢心动过速,VT中给予血管升压药提升血压,或行体外循环,但这往往是不能成功的,或有很高的风险。因此,技术已经发展到在窦性心律时定位VT。

一种方法是使用先进的非接触标测系统[4]。这需要在左心室内安放一个覆盖多电极阵列的可以充气的小气囊。电极阵列和消融导管放在一起,通常使用双逆行主动脉径路完成。该系统漂浮在左心室内从腔内记录阵列电位,计算心内膜电位的形态。使用消融导管划定心内膜边界后,这种虚拟电图显示一个三维重建的左心室心内膜。该系统可对消融导管进行空间定位,而且不需透视进行导航。该系统导航方面的功能可以指导顺序聚焦传输射频电流,产生线性病灶[5]。此方法使VT可以一次性诱导、记录并终止。虽然患者是窦性心律,VT期间所获得的心内膜记录可以离线分析,界定VT的激活波前,并确定舒张中期电位。

另一种适用于血流动力学不稳定心力衰竭患者VT消融的方法是利用先进的电-解剖标测系统,三维重建左心室并能显示瘢痕区域。瘢痕可以被定义为心内膜缺乏足够大的心内心电图的部位。在沿瘢痕边界起搏也可用于定位VT的出口部位,这往往表现为一个起搏QRS波形态,类似于VT。根据顺序把几个消融点局灶连接起来就成为消融线,连接瘢痕与瘢痕,连接瘢痕与解剖边界,比如二尖瓣环,切断维持VT折返的重要部位。标测系统可用于导管导航和病变分类。

13.1.5 心外膜消融

器质性心脏病患者行心内膜导管射频消融治疗室速的成功率是70%~80%。当消融不成功,可以考虑心外膜消融VT回路的关键部位[6]。

心外膜定位对非缺血性扩张型心肌病患者更为普遍。X线透视和X线造影的指引下,心包腔可以经皮剑突下穿刺,或剑突下开窗手术。左心室心外膜表面可以使用标准的可操纵的消融导管进行定位,消融目标的选择则是根据VT过程中的记录和起搏操作。为了避免冠状动脉损伤,在消融前做冠状动脉造影是非常重要的。

笔者在该领域应用了杂交方法,外科医生在电生理实验室作剑突下切口,提供径路,然后借助胸腔镜观察心包腔,这样消融就很安全。这是一个心脏电生理学和心脏外科医生之间正在进行合作的领域(图13.1)。

13.2 外科治疗室性心动过速

20世纪80年代中期,外科治疗室性心律失常是心律失常手术的重要基石,但是,这些手术方法不能以单独方式被使用。目前,左心室重建常与VT边界区域心内膜射频消融同时进行,以消除VT病灶。低射血分数患者广泛使用自动植入式心脏除颤器(ICDs),可能有助于预防术后心律失常,而这是基于减少了心室的大小和隔离了心肌的瘢痕部分。然而,在发展中国家,心脏外科处于发展阶段,心力衰竭手术患者众多。在行左心室重建术的患者,笔者强烈建议用中等功率的电刀烧蚀瘢痕心肌边界区。根据笔者的经验,射频消融(包括单极和水冲式

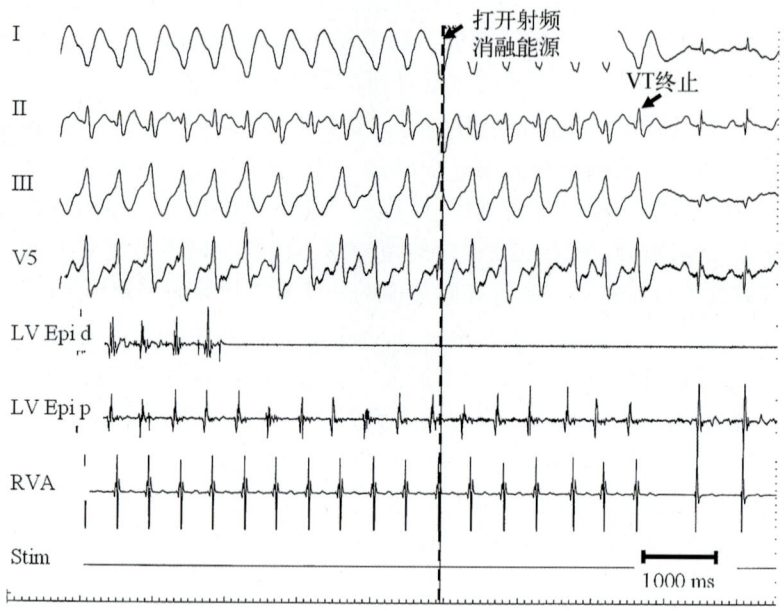

图 13.1 导管消融术终止 VT。该患者诊断为非缺血性扩张型心肌病，反复单一形态的室速，心内膜消融无法消除。心脏外科医生在剑突下做切口，提供进入心包腔的径路。消融是通过放置在心包腔的标准消融电极导管进行的。在折返电路关键部位的心外膜，发出射频电流后短短数秒，VT 即被终止。

单极装置）以及低温消融均取得了令人鼓舞的成绩。一种常见的错误是，患者常有多个心肌瘢痕，当处理了最大的瘢痕后，其他不显著影响血流动力学和不明显的瘢痕常被遗漏。这种情况下，其中一个小伤疤就可激发 VT。对这些患者应谨慎预防性使用胺碘酮。

记忆要点

> ➢ 心室功能障碍与室性心律失常的风险增加相关，这可能是猝死的原因
> ➢ 导管消融治疗室性心动过速，对于离散瘢痕导致的致死性室性心律失常有效
> ➢ 外科消融术经常在手术切除大片融合瘢痕行左心室重建术时同期进行
> ➢ 植入式心脏除颤器是心功能较差患者的一级预防措施

参 考 文 献

1. Strickberger SA, Man KC, Daoud E, et al. A prospective evaluation of catheter ablation of ventricular tachycardia as adjuvant therapy in patients with coronary artery disease and an implantable cardioverter/defibrillator. Circulation. 1997; 96: 1525 - 1531.

2. Soejima K, Suzuki M, Maisel WH, et al. Catheter ablation in patients with multiple and unstable ventricular tachycardias after myocardial infarction: Short ablation lines guided by reentry circuit isthmuses and sinus rhythm mapping. Circulation. 2001;104: 664-669.
3. Bogun F, Knight BP, Goyal R, Strickberger SA, Hohnloser SH, Morady F. Clinical value of the postpacing interval for mapping of ventricular tachycardia in patients with prior myocardial infarction. J Cardiovasc Electrophysiol. 1999;10: 43-51.
4. Strickberger SA, Knight BP, Michaud GF, Pelosi F, Morady F. Mapping and ablation of ventricular electrograms using a noncontact, computerized mapping system. J Am Coll Cardiol. 2000;35: 414-421.
5. Knight BP, Bogner P, Wasmer K, et al. Human pathological validation of left ventricular linear lesion formation guided by noncontact mapping. J Cardiovasc Electrophysiol. 2002;13: 79-82.
6. Aseem DD, Burke MC, Hong TE, Kim S, Salem Y, Knight BP. Termination of epicardial left ventricular tachycardia by pacing without global capture. J Cardiovasc Electrophysiol. 2005;16: 92-94.

14. 心力衰竭患者房颤导管消融治疗

Bradley P. Knight

14.1 背景

充血性心力衰竭(CHF)患者心房纤颤(atrial fibrillation, AF, 简称房颤)的药物治疗受到限制,因为大多数抗心律失常药物并不是特异性地作用于心房,并且对左心功能不全患者有增加室性心律失常的风险。

一些非药物治疗方法已用于充血性心力衰竭患者 AF 的治疗。AF 患者窦性心律不能维持,心室率不能控制,导管消融或者房室交界变性可以改善症状和心室功能[1]。与完全消融相比,房室结变性具有费用低、起搏器依赖性小、右心室起搏血流动力学副作用发生率低等优点。但是,完全消融和起搏器植入应用更为普遍,因为其消除不规则心室律的效果更为确切。

控制节律的非药物治疗包括导管消融手术,近年来提出了许多导管消融方法。然而,大多数 AF 导管消融并没有应用于 CHF 患者,而是应用于单纯 AF 和轻微器质性心脏病患者。

14.2 经皮心内迷宫手术

最初的导管消融手术就是试图通过心内导管按照外科迷宫手术方式来治疗 AF 的。Schwartz 的早期经验发现,标准的导管射频消融能产生心房线性损伤,从而治愈 AF。导管的设计也越来越先进,如环形导管,这都是为了能够产生可靠的、连续的、线性透壁损伤。MECA (Multiple Electrode Catheter Ablation)试验用来评估特殊设计的有多个大电极的消融导管治疗 AF 的安全性和可行性[2],该导管产生环形、双心房线性损伤。虽然这一理念和导管设计来源于满意的动物实验结果,但 MECA 试验提前结束了,因为并发症发生率相对较高,有效率相对较低。限制经皮迷宫手术的其他原因还有手术时间较长、技术上困难较大、致房性心动过速的风险,房性心动过速是由于导管消融产生的线性损伤中存在传导间隙。有关心房线性损伤在 AF 治疗中的作用仍未明了。

14.3 局灶性消融

1998 年,Haissaguerre 等革命性地发现延伸到肺静脉(the pulmonary veins, PVs)的心房肌袖是异位起搏点的重要区域,这些异位起搏点可以触发 AF[3]。PVs 似乎是维持 AF 折返和持续存在的一个必须条件。根据这些观察,通过导管消融从 PVs 内起源的异位节律点来治疗阵发性 AF。这种局灶消融技术还存在着一些局限性,如存在多个肺静脉兴奋灶、手术过程中自发或诱发 AF 困难、形成新的异位节律点、AF 持续发作时标测触发点困难,以及射频能量过深引起肺静脉狭窄。

14.4 节段性肺静脉开口隔离术

PVs 电隔离术避免了局灶性消融术的许多不足。Haissaguerre 等设计了一种技术,称为节段性肺静脉开口导管消融手术(segmental ostial catheter ablation,SOCA),就是只需要从心房消融一个肺静脉开口,而不需要完全沿肺静脉开口消融 1 周[4]。连接肺静脉和左心房的心肌袖是一错综复杂的纤维网。这些纤维并不完全环绕肺静脉开口,而是呈节段性或 1/4 圈螺旋形分布于肺静脉开口。电生理标测可以明确肺静脉开口最早的肌活动,对肺静脉开口进行局部射频消融而不需要消融周围一圈就可以完全电隔离肺静脉。

SOCA 手术需要用导管穿过房间隔,左心房内放置一根标准消融导管和一根圆形电极标测导管。标测导管放在肺静脉开口附近,识别肺静脉开口处最先激活位点。消融导管对该位点进行消融。消融完成后,再标测下一个激活位点,并对其进行消融,直到不再出现更多可记录的肺静脉口激活位点为止。最初的治疗策略只是对产生心律失常的肺静脉进行消融,然而,对所有四个肺静脉开口进行经验性消融成功率更高。常用肺静脉造影和心内超声来引导消融和避免在肺静脉内产生射频电流(图 14.1)。

对有轻度心脏病患者采用 SOCA 手术治疗阵发性 AF 的成功率高。然而,在许多心脏中心,对心力衰竭患者采用 SOCA 手术治疗 AF 的成功率低,主要是由于 CHF 患者肺静脉开口以外的心房组织发生明显重构。仅对肺静脉进行电隔离似乎并不能消除

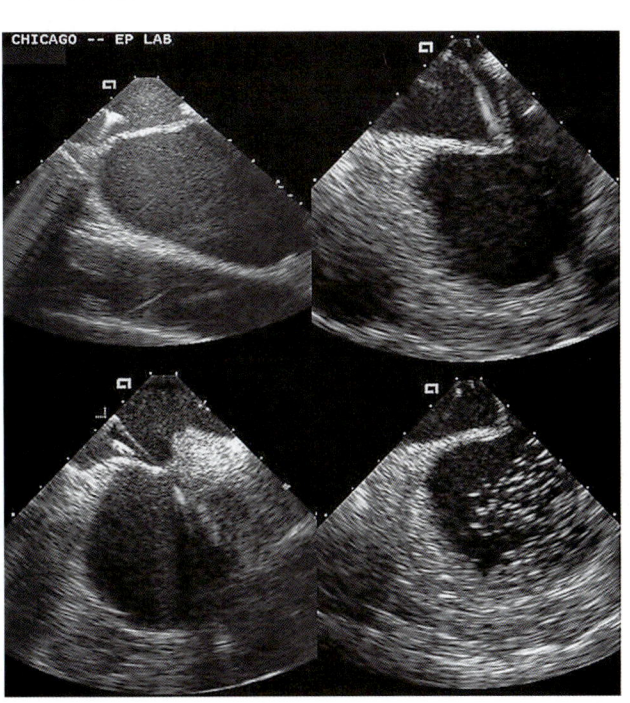

图 14.1 相位阵列心内超声引导下经房间隔导管消融治疗 AF。

引发 CHF 患者发生 AF 的基质。与大多数心脏中心报道的结果相反,Haissaguerre 研究小组最新报道 SOCA 手术治疗 CHF 患者 AF 的成功率高。他们应用 SOCA 技术治疗了 58 例 AF,这些 AF 患者均诊断为 CHF,左心室射血分数<45%[5]。一半患者需要两次消融手术,一部分患者还需要外加左心房线性消融。结果发现,1 年后约 78% 的患者转为窦性心律,心功

能、症状、活动耐量和生活质量得到了明显的改善。

14.5 环状消融

近来左心房内消融技术,由 Pappone 发明,并在许多心脏中心采用治疗 AF[6]。该项技术就是对左心房-肺静脉连接部的心房侧进行环状消融。理论上,该技术可以消除 SOCA 手术遗留的异位节律触发点和基质;并且不可能引起肺静脉狭窄,因为消融部位离肺静脉开口有几毫米距离。通常借助 3-D 电解剖标测系统标测心房和肺静脉,单根标准消融导管在左心房内完成环状消融手术。一项随机对照研究表明,与 SOCA 相比,左心房导管消融(left atrical ablation,LACA)更为优越。然而,两种手术不能相互取代。许多心脏中心采用杂交技术,一是在电解剖标测系统引导下,在左右肺静脉周围进行环状消融手术;二是圆形标测导管引导下在近肺静脉开口处进行电隔离手术。

其他消融方式包括对左右心房内复杂的心房电图进行定位、分割,因为这些电位代表引起激发和维持 AF 的病灶。对这些病灶进行消融时常常伴随迷走反应,以改变向心房的冲动输入(图 14.2)。

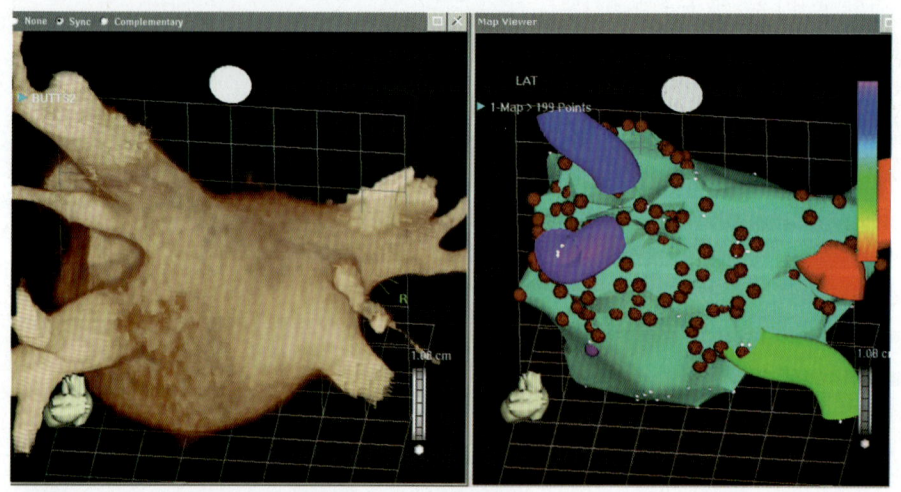

图 14.2 左图为左心房和肺静脉三维 CT 成像,右图为同一患者在导管消融治疗 AF 手术中的电解剖图标。

14.6 成功率和并发症

AF 导管消融术治愈 AF 的成功率主要取决于 AF 类型,即阵发性 AF、持续性 AF 或永久性 AF,以及房颤病因。文献报道其成功率在 50%~95%。在有经验的中心发生主要并发症的风险多见于左心房导管消融术,这些并发症包括肺静脉狭窄[7]、心脏压塞、卒中和死亡,并发症发生率在 2%～3%。左心房后壁消融可引起左心房食管瘘,这是一种罕见的致死性并发症。因此许多电生理学家常常不用大且尖的电极导管,且在传输射频电流时降低功耗和温度设置。

经常采取许多措施来降低左心房导管消融并发血栓栓塞的风险。比如,持续性 AF 患者术前常规行食管超声检查;术中给予大剂量肝素,维持 ACT 在 350 秒以上,术毕追加一次肝素;术后第一天用低分子肝素和华法林,直至华法林起效停用低分子肝素;术后华法林治疗至少 2 个月。

记忆要点

> ➤ AF 导管消融术已是相当成熟的手术
> ➤ 目前通常在心内超声引导下单极导管射频消融治疗 AF

参考文献

1. Knight BP, Weiss R, Bahu M, et al. A cost comparison of radiofrequency modification and ablation of the atrioventricular junction in patients with chronic atrial fibrillation. Circulation. 1997; 96: 1532-1536.
2. Haines DE, Hummel JD, Knight BP, Moulton KP, and MECA Investigators. Linear atrial ablation with the multiple electrode catheter ablation (MECA) system for atrial fibrillation: Final report. Pacing Clin Electrophysiol. 2002; 25: 637.
3. Haissaguerre M, Shah DC, Jais P, et al. Spontaneous initiation of atrial fibrillation by ectopic beats originating in the pulmonary veins. N Engl J Med. 1998; 339: 659-666.
4. Haissaguerre M, Shah DC, Jais P, et al. Electrophysiology breakthroughs from the left atrium to the pulmonary veins. Circulation. 2000; 101: 2463-2465.
5. Hsu L-F, Jais P, Sanders P, et al. Catheter ablation for atrial fibrillation in congestive heart failure. N Engl J Med. 2004; 351: 2373-2383.
6. Pappone C, Rosanio S, Oreto G, et al. Circumferential radiofrequency ablation of pulmonary vein ostia. Circulation. 2000; 102: 2463-2465.
7. Saad EB, Marroche NF, Saad MD, et al. Pulmonary vein stenosis after catheter ablation of atrial fibrillation: Emergence of a new clinical syndrome. Ann Intern Med. 2003; 138: 634-638.

15. 房颤的外科治疗

G. Bolotin, J. G. Maessen

15.1 背景

首个成功的现代房颤(atrial fibrillation, AF)外科治疗由 Boineau、Cox 等在 1980 年报道[1]。他们指出通过左房隔离术,可以将房颤的发生限制在左心房,从而使心脏的其余部分保持正常的窦性心律,但美中不足的是左心房却依旧呈房颤心律。正因如此,血栓栓塞的风险也未得到改善。1985 年,Guiraudon 提出了走廊手术,即在房间隔上隔离出一条通道,该通道上包含了窦房结和房室结[2]。该项手术的缺点与左房隔离术相同,术后双心房仍将继续保持房颤。从血流动力学和血栓栓塞的风险两方面来看,手术效果也差强人意。随后,Cox 及其同僚通过大量动物实验再加上些许天赋,终于发明了 Maze 手术(迷宫术)。该手术旨在导引窦房结冲动在左右心房的传导,从而恢复了正常心脏血流动力学,同时减少了血栓栓塞的风险[3]。

15.2 Maze 手术

早在 1991 年,Maze Ⅰ 手术已被提出[4]。但该项手术容易引起晚期并发症和心房内传导延迟,进而导致左心房收缩功能降低。因此,改良 Maze Ⅰ 手术——Maze Ⅱ 手术便应运而生[5]。1995 年提出的 Maze Ⅲ 则是简化 Maze Ⅱ 手术[6]。在 Cox-Maze Ⅲ 手术中,术者通过缜密规划的切割和冷冻损伤路线,可以打断房颤多发的折返回路。左右心房的切口则能打断最常见的折返回路,从而保证窦性冲动沿着特定路线由窦房结传向房室结。

15.2.1 Maze Ⅲ 外科技术

术中首先切除右心耳,并确保切口与上腔静脉前壁之间至少保留 2 cm 长的残余心房组织。从该切缘中点沿右心房游离壁作垂直切口,切口长度约 2 cm。从上腔静脉至下腔静脉,在右心房后侧壁作一条纵行切口。在下腔静脉插管上方约 1 cm 处,作一与右心房后纵切口相垂直的切口,直达三尖瓣瓣环。三尖瓣瓣环水平还要附加冷冻处理,以确保在此水平没有残留可传导电冲动的纤维。右心房最后一个切口自右心耳切缘处起,直接沿右心房前外侧至三尖瓣环水平,瓣环水平仍附加冷冻处理。左心房和房间隔的切口包括标准房间沟内左心房切口和经卵圆窝的房间隔切口。直视下扩大延长标准房间沟切口,形成所谓的"环肺静脉切口"。但是,由于将完全切断的肺静脉再重新缝合存在技术上的困难,因而实际上并未完成一环形切口,在这切口的两端之间保留一小片桥形心内膜组织,对残留的桥形心内膜组织进行冷冻处理,如此就完全隔离了肺静脉。将左心耳内翻,并在其基部将其切除。最后一个切口是从肺静脉隔离切口切至二尖瓣环,在二尖瓣环水平和冠状窦周围行冷冻处理,连续缝合关闭所有切口。2000年,COX提出了微创改良手术,该手术用冷冻处理代替了大多数切口,并且不需要切除左心耳,只是环形冷冻左心耳开口,然后从心房内关闭左心耳[7]。

15.2.2 Maze Ⅲ手术效果

Cox - Maze Ⅲ手术是外科治疗房颤的金标准。Cox等报道了所有类型Cox - Maze手术的疗效,其效果令人振奋[8]。共有346例患者接受了Cox - Maze手术,手术死亡率为2%,房颤治愈率达99%,仅有2%患者需要长期口服抗心律失常药物。研究中还指出,房颤消融手术的成功与否与合并二尖瓣病变、左房大小及房颤类型无相关性。术后一过性房颤较为常见,发生率约为37%。主要原因包括:术后早期心房切口尚未愈合、局部不应期短和大折返波小[9]。15%的患者术后需要安装起搏器。98%的患者具有右心房功能,93%的患者具有左心房功能。

相比Cox的报道,其他心脏中心的Maze Ⅲ手术效果则略逊一筹。Cleveland Clinic和Mayo Clinic报道的Maze Ⅲ手术治疗房颤的远期成功率约为90%[10]。2005年,Khargi等对(取自16篇文献)1 553例Maze Ⅲ手术的疗效进行了综述研究[11],平均术后窦性心律为84.9%。笔者和来自葡萄牙的Melo大夫都认为,运用切开-缝合技术的Maze手术效果并不理想。Maze手术效果随访研究中存在诸多缺陷,譬如随访的进行常依赖信件或电话,对心房功能的评价常错误地应用跨二尖瓣多普勒超声评估(诸如E/A比值)。尽管在20世纪90年代早期,Maze手术的效果已获得认可,但在全球范围,采用切开-缝合技术的Maze手术总量仍不超过4 000例,这或许与手术耗时长、死亡率高有关。

15.3 微创外科手术

15.3.1 部分迷宫手术

Cox - Maze Ⅲ手术的多组报道中可以见到[12,13]仅采用了经典术式中的部分切口和冷冻损伤,即所谓的部分迷宫手术。部分迷宫手术重点处理左心房,其中包括隔离肺静脉和切除左心耳。该术式常常会忽略处理冠状静脉窦,而这会增加发生房扑的风险[14]。

15.3.2 经典切割缝合迷宫手术的替代能源

过去几年间,诸多替代能源被运用于房颤手术中的组织消融[14]。与经典Maze Ⅲ手术相比,它具有手术耗时短、风险小等优点。但是,这些治疗方法共同的问题在于:能否获得透壁性损伤(图15.1)。

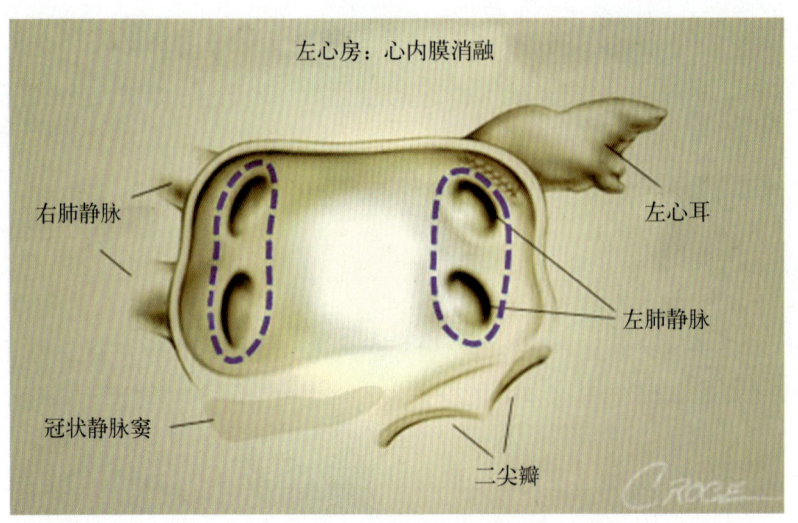

图 15.1　早期 Melo 提出的心内消融路线，双侧肺静脉隔离和左心耳关闭。

15.3.3　射频

目前市场上可获取的有单极、单极冲洗和双极冲洗系统。尽管有报道称单极导管也可用于心外膜消融，但该类导管仍被主要用于心内膜消融。双极射频消融被常用于心外膜消融。大多数双极系统的缺陷是当遇到高阻抗时，系统常默认已发生透壁性损伤。双极系统因为把组织夹在电极之间，因此在透壁性损伤方面占据优势，然而，如果组织呈束状，以及消融覆盖范围不完全则会产生疗效问题。此外，双极系统还不能将左心房和右心房的损伤部位相连接。尽管各心脏中心使用射频的能量不同，但治疗效果却相差无几，房颤治愈率为 70%～80%[15-17]。射频消融术后常发生围术期房颤，发生率大约 2/3[18]（图 15.2）。

这台装置能对心房进行单极射频消融，其电极具有弱吸引力，有助于电极和心房组织接触（图 15.3 和 15.4）。

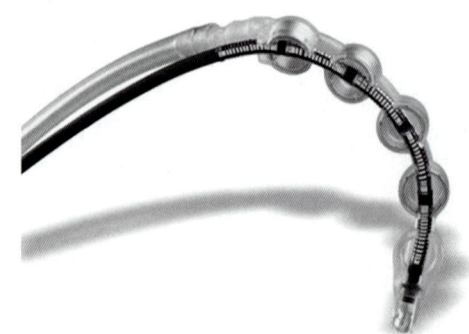

图 15.2　Cobra-adhere 眼镜蛇样吸附单极射频消融装置。

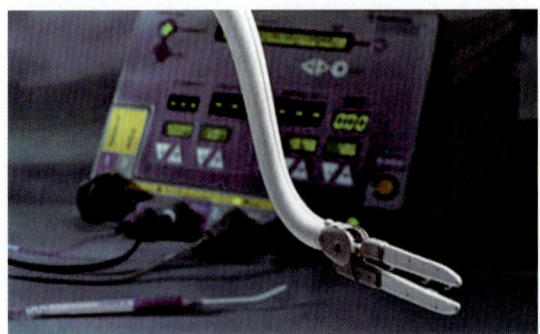

图 15.3　Medtronic Cardioblate，欧洲广泛使用的双极冲洗式射频消融装置。

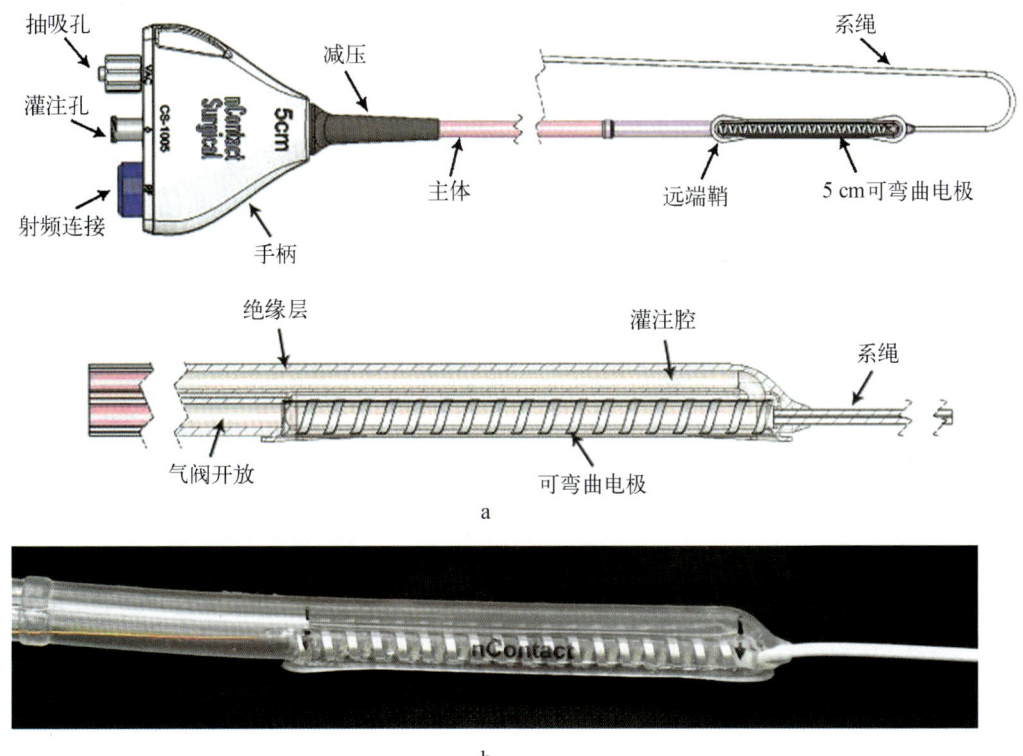

图 15.4 a. n contact 探头示意图。b. n contact 射频液体冷却探头。

15.3.4 微波

微波探头被常用于心外膜消融。其中，Flex10 探头被专门设计用于微创手术和机器人辅助消融[19,20]。

15.3.5 冷冻消融

Sueda 等报道了运用冷冻消融手术的成功病例[21]。Gaita 等报道了左房局限冷冻消融联合肺静脉隔离治疗房颤，其有效率达 70%[22]（图 15.5 和 15.6）。

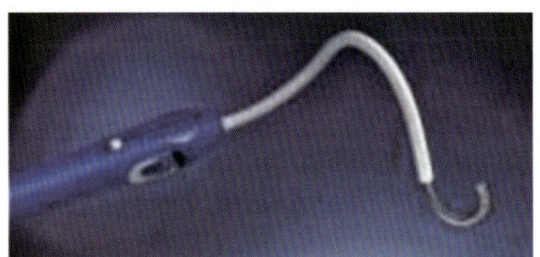

图 15.5 Surgifrost–Cryoprobe 继承了早期眼镜蛇样射频消融探头灵活性的优点，对组织产生可靠的冷冻损伤，温度可在 −100℃ 以下。

15.4 外科房颤消融的透壁问题

对于任何一种消融工具而言，产生损伤的唯一目标就是将传导组织转变成无传导功能的瘢痕组织。最初，Cox–Maze 手术的切割缝合技术被认定为达成该目标的金标准。然而除了

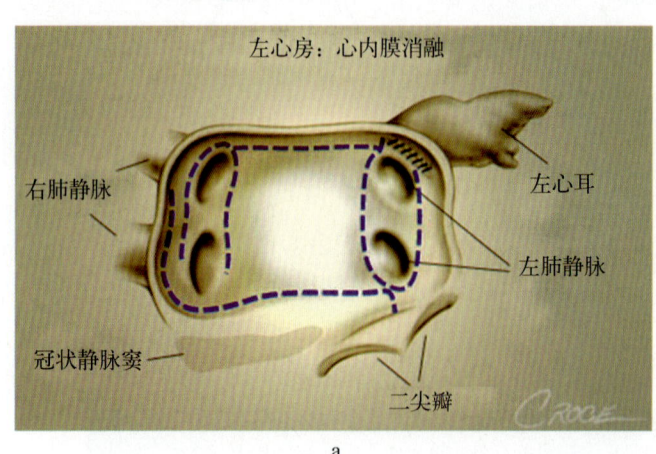 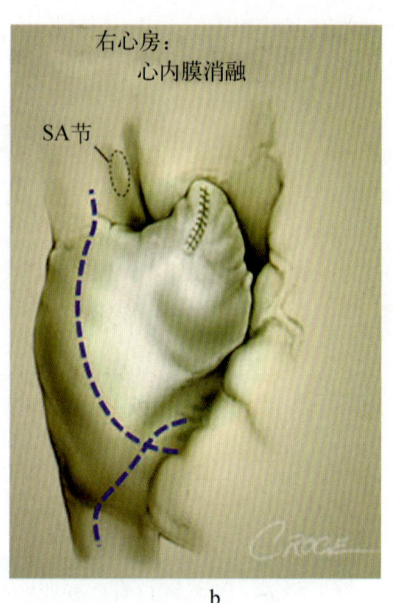

图 15.6 最能代表经典 Cox-Maze Ⅲ 手术切割路线的是如图所示的左心房(a)和右心房(b)的消融路线。

少数独具慧眼的外科医生,主流心脏外科界却对该标准很少能接受。心内科医生认为:在经皮导管消融手术中,对消融后效果的确认,只需通过电生理检测提示达到传导阻滞即可,且这种检测在术中即可完成。与之形成鲜明对比的是,心脏外科医生则认为只有心房产生组织学上透壁性损伤,才可达到与 Maze 手术一致的效果。与心脏内科医生不同,心脏外科医生只能通过间接方法检测心房壁损伤的效果。尽管外科治疗房颤疗效显著,但新近的研究表明:外科手术引起的心房组织透壁性损伤并不像通常预想中的那样明显。由此提出一个新的问题:透壁性损伤在常规消融手术中是否重要?如果回答肯定,基于目前可获取的证据又将如何达到透壁性损伤[23-26]。

首先,组织特性对损伤的连续性和深度的影响相当显著。例如在一条消融线上,不同部位心房组织厚度的差异可高达 10 倍。同样,肺静脉周围不同区域脂肪组织的含量变化和个体差异也相差甚远。此外,隔离区与正常传导组织的桥接也可能是产生持续性房颤的一个重要解剖结构。对于老年患者和具有明显心房肥厚特征的患者,因其存在散在分布的纤维束,从而阻碍了消融产生连续且均匀的损伤。消融部位及其周围的温度也可能影响消融的深度,但临床上对这方面的研究甚少。实际操作中的不同状态,譬如心脏跳动下或停搏中、低温或常温灌注、心腔内或心外膜下都为消融手术营造了迥然不同的环境。有研究表明,心内膜射频消融的疗效要优于心外膜射频消融。由此可说明,决定损伤质量的很有可能是这些既捉摸不定又难以控制的环境条件,而并非那些消融所用能量的类型或消融工具的设计方式[23,24,27]。

通过对肺静脉隔离术的众多研究,人们已获取关于消融损伤质量的大量资料。人体解剖的特性允许对各肺静脉开口分别消融 1 周或 2 个开口消融 1 周,亦可 4 个或 5 个开口消融 1 周。通过隔离区内外起搏期间心电图的表现,可以容易地判断肺静脉和心房之间的传导是否被阻断。经过诸如此类的研究,有关透壁性损伤的必要性,以及透壁性损伤与电生理隔离等效性等问题受到质疑。首先，有研究表明透壁性损伤的产生可能会出现在消融术后的几周，而电隔离却在术后即刻发生，这提示损伤可以随时间进展。其次，一项尸检研究发现，在有传导阻滞的窦性心律患者中，由消融引起的损伤是不完全连续的，而且部分是非透壁性损伤[27]。另一项研究亦证实了以上发现，该研究共对 7 例在术后 2～22 天期间死亡患者的 58 条消融线进行了研究[28]，这 7 例患者同期口服抗心律失常药物，术中行盐水冲洗冷循环射频消融（saline irrigated cooled tip radiofrequency ablation，SICTRA）治疗永久性房颤。组织学检测显示肺静脉开口和左房后壁透壁性损伤的概率为 96%～100%，而左心房峡部的概率仅为 14%，SICTRA 导致透壁性损伤总概率为 76%。近来有成功治疗房颤的大组病例的研究报道，手术过程中出现了电生理阻滞，而传导阻滞现象在消融术后几个月内消失了，同时，房颤并未复发[29]。这些病情变化耐人寻味。Cox 坚持手术必须要处理左心耳峡部和冠状静脉窦，并将其视为关键，但鉴于只是个人经验之谈，也只当智者见智了。

综上所述，当前对消融手术成功治疗房颤的机制认识尚未完全。众多研究旨在尽力解决这个问题，新近一项实验研究指出，肺静脉隔离的效果并不是全或无的现象。虽然，对肺静脉行完全隔离的成功率高达 100%，但如果在肺静脉周围进行消融时故意留下缺口，心房组织对房颤的易感性仍明显降低[20]。值得商榷的是，该项研究并非建立在慢性房颤的动物模型之上。这些研究发现也许可以解释，当肺静脉消融技术产生损伤的连续性与透壁性的理想值和现实之间差异较大时，却依旧能取得较好疗效。显然，这些技术不仅作用于肺静脉开口，而且对其他引发或维持房颤发作的结构也有影响[30-34]。

透壁性损伤已然成为房颤消融的一个关键词。一些公司声称他们的产品能产生透壁性损伤，借此暗示其他公司产品的无作为。相对而言，虽然临床研究取得了一系列进展，但仍然没有明确何种消融器械在治疗房颤方面独占鳌头。目前临床上很难评估透壁性损伤对治疗效果的影响。一篇最近发表的系统性综述对这方面提出了些颇为重要的建议，文章比较了经典切割-缝合 Cox-Maze III 手术和其他替代能源行双心房损伤技术在治疗房颤的疗效：经典 Cox-Maze III 手术组术后恢复窦性心律比例是 85.3%，而消融手术组为 79.7%。如果将 5.6% 差异的产生完全归咎于因为透壁性损伤程度的不同，差值虽然很小，但仍具有显著统计学差异[11]。当然，这种差异也可能是由于外科医生对消融手术各种替代能源评价方法的局限性所致。

根据目前研究可以看出，心房组织透壁性损伤并不是成功治疗房颤的先决条件，亦不能以术中是否发生传导阻滞作为衡量消融手术是否成功的标准。精确的标测技术对制定消融手术策略尤为必要，并可能决定消融手术将来的疗效。当然，也需要更多的临床对照研究和基础研究来评价不同消融器械治疗房颤的疗效。获得更为有效的房颤消融手术的终极目标仍未达到。

15.5 结果

总而言之，外科消融术后 6 个月内，约 70% 患者转复为窦性心律。内科导管消融和外科射频消融治疗房颤的疗效相差无几，但两者疗效均不如经典的 Maze III 手术。谈及原因，可能是多因素的。或是如 Cox 的报道所提：由于缺乏透壁性损伤、消融路线不同和患者选择差异所致[11,14]；或是如前所提及的：部分原因可能是因为心脏外科医生受到器械商的误导，加上对使用的器械不如对经典切缝技术的理解透彻所致;或是如 Thomas 等所提出的:不同消融手术疗效之间并没存在明显差异,无论是完全肺静脉隔离手术或不完全肺静脉隔离手术都能有效治疗房颤[20]。

对合并阵发性或慢性房颤的心脏病手术患者行外科手术时,术中采用微创外科方法治疗房颤能取得令人满意的疗效。然而外科治疗孤立性房颤仍有许多基础研究和临床研究工作有待完成。

记忆要点

> 外科消融手术治疗房颤正处于不断发展和应用的阶段。尽管 Cox-Maze 的切割缝合经验被认为是金标准,但需认识到这些研究理论是建立在房颤的急性动物模型基础上的。最好的治疗或许仍需详细的心房标测作为指导。就外科技术而言,重中之重是切除心耳,进而降低血栓栓塞的风险

参 考 文 献

1. Williams JM, Ungerleider RM, Lofland GK, Cox JL. Left atrial isolation: New technique for the treatment of supraventricular arrhythmias. J Thorac Cardiovasc Surg. 1980; 80: 373.
2. Guiraudon GM, Campbell CS, Jones DL, et al. Combined sino-atrial node atrio-ventricular node isolation: A surgical alternative to His bundle ablation in patients with atrial fibrillation. Circulation. 1985; 72(suppl 3): 220.
3. Cox JL, Schuessler RB, D'Agotino HJ Jr, et al. The surgical treatment of atrial fibrillation, Ⅲ: Development of a definite surgical procedure. J Thorac Cardiovasc Surg. 1991; 101: 569.
4. Cox JL. The surgical treatment of atrial fibrillation, Ⅳ: Surgical technique. J Thorac Cardiovasc Surg. 1991; 101: 584.
5. Cox JL, Boineau JP, Schuessler RB, Lappas DG. Modification of the Maze procedure for atrial flutter and atrial fibrillation, Ⅰ: Rationale and surgical results. J Thorac Cardiovasc Surg. 1995; 110: 473.
6. Cox JL, Jaquiss RD, Schuessler RB, Boineau JP. Modification of the Maze procedure for atrial flutter and atrial fibrillation, Ⅱ: Surgical technique of the Maze Ⅲ procedure. J Thorac Cardiovasc Surg. 1995; 110: 485.
7. Cox JL. The minimally invasive Maze-Ⅲ procedure. Oper Tech Thorac Cardiovasc Surg. 2000; 5: 79.
8. Cox JL, Ad N. The importance of cryoablation of the coronary sinus during the Maze procedure. Semin Thorac Cardiovasc Surg. 2000; 12: 20-24.
9. Cox JL. Surgical treatment of supraventricular tachyarrhythmias. In: Cohn LH, Edmunds LH Jr, eds. Cardiac Surgery in the Adult. New York: McGraw Hill; 2003: chap 53.
10. McCarthy PM, Gillinov AM, Castle L, Chung M, Cosgrove D, 3rd. The Cox-Maze procedure: The Cleveland Clinic experience. Semin Thorac Cardiovasc Surg. 2000; 12: 25-29.
11. Khargi K, Hutten BA, Lemke B, Deneke T. Surgical treatment of atrial fibrillation: a systematic review. Eur J Cardiothorac Surg. 2005; 27: 258-265.
12. Sueda T, Nagata H, Shikata H, et al. Simple left atrial procedure for chronic atrial fibrillation associated with mitral valve disease. Ann Thorac Surg. 1996; 62: 1796-1800.
13. Takami Y, Yasuura K, Takagi Y, et al. Partial maze procedure is effective treatment for chronic atrial fibrillation associated with valve disease. J Card Surg. 1999; 14: 103-108.

14. Gillinov AM, Blackstone EH, McCarthy PM. Atrial fibrillation: Current surgical options and their assessment. Ann Thorac Surg. 2002; 74: 2210 - 2217.
15. Williams WR, Stewart JR, Bolling SF, et al. Surgical treatment of atrial fibrillation using radiofrequency energy. Ann Thorac Surg. 2001; 71: 1939 - 1944.
16. Abreu Filho CA, Lisboa LA, Dallan LA, et al. Effectiveness of the maze procedure using cooled-tip radiofrequency ablation in patients with permanent atrial fibrillation and rheumatic mitral valve disease. Circulation. 2005; 112(9, suppl): I20 - I25.
17. Miyairi T, Nakao M, Kigawa I, et al. A closed biatrial procedure using bipolar radiofrequency ablation. J Thorac Cardiovasc Surg. 2006; 132(1): 168 - 169.
18. Benussi S, Pappone C, Nascimbene S, et al. A simple way to treat chronic atrial fibrillation during mitral valve surgery: the epicardial radiofrequency approach. Eur J Cardiothorac Surg. 2000; 17: 524 - 529.
19. Reade CC, Johnson JO, Bolotin G, et al. Combing robotic mitral valve repair and microwave atrial fibrillation: Techniques and initial results. Ann Thorac Surg. 2005; 79(2): 480 - 484.
20. van Brakel TJ, Bolotin G, Nifong LW, et al. Robot-assisted epicardial ablation of the pulmonary veins: Is a completed isolation necessary? Eur Heart J. 2005; 26(13): 1321 - 1326. Epub 2005 Jan 6.
21. Sueda T, Nagata H, Shikata H, et al. Simple left atrial procedure for chronic atrial fibrillation associated with mitral valve disease. Ann Thorac Surg. 1996; 62: 1796 - 1800.
22. Gaita F, Gallotti R, Calo L, et al. Limited posterior left atrial fibrillation cryoablation in patients with chronic atrial fibrillation undergoing valvular heart surgery. J Am Coll Cardiol. 2000; 36: 159 - 166.
23. Melo J, Adragao P, Neves J, et al. Endocardial and epicardial radiofrequency ablation in the treatment of atrial fibrillation with a new intra-operative device. Eur J Cardiothorac Surg. 2000; 18: 182 - 186.
24. Thomas SP, Guy DJR, Boyd AC, Eipper VE, Ross DL, Chard RB. Comparison of epicardial and endocardial linear ablation using handheld probes. Ann Thorac Surg. 2003; 75: 54 - 548.
25. Santiago T, Melo J, Gouveia RH, et al. Epicardial radiofrequency applications: In vitro and in vivo studies on human atrial myocardium. Eur J Cardiothorac Surg. 2003; 24: 481 - 486.
26. van Brakel TJ, Bolotin G, Salleng K, et al. Evaluation of epicardial microwave ablation lesions: Histology versus electrophysiology. Ann Thorac Surg. 2004; 78: 1397 - 1402.
27. Accord RE, van Suylen RJ, van Brakel TJ, Maessen JG. Post-mortem histological evaluation of microwave lesions after epicardial pulmonary vein isolation for atrial fibrillation. Ann Thorac Surg. 2005; In press.
28. Deneke T, Khargi K, Muller KM, et al. Histopathology of intraoperatively induced linear radiofrequency ablation lesions in patients with chronic atrial fibrillation. Eur Heart J. 2005; [Epub ahead of print] (doi: 20.1093/eurheartj/ehi255).
29. Kottkamp H, et al. Times courses and quantitative analysis of atrial fibrillation episode number and duration after circular plus linear left atrial lesions: Trigger elimination or substrate modification: early or delayed cure? J Am Coll Cardiol. 2004; 44: 869 - 877.
30. Betts TR, Roberts PR, Morgan JM. Feasibility of a left atrial electrical disconnection procedure for atrial fibrillation using transcatheter radiofrequency ablation. J Cardiovas Electrophysiol. 2001; 12: 1278 - 1283.
31. Hwang C, Wu TJ, Doshi RN, Peter CT, Chen PS. Vein of Marshall cannulation for the analysis of electrical activity in patients with focal atrial fibrillation. Circulation. 2000; 101: 1503 - 1505.
32. Wu TJ, Ong JJ, Chang CM, et al. Pulmonary veins and ligament of Marshall as sources of rapid activations in a canine model of sustained atrial fibrillation. Circulation. 2001; 103: 1157 - 1163.
33. Schauerte P, Scherlag BJ, Pitha J, et al. Catheter ablation of cardiac autonomic nerves for prevention of vagal atrial fibrillation. Circulation. 2000; 102: 2774 - 2780.
34. Chiou CW, Eble JN, Zipes DP. Efferent vagal innervation of the canine atria and sinus and atrioventricular nodes. The third fat pad. Circulation. 1997; 95: 2573 - 2584.

16. 起搏器、除颤装置和术后心律失常的处理

Bradley P. Knight

16.1 前言

心室功能衰竭通常会伴随出现心肌纤维化、扩张和肥大。同时,心室功能的衰退会导致充血性心力衰竭(congestive heart failure,CHF),进而造成体内交感神经兴奋以及异常的心电生理变化。而这些因素又可通过提供折返兴奋底物,以及形成可触发心律失常的触发物等机制,使CHF患者更易于出现房性或室性快速性心律失常。CHF患者也常合并传导系统病变,比如窦房结功能不全、房室传导阻滞和室间传导延迟。

随着CHF患者的病情发展,一旦出现房颤(atrial fibrillation,AF),心力衰竭症状将趋向恶化,并形成负性反馈的恶性循环。许多关于心力衰竭的研究显示,房颤是预测死亡率增加的独立因素。所以,对于出现房颤的CHF患者而言,积极地对症处理是治疗的关键所在。CHF患者时刻面临着由室性心动过速和室颤引起心源性猝死的风险,为防患于未然,这些患者应该考虑植入性装置治疗。

本章重点讨论CHF患者的植入性心脏节律治疗装置。考虑到房颤和传导阻滞等心律失常在心脏术后也较为多见,讨论中也涉及了对这些心律失常的治疗。

16.2 心力衰竭患者猝死的预防

左心室衰竭是造成猝死的一项明确的危险因素。即使排除射血分数的影响,CHF患者所具有的临床症状本身也可促成心律失常的发作,同时还增加了缺血性或非缺血性扩张型心肌病患者的死亡率。令人遗憾的是,至今仍未发现抗心律失常药物可以改善CHF患者的死亡率。事实上,运用钠通道阻滞剂例如氟卡尼,却增加了心肌梗死后患者的死亡率。

除颤器治疗在改善CHF和左心室功能不全患者的死亡率方面,已经显示出其功效。针对心力衰竭中心源性猝死的研究(The Sudden Cardiac Death in Heart Failure Trial,SCD-HeFT)发现,在CHF和缺血性或非缺血性扩张型心肌病患者中,选择除颤治疗作为初级预防治疗可以改善死亡率[1,2]。由于受到这项研究成果的启发,老年医疗保险和医疗补助中心(the Center for Medicare & Medicaid Services,CMS)于2005年修正了其所普遍采用的除颤器植入指南[3]。这一决策为患者接受除颤治疗提供了一个合理的操作指南。需考虑植入除颤器作为一级预防的患者包括以下情况:

(1) 有心肌梗死的缺血性扩张型心肌病患者:纽约心脏学会分级(NYHA)Ⅱ和Ⅲ级,左

心室射血分数(LVEF)≤35%。

(2) 非缺血性扩张型心肌病患者：病程>9个月，NYHA Ⅱ和Ⅲ级，左心室射血分数(LVEF)≤35%。

(3) 符合目前CMS覆盖标准，需要植入心脏再同步化治疗(cardiac resynchronization therapy, CRT)装置，NYHA Ⅳ级心力衰竭患者。

患者必须排除具有以下情况：

(1) 心源性休克，或在稳定的基础节律情况下，出现低血压；

(2) 近3个月内有接受冠状动脉搭桥(CABG)或经皮冠状动脉成形术(PTCA)史；

(3) 近40天内有急性心肌梗死史；

(4) 临床症状或检查发现需行冠状动脉再血管化者；

(5) 原有脑部疾病造成不可逆性脑损伤；

(6) 除心脏疾病外，合并其他疾病(例如肿瘤、尿毒症、肝功能衰竭)，预计生存时间<1年(图16.1)。

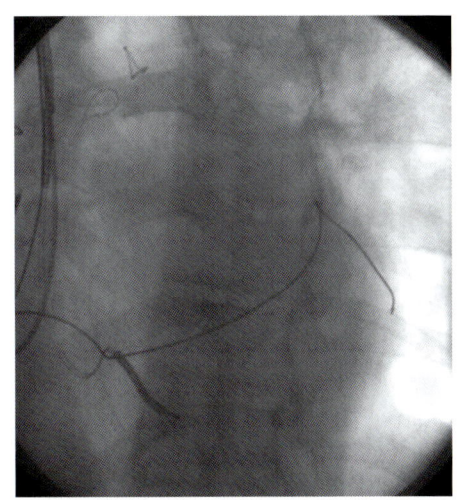

图16.1 经静脉植入除颤系统的荧光影像：心脏再同步治疗，同时对右心室除颤电极和左心室冠状静脉起搏电极进行起搏。

16.3 心脏再同步化治疗

16.3.1 背景

CHF患者心室内传导障碍的现象十分普遍。高达1/3的心力衰竭患者有束支传导阻滞，QRS波宽度可大于120 ms。心室内传导延迟作为严重心肌病的标志之一，也能造成心排血量的减少，并且由于心室间或心室内非同步化而加剧了心力衰竭。此外，束支传导阻滞通过改变心室节段活动顺序加剧了二尖瓣反流。心室内传导延迟的严重程度和心力衰竭患者的死亡率直接相关。

再同步起搏治疗的原理是同时起搏两个或两个以上心室部位，借此减少心室激动所需时间，从而改善心脏同步性。许多急性血流动力学研究显示：双心室起搏能够改善心室间和心室内的同步性、二尖瓣反流和舒张功能。此外，双心室起搏还可通过在增加心脏做功的同时不增加心肌氧耗来改善心脏的工作效率。

16.3.2 永久性双心室起搏的临床试验

多个临床研究对那些因严重心力衰竭和心室不同步而接受永久性双心室起搏治疗的患者进行了疗效评估。试验中根据是否需要除颤治疗，将研究对象分为两组。研究结果表明，心室同步化治疗能改善生活质量、降低心肌活动时氧耗，并且提高心功能。对4个主要随机试验行META分析后显示，在总共1 634例心力衰竭进展期患者中，死亡率显著减少了51%[4]。

截至目前，规模最大的CRT临床研究是COMPANION（Comparison Of Medical Therapy, Pacing, and Defibrillation in Heart Failure）临床试验，这是一项关于心力衰竭药物、起搏和除颤治疗比较的临床试验。入选标准包含：扩张型心肌病，LVED（左心室舒张末内径）＞60 mm，NYHA功能分级Ⅲ～Ⅳ，EF＜0.35，QRS时期＞120 ms，P－R间期＞150 ms，过去12个月中至少有一次因CHF而住院治疗。患者根据以下条件被随机分为三组：双心室起搏，带双心室起搏的植入式除颤器，无植入装置。三组的比率为2∶2∶1。这个试验预期研究2 200例患者，但在进行至1 600例时，研究者发现双心室起搏组（一半为双心室起搏，另一半为双心室起搏除颤）与无植入装置组相比，各种原因引起的死亡率和住院率都减少20%，这一具有统计学上显著差异的变化过早地终止了试验。随访1年后绝对死亡率分别为19%（无起搏组）、15%（双心室起搏组）、11%（双心室起搏＋除颤组）。

16.3.3　现代CRT指征

对于那些经药物治疗无效，同时合并心室不同步的CHF患者，应该给予CRT治疗。由于心力衰竭的病因不能作为对CRT治疗反应的预测，故无论患者是否合并冠状动脉疾病，都应该接受双心室起搏治疗。目前CRT的指征包括：心力衰竭NYHA Ⅲ或Ⅳ级，EF＜0.35，QRS间期＞120 ms。测量QRS间期虽是诊断患者有无心室内不同步的便捷手段，但在判断是否存有机械性不同步性上却略欠缜密。因此，其他替代方法例如实时三维组织多普勒心动超声，被用于心室内不同步性的评估，同时根据预估植入CRT后的获益情况来帮助甄选病例[5]。

排除基础QRS间期的影响，心室起搏本身也会造成心室不同步。因此，对于需要接受心室起搏治疗的终末期心力衰竭患者而言，选用双心室起搏以替代右心室起搏方为上策。尽管在大多数双心室起搏试验中，心动过缓并不包括在适应证中，但有研究发现：部分曾因房室结消融并安装右心室起搏器的患者，在行双心室起搏器治疗后，心力衰竭症状改善显著。

16.3.4　CRT装置植入的考虑因素

通常情况下，医生会通过同时起搏右、左心室而达到双心室起搏的效果。当患者为窦性心律时，需植入用来感知右心房的电极，使心室紧跟在心房后发生收缩运动。另外，对窦性心律患者可采用房室延迟的方式起搏，将延迟时间控制在短于PR间期，从而来维持恒定的双心室捕获，而成功的再同步化治疗正是依赖于恒定的双心室捕获。当患者为房颤心律时，除非心室的反应缓慢或出现完全性心脏阻滞，否则维持心室捕获将会非常困难。然而，在实际情况下，那些具有房颤和房室传导正常的患者仍可接受CRT治疗，前提是通过药物或导管消融的方法对房室传导加以抑制。

虽然，需要接受CRT治疗的患者通常有严重的心室功能障碍，并要面对室性心律失常的风险，但至今为止，仍无法确定哪类患者只需接受无除颤功能的双心室起搏器治疗。经静脉植入房室起搏装置的过程可分为六步：植入标准的右侧起搏电极或除颤电极；导引鞘引导下冠状静脉窦插管；冠状静脉窦造影；冠状静脉内植入左心室起搏电极；撤除导引鞘管；将起搏电极连接到起搏器。当经冠状静脉不能获得合适的左心室起搏部位时，则应该考虑放置永久性心外膜电极。目前，正处于研发阶段的新技术包括：新的心外膜电极植入方式和机器人辅助植入技术，通过这些新技术以期达到微创植入心外膜起搏电极的目的。除此以外，具有在左右心室之间进行程序化同步补偿的装置也正在接受临床试验的疗效评估中。

16.4 术后心律失常治疗

16.4.1 房颤

心脏术后并发心律失常的情况很普遍。其中，房颤是术后最常见的持续性心律失常，发生率为20%～40%[6]。有一些研究表明，微创手术和非体外循环手术可以减少术后心律失常发生，但房颤的发生率依旧维持在一个高水平。

房颤通常发生在术后1周内，而术后第2天则是发生高峰期。虽然心律失常通常可随时间逐步缓解，但术后房颤却与死亡率有显著的相关性，与之伴随的还有住院时间延长和医疗费用增加。造成术后房颤产生的因素具有多样性，其中以交感神经兴奋及心包炎性病变尤为重要。此外，年龄也是最为有力的独立预测因素。其他危险因素包括心脏瓣膜疾病、慢性肺部疾病、心房增大、术前房性心律失常[7]。所以，具有房颤危险因素的患者应该采取针对性的预防措施。

大多数随机对照试验都证明了β受体阻滞剂对预防术后房颤有保护作用。然而，试验中的许多患者在术前就已接受了β受体阻滞剂治疗。因此可以认为，已被证实的β受体阻滞剂保护作用有部分可能与β受体阻滞剂的戒断效应有关。虽然如此，β受体阻滞剂仍对心脏术后患者的房颤及缺血性事件再发都有保护作用，除非有禁忌证，否则术后应常规给药。

另外，还有其他一些策略能够进一步减少术后房颤的发生。计划行择期心脏手术的患者术前1周接受口服胺碘酮治疗（剂量为600 mg/d）对预防房颤是行之有效且易被接受的方法[8]。ARCH（Amiodarone Reduction in Coronary Heart）试验发现：术后静脉给予胺碘酮能够显著地减少术后房颤的发生，并适用于接受急诊手术的病例。ARCH试验中发现：稍显不足的是静脉应用胺碘酮的费用昂贵，而且也没有缩短住院时间[9]。

口服索他洛尔可以预防术后房颤，但应注意需小剂量给药，以免引起室性心律失常，而且肾功能不全者禁用。地高辛、维拉帕米、镁和普鲁卡因胺对预防术后房颤无明显帮助。

双房起搏是一项能有效预防术后房颤的方法[10]。具体原理是：与窦性心律或单部位心房起搏相比，双房起搏运用临时心外膜起搏导线对心房一处以上的部位进行起搏，从而可以引起心房不应期轻微分散，并缩短总心房激动时间。

术后房颤治疗与非手术关联的房颤治疗相同。因为大多数的房颤在术后几个月内都能够缓解，所以如果患者对房颤能够耐受，那么控制心率和抗凝则是除恢复窦性心律治疗之外的合理选择。通常认为如果房颤持续超过48小时，就应该行抗凝治疗。心脏术后早期抗凝治疗的风险评价必须考虑个体化差异。如果术后房颤患者行华法林抗凝风险高，那么在48小时内应考虑电复律治疗，由此可以避免抗凝治疗。

16.4.2 室性心律失常

心力衰竭患者术后可发生室性心动过速和室颤。治疗应当以标准的成人心脏生命支持指南(Adult Cardiac Life Support guidelines, ACLS)作为依据。静脉给予胺碘酮是防止住院患者心律失常再发的有效药物。同时，需要避免使用抗心律失常药物来治疗无症状的非持续性室性心动过速。大多数患者并不需要长期预防室性心律失常治疗，因为在这些心律失常中，大部分是由可逆因素所导致。然而当致病因素是否为可逆不能明确时，则应当考虑植入性除颤器治疗。对于在术后数周内持续性心室功能不全的患者，不管有无心律失常过去史，而应考虑行除颤治疗。

16.4.3 心动过缓

术后窦房结功能不全和房室传导阻滞(atrioventricular block, AVB)也较为常见，但通常表现为一过性。与冠状动脉手术相比，AVB在瓣膜手术后多见，并且可能表现为永久性。面对此类情况，通常可以在术中放置双通道临时心外膜起搏导线作为应急治疗。但接踵而来的难题是，选择术后早期放置永久性起搏器，还是继续等待传导的恢复。以往报道曾建议，发生高度AVB后再植入永久性起搏器较合理的等待时间是3～21天。最近一个研究发现，主动脉瓣和二尖瓣手术后完全性AVB发生率为11%，其中6%需要放置永久性起搏器。此研究还提示，如果完全性AVB发生在术后第一个24小时，并持续超过48小时，其后1～2周内不太可能缓解。作者还建议对于准备出院的患者，放置起搏器的时间应在术后7天内[11]。

参 考 文 献

1. Whang W, Mittleman MA, Rich DQ, et al. Heart failure and the risk of shocks in patients with implantable cardioverter defibrillators: Results from the Triggers of Ventricular Arrhythmias Study. Circulation. 2004; 109: 1386-1391.
2. Bardy GH, Lee KL, Mark DB, et al. The Sudden Cardiac Death in Heart Failure Trial (SCD-HeFT) Investigators. Amiodarone or an Implantable Cardioverter-Defibrillator for Congestive Heart Failure. N Engl J Med. 2005; 352: 225-237.
3. Moss A, Zareba W, Hall W, et al. Prophylactic implantation of a defibrillator in patients with myocardial infarction and reduced ejection fraction. For the Multicenter Automatic Defibrillator Implantation Trial II Investigators. N Engl J Med. 2002; 346: 877-883.
4. Casey C, Knight BP. Cardiac resynchronization pacing therapy. Cardiology. 2004; 101(1-3): 72-78.
5. Leon A, Greenberg J, Kanuru N, et al. Cardiac resynchronization in patients with congestive heart failure and chronic AF effect of upgrading to biventricular pacing after chronic right ventricular pacing. J Am Coll Cardiol. 2002; 39: 1258-1263.
6. Ommen SR, Odell JA, Stanton MS. Atrial arrhythmias after cardiothoracic surgery [review]. N Engl J Med. 1997;

336: 1429 – 1434.

7. Falk RH. Etiology and complications of atrial fibrillation: Insights from pathology studies. Am J Cardiol. 1998; 82: 10N – 7N.
8. Daoud EG, Strickberger SA, Man KC, et al. Preoperative amiodarone as prophylaxis against atrial fibrillation after heart surgery. N Engl J Med. 1997; 337: 1785 – 1791.
9. Guarnieri T, Nolan S, Gottlieb SO, Dudek A, Lowry DR. Intravenous amiodarone for the prevention of atrial fibrillation after open heart surgery: The Amiodarone Reduction in Coronary Heart (ARCH) trial. J Am Coll Cardiol. 1999; 34: 343 – 347.
10. Daoud EG, Dabir R, Archambeau M, Morady F, Strickberger SA. Randomized, double-blind trial of simultaneous right and left atrial epicardial pacing for prevention of post-open heart surgery atrial fibrillation. Circulation. 2000; 102: 761 – 765.
11. Kim MH, Deeb GM, Eagle KA, et al. Complete atrioventricular block after valvular heart surgery and the timing of pacemaker implantation. Am J Cardiol. 2001; 87: 649 – 651.

17. 心室束缚、形态改变和心肌梗死限制

Jai Raman

本章介绍通过干预心室形态来防止心力衰竭进展的理念,介绍的技术包括心室束缚、梗死心肌限制以及心室成形方法。这些技术都旨在通过减少室壁张力来改善心功能。

左心室在三维方向上是个锥形结构,其中心内膜面有较细小的皱褶和肌小梁。另一侧的右心室的横截面呈新月形,围绕于左心室右侧。当发生收缩性心力衰竭时,随着心室的扩张,心室会丧失正常的形状和大小,进而影响心脏的 Frank-Starling 机制[1]。这一机制最初由 Frank 在 1895 年描述,并于 1914 年由 Patterson 和 Starling 进一步阐明[2]。该机制解析了左心室压力和容积的关系,以及前负荷对于心脏泵的力学性能的重要性。遗憾的是,大多数心脏生理的研究是在离体心脏上进行的,并仅限于一维或二维的制约。

左心室在物理学上可以被描述为一个长椭球体,中线区可近似为一厚壁的圆柱体。Guccione 等通过对这个区域的研究,得出了一个较易解析的边界值[3]。该数值可适用于各种定律,譬如 LaPlace 定律。

Freeman 从心包完整的狗收集了压力-容积数据,分析结果显示心包具有约束心室的功效[4]。这也成为心室成形术和被动心室约束概念的由来。

从 LaPlace 定律中可以推断出,心室形状的变化可以相应改变室壁应力。可是,浅易的解析这项定律具有一定局限性。或许这点遗憾正是心室成形治疗心力衰竭后疗效欠佳的原因所在。

17.1 心室束缚

心室束缚、约束或限制的理念源自动力性心肌成形术。早在 20 世纪 80 年代,这是一项被证明为行之有效的技术,当时的方法是将肌肉包裹心室以起到加固作用(即心肌成形术)。随后,在 Stuart Jamieson 等杰出的外科医师的启发下,尝试采用人工约束网以替代肌肉来进行被动束缚。1997 年,在墨尔本的奥斯汀医院,早期研究证明了被动束缚能够阻止心力衰竭的进展[5]。

Jonh Power 与 Raman 两位大夫以羊为模型进行了一组不同阶段心力衰竭的实验,目的在于证实被动心室束缚在抑制心力衰竭进展方面的功效[6]。依据动物实验以及在底特律完成的类似心力衰竭模型实验,Acorn Cardiovascular 公司首先开始心室束缚的人体试验研究。1999 年 4 月 19 日,在墨尔本的奥斯汀医院,Raman 等完成了第 1 例人体试验。随后,一项一期临床研究在柏林和墨尔本同时开展。图 17.1 是描绘心脏加固网的模拟图。在这些早期经验的基础上,美国开展了一项由 15 个中心共同参与的关键性试验研究。这项研究的结果发表

于 2004 年的美国心脏协会(AHA)年会上。图 17.2 显示墨尔本的奥斯汀医院开展的第 1 例手术照片。

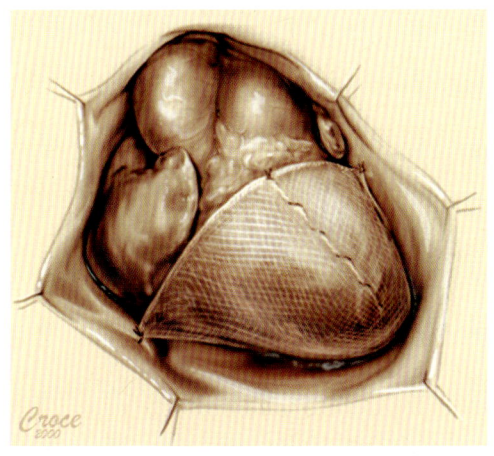

图 17.1 心室束缚概念示意图,心脏外包绕了聚酯网。

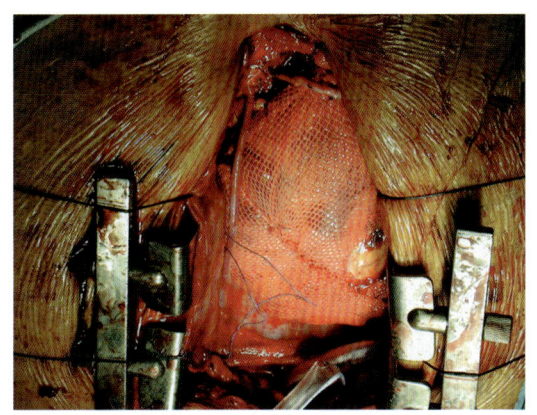

图 17.2 第 1 例 Acorn 心脏支持装置的手术照片。CABG 手术中应用心室束缚装置的照片(1999),注意桥血管吻合部位的网被镂空。

17.1.1 Acorn 心脏支持装置的临床随机研究总结

300 例心力衰竭患者

81.3%纽约心脏病协会(NYHA)心功能Ⅲ级、3.7%心功能Ⅳ级。

55%男性,平均年龄 52.5 岁。

97%接受血管紧张素转换酶(ACE)抑制剂或血管紧张素受体阻滞剂。

85%接受 β 受体阻滞剂,98%接受利尿剂。

CorCap 心脏支持装置(CSD)

$n=148$ 例

91 例同期行二尖瓣修复。

对照组

$n=152$ 例

102 例同期行二尖瓣修复

主要终点

根据死亡率、NYHA 分级改变或心力衰竭进展必须心脏手术,综合分为改善、无改变或恶化。

在主要复合终点,与对照组相比,CSD 组有更多的患者改善,更少的患者恶化,优势比有显著性差异(OR 1.73,$P=0.02$)。

两组主要复合终点的主要差别在于,与对照组比较,CSD 组心脏手术患者显著减少,NYHA 分级改善。但是,两组在死亡率方面没有差别($P=0.90$)。

17.1.1.1 美国 Acorn 试验的重要发现
- 对于扩张型心肌病心力衰竭的患者(CMP)，CorCap 心脏支持装置能显著改善主要复合终点，即所谓的临床状态，主要包括临床死亡率、与心力衰竭相关的重大心脏手术或 NYHA 心功能分级的改变。
- 在 CSD 组内，与心力衰竭相关的重大心脏手术量减少，同时 NYHA 分级改善。死亡率在两组之间没有区别。
- 在减小心室收缩末期容积(LVESV)和左心室舒张末期容积(LVEDV)、改善球形指数及生活质量评估方面，CSD 组较对照组改善更加显著。
- 然而，两组的射血分数和不良事件发生率无明显差异，包括再次住院率。

17.1.1.2 缺点
不幸的是，虽然临床试验的结果是肯定的，但却没有得到食品药品管理局(FDA)通过。他们列举了许多有趣的理由：

缺乏完整的随访；

数据没有核心实验室的验证；

复合终点是显著的，但没有一个单一因素具有显著意义；

组间左心室射血分数改变没有差异；

两组间在心力衰竭入院和死亡率方面没有差异。

研究组新的心脏手术减少被认为是外科医生不愿意再次植入手术，这与严重粘连所带来的风险有关。

虽然，美国 Acorn CorCap 的研究结果颇有意义，而且应该在心脏外科进行多中心随机临床试验，但需要强调的是在研究开始前必须有明确的观察终点。

另一个有趣的现象是两组都出现了所谓的 Hawthorne 效应，即通过持续关心和反复随访患者，能减轻心力衰竭症状，减少再次住院。

然而，在对较小心脏进行束缚的研究组发现，左心室的直径和大小存在显著分别，实验组的心室被包裹得较小。笔者所做的动物实验表明，在羊中度心力衰竭时植入(类似于Ⅱ级心力衰竭)，可以取得最佳的束缚效果[6]。而在出现心脏扩大和心力衰竭的恶性循环晚期进行包裹时，对提高羊的生存率收效甚微[8]。

为了使这一方法能在临床应用，该设备需要较大改进以保证再次干预的安全性。此外，最好使用智能材料，促进心室重构的逆转。

17.2 形状改变对左心室壁张力的影响

17.2.1 Myocor 技术

Myocor 是一家自 1996 年开始运用心室形状改变以改善室壁张力技术的公司。首先，它假设左心室是一个圆柱体或一个球体。根据 LaPlace 定律，室壁的应力与曲率半径等比例增加。为达到改变和减少半径的目标，Myocor 提出将心脏用弦或夹板收紧，使左心室横截面从一个大的环形变为两个小圆圈,或是角状的心室。Myocor 公司产品——Myosplint 的初步人体实验在慕尼黑进行,但结果却差强人意。之后,McCarthy 将 Myosplint 植入一些准备接受心脏移植的患者,结果同样令人失望。

图 17.3 展示了 Myocor 公司的 Myosplint,这是一个有趣的想法,但极少有临床应用。

17.2.2 Cardioclasp

按照形状的变化能改变心肌应力这一观点,来自辛辛那提的 David Melvin 医师设计了另一个装置,它类似于一个心室外的钳子,这个装置被命名为 Cardioclasp。尽管这个想法极具创意,动物实验的结果却表明其效果不显著,故没有进一步行临床试验。

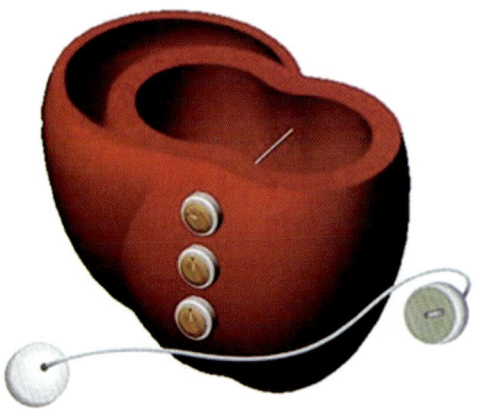

图 17.3 Myocor 公司的 Myosplint 概念图。缩短左心室的短轴,将左心室分为两个半球,减小室壁的应力。

17.2.3 动态心室限制(DVR)

用 CorSet 装置进行动态心室限制(dynamic ventricular restraint,DVR)的概念是由洛杉矶 Cedars Sinai 医学中心的 Makkar、Litvak 和 Eigler 三位医师提出的。澳大利亚墨尔本的 Raman 医师等通过动物实验对此概念进行了测试,他们将一个全长均能充气的球囊面板连接到一个管道设备,然后逐步将生理盐水注入管道设备,以缓慢逐渐增加球囊对心室的限制。不幸的是,连接气囊的管道常常渗漏,而且无法明确气囊膨胀导致心室缩小的程度。对这个装置的研究只局限于最初的动物实验。这很可能与其他开始研究类似装置的研究小组有关,他们均推荐采用心包腔内可膨胀装置。

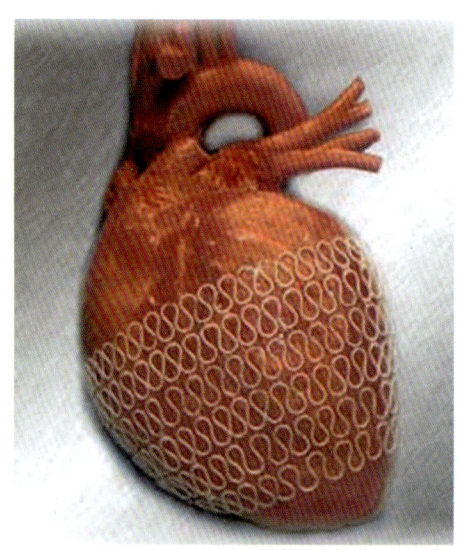

图 17.4 Paracor 装置,利用硅树脂涂层的镍钛合金制成的网包绕心室,以限制心室的进行性扩张。

17.2.4 Paracor

Paracor 公司是又一家早期研究动态心室限制概念的新兴企业。这个装置利用由硅树脂涂层的镍钛合金网包绕心室,从而对扩张心室产生动态限制。

图 17.4 显示由镍钛合金制成网状结构的 Paracor 装置植入包绕扩张的心室。

该装置的动物实验报道有限。第 1 例人体实验于 2005 年 5 月 19 日在俄亥俄州立大学进行,关于此例人体实验的文献报道内容略欠详尽。考虑到镍钛是可以耐受应力疲劳的合金,笔者仍对该装置的临床应用结果抱有期待。

17.3 梗死区束缚和（或）限制

宾夕法尼亚大学的 Edmunds 实验室对表现为运动障碍或无运动的心室进行了束缚或抑制的广泛研究。他们的研究结果表明：将不吸收材料固定在运动障碍或无运动的瘢痕心肌外膜表面，有助于降低梗死区的扩大。

根据这个原理，在改良 Dor 术或重建左心室术中用聚四氟乙烯条对瘢痕心肌加强固定。

17.4 微创治疗二尖瓣反流的新装置

17.4.1 经皮二尖瓣手术

这类手术采用了一系列伸直或拉紧冠状静脉窦的装置，而这些装置由许多公司制造，如 CDI 和 Mitralign。

17.4.1.1 Viacor

Viacor 公司由 William Cohn 和 Marc Gillinov 医师创建，他们利用拉直冠状静脉窦的方法来改善二尖瓣反流。动物实验中发现羊和猪的冠状静脉窦偏大，并且较人类更靠近二尖瓣后瓣环。相对而言，人类的冠状静脉窦无论是尺寸大小，还是与二尖瓣的关系都存在个体差异。受其影响，冠状静脉窦在二尖瓣环肌部下方的延伸程度也各不相同。因此，对该部位采用伸直系统（杆）后，二尖瓣反流的纠治程度难以估测。

图 17.5 和图 17.6 为冠状静脉窦拉伸装置示意图。图 17.5 显示了冠状静脉窦内的鞘管，另一张图则显示静脉窦鞘内的收紧杆。

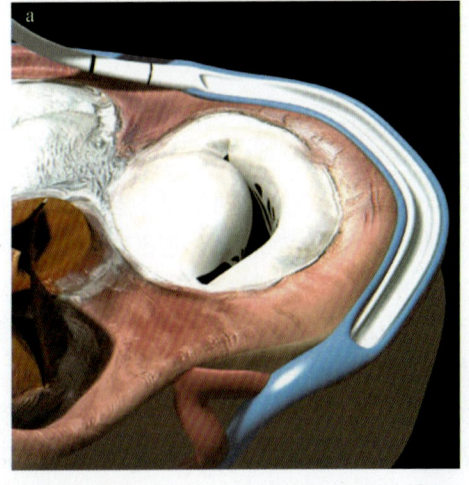 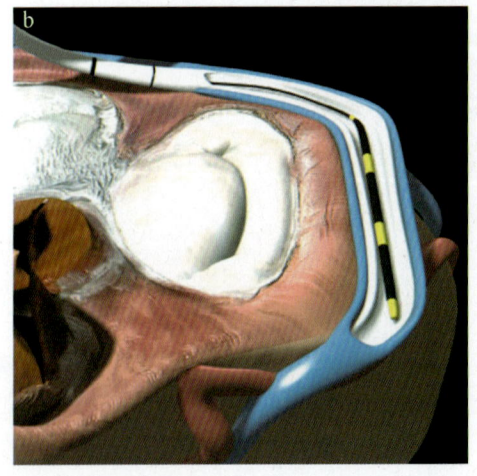

图 17.5 和图 17.6　冠状静脉窦内的鞘和鞘内的拉杆，Viacor 装置通过收紧冠状静脉窦来纠治二尖瓣反流。

此方法存在不足的原因如下：
- 冠状静脉窦与二尖瓣环心肌部分的位置关系和大小存在差异。
- 单纯环缩二尖瓣瓣环对功能性或缺血性二尖瓣反流无效。因为这时二尖瓣环常常是正常大小，二尖瓣反流的机制是多因素的，包括乳头肌移位、左心室下后区域重构、心室扩张、二尖瓣叶闭合面改变等。
- 回旋支和冠状静脉窦关系多变，在相当数量的患者中，收紧冠状静脉窦会扭曲回旋支。

17.4.1.2 Carillon(CDI)装置

图 17.7 是 Cardiac Dimension 装置示意图。Cardiac Dimension 公司是由 Clif Alferness 所创建，同时，他也是 Acorn Cardiovascular 公司的创始人之一。最初的实验工作是笔者的同事 John Power 在澳大利亚墨尔本的实验室里完成的。该装置的局限性在于锚定冠状静脉窦非常困难，除此以外，还存在其他一些自身问题。

——冠状静脉窦大小不一，与二尖瓣环肌部的位置关系不一。

——其假设为缺血性二尖瓣反流只需通过处理瓣环便可纠正，但事实上瓣环的大小常为正常。因而，使用这种方法很难使瓣环的室间隔部分和侧壁部分彼此靠拢。

——最后，选择羊作为实验动物可能得出错误结果，因为超声的透声差，很难精确评估二尖瓣反流的程度。

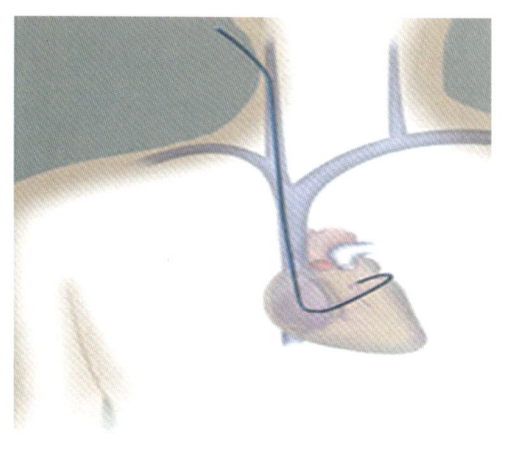

图 17.7 Cardiac Dimensions 示意图，通过颈静脉植入 Carillon 装置，并在冠状静脉窦释放。

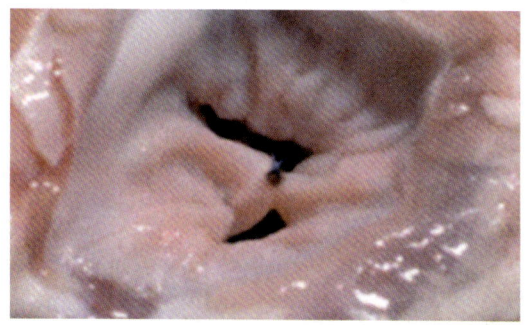

图 17.8 缘对缘或 Alfieri 修补技术，显示二尖瓣前后瓣叶用夹子靠拢。

Ottavio Alfieri，一位来自米兰的外科医生，极具创新地提出"缘对缘技术"。他借用先天畸形中的双孔二尖瓣概念，通过缝合二尖瓣前后瓣叶[10]治疗严重的退行性或黏液样二尖瓣病变。然而，外科应用该种技术后的远期效果却并非尽如人意，只有在合并使用成形环时才能获得最佳临床效果。但这并未阻挠人们追求发展腔内技术的步伐，E-valve 和 Edwards 公司便是其中的代表。由于瓣叶对合部位承受了最大的张力和应力，这注定了该技术会出现早期失败。即便如此，令人吃惊的是，可能考虑到手术的创伤较小，该技术仍然进行了临床试验，结果也证实其疗效不佳。图 17.8 显示了在猪心内，用夹子靠拢二尖瓣的前后瓣叶。

17.4.1.3 Coapsys

Coapsys 由 Myocor 公司发明设计，是通过干预二尖瓣瓣下结构来治疗缺血性二尖瓣反流的装置。具体的植入方法采用了由 Myocor 开发的技术：用单根（多根）Goretex 线穿过二尖瓣环水平以下的心室，线的两端有衬垫固定在心外膜上。该装置目前正在美国进行多中心临床试验，来自印度 Escorts 心脏中心的初步结果提示该装置对于部分缺血性二尖瓣患者有效[11]。

图 17.9 和图 17.10 显示了 Myocor Coapsys 装置和它的应用方法。

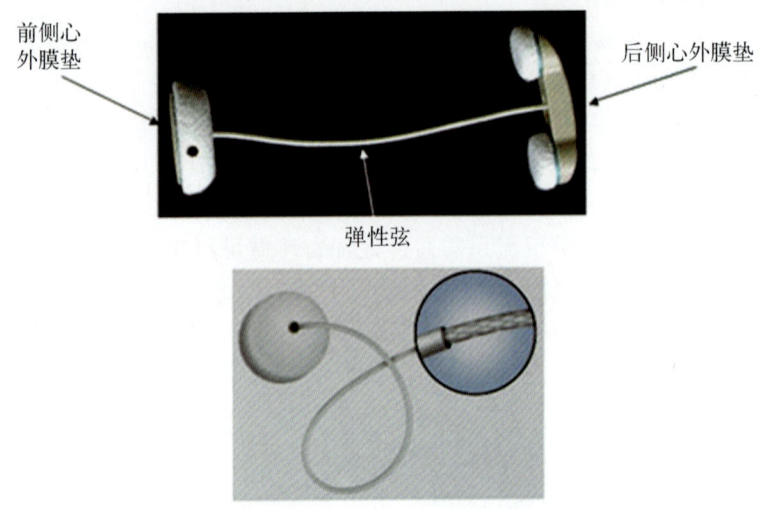

图 17.9 构成 Coapsys 装置的弦。

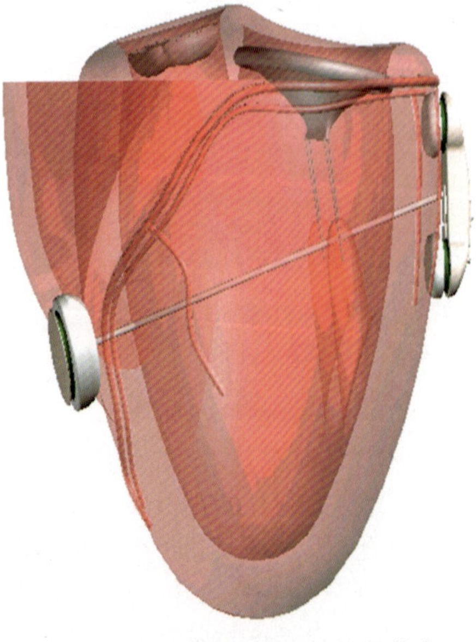

图 17.10 使用 Coapsys 装置的心室长轴切面图。

17.4.1.4 BACE

心外基底部瓣环成形术（basal annuloplasty of the cardia externally，BACE）是一个简单的概念，即从心脏外部限制二尖瓣和三尖瓣所对应的心室基底部的扩张。

据估计，美国有超过 200 万的中度至重度二尖瓣反流患者，但仅有约 10 万患者接受瓣膜手术。目前二尖瓣修复术治疗心力衰竭合并重度二尖瓣反流已得到认可[12]。然而，对中度二尖瓣反流是否同样有效却存在争议。有证据证明，在缺血性心脏病和缺血性扩张型心肌病患者中，中度二尖瓣反流会随时间推移而加重，并且预后较差[13]。传统经胸二尖瓣手术常需要切开心腔，会有一定的并发症和死亡率。缺血性心脏病患者的二尖瓣修复或替换手术的死亡率在 2%～6%[14]。二尖瓣手术联合冠状动脉旁路移植术（CABG）的手术死亡率则更高，而且还有一定的卒中发生率[15]。这种风险使外科医生在面对非重度二尖瓣反流患者时,不愿意行二尖瓣修补或替换术。同样,心脏内科医生也不愿将非重度反流的患者转到外科行二尖瓣重建手术。

综上所述,当缺血性心脏病患者的二尖瓣反流程度大于中度时,生存率较差。在此,笔者报道一项不需打开心腔修复和稳定二尖瓣和三尖瓣的新技术。

研究人群:所有患者均来自澳大利亚的墨尔本大学医院。

2000年1月至2001年12月,3组患者均接受复杂心脏外科手术。

2000年5月至2001年6月,一组12例患者参加BACE研究。这些患者皆为有临床症状的冠状动脉三支病变患者,同时合并心力衰竭。由冠状动脉造影和心室造影诊断,并由心脏内科医师依据NYHA心功能分级进行评估。术前二尖瓣反流程度由经胸超声评估。

排除重度二尖瓣反流患者。

所有患者均签署了知情同意书,并且由医师明确说明手术所涉及的风险。

术前经食管超声心动图评估二尖瓣反流程度,决定是否行BACE。根据病变需要,3组患者接受冠状动脉旁路手术和左心室重建术。此外,第1组患者接受心脏外基底部瓣环成形术,第2组患者接受直视二尖瓣修补。

外科技术:

所有手术经正中胸骨切口,体外循环辅助下、含血心脏停搏液保护心肌。

BACE术:心包切开后,测量心底部的大小和周长。需要注意的是,这些数据需在体外循环开始前,心脏充盈跳动下测量得到,为确保准确需重复2次。BACE由柔软的聚酯网带构建,通常宽4~5 cm,长约30 cm。

当主动脉被阻断及停搏液注入后,便可托起心脏。接着,沿着心脏后面的房室沟放置BACE装置,并用4/0 Prolene缝线分别在房室沟的心房侧和心室侧固定,随后再行CABG术。当心室瘢痕较大较广、对血流动力学有显著影响时,则可考虑行左心室重建。完成以上操作后,开放主动脉,心脏复跳。当食管超声心动图示心室被适当地限制时,可尝试脱离体外循环。

在这个阶段,可使用TEE动态评估二尖瓣反流,在心室外收紧或拉紧BACE装置,直至消除二尖瓣反流。保持此时装置的张力状态,然后在房室沟的前方和侧面固定BACE装置。通常,测量和植入平均需时20分钟。

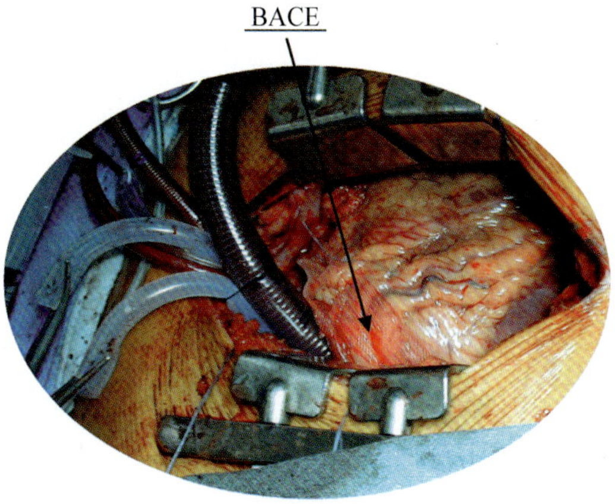

图17.11是一个BACE的手术照片。

图17.11 心脏外基底部瓣环成形术(BACE)。

图17.12是一个BACE的示意图,支撑环和环下心室心肌。

第2组患者接受体外循环CABG,心肌保护方法与前组相同。经双心房-房间隔途径完成二尖瓣修复术。根据二尖瓣病变类型,对二尖瓣进行评估和修复。所有二尖瓣修复手术常规使用二尖瓣弹性环。

第3组患者接受CABG和(或)左心室成形手术,在常规体外循环辅助和心肌保护下完成CABG术。左心室成形重建则依据心内几何构形的原则完成[16],其目的是应用一小片牛心包将左心室重新构建成圆锥形。这类患者多系紧急手术,他们合并轻度至中度的二尖瓣反流,而在紧急手术中常不处理二尖瓣。该组中的8例患者在围术期植入了主动脉内球囊反搏泵。

正性肌力药物的选择视心室功能恢复而定。前2组患者未使用主动脉内球囊反搏泵。

所有3组患者出院后均进行临床随访,心脏内科医生每年对其进行心动超声复查。

结果:
3组均无手术死亡。
平均桥血管数量(CABG)第1组为3.5,第3组为3.7。
第1组12例患者中有10例行左心室重建,第3组12例患者中有11例行左心室重建。
第2组患者仅行二尖瓣修复手术。
3组术后在重症监护病房和住院时间相似。
第1组无手术相关并发症,无BACE植入相关的严重并发症。第1组所有患者一旦二尖瓣反流达到轻微至轻度,即脱离体外循环。

第1组患者随访发现,二尖瓣反流维持在轻微到轻度(1+或更少,根据1～4分级)。NYHA心功能分级在术后第1年稳步提高,并保持在心功能Ⅰ级。临床随访4年,远期死亡2例,1例死于恶性肿瘤,另一例死于肺气肿。图17.13显示术后18个月二尖瓣仍然闭合良好。

第2组患者随访二尖瓣反流维持在轻微到轻度(1+或更少,在1～4等级)。

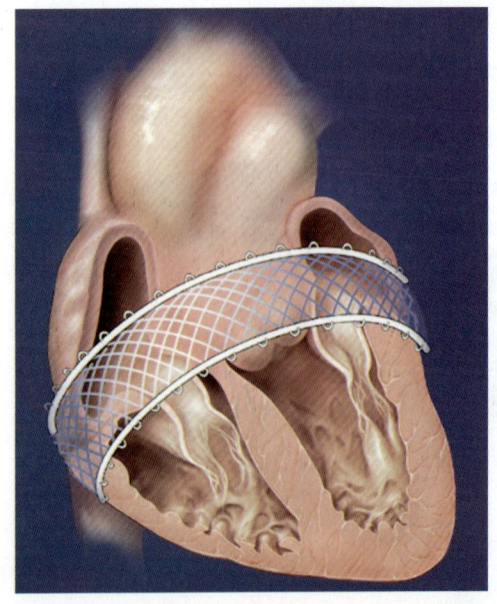

图17.12 心脏外基底部瓣环成形术(BACE)示意图。

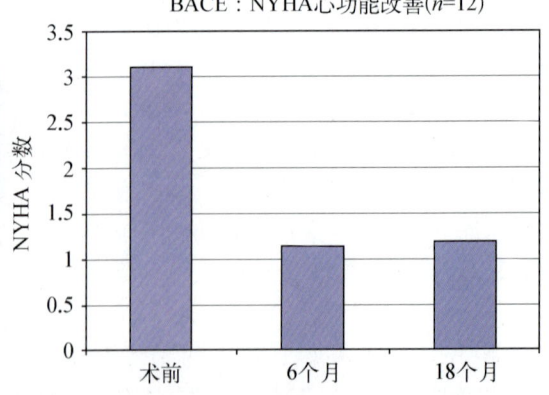

图17.13 心脏外基底部瓣环成形术(BACE):NYHA心功能改善(n=12)。

图17.14显示射血分数随时间的推移而有改善。第3组患者随访了相同时间,心功能得

到类似改善。然而,二尖瓣反流的程度逐渐发展到中度 2.7(中到中重度)。这一组远期死亡 3 例,1 例猝死,1 例死于恶性肿瘤,还有 1 例死于肺炎。图 17.15 比较了 BACE 组、传统二尖瓣修补和左心室成形组患者二尖瓣反流程度的改变。

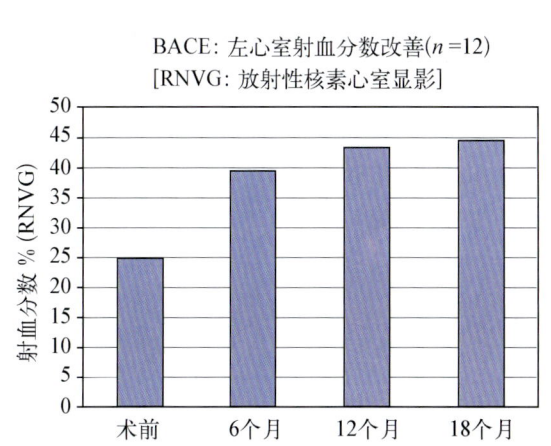

图 17.14 心脏外基底部瓣环成形术(BACE):左心室射血分数改善($n=12$ 患者)。

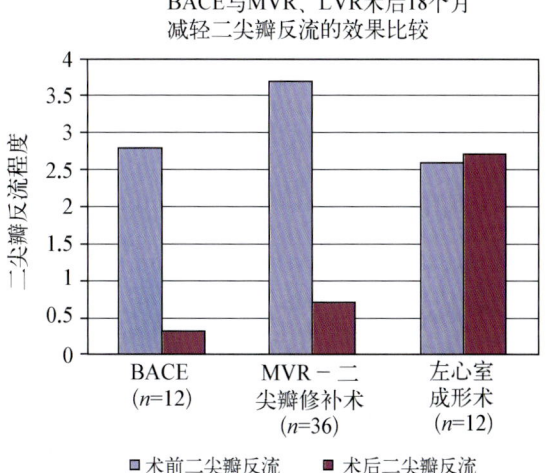

图 17.15 BACE 与二尖瓣修补术(MVR)、左心室成形术(LVR)术后 18 个月减轻二尖瓣反流的效果比较。

17.5 讨论

对于中度二尖瓣反流的治疗,目前意见尚不统一。以往认为对二尖瓣反流程度的评估是主观的,并受多种因素影响,其中包括探头角度[17]、心脏负荷情况、心律和心力衰竭的代偿节律[18]。然而,在诸如 Maurice Enrique-Sarano 等心脏超声医师不懈的努力倡导下,可以通过有效反流口(effective regurgitant orifice,ERO)和反流量来客观评估二尖瓣反流[19]。这有助于规范二尖瓣反流患者的治疗。越来越多的迹象表明:无症状重度二尖瓣反流的预后不佳[20]。过去,中度二尖瓣反流的内科治疗被认为可有可无。然而有足够的数据显示,缺血性心脏病患者合并中度二尖瓣反流的预后差[21]。目前治疗二尖瓣反流的确切方法是腔内手术,包括二尖瓣修补或二尖瓣替换。因为这两种手术均需要体外循环和心脏停搏,所以有一定的并发症和风险。传统上,冠状动脉旁路术联合二尖瓣手术的并发症发生率和死亡率较高[22]。因此,心脏内科医生不愿意将这些患者转诊到外科,而另一方面,外科医生则对该类手术有所顾虑。

17.6 结论

这份报告显示心脏外基底部瓣环成形术——BACE 能像二尖瓣成形术一样有效,提供对瓣环下心室心肌的支持。此外,三尖瓣也得到支持。由于这个手术是在高风险人群中进行,而且无重大围术期并发症,因此是一个可供选择的治疗方式。

其优点如下:
- 因操作从心脏外部进行,因此避免了有关心腔内手术的并发症,比如心内膜炎、凝血障碍等。
- 收紧 BACE 装置时,有机会动态评估二尖瓣闭合情况。
- 提供对瓣环下心室心肌的支持。
- 可在非体外循环或心脏跳动下植入该装置。

记忆要点

> - 心室束缚是一个限制心脏逐步扩张重要而有意义的方法。但是,这种装置最好能使用无毒副作用而且能逐渐缩小心脏的材料
> - 心室形状改变的其他方法,例如 Myocor 和 Cardioclasp 公司提出的减少室壁应力的理论没有进入临床试验
> - 经皮二尖瓣成形术令人颇感兴趣,笔者期待其人体试验的结果。心室扩张导致二尖瓣反流是多因素的,行修复手术前需要仔细制订手术方案
> - 二尖瓣环及周围心肌的外部支持方法令人激动,同时这也是一种不需要打开心腔的二尖瓣修复方法
> - 未来的心室成形可能会包括一些细胞治疗技术

参 考 文 献

1. Frank O. (1895). On the dynamics of cardiac muscle. Wasserman E (1959), trans. Am Heart J. 1959; 58: 282-317.
2. Patterson SW, Starling EH. On the mechanical factors which determine the output of the ventricles. J Physiol. 1914; 48: 357-379.
3. Guccione JM, McCullouch AD. Passive material properties of intact ventricular myocardium determined from a cylinder model. ASME J Biomech Eng. 1991; 113: 42-55.
4. Freeman GL, LeWinter MM. Pericardial adaptations during chronic cardiac dilation in dogs. Circ Res. 1984; 54: 294-300.
5. Power JM, Raman J, Dornom A, Farish SJ, Burrell, Tonkin AM, Buxton B, Alferness A. Passive ventricular constraint amends the course of heart failure: a study in an ovine model of dilated cardiomyopathy. Cardiovasc Res. 1999; 44: 549-555.
6. Raman JS, Byrne MJ, Power JM, Alferness CA. Ventricular constraint in severe heart failure halts decline in cardiovascular function associated with experimental dilated cardiomyopathy. Ann Thorac Surg. 2003 Jul; 76(1): 141-147.
7. Sabbah HN, Sharov VG, Gupta RC, Mishra S, et al. Reversal of chronic molecular and cellular abnormalities due to heart failure by passive ventricular containment. Circ Res. 2003; 93(11): 1095-1101.
8. Raman J, Hata M, Storer MM. Hare DL, Buxton BF; The mid-term results of ventricular containment (Acorn Wrap)

for end-stage ischemic cardiomyopathy. Ann Thorac Cardiovasc Surg. 2001; 7: 278 – 281.

9. Moainie SL, Guy TS, Gorman JH 3rd, Plappert T, Jackson BM, St John-Sutton MG, Edmunds LH Jr, Gorman RC. Infarct restraint attenuates remodeling and reduces chronic ischemic mitral regurgiration after posterolateral infarction. Ann Thorac Surg. 2002; 74(2): 444 – 449.

10. Maisano F, Torraca L, Oppizzi LM, Stefano PL, D'Addario, Alfieri O. The edge-to-edge technique: a simple method to correct mitral insufficiency. Eur J Cardiothorac Surg. 1998; 13(5): 240 – 245.

11. Mishra YK, Mittal S, Jaguri P, Trehan N. Coapsys mitral annulus for chronic ischemic mitral regurgi tation: 1 year results. Ann Thorac Surg. 2006; 81(1): 42 – 46.

12. Bolling SF. Mitral reconstruction in cardiomyopathy. J Heart Valve Dis. 2002; 11(suppl 1): S26 – S31.

13. Trichon BH, Felker GM, Shaw LK, Cabell CH, O'Connor CM. Relation of frequency and severity of mitral regurgitation to survival among patients with left ventricular systolic dysfunction and heart failure. Am J Cardiol. 2003; 91(5): 538 – 543.

14. Mantovani V, Mariscalco G, Leva C, Blanzola C, Cattaneo P, Sala A. Long-term results of the surgical treatment of chronic ischemic mitral regurgitation: Comparison of repair and prosthetic replacement. J Heart Valve Dis. 2004; 13(3): 421 – 428; discussion 428 – 429.

15. Tsialtas D, Bolognesi R, Reverberi C, Beghi C, Manca C, Gherli T. Surgical coronary revascularization with or without mitral valve repair of severe ischemic dilated cardiomyopathy. Heart Surg Forum. 2005; 8(3): E146 – E150.

16. Raman J, Sakaguchi G, Buxton BF, Outome of geometric endoventricular repair in impaired left ventricular function. Ann Thorac Surg. 2000; 70: 1127 – 1129.

17. Gottdiener JS, Panzer JA, St John Sutton M, Bannon P, et al. Testing the test: The reliability of echocardiography in the sequential assessment of valvular surgery. Am Heart J. 2002; 144(1): 115 – 121.

18. Weissman NJ, Panzer JA, Tighe JF Jr, et al. Specificity of Doppler Echocardiography for the assessment of changes in valvular regurgitation: Comparison of side-by-side versus serial interpretation. J Am Coll Cardiol. 2001; 37(6): 1614 – 1621.

19. Enrique-Sarano M, Freeman WK, Tribouilloy CM, Orszulak TA, et al. Functional anatomy of MR: Accuracy and outcome implication of TEE. J Am Coll Cardiol. 1999; 34(4): 1129 – 1136.

20. Enriquez-Sarano M, Avierinos JF, Messika-Zeitoun D, Detaint D, et al. Quantitative determinants of the outcome of asymptomatic mitral regurgitation. N Eng J Med. 2005; 352(9): 875 – 883.

21. Picard MH, Davidoff R, Sleep LA, et al. Echo cardiographic predictors of survival and response to early revascularization in cardiogenic shock. Circulation. 2003; 107(2): 279 – 284.

22. Ambler G, Omar RZ, Royston P, Kinsman R, Keogh BE, Taylor KM. Generic, simple risk stratification model for heart valve surgery. Circulation. 2005; 112(2): 224 – 231.

18. 其他技术处理特殊情况：肺动脉血栓内膜剥脱术治疗右心衰竭

Michael M. Madani，Stuart W. Jamieson

18.1 前言

肺动脉血栓内膜剥脱术（pulmonary thromboendarterectomy，PTE）可以被用来治疗由血栓栓塞性疾病所致的慢性肺动脉高压。如今，此术式已被广泛接受为慢性血栓栓塞性肺动脉高压（chronic thromboembolic pulmonary hypertension，CTEPH）所致右心衰竭的首选治疗措施。虽然被证明行之有效，而且对于有经验的外科医生来说，术后并发症发生率和死亡率都很低，但这一治疗却很少被采用。其主要原因在于对 CTEPH 的认识仍严重匮乏，此类患者常常会被误诊为其他疾病而接受错误的治疗，即便是那些诊断正确的患者，他们中的大部分也都已处于疾病的晚期。然而，只要诊断正确并给予干预，PTE 是非常有效的治疗措施，并且可以使患者获得痊愈。

与其他类型心力衰竭不同，只要肺动脉高压得到纠正，CTEPH 患者右心的功能和大小可以完全恢复至正常。这一颇为耐人寻味且难以解释的现象是 CTEPH 所致右心衰竭患者所独有的。但在其他原因所致的心力衰竭治疗中，特别是在左心室衰竭中，即使梗阻因素已经得到解除，左心室仍然不能恢复正常的功能和大小。CTEPH 患者右心衰竭及三尖瓣反流的纠正程度与肺动脉高压的改善程度是成正比的，因此，如果患者术后肺动脉压力恢复至正常，那么其右心功能及三尖瓣反流也将得到彻底纠正。

慢性血栓栓塞性疾病所致的肺动脉高压和右心衰竭是比较罕见的疾病，占成人急性肺动脉栓塞存活患者的 1%～5%[1,2]。而近期一些研究显示，在有急性肺栓塞发作患者中发病率可能更高，1 年为 3.1%，2 年为 3.8%[2,3]。显而易见的是，通过精确测定 CTEPH 的发病率是非常困难的，但可以采用科学的方法进行估算。根据临床数据显示，美国每年大约有 63 万例急性肺动脉栓塞患者[4,5]，而尸检数据表明，每年约有 235 000 例患者死于该疾病[6]。由死亡率和尸检发现主肺动脉血栓栓塞随机发生率来估算，目前美国有超过 10 万人正经受肺动脉高压的困扰，而这部分患者完全可以通过手术来解决问题[7]。

当病情一旦进展到慢性肺动脉高压，往往预后不良。而对于那些没有心内分流的患者来说，预后则更差。作为一项原则，相较于那些艾森门格综合征患者，肺动脉血栓所致的肺动脉高压患者应归入风险更高的一类，其面临的死亡率也更高。实际上，CTEPH 患者的生存率与肺动脉收缩压及肺血管阻力呈负相关[8]，当血栓栓塞性疾病患者的平均肺动脉压力 >50 mmHg 时，其 5 年死亡率接近 90%[9]。

即使忽略现实的发病率，急性栓塞和其慢性并发症，以及慢性血栓栓塞性疾病都比人们所普遍认为的更加常见,并且其中绝大部分未被诊断。1963 年,Houk 等[10]回顾了文献报道的 240 例肺动脉主干慢性血栓性栓塞,结果发现只有 6 例在死亡之前得到确诊。由死亡率推算和尸检发现主肺动脉血栓栓塞随机发生率来估算,目前有超过 10 万美国人患有可以通过手术解除的肺高压。虽然,人们对肺栓塞及其慢性并发症血栓栓塞性肺动脉高压的病因、诊断及治疗的了解不断深入,但该症仍时有发生并且常常是致命性的。

18.2 临床现状

慢性血栓栓塞并没有特殊的症状或体征。血栓栓塞性肺动脉高压及其他原因引起的肺高压、右心功能衰竭最常见的症状是劳力性呼吸困难,这类呼吸困难与临床检查所发现的异常并不成比例。如同主诉易疲劳一样,早期只出现在劳累后呼吸困难常被归咎于焦虑或脾气暴躁。晕厥或劳力后的头重脚轻感是肺动脉高压的另一常见症状,通常出现于疾病进展期或肺动脉压力进一步升高时。

在更为严重的肺高压患者中,约有 50% 会出现非特异性胸痛或胸闷。咯血可见于任何形式的肺动脉高压,血管内压力增高导致血管异常扩张是其主要原因。外周水肿、易饱食感、中上腹或右上腹饱胀不适的症状会随右心衰竭的进展而加重,而一些慢性肺血栓栓塞性疾病的患者会在一次小的肺栓塞后表现出急性右心衰竭症状。一份详细病史可以了解到患者的一些症状,比如轻微劳力后呼吸困难、易疲劳、活动量减少、绞榨样疼痛或头重脚轻感等,进一步体格检查则会揭示肺动脉高压和右心衰竭体征。

无论具体病理生理机制如何,肺动脉高压的体征是相同的。最初,颈静脉波形的特点是大型 A 波,随着右心衰竭的出现,V 波开始占主导地位。通常可以在胸骨左下缘触及右心室,在胸骨左缘第二肋间可闻及肺动脉瓣的闭合音。偶尔,晚期患者会出现缺氧和轻度发绀,杵状指则比较罕见。

患者第二心音通常有轻度分裂,并随呼吸的节奏而改变;P2 可呈亢进;肺动脉区可闻及喷射样收缩期杂音。随着右心衰竭的发展,会出现右心房奔马律(right atrial gallop),三尖瓣反流亦会进展。由于肺高压时三尖瓣跨瓣压差较大,杂音会变得很高调并可能不随呼吸的改变而改变。这些体征与常见的三尖瓣疾患有很大不同,有时还可以听到肺动脉瓣反流的杂音。

18.3 诊断

为明确慢性肺血栓栓塞致右心衰竭患者的诊断,建议对所有不明原因的肺动脉高压患者采用一套标准化评估方案。这些检验包括胸部 X 线片、心电图检查、肺功能测试等。胸片检查中可见到一些典型表现,如肺叶或肺段的肺动脉明显中断,常预示着存在血管闭塞的局部缺血灶,此外,一般可见中央肺动脉扩张以及不伴有左心房或左心室增大的右心室扩张。应该谨记的是:虽然胸片上有这些典型表现,但很大一部分患者可以显示为相对正常胸片,甚至在严重肺动脉高压或右心衰竭时亦无阳性发现。心电图检查可以表现为右心室肥厚(电轴右偏,

V1导联R波为主)。肺功能测试也是必不可少的,通过它可以排除阻塞性或限制性肺实质病变所致的肺动脉高压。

最实用的筛选检查是二维超声心动图多普勒成像,以及通气血流比(V/Q比)扫描。标准的超声有助于判断右心衰竭、三尖瓣反流及肺动脉高压严重程度。此外,它也有助于排除其他病因,比如艾森门格综合征。超声心动图可以即刻显示右心腔扩大及右心室肥厚(图18.1)。检查中可以发现主肺动脉通常是扩张的,室间隔可能会出现扁平化和矛盾运动,并伴有右侧室间隔突入左心室。三尖瓣反流程度不一,连续多普勒测定三尖瓣反流束有助于估测肺动脉收缩压。此外,由于运动时肺动脉压力会增高,当对静息状态下超声心动图表现为轻微异常的患者怀疑有肺动脉高压时,应该进行负荷超声心动图检查。

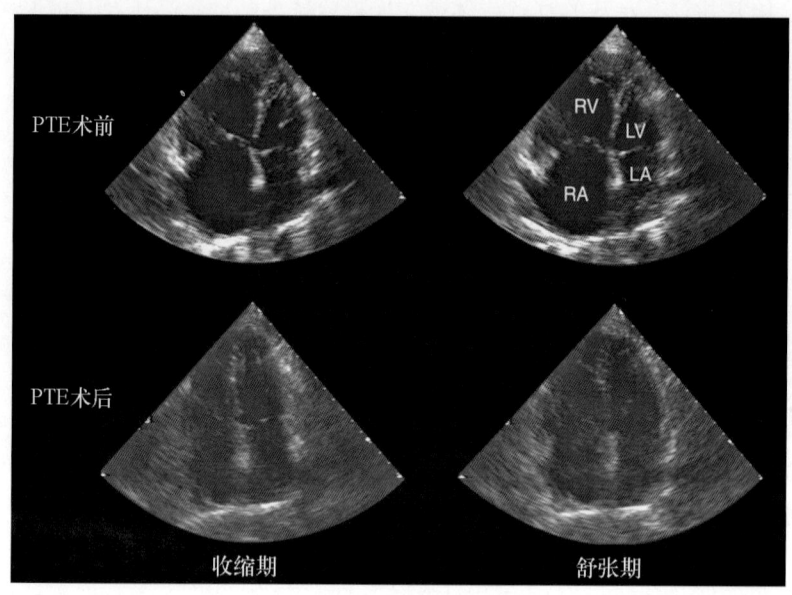

图18.1 超声心动图,肺动脉血栓内膜剥脱术前(上半部)及术后(下半部)。注意术前室间隔在收缩期向左移位(左上图),左心房、左心室相对偏小。术后室间隔恢复至正常位置,右心房、右心室的增大亦得到了纠正。

肺通气灌注扫描是确诊肺栓塞最基本的检测手段,扫描结果完全正常可以排除急性和慢性栓塞。大多数原发性肺动脉高压患者的扫描特点是相对正常的图像或表现为弥漫性不均一灌注。当扫描出现节段性或大片无灌注区域时,即使和通气缺损相符,也需行进一步肺动脉造影以确诊或排除血栓栓塞性疾病。

目前,肺动脉造影仍然是诊断CTEPH的金标准。但随着高分辨率CT和磁共振的出现,越来越多的中心开始依赖这类能有效诊断的无创性手段。机化血栓并没有急性肺动脉栓塞那样的血管内充盈缺损表现,因此在解读慢性肺动脉栓塞患者的肺动脉造影时,经验是非常重要的。血栓机化可以表现为异常的充盈缺损、网格状或带状图案,甚至会出现类似先天性血管缺失那样的完全性血管闭塞[11](图18.2)。除了肺动脉造影,45岁以上患者还应进行冠状动脉造影和其他心脏方面的检查,如果查出合并有其他疾病,那么可以在行肺动脉血栓内膜剥脱术时行同期手术纠治。

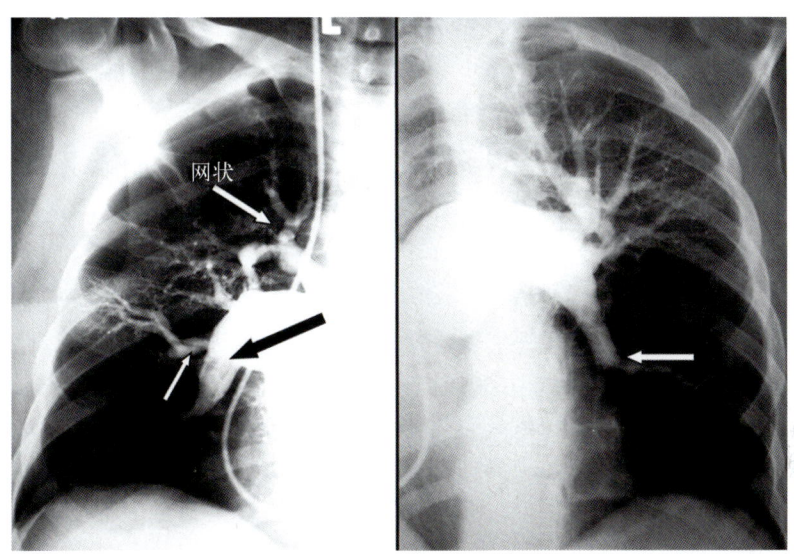

图 18.2 慢性血栓栓塞性肺动脉高压患者的肺动脉造影。注意图中由于完全性血管闭塞所致的大片低灌注区,以及箭头所示的网状、带状或不规则的血管影。

近年来,高分辨率 CT 越来越多地应用于肺栓塞疾病的诊断,如果肺叶或肺段血管中出现大量血凝块则基本上可以明确诊断。CTEPH 的 CT 特点包括使肺血管呈偏心性改变的机化血栓、右心室及主肺动脉扩大、肺段动脉尺寸的变异和肺梗死所致的肺实变。此外,在有外部压迫或肺动脉主干闭塞等比较罕见的情况下,CT 扫描可以帮助鉴别其他病因所致的血栓栓塞性疾病,如纵隔纤维化、淋巴结或肿瘤。在当今多排螺旋 CT 扫描的时代,肺动脉显影的清晰度已经越来越高,而不久的将来,CT 极有可能取代肺动脉造影成为诊断 CTEPH 的金标准,并被用于手术计划的制订。值得一提的是,多排 CT 对右心室容积的评估也更为精确。

18.4 药物治疗

药物治疗常不能根除病因,最多起到缓解症状的功效。目前有多种新研发的肺动脉扩张药物被用来治疗肺动脉高压及右心衰竭,但由于这些患者的原发病理改变是肺血管机械性梗阻,因此药物的效果也只是暂时的。联合应用利尿剂及血管扩张药物可以使右心室衰竭的症状有所改善,但由于心力衰竭是由机械性梗阻引起,因此解除梗阻才是关键。同样,预后也不受药物治疗的影响[12,13],药物只能被视作是辅助性的。由于体循环中支气管动脉的存在,肺动脉栓塞很少导致肺组织坏死,而内膜剥脱术将恢复远端肺组织的气体交换功能。

持续抗凝是药物治疗中最主要的治疗,其主要作用是防止将来栓塞的发生,同时它也有助于限制肺血管内低流量区域处血栓的进展。通过常规安装下腔静脉滤器的方法,可以防止肺栓塞的再发。

18.5 手术治疗

肺动脉血栓内膜剥脱术(PTE)对技术要求很高,全世界只有少数几个中心能开展这项手术。适当的病例选择、细致的手术操作及严密的术后管理是手术成功必不可少的条件。而真正的动脉内膜剥脱术(不是取栓术)必须处理所有受累及的肺血管。目前已明确的是,肺动脉内膜剥脱术可以通过改善肺通气血流比,改善右心室功能,减轻三尖瓣反流,限制血栓的逆向进展,防止残余通畅肺小血管的病理性改变等机制来减轻肺动脉高压[14,15]。此外,解除肺动脉高压后,右心室将恢复至正常大小并相应提高其整体功能。

关于外科切除肺动脉血栓的记载最早可以追溯到1908年。当时,Trendelenburg[16]为一名垂死的患者进行了第1例手术。直到体外循环机器发明和推广后,人们才开展了更多成功的手术。截止到20世纪80年代中期,据报道共有85例患者接受了手术治疗,但死亡率高达22%[17]。尽管也有其他关于CTEPH手术治疗的报道,但绝大部分肺动脉血栓内膜剥脱术的经验都来自加州大学圣迭戈分校[University of California, San Diego (UCSD) Medical Center][7,11],正是这个经验构成了本章的基础。

根据2 000多例的手术经验,笔者觉得手术必须遵循一些原则。虽然在偏离这些原则的情况下手术也可以完成,但真正成功并且完整的内膜剥脱术绝不应背道而驰,不遵循原则的手术效果是令人质疑的。以下是手术技术要点的说明。

18.6 手术原则

这项手术有几项指导性的原则。首先也是首要的是,手术操作必须左右肺动脉兼顾,因为对于肺动脉高压来说,两侧肺动脉必定都受到了累及。此外,血栓栓塞不可能只累及单侧。事实上笔者相信,即使是一小部分原发病变的确只存在于单侧的患者,随后也可能会出现缘于继发性血栓所致的肺血管病理性改变。唯一能顾及双侧肺动脉的手术径路是胸骨正中切口。历史上也有一些经侧胸切口行单侧手术的报道,至今仍有一些缺乏经验的中心在采用这一做法,但这种手术方法显然忽视了对侧病变、阻断肺动脉后患者将面临血流动力学不稳的风险,而且由于持续支气管动脉血流,术野很不清晰。此外,在慢性栓塞性肺高压患者中,侧支循环不仅来自支气管动脉,还来自横膈、肋间及胸膜的血管。因此在经侧胸切口解剖肺时,手术野可能由于出血而非常模糊。胸骨正中切口除了提供双侧肺动脉显露外,还避免了进入胸膜腔,并允许行体外循环辅助。

体外循环是手术的一个重要组成部分,可以确保术中心血管系统稳定。此外,体外循环还可以在停循环前对患者进行降温。由于血栓已经转变为黏附在肺血管壁上的瘢痕样纤维组织,以及考虑到血栓的范围和部位,必须视野清晰,而这只有通过无血手术野才能获得。这样外科医生才能制定一个合适的内膜剥脱手术计划,并将剥脱术深入到肺亚段血管水平。此类患者中常常有丰富的支气管动脉侧支循环,因此为确保良好的视野,术中间断停循环是必要的。也有零星报道不用停循环进行手术，最终预后也多种多样，但需要强调的是虽然不使用停循环的内膜剥脱术是可能的，但一个彻底的内膜剥脱术不用停循环是不行的。对于那些声称没有停循环就成功手术的外科医生而言，手术可能会在肺亚段血管的远端分支遗留病变，而他们本人甚至可能还没有意识到这一点。笔者在手术开始的时候并不会停循环，并在停循环前根据支气管动脉及其他侧支血管的情况先剥脱一部分血管内膜，但不可能剥除完整。每次停循环时间一般限制在 20 分钟以内，中间需要恢复灌注，根据笔者的经验，单侧的内膜剥脱术在单次停循环时间内就可以完成。

手术的下一个原则主要依靠手术者能辨认中层的真实内膜剥脱面以及剥离内膜至各分支羽毛状残端的能力。必须明白，对肉眼可见血栓的清除对于整个手术来说并不是全部。实际上在绝大多数患者看不到游离的血栓，开始的直视探查时，肺血管床也可以表现为正常。在早期文献中这类手术通常只进行血栓切除术而不进行内膜剥脱术，其结果是肺动脉压力没有改善，患者死亡。

18.7 手术技术

经胸骨正中切口显露两侧肺动脉。术中常常可见右心严重扩大，右心房张力很高伴有不同程度的三尖瓣反流，右心室明显肥厚并伴有右心衰竭。若梗阻严重，心脏操作时可使患者的情况变得很不稳定，因此应当避免患者在没有体外循环保护下进行不必要的心脏操作。

术中使用肝素钠抗凝(400 U/kg，静脉给药)，ACT 延长至 400 秒以上。体外循环采用高位升主动脉及上下腔静脉插管。体外循环开始后心脏排空，在距肺动脉瓣 1 cm 左右的肺动脉主干中线处插入一根临时的肺动脉引流管，置管处可以作为左肺动脉切口的起始部位，然后将患者核心温度降至 18~20℃。

手术开始后，最方便的做法是主刀医师站在患者左边行右侧肺动脉内膜剥脱术。首先，充分游离上腔静脉，这样为接下来沿靠近上腔静脉侧的右肺动脉中线切口做好了准备工作。完成上腔游离后，核心温度降至 20℃后，阻断钳阻断升主动脉，顺行灌注 1 L 冷血停跳液保护心肌。整个手术过程只需要一次阻断，无需再次灌注停搏液，额外心肌保护措施包括在心脏表面外包一个降温套。上下腔静脉套带阻断以确保充分引流，以及防止停循环过程中静脉引流管内进气。

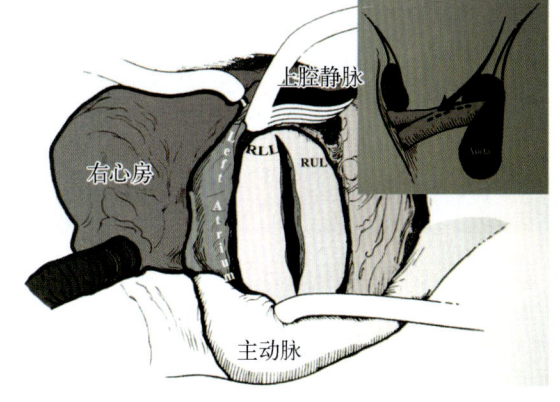

图 18.3 暴露右肺动脉，术者站在患者左侧观。切口位于主动脉与上腔静脉(SVC)之间，需要强调的是朝向右下肺动脉的切口应做在血管中线。在剥脱过程中，保证切缘完整，更容易关闭切口，止血效果也更好。

使用改良小脑牵开器暴露主动脉及上腔静脉之间的肺动脉，右肺动脉切口从升主动脉下方开始，向右穿过上腔静脉下方，至发出右肺中动脉后切口向下延伸进入右肺下动脉，刚好在中叶肺动脉的起始部(图 18.3)。重要的是,切口必须保持在血管中线,从下行的肺动脉中线到达肺下动脉,而不是中叶肺动脉,切口应越过右肺中动脉的起始部。

如果存在松散的血栓组织,则将其去除,这样可以获得良好的手术野。需要重点关注的是,第一,单纯取栓而没有行内膜剥脱术是无效的;第二,大部分慢性血栓栓塞性肺高压患者,术中直视下检查肺血管床常常没有明显的血栓,因此,如没有经验或匆匆一瞥下,即使那些严重的慢性栓塞性肺高压患者其肺血管床也可表现为正常。

如果支气管动脉的侧支循环不是很多,那么内膜剥脱的层面在早期就可以被找到。但是,尽管在停循环前可以进行一小部分的内膜剥脱,但笔者不建议在未获得清晰术野的情况下将手术进行下去,因为找到正确的剥脱层面是整个手术的基础。

正确的剥离层面位于内膜与中层中间,呈珍珠白,外观如丝般光滑。可以用一把切片刀向后方寻找内膜剥脱的层面,因为该处的损伤可以轻易修复或干脆置之不理。在正确的层面进行剥脱是至关重要的,因为如果层面太深则有可能刺穿肺动脉造成灾难性后果,反之如果层面太浅则无法去除足够多的慢性血栓。一旦进入了正确的层面,剥脱将进行得很容易,留在肺动脉外层的物质会呈现出些许黄色,但决不应残留黄色斑块。

如果剥离已深达外膜,会出现红色或粉红色层面。另一条基本原则就是,如果剥脱时出现了轻紫色或粉红色的不光滑层面,则预示着剥脱的层面太深了,必须立刻小心起来,在血管壁受到损伤前回到表浅的层面中来。一旦确认是正确的层面,就应当将剥脱术进行到每一肺叶、每一肺段甚至每一个亚段,直至出现羽状残端。

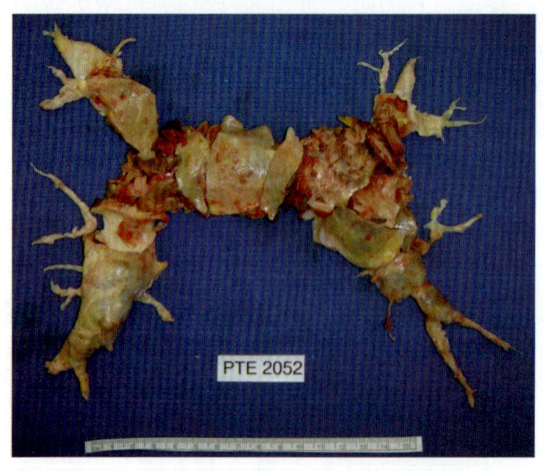

图 18.4 从左右肺动脉内取出的手术标本。主肺动脉内的新鲜血栓表示 I 型病变,请注意如果仅仅去除新鲜血栓会在远端遗留下很大一部分病变。标尺长度为 15 cm。

与血栓相关的肺闭塞性疾病共有四大类,分型如下[11]:I 型(约占血栓栓塞性肺高压的 20%,图 18.4)的特点为肺动脉打开后轻易可见巨大的血块。II 型(约占病例的 60%,图 18.5)中并没有巨大的血栓,而只有增厚的内膜,偶尔可见网状表现。内膜剥脱术的部位可能位于主肺动脉、肺叶或肺段动脉。III 型(约占病例的 20%,图 18.6)是最具外科挑战性的一种情况,病变的部位在远端且局限于肺段或亚段的分支。III 型病变多与留置导管(如起搏导线)或房室分流所致的血栓有关。IV 型并不能代表原发性血栓栓塞性肺动脉高压,并且是无法手术的。这类患者本身患有小血管疾病,可能会由于血液淤滞而产生继发性血栓。小血管疾病也许和血栓栓塞性事件无关(原发性肺动脉高压),也可能因为在未累及小血管中的高流量高压环境而产生血栓栓塞性肺高压,这与 Eisenmenger 综合征的机制相类似。笔者认为也可能有来自受累的对侧肺,或者同侧肺内的狭窄区域,即所谓的"交叉效应"。

放置改良小脑牵开器并打开肺动脉壁之后,就可以开始内膜剥脱了。当直视下的肺血管床被血液模糊时,应开始使用深低温停循环,而患者也就处于无血状态了。单侧操作的停循环

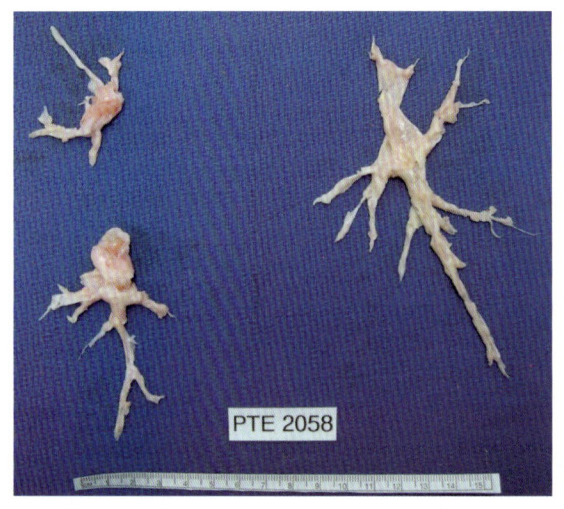

图 18.5　从左右肺动脉内移除的标本代表Ⅱ型病变。在这一标本中没有新鲜血栓，但在肺叶及肺段分支中有陈旧性血块。请注意内膜剥脱的范围一直到达每一分支末端。标尺长度为 15 cm。

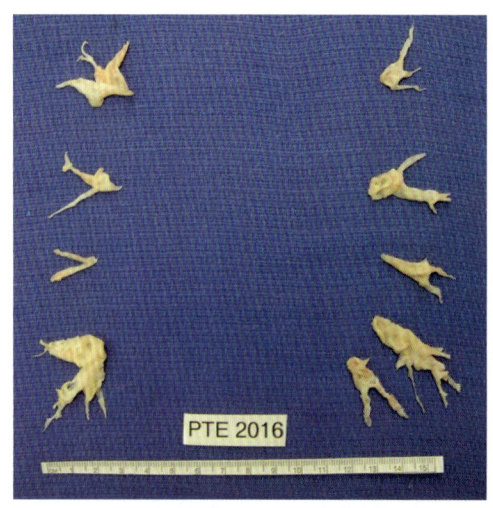

图 18.6　Ⅲ型病变患者左右肺动脉内取出的外科手术标本，注意在这一患者内膜剥脱的层面起始于每一个肺段水平。标尺长度为 15 cm。

时间很少超过 20 分钟。

内膜剥脱术中会用到外翻技术，可以在亚段分支上进行外翻血管的操作。此处的穿孔是在后期无法达到也是无法看到的，这就解释了为什么深低温停循环提供的无血手术野是如此重要。需谨记剥脱需进行到每个亚段分支水平，直至出现尾状残端，因为尾状残端标志远端没有梗阻。决不要将残留的血栓或内膜切断，整个标本应该是逐步变细，而且是自行剥离下来的。

右侧的内膜剥脱完成后，重新开始体外循环，肺动脉切口用 6-0 聚丙烯缝线连续缝合。缝合的止血效果与最初切口有关，应保留紧邻切口的增厚肺动脉壁。

右肺动脉切口缝合完成后，术者站至患者的右侧。

左侧内膜剥脱的各个环节与右侧在本质上都是相同的。左侧深低温停循环的时间也面临与右侧一样的限制。

内膜剥脱术完成后，重启体外循环并开始复温，复温一般需要 90～120 分钟，但根据患者的体重会有所不同。

根据术前心动超声及术中食管超声的结果，判断是否需进行右心房探查术。一般来说，如果两项检查结果中有一项的泡沫试验为阳性，就应该探查右心房。从卵圆窝上方的小切口打开右心房，关闭所有房内分流。尽管这类患者都有三尖瓣反流，有的甚至可能还很严重，但不进行三尖瓣成形，因为数天后就会发生右心室重构，而三尖瓣的功能也将恢复。

如果同期需要进行其他心脏手术，如冠状动脉、二尖瓣或主动脉瓣的手术，都可以在复温期间完成[14]。

复温完成后，停止体外循环，常规给予小剂量多巴胺，并根据血流动力学情况给予其他正性肌力药物或血管扩张剂。如果内膜剥脱术成功，心排血量通常会升高，同时伴随较低的体循环阻力。接着在心房或心室表面放置临时起搏器导线。

虽然术中使用了体外循环,止血还是很容易完成的,很少需要输注血小板或凝血因子。考虑到患者术前存在容量超负荷、肺梗阻的解除以及之前的低温停循环,在随后几小时内常常需要使用强效利尿剂。

18.8 结果

笔者最近的 1 000 例患者中,平均年龄为 51.7±15.4 岁,年龄跨度为 8.9～84.8 岁,男女患者人数相当。除了术中缝闭卵圆孔外,10%的患者同期至少进行了一项其他心脏手术。最常见同期手术包括冠状动脉旁路移植术、主动脉瓣置换术或二尖瓣成形(置换术)。单纯行肺动脉内膜剥脱术的患者与那些同期加做其他心脏手术的患者相比,体外循环时间、阻断时间或停循环时间并没有显著差异。大体上,总体外循环时间与患者体重以及降温-复温的时间间隔有关。

内膜剥脱术后,肺动脉压力及肺血管阻力降至正常,相应增加了肺血流及心排血量,这一效果是即刻出现而且是持久的。右心室功能的改善与肺动脉压及肺血管阻力的下降有关,这种改善在术后出院前的心动超声检查中就能明显体现。这一现象与其他原因所致的心室衰竭形成鲜明对比,特别是左心室流出道梗阻所致的左心室衰竭患者,即使病变或梗阻解除以后,其心室功能仍然不能恢复至正常。最典型的例子就是主动脉瓣狭窄所致的左心室衰竭,在主动脉瓣置换术后,无论是左心室功能还是心肌肥厚都没有得到明显改善,虽然术后心力衰竭不会再进展,患者的症状会减轻,左心室功能会有轻微的改善,但左心室的功能和大小很少能恢复至正常水平。

术前超过85%患者的心功能为Ⅲ级或Ⅳ级(NYHA评级);而出院时80.2%患者心功能为NYHA Ⅰ级或Ⅱ级。根据笔者所在中心之前的研究[18]以及对这些患者的心动超声结果进行分析,发现慢性压力负荷减轻后,右心室的几何学形态迅速转复至正常。三尖瓣的功能(根据三尖瓣反流的速度测得)也在几天之内恢复正常,这主要是因为右心室重构使三尖瓣环的几何学形态复原了。因此即使术前心超提示重度三尖瓣反流,笔者在术中也不使用三尖瓣成形环。

再灌注性水肿是肺动脉内膜剥脱术后特有的常见并发症,发生率约为 11%。对于有再灌注损伤的患者,可以通过避免高碳酸血症、短期的呼吸机支持和加强利尿来解决问题。少数肺部存在严重再灌注损伤的患者需要长期呼吸机支持,极少数患者(约 1%)需要使用静脉-静脉通路的体外循环支持以帮助血液中氧与二氧化碳的交换。停循环所致的神经系统并发症已大大减少,这主要得益于缩短停循环时间以及使用头部冰帽。肺动脉内膜剥脱术围术期神志不清以及卒中的发生率与传统心脏手术相似。根据 UCSD 的经验,3.2%的患者需要再次开胸止血,38.8%的患者术中或术后需要输血。尽管手术时间很长,伤口感染的发生率[浅表和(或)深部]只有 1.6%。

18.9 总结

愈渐明显的是,对肺动脉栓塞所致肺动脉高压的认识还不够,患者预后也很差。由于该疾病的本质是机械性梗阻，因此药物治疗对于延长生存期是没有用的，最多只能暂时性地缓解症状。肺动脉血栓内膜剥脱术（PTE）唯一的替代治疗措施是肺移植，内膜剥脱术的优势在于手术死亡率低，远期预后佳，且没有慢性免疫抑制所致的风险以及慢性移植排斥反应。

过去40年间，特别是最近15年来手术技术上的进步已经显著改善了预后。谨记该手术的几个原则是极其重要的：手术采用胸骨正中切口以获得双侧肺血管的暴露和探查，术中需停循环以获得对远端分支的最佳视野，正确辨识、游离需剥脱的层面，内膜剥脱需一直进行到每一分支的尾状残端。通过精细的手术操作以及严密的术后监护，笔者所在中心肺动脉内膜剥脱术的死亡率在4.5%以内，无论是短期效果还是长期效果都要优于肺移植手术。

虽然肺动脉内膜剥脱术对手术医生技术上的要求很高，术中需使用停循环，而且需要仔细游离肺动脉剥脱的层面，但仍然能获得极好的近期及远期疗效。正是由于手术技术的不断提高，使得内膜剥脱术的死亡率已降至一个可以接受的范围内，人们对临床症状改善的预期也大大提高。随着经验的累积，只要患者有血栓栓塞的证据，就会对其进行手术，其中也包括那些无论其肺动脉高压或右心室衰竭的程度如何的极高危患者。

目前存留的主要问题是对这一疾病的认识仍存在不足，很多慢性血栓栓塞性肺动脉高压（CTEPH）患者都被误诊和误治。通过增加人们对该病流行病学的认识以及对外科治疗的了解将惠及更多患者。同时，经完整内膜剥脱的手术方法去除血栓也使得患者获得了从这种致命性疾病中解脱的机会。

编者按：

虽然绝大部分手术经验都源自加州大学圣地亚哥分校（UCSD），世界上的其他中心也选择了这一手术方法且疗效满意。停循环的一种替代方法是低温低流量同期顺行脑灌注，这样也能获得可以接受的视野。可以预见，随着多排螺旋CT的更多应用，将有更多患者接受治疗并进行手术。

记忆要点

> - CTEPH是一种可以治愈的疾病，平均肺动脉压<50 mmHg以及近端栓塞的患者预后最佳
> - 在临床上这仍是一大类诊断率低的疾病，其诊断需要医生对疑似病例的高度怀疑
> - 外科手术几乎是唯一的治疗方法，具体来说就是从双侧完全地剥离并移除血栓。在停循环下可以最清楚地看到肺动脉分支与血栓之间的需剥脱层面。但是在个别情况下，低流量同期顺向脑灌注也可以提供良好视野。手术成功的标志是术后肺动脉压力即刻下降以及三尖瓣反流逐渐消失

参 考 文 献

1. Ribeiro A, Lindmarker P, Johnsson H, et al. Pulmonary embolism: One-year follow-up with echocardiography, Doppler, and five-year survival analysis. Circulation. 1999;99: 1325-1330.
2. Pengo V, Anthonie WA, Lensing MD, et al. Incidence of chronic thromboembolic pulmonary hypertensionafter pulmonary embolism. N Engl J Med. 2004;350: 2257-2264.
3. Becattini C, et al. Incidence of chronic thromboembolic pulmonary hypertension after a first episode of pulmonary embolism. Chest. 2006;130(1): 172-175.
4. Dalen JE, Alpert JS. Natural history of pulmonary embolism. Prog Cardiovasc Dis. 1975;17: 259-270.
5. Goldhaber SZ, Hennekens CH, Evans DA, et al. Factors associated with correct antemortem diagnosis of major pulmonary embolism. Am J Med. 1982;73: 822-826.
6. Landefeld CS, Chren MM, Myers A, et al. Diagnostic yield of the autopsy in a university hospital and a community hospital. N Engl J Med. 1988;318: 1249-1254.
7. Jamieson SW, Kapelanski DP, Sakakibara N, et al. Pulmonary endarterectomy: Experience and lesions learned in 1,500 cases. Ann Thorac Surg. 2003;76: 1457-1464.
8. Hoeper MM, Mayer E, Simonneau G, Rubin LJ. Chronic thromboembolic pulmonary hypertension. Circulation. 2006; 113: 2011-2020.
9. Riedel M, Stanek V, Widimsky J, et al. Long-term follow-up of patients with pulmonary thromboembolism: Late prognosis and evolution of hemodynamic and respiratory data. Chest. 1982;81: 151-158.
10. Houk VN, Hufnnagel CA, McClenathan JE, Moser KM. Chronic thrombosis obstruction of major pulmonary arteries: Report of a case successfully treated by thromboendarterectomy and review of the literature. Am J Med. 1963;35: 269-282.
11. Jamieson SW, Kapalanski DP. Pulmonary endarterectomy. Curr Probl Surg. 2000;37(3): 165-252.
12. Dantzker DR, Bower JS. Partial reversibility of chronic pulmonary hypertension caused by pulmonary thromboembolic disease. Am Rev Respir Dis. 1981;124: 129-131.
13. Dash H, Ballentine N, Zelis R. Vasodilators ineffective in secondary pulmonary hypertension. N Engl J Med. 1980; 303: 1062-1063.
14. Thistlethwaite PA, Auger WR, Madani MM, et al. Pulmonary thromboendarterectomy combined with other cardiac operations: Indications, surgical approach, and outcome. Ann Thorac Surg. 2001;72: 13-19.
15. Thistlethwaite PA, Kemp A, Du L, Madani MM, Jamieson SW. Outcomes of pulmonary endarterectomy for treatment of extreme thromboembolic pulmonary hypertension. J Thorac Cardiovasc Surg. 2006;131: 307-313.
16. Trendelenberg F. Uber die operative behandlung der embolie derlungarterie. Arch Klin Chir. 1908;86: 686-700.
17. Chitwood WR, Sabiston DC, Wechsler AS. Surgical treatment of unresolved pulmonary embolism. Clin Chest Med. 1984;5: 507-536.
18. Thistlethwaite PA, Madani MM, Jamieson SW. Pulmonary thromboendarterectomy surgery. Cardiol Clin. 2004;22: 467-478.

19. 小儿心力衰竭的外科治疗和先天性心脏病引起的心力衰竭

Emile A. Bacha

19.1 引言

心力衰竭(heart failure,HF)是一种被广泛认知的公共健康问题,但对儿童心力衰竭的概念范围的界定却稍显不足。来自儿童心肌病注册机构的数据显示,每年平均在 100 000 名儿童中就有 1.1 例心肌病发生[1]。大部分心肌病患儿都会伴有心力衰竭,而扩张型心肌病的 2 年内死亡率为 13.6%。引起儿童心力衰竭的原因与成人有所不同。其中,有遗传性综合征表现或诊断的约占 27%,大概有 5% 的病例是由心肌炎引起的,大部分终末期心力衰竭患儿都有先天性心脏病的基础诊断[2,3]。儿童心力衰竭可能是由心肌细胞功能障碍发展而来,或者是由先天性疾患而导致容量或压力负荷过重引发。后两种情况通常可以经外科手术或介入手段予以纠治。关于成人心力衰竭的治疗指南已经有大量文献发表并且有详尽描述,相比之下,直到最近才有关于儿童心力衰竭的实践治疗指南的文献发表[4]。甚至在某些情况下,患儿心力衰竭的定义也是含糊不清的,因为经常会存在由未纠治的解剖性病变基础引起左向右的分流,而此时心肌收缩功能是基本正常的。

19.2 承担体循环的右心室心力衰竭的外科治疗

这类患儿群体本质上分为两类,分别有不同类型的诊断:

(1) D-型大动脉转位(D-transposition of the great arteries,D-TGA)的患儿,其中大部分在 20 世纪 80 年代以前接受过心房调转手术(Senning 或 Musturd 手术)。

(2) 先天性矫正性大动脉转位(congenitally corrected transposition of the great arteries,CCTGA)患儿,这是一种少见的畸形,在所有先天性心脏病中所占比例不到 1%,CCTGA 患儿的心室也是转位的,即右心房内的体静脉血回流到左心室,再到肺动脉(PA);而左心房内的肺静脉血经右心室流入主动脉。

19.2.1 D-型大动脉转位

在先天性心脏病的诊断中,D-TGA 排名在 5~6 位。20 世纪 80 年代之前,对 D-TGA 患儿常规应用心房调转术治疗,术后存活率>90%。目前已经有相当数量的术后存活患儿步入成年,很可能会出现不同程度的体循环心室的心力衰竭。静息状态下,右心室(right ventricular,RV)功能可以是正常的[5],但是活动耐力明显受限,这是因心脏的变时性及变力性功能储备较差(可能与心房补片缝线有关)[6,7]。心房调转术后潜在的可引起右心室功能不全的原因包括:右心室的机械活动方式及肌纤维排列与左心室不同;心房板障补片残余漏及梗阻,心房水平分流导致血流动力学状态不良;三尖瓣不能承担体循环压力,进而发生三尖瓣反流;在婴儿期因等待手术使心肌长时间缺氧,或是手术过程中低温等心肌保护措施较差而导致心肌纤维化[8]。可以通过SPECT检查发现慢性心内膜下心肌缺血[9]。

治疗方面主要以成人左心室心力衰竭的治疗措施为基础。外科手术之前,一定要使用各种手段对病情进行全面彻底的评估,其中包括血管造影。通常,解剖结构的异常都可以被诊断和纠治,而在心房调转手术后最常见的就是板障补片残余漏,这会引起左向右分流以至心力衰竭,常规情况下可以在导管室进行介入封堵。板障补片的狭窄可以引起上腔静脉(the superior vena cava,SVC)或下腔静脉(the inferior vena cava,IVC)的梗阻。当介入方法不能关闭板障的漏口以及扩张(包括置入支架)狭窄处,就需要进行外科手术。瓣膜结构上的问题可以出现类似心力衰竭的症状,需要积极考虑应对。尤其明显的是承担体循环的三尖瓣不适应体循环的高压力,往往需要进行手术修复或置换。对三尖瓣进行修复或置换手术的原则与处理二尖瓣基本相同,唯一不同的是它的位置偏前,对于外科医生来说显露相对容易一些。

对于无解剖异常的右心室心力衰竭,有两种方法可供选择:心脏移植或拆除原板障补片行动脉调转手术。前者遵循成人心脏移植手术的主要原则,据此,所有的结构连接都位于其正常的解剖位置(由于大动脉的旋转程度不足,主肺动脉更接近前后位置关系,即主动脉位于肺动脉前方)。拆除原有板障补片,行动脉调转术只是在几个特定的中心实施过。其中核心问题是对左心室功能的重新适应训练,以使其适应体循环。常用的方法是进行肺动脉环缩术,有时辅以主动脉到肺动脉的分流术[10]。大概1/3的患儿对肺动脉环缩术的反应不好,死亡率为14%[10]。特别值得关注的是,对青春期后形态左心室重新进行适应训练的反应情况不甚一致,所以12岁以上的患儿最好接受心脏移植。但是通过选择一些特定患儿,主要是年龄较小者,进行原有板障补片拆除,动脉调转手术不失为心脏移植之外一种有效的方法,远期疗效也较为理想。

19.2.2 CCTGA 患儿

与心房调转手术的存活者不同,CCTGA 患儿的临床进程是由一些相关的解剖结构缺陷决定的,例如室间隔缺损、三尖瓣(体循环房室瓣)脱垂反流、肺动脉瓣狭窄以及房室传导阻滞等电生理异常情况。CCTGA 患儿(主要是缺少伴随畸形)可以在无明显症状下进入成年,但是其中大部分随着年龄增长会出现右心室功能不全或衰竭。到45岁左右时,25%无伴随病变者和67%有伴随病变者会出现心力衰竭[11]。这就是一些学者推崇早期做心房、动脉双调转手术的原因[12],在条件优越的医院,早期对患儿进行双调转手术可以取得良好的远期生存率。使形态左心室和二尖瓣承担体循环的压力负荷,是这种手术的理论优势所在。当然,对患儿的严密随访也是必不可少的。年龄稍长且表现为心力衰竭的患儿,外科治疗方面与心房调转术后的患儿类似。如果存在心内结构异常,则强烈建议外科手术。当右心室功能不全伴有三尖瓣反流,尤其是瓣膜结构存在异常时,就需要进行瓣膜修复或置换手术。最近一项对123例患儿的回顾性研究发现:任何情况下右心室心力衰竭和需要三尖瓣手术干预都是导致死亡的风险因素[13]。严重右心室功能不全对内科治疗反应不良者,则需要考虑心脏移植。

19.3 单心室循环慢性心力衰竭的外科治疗

大多数单心室患儿在早期接受Norwood I 期姑息性手术,先行肺动脉环缩术,或者是主动脉、肺动脉分流术,然后是双向Glenn手术,最终实施Fontan手术(全腔肺连接术)。早期的姑息手术(如Norwood手术、肺动脉环缩术、体肺动脉分流术)使得体静脉血和肺静脉血完全混合,这就需要维持心排血量高于正常情况时的2~3倍[14,15]。在最后阶段的姑息手术(Fontan术)完成后,体循环心室(特别是形态右心室)的功能是否能维持稳定是值得怀疑的[16,17]。

单心室患儿的心力衰竭表现各有不同,经常伴有体循环静脉系统高压,而且要高于肺动脉压(血液被动流向肺部)。此外他们有限的运动耐力并不一定与心力衰竭有关,因为体循环或肺循环静脉梗阻,瓣膜反流或心律失常都与预后不良有关。据报道,成功进行Fontan手术后,5年生存率在70%~90%之间,而10年生存率在60%~80%之间[3,18]。一般说来,进行血流动力学的有创检查是需要的,用以评估与记录心肌功能障碍的情况,并排除其他可治疗性因素的存在。如果内科药物、外科手术及导管介入都不能奏效的话,那么心脏移植就成了唯一的治疗途径。目前具有单心室生理状态的患儿占先天性心脏病接受心脏移植者的70%~80%[3]。随着I期姑息手术后患儿生存率的提高,这个比例很可能会随之升高。最近一个大样本病例的回顾性研究显示,大部分(57%)因心室收缩功能不良所致心力衰竭的患儿接受了心脏移植手术。在接受心脏移植者中有43%的人其心室原本具备有效的收缩功能,但因Fontan术后的循环衰竭(即在没有心室功能障碍存在的情况下出现低心排血量的临床症状和征象)致使患儿运动耐力明显受限。图19.1展示了第一步姑息手术的具体步骤,上腔静脉肺动脉连接术也被称为Glenn手术。

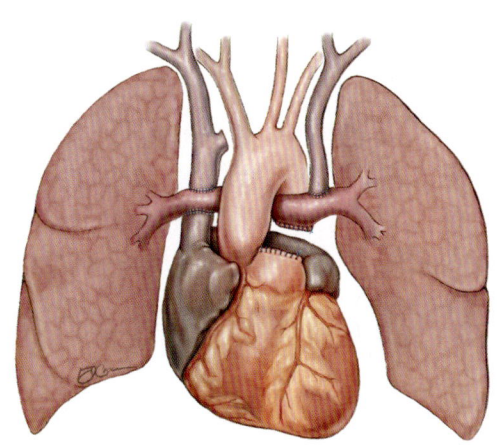

图19.1 Glenn腔静脉肺动脉连接手术,肺动脉近端缝闭,上腔静脉两断端分别缝合于右肺动脉上、下方,左上腔静脉缝合于左肺动脉。

对单心室患儿进行心脏移植手术会面临一些特殊的挑战,其中较为常见的包括:

(1) 这些患儿通常已经进行了多次手术,从而存在由一些主、肺动脉以及静脉与静脉之间的微小侧支循环,形成血管性粘连,同时还会有胸骨畸形的存在。

(2) 经常需要经腹股沟途径建立体外循环转流,而患儿往往因做过多次的心导管检查导致下肢血管闭塞,这就会使病情复杂化。在移植手术之前必须进行下肢血管检查。

(3) 超过90%的患儿[3]需要进行诸如肺动脉重建、肺静脉引流途径重建等手术,这同时会相应延长缺血时间及心肺转流时间。

(4) 大多数单心室的患儿都有不同程度的肺内动、静脉畸形存在,术后会发生显著的左向右分流和高心排血量的充血性心力衰竭,术后出现这种问题需要紧急行介入治疗,用弹簧圈进行封堵。

(5) 此类患儿因长期处于体循环静脉压升高的状态,故有外周器官的损害,如肝脏纤维化或肾损害。

(6) 这些患儿通常身体虚弱,而且活动耐量严重受限。

(7) 蛋白质丢失性肠道疾病是一个未被充分认识的单心室长期合并症,有时可以通过心脏移植进行有效治疗[3,19],但它也是移植后导致死亡的一个明确的危险因素。

基于上述原因,心脏移植术后的疾病进程与非单心室移植术后的情况相比要更加复杂。感染较为常见,发生率约为22%[3],而所有心脏移植患儿的感染发生率为7%～30%。在最近的一个大型研究中,单心室进行心脏移植患儿Kaplan-Meier总体生存曲线显示1年和10年的生存率分别为72%和62%[3]。据国际心肺移植协会登记注册机构的报道,对于术后1年生存率来说,任何种类的先天性心脏病都是一个显著的危险因子[21]。目前Fontan术后长期存活的病例数量已经越来越多。对于那些单心室生理失代偿的患儿,心脏移植就成为标准的治疗方式。要更加重视患儿选择和移植手术时机,以改善预后。

19.4　先天性心脏病术后急性心力衰竭

机械辅助循环是儿童先天性心脏病术后心力衰竭治疗的一项重要措施,其中取得经验最多的是体外膜肺氧合(extracorporeal membrane oxygena,ECMO)装置[22]。由于体重所限,其他辅助装置在儿童中应用甚少。较小型的心室辅助装置主要是在欧洲进行研发,并已经应用于新生儿[23]。而在大洋彼岸的美国,目前仍没有FDA认可的用于小儿的心室辅助装置。体重>45 kg的青少年和儿童经常使用成人型号的心室辅助装置。对于某一特定患儿,选用何种辅助方式主要取决于患儿年龄、身体的大小、特殊的病理生理状况、可供选择的辅助设备以及医生的技能经验。

传统的适应证包括对药物反应不良的低心排血量状况和心脏停跳后的复苏支持。随着机械辅助后生存率的提高,其适应证的范围近来也得到了扩展,其中包括对需要持续增加正性肌力药物用量支持仍有外周器官灌注不良的患儿,以及完成Ⅰ期姑息手术后的新生儿进行较早的机械辅助[24]。机械辅助可以帮助患者术后恢复,心脏得以在此期间重新适应。应该积极地通过超声心动图和心血管造影对不彻底的修复手术及残余血流动力学异常进行甄别,如果确实存在就应予以纠正。同样,如果患儿不能脱离体外循环,在排除残余畸形之后,可以过渡到机械辅助循环。总体说来,在心脏术后即刻进行机械辅助循环的效果相对较差,不如其他的一些疾病,如心肌炎、难治性心律失常等[22]。最近一项研究通过对96例患儿10年的观察,其出院生存率为40%。尽管现在有些研究显示单心室患儿应用机械辅助循环的效果得到一定改善，但其预后仍是较差[24]。如果心脏功能预计不可能恢复，此时机械辅助循环就作为现阶段与将来心脏移植手术之间的过渡[26]。接受ECMO辅助后再进行心脏移植的患儿，其远期预后与没有应用过ECMO的患儿基本相似[26]。此外，ECMO也可以用作心脏移植术后的有效辅助手段，对于心脏术后患儿，ECMO的插管通常是经胸骨正中切口完成的，如果是近期未行胸骨切开的患儿，则在右侧颈动、静脉进行插管。

图19.2展示原Glenn手术的分流途径被拆除，准备植入供体心脏，图19.3所展示的是供心植入后与正常循环途径相连接的情况。

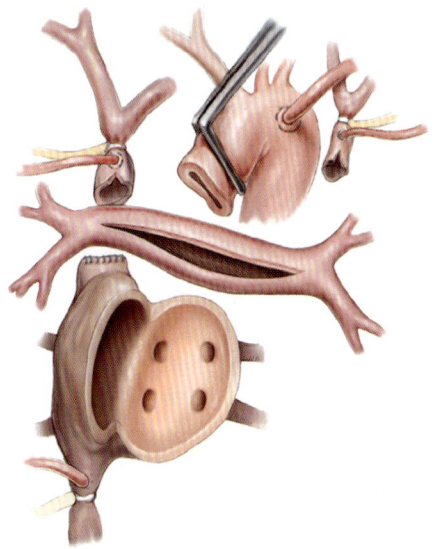 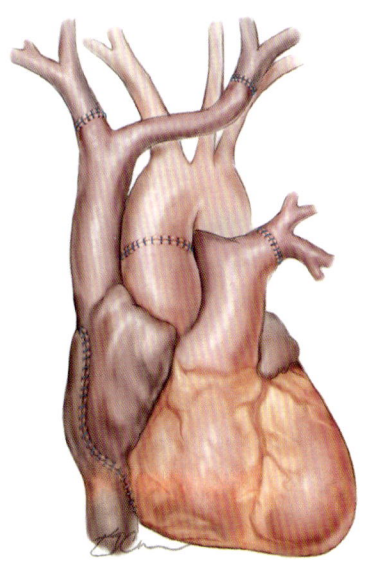

图19.2 主动脉阻断，原Glenn手术的上腔、肺动脉连接被拆除，上腔静脉在右心房上方横断，肺动脉上纵行切口，切断左上腔静脉，切开心房。

图19.3 各个切口与供心吻合连接，心脏移植完成。

记忆要点

> ➤ 儿童心力衰竭是一个很重要的问题，其概念范围的界定不如成人明确，而且多与高死亡率和并发症发生率相关
> ➤ 超过1/4的心力衰竭患儿具有遗传学基础
> ➤ 相当数量的复杂性先天性心脏病患儿为单心室循环生理，或是先天性的，或是手术结果，对这种疾患的处理相当复杂
> ➤ 对于儿童终末期心力衰竭可选用的机械辅助循环手段比较有限
> ➤ 由于缺乏供体器官，限制了儿童移植手术的开展

参 考 文 献

1. Lipshultz SE, Sleeper LA, Towbin JA, et al. The incidence of pediatric cardiomyopathy in two regions of the United States. N Engl J Med. 2003; 348: 1647-1655.
2. Boucek MM, Edwards LB, Keck BM, et al. The registry of the International Society for Heart and Lung transplantation: Sixth official pediatric report-2003. J Heart Lung Transplant. 2003; 22: 636-652.
3. Jayakumar KA, Addonizio LJ, Kichuk-Chrisant MR, et al. Cardiac transplantation after the Fontan or Glenn procedure. J Am Coll Cardiol. 2004; 44: 2065-2072.
4. Rosenthal D, Chrisant MRK, Edens E, et al. International Society for Heart and Lung Transplantation: Practice guidelines for management of heart failure in children. J Heart Lung Transplant. 2004; 23: 1313-1333.
5. Redington AN, Rigby ML, Shinebourne EA, Oldershaw PJ. Changes in the pressure/volume relation of the right ventricle when its loading conditions are modified. Br Heart J. 1990; 63: 45-49.
6. Hagler DJ, Ritter DG, Mair DD, et al. Right and left ventricular function after the Mustard procedure in transposition of the great arteries. Am J Cardiol. 1979; 44: 276-283.
7. Reybrouck T, Gewillig M, Dumoulin M, van der hauwaert LG. Cardiorespiratory exercise performance after Senning operation for transposition of the great arteries. Br Heart J. 1993; 70: 175-179.
8. Fogel MA, Weinberg PM, Fellows KE, Hoffman EA. A study in ventricular-ventricular interaction. Single right ventricles compared with systemic right ventricles in a dual chamber circulation. Circulation. 1995; 92: 219-230.
9. Millane T, Bernard EJ, Jaeggi E, et al. Role of ischemia and infarction in late right ventricular dysfunction after atrial repair of transposition of the great arteries. J Am Coll Cardiol. 2000; 35: 1661-1668.
10. Poirier NC, Yu JH, Brizard CP, Mee RB. Longterm results of left ventricular reconditioning and anatomic correction for systemic right ventricular dysfunction after atrial switch procedures. J Thorac Cardiovasc Surg. 2004; 127: 975-981.
11. Graham TP Jr, Bernard YD, Mellen BG, et al. Longterm outcome in congenitally corrected transposition of the great arteries: A multi-institutional study. J Am Coll Cardiol. 2000; 36: 255-261.
12. Duncan BW, Mee RB, Mesia CI, et al. Results of the double switch operation for congenitally corrected transposition of the great arteries. Eur J Cardiothorac Surg. 2003; 24(1): 11-19.
13. Hraska V, Duncan BW, Mayer JE Jr, et al. Long-term outcome of surgically treated patients with corrected transposition of the great arteries. J Thor Cardiovasc Surg. 2005; 129: 182-191.
14. Sluysmans T, Sanders SP, van der Velde M, et al. Natural history and patterns of recovery of contractile function in single left ventricle after Fontan operation. Circulation. 1992; 86: 1753-1761.
15. Tanoue Y, Sese A, Ueno Y, Joh K, Hijii T. Bidirectional Glenn Procedure improves the mechanical efficiency of a total cavopulmonary connection in high-risk fontan candidates. Circulation. 2001; 103: 2176-2180.
16. Berman NB, Kimball TR. Systemic ventricular size and performance before and after the bidirectional cavopulmonary anastomosis. J Pediatr. 1993; 122: S63-S67.
17. Mahle WT, Coon PD, Wernovsky G, Rychik J. Quantitative echocardiographic assessment of the performance of the functionally single right ventricle after the Fontan operation. Cardiol Young. 2001; 11: 399-406.
18. Lamour JM, Addonizio LJ, Galantowicz ME, et al. Outcome after orthotopic cardiac transplantation in adults with congenital heart disease. Circulation. 1999; 100(suppl): II200-II205.
19. Mertens L, Hagler DJ, Sauer U, et al. Protein-losing enteropathy after the Fontan operation: an international multicenter study. J Thorac Cardiovasc Surg. 1998; 115: 1063-1073.
20. Doelling NR, Kanter KR, Sullivan KM, et al. Medium term results of pediatric patients undergoing orthotopic heart transplantation. J Heart Lung Transplant. 1997; 16: 1225-1230.

21. Boucek MM, Edwards LB, Keck BM, et al. The registry of the International Society for Heart and Lung transplantation: Fifth official pediatric report-2001 to 2002. J Heart Lung Transplant. 2002; 21: 827-840.
22. Duncan BW. Mechanical circulatory support for infants and children with cardiac disease. Ann Thorac Surg. 2002; 73: 1670-1677.
23. Sidiropoulos A, Hotz H, Konertz W. Pediatric circulatory support. J Heart Lung Transplant. 1998; 17: 1172-1176.
24. Shen I, Ungerleider RM. Routine use of mechanical ventricular assist following the Norwood procedure. Semin Thorac Cardiovasc Surg Pediatr Card Surg Annu. 2004; 7: 16-21.
25. Ibrahim AE, Duncan BW, Blume ED, Jonas RA. Long-term follow-up of pediatric cardiac patients requiring mechanical circulatory support. Ann Thorac Surg. Jan 2000; 69(1): 186-192.
26. Kirshbom PM, Bridges ND, Myung RJ, Gaynor JW, Clark BJ, Spray TL. Use of extracorporeal membrane oxygenation in pediatric thoracic organ transplantation. J Thorac Cardiovasc Surg. 2002; 123(1): 130-136.

20. 麻醉及血流动力学管理

Mark A. Chaney

20.1 引言

心力衰竭患者的药物治疗无疑是具有挑战性的,而对这些常常极其危重个体的围术期麻醉管理更具挑战性,原因包括:镇静止痛等麻醉技术会损害心血管系统、患者接受重大创伤手术、体外循环的损伤等。为了获得确定可靠的术后结果,真正的团队应由外科医生、麻醉师、体外循环师以及护理人员组成。彼此之间充分沟通对获得满意的围术期结果是很有必要的。麻醉师的工作是为接受特定手术的每个患者选择并实施安全适当的麻醉技术,而在多数情况下并没有指定的药物或技术,正如我们所见,可以通过许多麻醉方式安全地达到明确的麻醉目标(镇痛、镇静、肌松)。要管理这些患者,麻醉师面临的最具挑战性的任务之一是维持血流动力学稳定。成功的关键是通过各种监测技术(心电图、肺动脉漂浮导管、经食管超声心动图等),正确鉴别产生血流动力学不稳的原因(前负荷、心肌收缩力、后负荷)。也正如我们所见,这些明确的目标(最佳前负荷、心肌收缩力、后负荷)也可以通过许多方式达成。

对心力衰竭患者进行成功的围术期麻醉管理是复杂和具有挑战性的。管理这些患者的麻醉师需要具备心血管生理学和药理学、麻醉药物和技术在心血管系统的生理学效应等相关知识,以及合理评估和处理血流动力学不稳的能力。如今,管理这些危重患者的麻醉师还应具备诸如经食管超声心动图等相关技能。明确的围术期目标可以通过许多方式安全地实现。因此,对严重心力衰竭患者进行成功的围术期管理是一门需要丰富临床经验的"艺术"。

20.2 麻醉监护

20.2.1 术前评估

术前评估的目标包括降低术后死亡率,提升质量并降低围术期监护成本,使患者尽快恢复功能。依照传统治疗,麻醉师通过和患者见面来询问病史及手术史,给出适当的实验室检查医嘱、对患者进行围术期监护宣教并且回答患者的疑问。

表20.1列出的是麻醉师术前评估所要回顾的项目。很多因素会明显影响围术期的麻醉管理。举例来说,出现肾功能衰竭和(或)肝功能衰竭可能意味着某些麻醉药物不能使用。尤其在制订心力衰竭患者麻醉计划前,需要了解目前的药物治疗情况(比如β受体阻滞剂、利尿剂、洋地黄等)。另外,某些术前检查(心脏超声检查、心导管等)能提供麻醉师关于左心室功能

和瓣膜功能有价值的信息，也应在制订麻醉计划前获知。

表 20.1　术前评估

年龄/性别/种族/身高/体重
拟行的手术
既往病史
手术史
过敏史
目前治疗方案
生命体征
体检
实验室检查
其他检查

表 20.2　麻醉常用药物

静脉用阿片类药物
　　吗啡、芬太尼、舒芬太尼
静脉用苯二氮䓬类药物
　　地西泮、咪达唑仑
吸入性麻醉
　　异氟醚、地氟醚、七氟醚
静脉用 α2 受体激动剂
　　右旋美托咪啶
静脉用肌松药
　　泮库溴铵、维库溴铵、罗库溴铵

心力衰竭患者可能接受的外科手术种类很多。因此，所有围术期医护人员（外科医生、麻醉师、体外循环师和护理人员）对于相关手术（如冠状动脉旁路移植术、瓣膜成形或置换术、心室重建术等）都应了如指掌。另外，是否应用体外循环也要在术前明确，目前，许多心脏外科手术正尝试在没有体外循环辅助（非体外循环）下完成。

如果应用体外循环，可能需要的特殊技术也应事先考虑清楚（常温、低温、不停跳、停跳）。制订的手术方案以及是否应用体外循环（往往在术中经食管超声心动图评估之后才能决定）都会影响麻醉技术的应用。

20.2.2　麻醉管理的目标

麻醉的主要目标包括镇痛、遗忘、血流动力学稳定和肌肉松弛。表 20.2 列出麻醉师安全达到麻醉目标常用的方法（安全达到血流动力学稳定的方法稍后再讨论）。最常用的是阿片类静脉镇痛剂（镇痛）、苯二氮䓬类静脉镇静剂（遗忘）和吸入性麻醉剂（镇痛和遗忘）的麻醉组合。在"快通道"时代，往往为特定患者选择特定药物和剂量以达到特定麻醉目标，最终是为了使患者在术后早期快速从麻醉中苏醒。因此，短效药物（芬太尼、咪达唑仑）和（或）吸入性麻醉剂很受偏爱。

20.2.3　监护麻醉

常规监护麻醉是指简单的静脉镇静。最常见情况是，对有自主呼吸的患者给予静脉内阿片类药物和静脉内苯二氮䓬的组合。因为使用阿片类和苯二氮䓬类药物的剂量必须谨慎且控制在适当最小量（两种药物均能导致呼吸抑制），监护麻醉在心力衰竭患者仅适用于一些微创手术（如起搏器等）。

20.2.4　局部麻醉

局部麻醉通常指各种周围神经阻滞（胸骨旁阻滞、肋间神经阻滞等）、腰麻技术和（或）硬膜外麻醉技术[1]。常规全身麻醉可与局部麻醉相结合,传统局部麻醉通常指对有自主呼吸患者应用局部麻醉以及静脉麻醉。因此,静脉使用阿片类和苯二氮䓬类药物的数量须小心地控制在一个适当的最小量,这限制了局部麻醉下心力衰竭患者可接受的手术范围。

虽然心脏手术中局部麻醉技术的使用越来越多,但仍有很多争议,并引发了许多知名心脏麻醉专业人士的各种评论。存在争议(很有可能会持续一段时间)的主要原因之一是,大量关于这一主题的临床研究没有被优化设计,而且应用的技术各不相同,因而得出的结论不能被广泛认同[2-5]。

20.2.5 全身麻醉

全身麻醉通常指联合应用中、大剂量静脉内麻醉药物和吸入麻醉药物,合并或不合并应用静脉肌松剂,同时予以气管插管和机械通气。大多数(有或没有心力衰竭)患者在接受心脏手术时都会应用气管插管全身麻醉。经机械通气对呼吸系统的管理使麻醉师可以大胆使用静脉内麻醉剂和(或)吸入性麻醉剂,如此心脏手术才能顺利进行。全身麻醉有时也需要同时辅以某些局部麻醉技术。

20.2.6 术前给药

术前给药的目的是在麻醉前减轻患者的焦虑、产生遗忘以及减轻麻醉前建立静脉通路时的疼痛,同时避免呼吸和心脏抑制。通常静脉内使用小剂量阿片类以及苯二氮䓬类药物就能实现。另外,大多数麻醉师会让患者手术前当天早上服用平时常规服用的心脏药物,如β受体阻滞剂等,以期术中血流动力学稳定。

20.2.7 监测

心脏手术中需监测很多生理学参数指标(表 20.3)。动脉血压可通过有创或无创的方式监测,可用心电监护来监测心率和心律,心脏功能(前负荷、心肌收缩力等)通常可通过漂浮导管和(或)者经食管心脏超声检查来评估,这些将在这一个章节中的后半部分详细讨论。肺功能评估的方法很多,包括动脉血气分析(氧、二氧化碳测定)以及肺顺应性的评估。所有接受心脏手术的患者都需进行尿量监测,术前肾功能不全患者尤为需要。维持患者术中体温也相当重要(且有时很困难),尤其在非体外循环心脏手术中。围术期反复监测动脉血样来监测肺功能、电解质(钾、镁等)、血糖和血红蛋白水平。基本上所有心脏手术患者都会接受一定程度的抗凝,所以监测凝血功能也很重要。脑功能的监测存在一些争论,神经系统损害(由微栓或大的栓子)在心脏外科中常见。虽然许多研究正在进行,但是,目前还没有一个可靠而且有效

表 20.3 监测的生理学指标

动脉血压
心率和心律
心功能
肺功能
肾功能
体温
血气分析
凝血功能
大脑功能

地预测术中及术后神经系统损伤(卒中或弥漫性神经精神功能异常)的方法。

20.2.8 全身麻醉的诱导

心脏手术全身麻醉诱导之前,许多事项需要准备和检查。这包括检查麻醉机器、气道管理设备(包括喉镜)与准备适当药物(麻醉药物、常规心血管药物),然后,开放外周静脉通路,注射麻醉前药物。大多数麻醉师会在麻醉诱导前留置动脉导管测压(通常通过桡动脉)。心力衰竭患者全身麻醉前诱导也可以有很多种方法。任何一种麻醉药物组合必须根据其麻醉特性和血流动力学的影响而选择。必须知道基本上所有静脉内以及吸入性麻醉剂对心肺功能有抑制作用,而且具有剂量相关性。另外,麻醉师应该在麻醉诱导前充分了解患者的心脏功能(左心室功能、瓣膜疾病等),因为必须根据每个患者的特定生理学目标决定具体使用的麻醉药物,如对主动脉狭窄患者避免使用动脉扩张剂等。通常最常用静脉内阿片类药物(镇痛)、静脉内苯二氮䓬类(遗忘)和吸入性麻醉剂(镇痛和遗忘)的组合。全身麻醉诱导后,插入带气囊的气管插管(通常是应用肌松剂之后)。选择肌松剂是建立在其药代动力学(起效时间、半衰期等)以及对血流动力学影响的基础上。大多数患者通过喉镜完成气管插管。然而,对于气道解剖异常的患者,气管插管须用其他方式(清醒纤维支气管镜、麻醉纤维支气管镜等)。一旦气管插管完成,机械通气就开始了。

20.2.9 全身麻醉的维持

全身麻醉的维持包括静脉内麻醉和(或)者吸入性麻醉的持续应用以达到镇痛和遗忘的目标(可能需要肌松)。肌松剂在心脏手术期间并非必须,不过在某些情况下会使用(便于气管插管、降低氧耗、预防寒战或是避免关键操作时意外的运动)。持续肌肉麻痹的缺点是有轻微躯体麻木的征兆。如果手术应用体外循环技术,一般由持续静脉内麻醉剂和(或)吸入性麻醉剂来维持全身麻醉。

20.2.10 全身麻醉的苏醒

为了缩短ICU时间并减少费用,麻醉师设计的麻醉目标不但要求实现手术期间全身麻醉的需求(遗忘、镇痛、肌松、血流动力学稳定等),同时也要求手术后迅速恢复意识和自主呼吸。目标是在术后2～4小时内,非复杂手术患者在ICU内病情稳定后快速拔除口插管。因此,目前起效快、时效短的麻醉剂正在努力研发中,阿片类以及苯二氮䓬类也可以根据患者的个体情况在术中术后酌情给予。

20.3 血流动力学管理

对于低血压和(或)低心排血量患者的治疗措施,包括控制心率和心律、优化前负荷、改善心肌收缩力和(或)调节体循环阻力[6,7]。处理低血压和(或)低心排血量患者时,临床医生最重要的任务就是正确评估引起血流动力学不稳定的原因,包括心率、心律、前负荷、心肌收缩力和(或)体循环阻力。病因一旦明确,就应开始针对性治疗。治疗方案的决定对临床很重要,准确恰当的方案能提高救治机会。相反地,不适当的临床治疗方案则是致命的。举例来说,左心衰竭导致的低血压和(或)低心排血量患者,使用缩血管药物会使病情恶化,该患者真正需要的是增加心肌收缩力和(或)降低后负荷而不是应用缩血管药物。第 20.3.1 将会把重点集中放在如何正确地评估血流动力学不稳、明确生理学目标、开始针对性治疗和评估所选择的治疗方案的效果[8,9]。

20.3.1 血流动力学紊乱的评估

对于血流动力学紊乱的评估必须借助多种临床参数(表 20.4),其中心率、心律和血压显然在血流动力学紊乱的早期评估中起重要作用。低血压的程度(轻度、中度、重度)决定临床医生选择手术的时机。对于某些患者,控制好心率和(或)心律就能稳定血流动力学。体检在诊断急性病变(气胸、血胸、急性瓣膜功能不全)方面很有价值,但在诊断治疗心室衰竭方面价值有限。尿量和精神状态对一些患者的诊断有帮助,但低心排血量的经典指标(尿量少、代谢性酸中毒)也并非总是可靠。因此,基本上所有血流动力学不稳定的患者需要比常规治疗更多的处理,且需要获得更多的信息来对其血流动力学进一步评估。这些信息可通过中心静脉压测定、漂浮导管置入和(或)超声心动图检查获得。这三种方法各有利弊。

表 20.4 血流动力学不稳定的评估

血压、心率
心电图
精神状态、尿量
动(静)脉血液分析
中心静脉压
漂浮导管
心脏超声图

对所有血流动力学不稳患者常规应用肺动脉导管检查的方法已经逐渐被其他方法代替。一般来说,对心功能尚可(LVEF>40%)且没有严重瓣膜病变的患者仅用一个中心静脉压力进行监测即可。如果患者情况继续恶化[进行性低血压、不明原因的少尿和(或)酸中毒],那么就需要置入漂浮导管来收集更多数据,比如右心室压力、肺动脉压力和肺动脉嵌压。其他一些参数也同样可以获取,比如心排血量/心指数、肺动脉阻力、体循环血管阻力。一些特殊功能也可以通过肺动脉导管获得,比如持续性心排血量监测、持续性混合静脉血氧饱和度监测、起搏功能和(或)右心室射血分数。

20 世纪 70 年代发明的血流导向性肺动脉导管是当时血流动力学监测最主要的进展。通过肺动脉导管能采集到大量数据(心内压力测定、血流动力学和肺血管的参数)。然而,必须记住,由肺动脉导管所获得的数据可能是错误的,或者可能会误导临床[10,11]。一些最近的临床研究显示,从肺动脉导管获得的数据可能在实际上引导临床医生做出不正确的治疗,最终可能导致病情加重和死亡。这些临床研究已经激起了关于肺动脉导管应用的争议,一些研究人员(笔者)甚至建议放弃使用肺动脉导管。

肺动脉导管走向"灭亡"的主要原因可能是在过去 20 年内出现了超声心动图检查(特别是

经食管心脏超声）。很显然，从超声心动图获得的信息远远超过（无论是质量还是数量）肺动脉导管。此外，超声心动图获得的数据帮助证明许多从肺动脉导管获得的数据可能是错误的和（或）可能引起误导。尤其，超声心动图能明确提供关于前负荷、心肌收缩力、外周阻力的数据，然而肺动脉导管只能间接显示这些重要参数。此外，超声心动图能提供肺动脉导管不能提供的有价值临床数据，如舒张功能、心肌缺血情况、瓣膜功能、潜在动脉瘤或夹层、心包积液或压塞、心内导管位置（表20.5）。美国麻醉协会以及心血管麻醉学经食管心脏超声特别工作小组认为"不明原因的血流动力学不稳定而且对传统治疗效果不佳"是行经食管心脏超声的Ⅰ类指征（通常能有效提高治疗效果）[12]。

表 20.5　漂浮导管及超声数据的比较

明确因素	漂浮导管数据	超声数据
前负荷	CVP，PAOP	直接
后负荷	SVR	所有压力
收缩功能	SV，CO	FAC，EF，SV，CO，ESPVR
舒张功能	CVP，PAOP	形态学表现
心肌缺血	不敏感	敏感
瓣膜功能	间接	直接
动脉瘤/夹层	无用	非常有用
积液/心脏压塞	间接	直接
心内导管	无用	非常有用

注：CVP：中心静脉压；PAOP：肺动脉嵌压；SVR：外周血管阻力；SV：每搏量；CO：心排血量；FAC：节段运动变化；ESPVR：收缩末期压力容量关系。

20.3.2　治疗的生理学目标

通过适当体检、有创性检查（中心静脉压力、肺动脉导管）和（或）超声心动图检查，一般就能决定治疗的生理学目标。一旦控制了心率和心律，临床医生将选择血管内容量、心肌收缩力和（或）体循环阻力（表20.6）的最佳组合。每项指标（前负荷、心肌收缩、后负荷）的相对重要性在每个特定患者身上都不同，具体治疗方案将由临床医生在评估血流动力学时决定。一旦治疗的生理学目标确定，治疗方案也就成形了。

表 20.6　治疗的生理学目标

循环容量？
　胶体/晶体
心肌收缩？
　强心药物
体循环血管阻力？
　缩血管药物

20.3.3　特殊治疗的选择

要获得最佳血管内容量（前负荷）可以通过静脉内注射晶体和（或）胶体；提高心肌收缩力

可通过静脉内应用正性肌力药物;增加外周阻力(后负荷)可通过静脉内应用缩血管药物。表20.7列出了目前最常用的正性肌力药物以及缩血管药物。

多巴胺是一种内源性的儿茶酚胺,而且是去甲肾上腺素和肾上腺素的一个前体。它通过α、β和多巴胺受体发生效应。在低剂量[1~3 mcg/(kg·min)]时,多巴胺主要刺激多巴胺受体。增加剂量至6~14 mcg/(kg·min)时主要刺激β受体,剂量较大[>14 mcg/(kg·min)]时则仅刺激α受体。多巴胺剂量依赖效应的特异性不是非常强,而且受许多因素影响。由于对肾脏的特殊效应使得多巴胺与其他内源性儿茶酚胺不同。它能直接舒张肾脏入球小动脉同时间接收缩出球小动脉,以此增加肾血流、肾小球滤过压和肾小球滤过率。

多巴酚丁胺是一种合成儿茶酚胺,通常剂量依赖性地增加心排血量以及降低舒张期充盈压,其作用原理是兴奋β受体(仅有最小的α受体活性)。通过对静脉床容积的肾上腺素能刺激减少从而增加静脉回流,最终导致心排血量的增加。除了增加心肌收缩力之外,多巴酚丁胺还可能改善缺血心肌的代谢。

多培沙明是一种相对新型的合成儿茶酚胺,结构上与多巴胺和多巴酚丁胺相关。它同时刺激多巴胺受体和β受体,其在神经源性儿茶酚胺摄取机制中的抑制作用也已得到证实,并可解释其正性肌力作用。持续性输注多培沙明致体循环尤其肾入球血管扩张,引起后负荷降低、心排血量增加和肾灌注增加。多培沙明通过显著的全身动脉血管舒张降低后负荷,通过选择性扩张肾血管增加肾灌注,通过直接及间接的正性肌力作用刺激心脏。心排血量的增加似乎仅与心率的加快有关,因为每搏量的变化很小。多培沙明的生理学效果维持在1~4 mcg/(kg·min)时最显著。

肾上腺素以剂量依赖的方式同时刺激α和β受体。内源性肾上腺素分泌是支持心肌收缩力的关键,同时维持血管床张力和调节机体的应激反应。肾上腺素以剂量依赖性的方式增加每搏量和心排血量[10~40 ng/(kg·min)]。然而,心率也可能过度加快。

异丙肾上腺素是一种强效的β受体激动剂。异丙肾上腺素扩张骨骼、肾脏和肠系膜血管并降低舒张压。其较强的变时作用以及降低冠状动脉灌注压(因降低舒张压)的特性限制其在冠心病患者中的应用。异丙肾上腺素在急性心动过缓或心脏阻滞时有独特的刺激心肌起搏细胞的作用,它通过缩短不应期来增加心肌组织的传导和自律性。异丙肾上腺素引起的心动过速既是直接的心脏效应,也是周围血管扩张引起的间接效应。异丙肾上腺素的其他应用还包括与肺高压相关的右心室功能不全。然而,虽然异丙肾上腺素是一种很好的肺血管扩张剂,但灌注压的降低(特别是舒张压)可能导致右心室缺血。

磷酸二酯酶抑制剂是非儿茶酚胺和非肾上腺素能药物[13],其正性肌力活性不依赖β受体刺激。因此,磷酸二酯酶抑制剂的临床功效不受β受体阻滞剂及β受体下调的影响。虽然磷酸二酯酶抑制剂的作用机制还没有被精确阐明,但是理论之一是对心肌中最多见的Ⅲ型磷酸二酯酶的抑制作用,引起环磷酸腺苷(cAMP)继发性升高,钙细胞内流增加,最终心肌收缩力增加。该药物也会引起体循环以及肺血管扩张。综合其对血流动力学的影响(正性肌力作用和血管扩张作用),正性扩血管(inodilator)一词被发明出来专指这一类药物。由于这类药物发挥非肾上腺素能性的血流动力学效应,与传统的β受体激动剂合用时,可以对心脏产生协同作用。磷酸二酯酶抑制剂降低肺血管阻力的机制是对肺血管的直接作用——增加环磷酸鸟苷(cGMP)水平,以及间接作用——增加心排血量、降低肺动脉嵌压。

洋地黄与钠钾 ATP 酶的一个亚基结合,从而完全性抑制了酶转运的过程。因此,细胞内钠和钙增加、细胞内钾流失。细胞内钠水平提高增加了钙与收缩蛋白的接触,从而增加了心肌收缩力。细胞内钙增加与细胞内 pH 降低相关,从而促进钠离子内流和氢离子外流,并增加了细胞内钠离子浓度和心肌收缩力。洋地黄的正性肌力作用不受儿茶酚胺影响。洋地黄增加心肌收缩的力量和速度但不增加心排血量,心室舒张末容积和舒张末压力降低,其正性肌力作用是很微弱的。洋地黄在静注后 15~30 分钟起效,在 2~5 小时后达到高峰。需要谨记的是,地高辛的治疗浓度窗相对狭窄,易发生严重的中毒(传导阻滞、自律性升高)。

甲状腺激素对心血管系统的效应在甲状腺功能亢进和甲状腺机制不全的临床诊疗中很好地得到确认。临床研究提示,血浆甲状腺激素浓度的降低可能与一些临床情况下心肌功能的减退有关,比如体外循环手术和器官移植之后。然而,血流动力学不稳的临床病例中应用甲状腺激素治疗还值得探讨。

钙能拮抗儿茶酚胺的活性作用,但是不改变磷酸二酯酶抑制剂的强心作用。缺血再灌注期间的钙离子内流,可能增加耗氧量并造成心脏舒张功能障碍。然而,当经静脉应用钙剂时,通常会通过增加体循环血管阻力而增加平均动脉压,同时可能改善右心室功能。

镁在细胞能量的转运和利用(包括腺苷三磷酸)以及维持细胞膜功能方面都起到了重要作用,被广泛地应用于心肌梗死后心律失常治疗。镁通过调节血管张力、细胞内钙离子水平、儿茶酚胺活性以及腺苷三磷酸代谢影响血流动力学。镁缺乏尤其在心肌缺血时对心血管的影响明显,有报道心脏术后心室功能不全时镁能改善血流动力学表现。

去甲肾上腺素以剂量依赖性状态同时刺激 α 和 β 受体。经历了长时期的弃用,去甲肾上腺素在血流动力学不稳的处理中再次得到青睐。如应用恰当,去甲肾上腺素能升高血压、增加心搏量、增加心排血量,同时增加尿量。

苯肾上腺素无 β 受体激动活性,而仅有 α 受体激动作用。因此,苯肾上腺素的生理学效应是使外周血管阻力增加,但不提高心肌收缩力。

精氨酸血管加压素是仅在下丘脑合成并在垂体后叶释放的内源性多肽。通常,血管加压素随血管容积和血管张力的改变而释放。血管加压素与两种不同受体结合:针对肾脏的 V2 受体和引起血管收缩的 V1 受体。虽然在正常情况下血管加压素对维持血压不起作用,但是一些研究显示血管加压素在处理某些顽固性血管扩张状况时有帮助[14,15]。在一种称为后调性血管扩张性休克的综合征中(特点是儿茶酚胺抵抗,尽管应用了去甲肾上腺素体,循环阻力仍然低下),应用血管加压素在维持血流动力学稳定性方面是有效的。很多研究都在探讨血管加压素在处理感染性休克及体外循环后血管扩张状态时的作用。虽然这种血管扩张状态的确切机制还不清楚,但经历过血管扩张状态的患者都表现为循环中血管加压素明显减少。对这些患者每小时静脉注射 2~8 单位血管加压素,能显著改善血流动力学状态,而>8 单位/小时的剂量并不能增加疗效。

最近,有文献报道了几例通过静脉注射鸟苷酸环化酶抑制剂亚甲蓝成功治疗体外循环后去甲肾上腺素抵抗性血管麻痹的病例[16]。亚甲蓝的有效意味着顽固性血管麻痹可能与一氧化氮合成和血管平滑肌鸟苷酸环化酶活性的失调有关。目前这些数据仅来自个案报道,亚甲蓝的疗效还没有在大样本研究中得到证实。亚甲蓝还被有效地用于治疗感染性休克和外周血管阻力低下。亚甲蓝在治疗去甲肾上腺素难治性血管麻痹方面也有一些负面报道,如心律失常、冠状动脉痉挛、低心排血量、肾血流和肠系膜血流低下、肺血管压力和阻力升高以及血气交换低下。然而,这些副作用大都与剂量相关,当亚甲蓝剂量<2 mg/kg时一般不会发生。

表20.7 特殊治疗的选择

正性肌力心药物		
β受体激动剂	磷酸二酯酶抑制剂	其他
多巴胺	氨力农	洋地黄类
多巴酚丁胺	米力农	甲状腺素
多培沙明	依诺西蒙	钙
肾上腺素		
异丙肾上腺素		
缩血管药物		
α受体激动剂	血管紧张素	亚甲蓝
去甲肾上腺素		
去氧肾上腺素		

20.3.4 治疗的评估

治疗的评估指标包括对在血流动力学不稳定初期就已考虑到的相同的生理学参数,如心率(心律)、前负荷、心肌收缩力和外周血管阻力等。这还包括对血压、心率(心律)、精神状态(如果可行)、尿量、中心静脉压,以及来自肺动脉导管和(或)超声心动图数据进行重新评估。

20.4 结论

对心力衰竭患者的围术期麻醉管理是复杂和具有挑战性的。为了确保良好的术后结果,要建立一个包括外科医生、麻醉师、体外循环师和护理人员在内的团队。管理这些患者的麻醉师需要具备心血管生理学和药理学、麻醉药物和技术对心血管系统的生理影响等相关知识,以及合理评估和处理血流动力学不稳定的能力。多数时候,并没有指定的药物或技术。明确的麻醉目标(镇痛、遗忘、肌松)可以通过许多麻醉方式安全地做到。如今,管理这些危重患者的麻醉师应该掌握诸如经食管超声心动图等相关技能,这样可以简化血流动力学不稳患者的评估并指导外科手术操作。需要重申的是,明确的目标(最佳前负荷、心肌收缩力、后负荷)是通过许多途径安全实现的。因此,对心力衰竭患者进行成功的围术期麻醉管理是一门需要丰富临床经验的"艺术"。

记忆要点

> ➤ 心力衰竭患者手术的成功依赖一个完善的团队,心脏麻醉师是该团队中的重要成员
> ➤ 外科医生、麻醉师、体外循环师、护士之间的良好沟通对手术成功至关重要
> ➤ 全面的血流动力学监测包括动脉测压导管、肺动脉导管、经食管超声心动图等能够明显改善术中心功能评估的手段
> ➤ 麻醉技术应尽量选择对心脏和循环功能损害最少的药物
> ➤ 对于正性肌力药物的选择和剂量也必须在严密监测心脏功能下进行

参 考 文 献

1. Chaney MA. Intrathecal and epidural anesthesia and analgesia for cardiac surgery. Anesth Analg. 2006;102:45 – 64.
2. Chaney MA. Cardiac surgery and intrathecal/epidural techniques:At the crossroads? [editorial]. Can J Anesth. 2005; 52:783 – 788.
3. Chaney MA. How important is postoperative pain after cardiac surgery? [editorial]. J Cardiothorac Vasc Anesth. 2005; 19:705 – 707.
4. Schwann NM, Chaney MA. No pain, much gain? [editorial]. J Thorac Cardiovasc Surg. 2003;126:1261 – 1264.
5. Mora Mangano C. Risky business [editorial]. J Thorac Cardiovasc Surg. 2003;125:1204 – 1207.
6. McMurray J, Pfeffer MA. New therapeutic options in congestive heart failure:Part I. Circulation. 2002;105: 2099 – 2106.
7. McMurray J, Pfeffer MA. New therapeutic options in congestive heart failure:Part II. Circulation. 2002;105:2223 – 2228.
8. Stevenson LW. Clinical use of inotropic therapy for heart failure:Looking backward or forward? Part I:Inotropic infusions during hospitalization. Circulation. 2003;108:367 – 372.
9. Stevenson LW. Clinical use of inotropic therapy for heart failure:Looking backward or forward? Part II:Chronic inotropic therapy. Circulation. 2003;108:492 – 497.
10. Dalen JE. The pulmonary artery catheter — Friend, foe, or accomplice? JAMA. 2001;286:348 – 350.
11. Hall JB. Use of the pulmonary artery catheter in critically ill patients:Was invention the mother of necessity? JAMA. 2000;283:2577 – 2578.
12. American Society of Anesthesiologists and the Society of Cardiovascular Anesthesiologists Task Force on Transesophageal Echocardiography. Practice guidelines for perioperative transesophageal echocardiography. Anesthesiology. 1996;84:986 – 1006.
13. Levy JH, Bailey JM, Deeb GM. Intravenous milrinone in cardiac surgery. Ann Thorac Surg. 2002;73:325 – 330.
14. Dünser MW, Mayr AJ, Ulmer H, et al. Arginine vasopressin in advanced vasodilatory shock:A prospective, randomized, controlled study. Circulation. 2003;107:2313 – 2319.
15. Patel BM, Chittock DR, Russell JA, Walley KR. Beneficial effects of short-term vasopressin infusion during severe septic shock. Anesthesiology. 2002;96:576 – 582.
16. Leyh RG, Kofidis T, Strüber M, et al. Methylene blue:The drug of choice for catecholamine-refractory vasoplegia after cardiopulmonary bypass? J Thorac Cardiovasc Surg. 2003;125:1426 – 1431.

21. 围术期及 ICU 处理，液体管理和肾功能支持

Rinaldo Bellomo，Patrick Murray

21.1 简介

成人心力衰竭外科治疗中，围术期处理对于患者的预后有着与手术操作本身同等的重要性。

这一部分包括四个主要内容：
(1) 心力衰竭的药物治疗。
(2) 术中麻醉管理。
(3) 术中体外循环管理。
(4) 围术期处理。

在此类患者的围术期处理中，以急性期处理最为复杂。急性期指重症患者等待急症手术的准备期，或者是术后患者转入 ICU 的早期。本章将着重介绍处于危重状态的急性期或亚急性期患者的处理，同时还会涉及与液体治疗、肾脏支持治疗相关的一般治疗原则，以及对心脏手术后心力衰竭的一般处理等重要内容。

21.2 手术前

急、慢性心力衰竭患者通过不同途径被收治入心脏外科：① 门诊；② 住院病房；③ CCU；③ ICU；⑤ 急诊室（ED）。

门诊来源的患者（患者来源 1）通常有机会进行缜密和有计划的术前准备，而这些术前计划可以帮助心内科医生、麻醉师和心外科医生对治疗的各个细枝末节都考虑周全。理论上，应该对每一位患者都做到仔细评估，但在紧急状况下（患者来源 2～5），可能没有时间或能力进行充分评估、获取信息以及对症治疗。这种状况下往往需要快速做出手术的决定，而无法与患者或家属进行充分沟通，也没有足够时间去仔细考虑接下来数周或数月的治疗方案。

从 CCU、ICU 或 ED 转入的需手术患者，理论上一定是发生了病情的突然变化而需要及时的手术干预。这些变化可能有：心肌缺血、缺血伴心力衰竭加重、瓣膜功能恶化、心内膜炎、心功能失代偿、瓣膜撕裂等。相应的治疗措施必须包括：① 维持生理状态稳定，以保证患者生命安全；② 同时处理恶化的病情；③ 适时手术治疗。

目前，还没有随机对照试验能够针对所有状况制订特定的治疗方案。每种状况都必须通

表 21.1　心力衰竭患者择期手术前需考虑的问题

1. 一般问题
病史：与麻醉药物相关的既往史，如过敏、目前用药等；可能影响手术风险的合并症（慢性肺病、肾病、肝病、心律失常、血液病、周围血管病、糖尿病、早期痴呆等）
体格检查：其他重要医学状况
生化和一般检查：全血检查、肝肾功能、血型和交叉试验、尿液分析、X线胸片、心电图，对于部分患者，进行肺功能测试和血气分析

2. 特殊问题
　　近期服用的抗凝药物
　　近期服用的抗血小板药物
　　目前心力衰竭症状的控制
　　控制心力衰竭症状的最佳药物治疗
　　目前有无活动性感染

3. 心脏内科问题
　　所有影像学检查的获取和回顾
　　仔细评估手术的风险（获益比率）
　　术前调整用药（停用氯吡格雷、阿司匹林或华法林）

4. 外科问题
　　桥血管大隐静脉的质量评估
　　桡动脉作为桥血管的可行性
　　如是再次手术，应获取前次手术的相关信息
　　对每一个患者制订适当的手术计划（体外循环还是非体外手术、桥血管数量、瓣膜手术类型、心肌保护策略等）

过专业知识进行针对性的处理。因此，对某一位患者可能只需要抗生素和适当的抗心力衰竭药物治疗即可，而另一位则可能需要气管插管、机械通气、正性肌力药物支持、主动脉内球囊反搏（IABP）、持续血液滤过，甚至体外膜式氧合器（ECMO）或者心室辅助装置等治疗。

事实上，术前的处理原则也适用于术后处理，这将在本章的后面部分详细阐述。

21.3　术后早期

计划周密及技术精良的手术是术后安全平稳最重要的预后因素。

即便如此，心力衰竭患者仍需要严密和有技巧的术后处理。如果手术设计或者操作出现了问题，或病情在术前已属危重，那么患者将可能面临生命危险，有时甚至需要借助一些特殊技术和强大的团队合作来保证患者的生存和康复。

21.3.1　监测和正性肌力药物

心力衰竭患者接受体外循环手术，势必会经历一段心肌收缩力减退的过程，再加上术前存在的心力衰竭状态，往往需要正性肌力药物的支持。这种心肌收缩力减退的机制非常复

杂[1,2]，通常与体外循环时间长短有关，心肌收缩力会在心脏停跳后8～24小时之间进行性下降。

因此，几乎所有患者都需要正性肌力药物的支持。虽然没有随机对照试验证据，作者认为对心脏手术患者行心排血量(cardiac output, CO)监测是最佳选择，而对于术前心肌功能已经受损的患者(心力衰竭患者)，心排血量监测就更有必要了。

心排血量监测有助于对低心排血量综合征(low cardiac output state, LCOS)进行预防、迅速发现和处理。这些治疗首先应包括以下三部分的合理配合运用：① 正性肌力药物；② 液体治疗；③ 心脏节律和心率(起搏器)的控制。

针对心脏术后心力衰竭或LCOS患者，主要有两大类正性肌力药物可以选择：儿茶酚胺和磷脂酶Ⅲ抑制剂(phosphodiesterase Ⅲ inhibitors, PDEIs)[3-13](表21.2)。最近又出现一类被称为钙增敏剂的新药物[14]，但是，尚缺乏该类新药在心脏外科的应用经验[15]。这几类正性肌力药物具有各自不同的特性(表21.2)，还没有足够有力的随机对照试验证实心力衰竭患者使用哪一类药物具有更好的临床效果。因此，用药习惯多取决于地方(学院)或个人(医生)的喜好。此外，对于正性肌力药物的治疗应达到什么样的目标，目前还没有达成共识。但一般来说，正性肌力药物处理LCOS的目标是预防LCOS或纠正心排血量至一定水平，以保证足够的组织氧供。

表21.2　正性肌力药物

药　物	特　性
肾上腺素	增加心指数(CI)，增加SVRI（双期效应），增加血清乳酸水平
多巴胺	增加SVRI[>5.0 μg/(kg·min)]，临床效应低于多巴酚丁胺、多培沙明、氨力农或依诺西蒙。较多培沙明心脏事件发生率高
多巴酚丁胺	效应优于多巴胺和肾上腺素。降低体循环阻力(SVRI)。常见心动过速或快速性心律失常(特别是房颤)
多培沙明	较多巴酚丁胺更易发生心动过速。较多巴胺效果更好，且不良事件少
氨力农	提高撤离CPB成功率。增加CI同时降低SVRI，较少影响心率。有报道可能引起血小板减少
依诺西蒙	明显增加CI，不伴有心率增快，同时降低SVRI。临床效应同多巴酚丁胺
米力农	明显增加CI，不伴有心率增快，同时降低SVRI。临床效应同多巴酚丁胺，但较少发生房颤。增加移植血管流量。肺动脉高压时，疗效等同于吸入20×10^{-6}一氧化氮

目前还没有LCOS的确切定义。但是，心排血量下降[有些研究定义为心指数<2.4 L/(min·m²)]，并伴有器官功能不全的证据[如：持续性乳酸水平升高或尿量<0.5 ml/(kg·h)持续1小时以上]，明确诊断LCOS应该是合理的。

即使已经调整到最佳容量状态，给予临时起搏，解除机械性因素(如心脏压塞)，并且用IABP进行机械辅助，LCOS仍可能持续数小时或数日。导致LCOS的原因很多，包括主动脉阻断时的心肌缺血再灌注损伤，心脏停搏导致的心肌功能不全，炎症和凝血反应的激活，还有之前已存在而且不可逆的心脏疾患。LCOS可减少重要器官的氧输送，这种终末器官的缺血最终导致多器官衰竭。早期器官功能不全和后期多器官衰竭都是心脏术后住院时间延长的主要原因之一,这些同时还增加了医疗资源和医疗费用的消耗,并增加了并发症的发生率和死亡率。因此,保证适当的心排血量和氧输送,可减少并发症和缩短住院时间,一直是血流动力学处理的基石。

这里必须强调的是,解读心指数应始终与临床表现相结合。对于一位术后刚转运至ICU的患者,中心体温35.5℃,乳酸水平正常,尿量1 ml/(kg·h),心指数在1.8 L/(min·m^2)可能就足够了。因为低体温可降低代谢需求,使心指数处于低水平。尽管如此,所有患者都应仔细查找低心排血量的原因并及时处理。值得一提的是,应时刻警惕心脏压塞、张力性气胸等机械性因素对心排血量的影响。对此类情况的诊断有赖于高度的警惕性、常规体检、胸部X线片和超声心动图。

如果患者的心率不处在最佳范围,单一使用正性肌力药物可能还不足以改善心排血量。术前一直服用β受体阻滞剂的心力衰竭患者,术后心动过缓比较多见。如果心率未得到纠正,术后仍然会发生LCOS,这是因为CO=每搏量(SV)×心率(HR)。

对于这些患者,即便给予正性肌力药物和液体治疗,也只能部分提高每搏量,因此将心率调整至最佳范围是非常重要的。实现心率最佳化可以通过心外膜心房起搏来维持心房收缩,慢性房颤患者则用心室起搏维持适当心率。术前存在心力衰竭的患者在术后应用心外膜起搏非常必要,因为这类患者术后常见快速性心律失常,而应用起搏器不仅能适当调整心率,而且还可以在发生快速性心律失常如心房颤动时,提供适当安全的治疗。尤其是静脉使用胺碘酮时,有了起搏器的保护就安全多了[16]。

由于缺乏循证医学依据,液体治疗在心脏术后处理中一直存在争议。引起争议的原因包括治疗必须个体化,而且须在术后数小时乃至数天内,根据患者血流动力学状态的变化,随时调整这种个体化治疗的方案[17]。这里对液体治疗有一些建议:

首先,还没有任何证据能证明何种液体在液体治疗中占绝对优势。最近一项大型随机对照试验显示,对危重病患者用生理盐水进行液体治疗,与用白蛋白治疗的结果无显著异议[18]。因此,理论上所有的晶体和胶体都是可以接受的选择。大多数经历CPB的患者术后会出现液体负荷过重和毛细血管漏,多数有关心脏术后液体治疗的文献报道更倾向于胶体制剂。常用的胶体包括天然胶体如白蛋白以及人工胶体如淀粉和明胶制剂[19]。

其次,对这类患者的"足够充盈"一直存在着争议,比如,一个特定患者在某一特定时间的最佳左心室或右心室舒张末容积。这些争议是由于缺少随机对照试验、各种监测手段的动力学特性以及患者的生理状态等因素造成的。此外,目前血流动力学监测方法还没有能力对心肌充盈状态做出精确评估。特别指出,通过标准肺动脉导管技术测量的是压力,并非容积,而通过肺动脉导管得的压力与舒张末容积之间的关系则完全无法预知[20]。除了传统肺动脉导管外,目前还开展了经肺动脉热稀释法[21]脉冲描记心排血量分析和经食管超声心动图[22]等新技术,这些技术在ICU的应用状况以及治疗结果的前景目前还不得而知。笔者认为,超声心动图和热稀释技术对临床是一种补充,应与临床和实验室评估结果相结合,指导血流动力学处理。然而,至关重要的是,无论超声心动图有何发现,如果补液试验(成人患者在10~15分钟内快速静脉注射250 ml胶体)无法使心排血量提升10%以上(一般心排血量的测量误差在10%以内),就说明患者处于容量-心排血量曲线的平台位置。此时更多的补液已不能使患者受益,反而存在心室过度充盈、心内膜下缺血、肺水肿、心肌水肿以及其他重要脏器水肿的潜在危险,应绝对避免。当患者存在右心功能不全伴有右心室增大和右心房压力增高(>15 mmHg)时,超声心动图可能显示左心室充盈不足,以致产生误导。进一步增加充盈可能导致以下结果:左心室充盈没有改变,室间隔向左心室运动,导致左心室顺应性下降,右心室进一步扩大,右心室心内膜下缺血,肝静脉回流压力增大,肝细胞缺血,心排血量没有变化甚至降低。此时,正确的治疗应是正性肌力药物支持并予一氧化氮扩张肺血管。如上述方法无效,则考虑机械性辅助支持。

21.3.2 缩血管药物

心脏手术后低血压现象比较常见。虽然有时轻微的血压下降没有临床意义,但是,对于部分患者(颈动脉疾病、肾动脉疾病),则不希望平均动脉压(MAP)<70 mmHg。总的来说,对于低血压还是应该积极预防和及时处理。血压过低(MAP<60 mmHg,或舒张压<40 mmHg)往往导致肾功能不全、肝脏灌注不足,还会出现因肺动脉嵌压升高(pulmonary artery occlusion pressures,PAOP)造成冠状动脉的灌注不足,进而引起心内膜下缺血。例如,如果动脉舒张压为 40 mmHg,PAOP 为 25 mmHg,那么左心室的冠状动脉灌注压等于 15 mmHg。该值低于正常值的 25%,将明显减少冠状动脉血流量,对于左心室肥厚者则更为严重[23]。同理,在 LCOS、右心室功能不全、中心静脉压升高时,肝脏的血流也会产生同样问题[24]。

心力衰竭患者在心脏术后发生低血压的病理生理非常复杂,牵涉到很多因素,这些因素既可单独存在,又可同时出现(表 21.3)。所有这些因素都应被考虑到,并通过临床、放射学、血液学和血流动力学的方法逐一排除和鉴别。

表 21.3 心力衰竭患者心脏术后低血压可能原因

LCOS
相对或绝对的容量不足
出血
心脏压塞
张力性气胸
CPB 后炎症反应
发热
镇静药物
使用正性血管扩张药物(PDEIs)
术前 ACE 抑制剂的残余作用
患者-呼吸机不同步

如果低血压时患者心排血量正常甚至较高,而其他因素都已排除,那么还有一种可能就是"炎症性血管扩张",又叫"体外循环术后血管麻痹"[25]。如果此时患者血压很低,就有必要使用缩血管药,可以选择的药物有去甲肾上腺素、苯肾上腺素、血管加压素等,其中最常用的为去甲肾上腺素。尽管存在会对肾血流和肠系膜血流产生负面影响的观点,目前获得的大部分资料都认为去甲肾上腺素在此种情况下是安全和有效的[26],特别是在肾功能方面(图 21.1)。

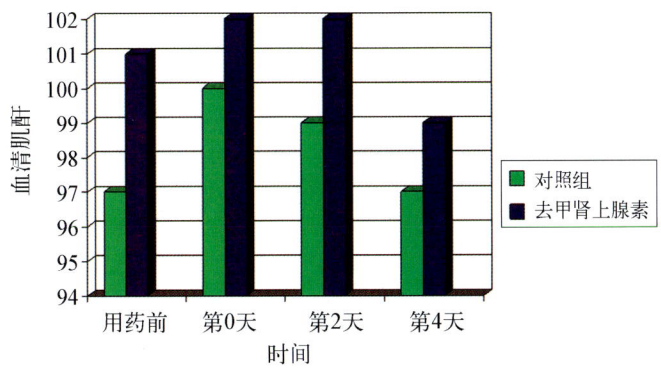

图 21.1 心脏术后两组患者肾功能变化的比较,一组应用去甲肾上腺素,另一组为对照组。

某些术前就存在脓毒血症的患者(如细菌性心内膜炎),血管扩张的状况会非常明显,此时须增加缩血管药物[27]。

假设外在的机械性因素已经纠正,对这类患者的血流动力学处理可总结成一个流程图(图21.2)。

21.3.3　机械辅助

部分心力衰竭患者术后可能发生严重的心肌功能受损。尽管已经使用正性肌力药物、液体治疗、起搏调整,运用恢复重要脏器灌注压的缩血管药物和降低肺血管阻力的一氧化氮,一些患者的低心排血量或低血压状态仍然持续存在。这种情况下,应立即实施机械性辅助循环。

通常,IABP是首选的辅助装置。IABP的运用有时可明显改善血流动力学,同时不再需要更多的其他辅助装置。但总体来说,IABP带来的益处是有限的,如果低心排血量持续存在[28],治疗团队应考虑以更积极的辅助循环方式替代,譬如心室辅助装置、全人工心脏或ECMO[29]。这些辅助装置增加了患者治疗的复杂性,治疗上各个方面的事项皆应考虑周全[29],本章就不再对此详细讨论了。然而,值得重视的是,这些患者几乎都存在急性肾功能衰竭,而血和血制品的输注又相当普遍,故需要严格控制液体量的摄入。对此类患者给予术中及术后(尤为重要)血液滤过治疗具有重要的生理学意义,这部分内容稍后将详细讨论[30,31]。

21.3.4　非血流动力学问题

除了突出的血流动力学问题,这些患者还有一些独特的问题需要注意,其中之一就是术后出血的风险[32]。虽然在手术室已采取了预防该并发症的一些措施,但仍有一些患者术后发生纵隔引流持续增多。此时应采取以下一些措施:

(1) 监测INR、纤维蛋白原、APTT。
(2) 经验性鱼精蛋白治疗。
(3) 经验性输注血小板。

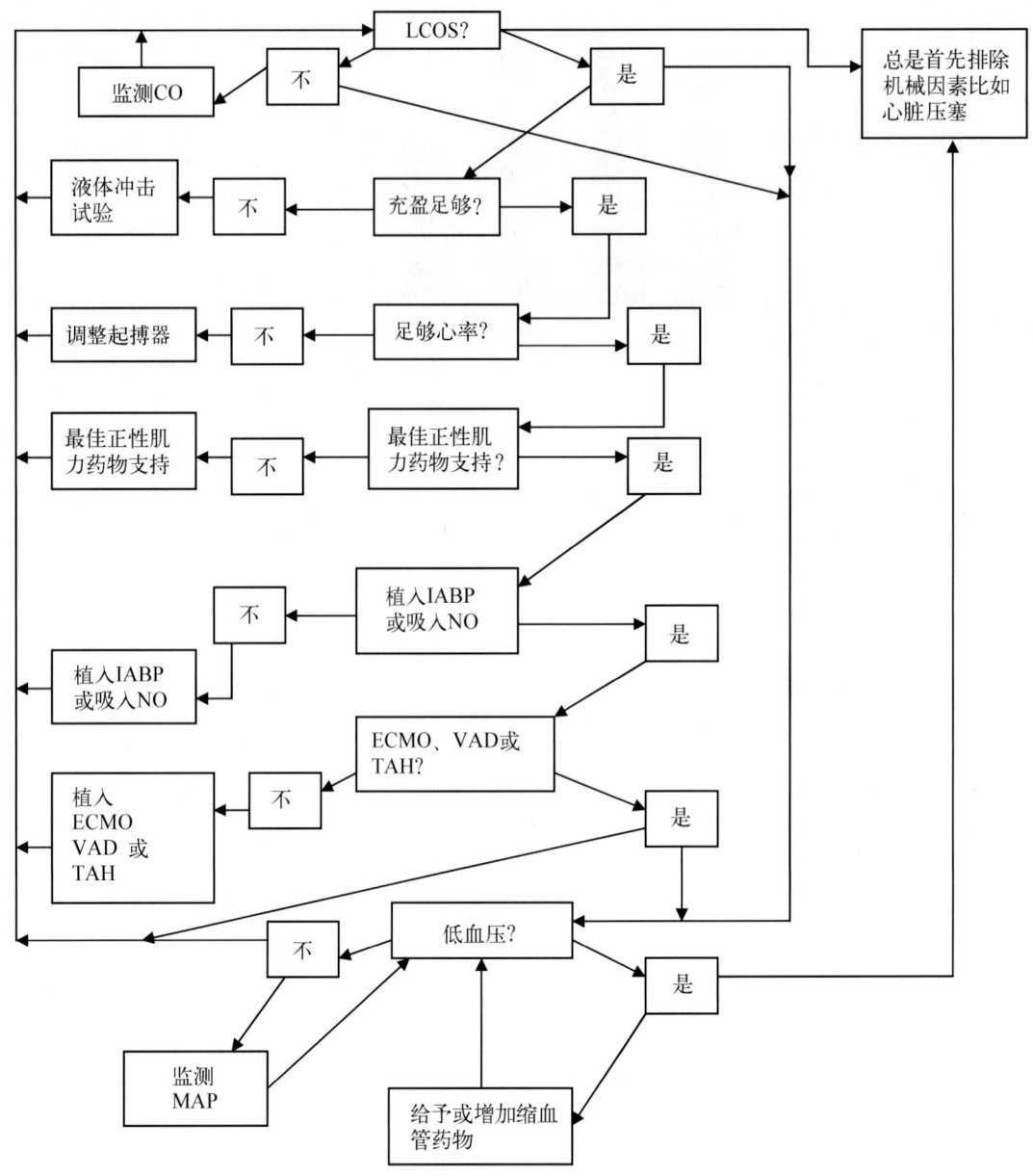

LCOS=低心排血量综合征；CO=心排血量；MAP=平均动脉压；IABP=主动脉内球囊反搏；ECMO=体外膜式氧合器；VAD=心室辅助装置；TAH=全人工心脏

图 21.2　心脏术后血流动力学管理原则和步骤。

（4）经验性给予抗纤溶药物。
（5）经验性输注新鲜冰冻血浆。
（6）经验性输注冷沉淀。

如果患者的纵隔引流量持续在较高的速率(>200 ml/h),即使已经积极给予了血小板,同时 INR、APTT、纤维蛋白原水平接近正常,或怀疑心脏压塞,或有大量血胸的证据,应该及时将患者送回手术室进行外科干预。

另外一个常见而独特的问题是心力衰竭患者心脏手术后房颤的发生率较高,此项并发症的出现往往令人不悦,因为这类患者通常存在舒张功能不全,而房颤夺走了心房收缩提供的这部分心室充盈。由于心室率过快,心室充盈也会因充盈时间过短而受影响。因此,预防房颤便成为了研究关注的重点。虽然荟萃分析显示β受体阻滞剂能降低术后房颤的发生,但对于正在接受正性肌力药物支持的左心室功能很差的患者,使用这类药物显然风险太大。而另一方面,预防性补充镁剂则非常安全。一篇包括17项研究的荟萃分析显示心脏术后预防性补镁可以使室上性心律失常发生率减少23%[34]。胺碘酮是另一种有效药物,而且对这类患者来说,较β受体阻滞剂更安全。该药物已被反复证实用于预防和治疗新发房颤都同样有效[16]。由于该药物通常会引起心动过缓,因此在心外膜起搏的保护下应用最为安全。胺碘酮一直是术后治疗各种心律失常的理想药物,而纠正血钾水平和补镁是必要的辅助措施。如下面讨论的,避免应用低剂量多巴胺,也能减少围术期室上性心律失常的发生[35,36]。

心脏术后的心力衰竭患者在很多方面与其他疾病的危重患者非常相似。首先,他们术后都需要机械通气。对于大多数病例,按常规设置机械通气即可,方法并不复杂。但对合并有COPD、化脓性肺部疾病或哮喘患者,机械通气模式应做特殊调整。对于已知有右心功能不全和(或)肺动脉高压的患者,为避免肺血管阻力增加和加重右心心力衰竭,应通过增加每分通气量等方法积极预防或迅速处理高碳酸血症。

酸碱紊乱在心脏术后也非常多见,其病理机制较复杂[37],最常见同时最重要的酸碱紊乱是因输入酸前体造成阴离子间隙正常的酸中毒[38-40]。如不再输入含氯液体,这种酸中毒在术后12~24小时会逐渐改善。另外,监测血乳酸水平是相当明智的方法,因为乳酸水平的升高往往是临床情况恶化的早期指标。

许多患者会出现血糖升高。最近一项每组包含近500例心脏术后患者的单中心随机对照试验显示,维持危重患者正常血糖水平可以减少并发症和死亡率[41]。虽然这些发现还需要多中心临床试验进一步证实,但还是希望严格控制心脏术后,特别是ICU和住院时间可能延长的复杂病例的血糖水平。

感染,特别是肺部感染一直是术后最重要的死亡原因。当患者一般情况、体温、白细胞计数发生变化时,应首先考虑感染的可能。虽然传统认为呼吸锻炼和物理治疗可以预防肺部感染,但最近一项随机对照试验并不能证实其临床优越性[42]。为防止导管相关性脓毒血症,应尽早撤除中心静脉置管或其他有创性装置。此外也应加强其他一些常规治疗和护理措施,如预防压疮,预防性抑制胃酸治疗,早期预防深静脉血栓等。大多数病例在早期48小时内即给予阿司匹林治疗。最后,虽然多数患者术后能迅速恢复正常饮食,对部分不能进食的患者应尽早补充肠内营养。如果出现胃瘫,应给予鼻空肠营养[43]。

最后要指出的是镇痛的重要性,疼痛会限制患者咳嗽而导致肺部感染,也会诱发患者焦虑不适,加重应激从而导致血流动力学状态的恶化。镇痛应采用各种药物组合的方法,如静脉注射各种麻醉药物(可遵医嘱,或由患者控制的镇痛更好)、对乙酰氨基酚,对选择性患者使用非类固醇类镇痛药、小剂量注射氯胺酮或胸部硬膜外镇痛。

21.4 围术期肾功能不全，液体治疗和肾脏支持

21.4.1 心脏术后急性肾损伤对预后的影响

肾功能不全是心脏手术围术期常见的并发症，特别是在术前已经存在充血性心力衰竭或肾功能不全的患者中尤为多见。心脏术后出现急性肾损伤(acute kidney injury，AKI)通常意味着预后不良，因此积极预防和处理这一并发症已成为高危患者围术期处理的重要内容。术前肾功能正常的患者，术后 AKI 发生率为 7.7%～42%[44,45]（有赖于所依据 AKI 的定义不同）。数据显示，心脏术后或其他创伤之后，即便是轻微的血清肌酐升高也会引起死亡率升高[45-51]。最新证据显示心脏术后血清肌酐的任何变化，无论是稍微超出正常范围，还是降低（可能与休克患者血液稀释有关），都对判断预后具有价值[47]。具体地说，术后血清肌酐上升 20%～25%，可使病死率从 0～1% 上升至 12%～14%[48,49]，甚至仅上升 8.84～26.52 μmol/L（0.1～0.3 mg/dl）也可造成病死率明显升高[47]。肾功能损害的程度，特别是对于需要实施血液透析者而言，是极重要的独立预后因素。Mangano 等发现心脏术后出现严重 AKI 的患者院内死亡率极高(63%)，与之相比，不需要透析的 AKI 患者(19%)和肾功能正常患者(0.9%)的死亡率要低得多[44]。同样在另一项大样本研究中，Chertowd 等发现心脏术后 AKI 患者中接受透析治疗的病死率(63.7%)远远高于未接受透析者(4.3%)[46]。一项包含 2 672 例接受 CABG 手术患者的研究显示，术后 AKI 发生率为 8%，病死率为 14%[51]；而需要透析的 AKI 发病率为 0.7%，但病死率为前者的 2 倍，达 28%；未发生 AKI 患者的病死率仅为 1.8%。近期数据显示，术后 AKI 可能增加围术期感染的风险，并进一步使病程复杂化，进而增加死亡风险[52]。

21.4.2 AKI 危险因素和危险因素分层

患者已知的各种自身因素（慢性肾病、高龄、糖尿病、充血性心力衰竭）、手术因素（急诊手术，CPB 时间过长，瓣膜手术，再次 CABG 手术）和术后事件（血管扩张性或心源性休克、出血）是心脏术后 AKI 的高危因素[44,46,51]。其中，术前因素或患者因素中最主要的就是慢性肾病(chronic kidney disease，CKD)，其在需要接受心脏手术的患者中越来越普遍。有 CKD 史患者，心脏术后发生需要肾脏替代治疗(renal replacement therapy，RRT)的 AKI 概率较一般患者高 3～6 倍[46]。一项包含 24 家大学医院 2 222 例患者的多中心前瞻性观察研究显示，预测术后肾功能衰竭的术前因素包括：年龄>70 岁，充血性心力衰竭，心肌再血管化史，1 型糖尿病，术前血清肌酐 123.76～176.80 μmol/L(1.4～2.0 mg/dl)，术前血糖>16.5 mmol/L（300 mg/dl），以及 CPB 时间>3 小时[44]。一项包括 43 家退伍军人医疗中心 43 642 例 CABG 或瓣膜手术的队列研究显示，围术期 AKI 的危险因素是：心功能低下(EF<35%，NYHA 分级Ⅳ，肺内啰音)、周围血管疾病、肾功能减退[46]。最近，Cleveland Clinic 的 Thakar 等研究并证实了一种心脏术后需要透析的 AKI 的新预后评分系统[53]。在 13 项可能引起 AKI 的危险

因素分类中,除术前血清肌酐水平≥185.64 μmol/L(2.1 mg/dl)这一项占 5 分外,其余每一项各占 1～2 分,总分为 17 分。很明显,术前肾功能不全是术后发生严重 AKI 最主要的危险因素。手术因素中急诊手术、CPB 时间过长、手术方式(瓣膜+CABG>瓣膜,再次 CABG>初次 CABG)对 AKI 发生的影响最大。目前,对采用非体外循环冠状动脉旁路移植术(OPCAB)手术能否减少 AKI 发生的问题仍没有定论,可能的原因包括:肾脏低灌注情况在 OPCAB 围术期仍不能完全避免,甚至因为没有体外循环的支持,上述情况可能会更为严重[54]。最后,术后 LCOS、血管扩张性休克以及大出血是术后 AKI 的最大风险[55]。

21.4.3 AKI 预防和药物治疗

虽然,术前对 AKI 高危患者的鉴别是可能的,但目前仍未有被证实可行的预防心脏术后 AKI 的干预措施[56]。其中缘由涉及多种因素:对 AKI 缺少一个标准定义;一些预防性临床试验的样本量不足并且还包含了低风险人群;缺少可以指示早期干预目标的 AKI 早期指标。通过精确应用液体、血管活性药和利尿剂调整肾功能,避免肾毒性药物并正确使用肾替代治疗(RRT),可以最大程度降低围术期肾功能减退对预后结果的潜在负面影响,而关键措施是对肾功能的严密监测。

这里有一些关于灌注压对 CPB 患者肾功能不全的病理生理机制的实验室研究数据。动物实验支持:在 CPB 期间肾脏血流量(RBF)的大小依赖于肾灌注压的高低[57],并提示此时肾脏的自身调节机制丢失,但如果泵流量低,即使应用升压药提高平均动脉压(MAP)也不能增加肾灌注[58]。与之相似的是,一些体外循环下 CABG 患者的小型研究也提示,血流正常情况下通过增加泵流量或加用升压药升高 MAP,可以增加肾血流;但泵血流低下时,应用升压药则不能增加肾血流[59,60]。还没有一项关于高危人群中比较肾灌注压的高低对 CABG 围术期 AKI 预防作用的临床研究,而一项显示高灌注压可以改善心血管和神经系统预后的随机试验中,也没有将 AKI 作为终点事件[61]。在 CPB 期间和之后保持较高的灌注压应该可以减少 AKI 的发生率,特别是有高血压史的患者[62],但这一假设还有待前瞻性随机试验的证实。

关于心脏术后 AKI 药物预防和治疗的研究,目前还没有获得肯定的结果,一些初步研究也没有得到后续一定规模的临床研究证实。两项共 204 例肾功能正常的择期心脏手术患者的随机安慰剂试验显示,应用 α2 受体激动剂——可乐定,可以同时保持血流动力学稳定和减少手术应激反应,并改善围术期肌酐清除率[63,64]。但这些数据缺乏之后续研究证实。大多数围术期肾保护的临床研究重点在于对肾脏的特异性干预,包括一些利尿剂和血管扩张剂的运用。而有两项临床试验显示,对这类患者预防性使用襻利尿剂是有害的[65,66],这与预防造影剂肾病的实验室研究结果相一致。在一项双盲安慰剂对照研究中,将 126 例术前肾功能正常的患者随机分为呋塞米注射组、小剂量多巴胺组和生理盐水对照组。其中 41 例接受呋塞米注射的患者中,6 例发生了急性肾损伤(定义为术后 48 小时内血清肌酐上升≥44.2 μmol/L),而多巴胺组 42 例患者中仅 1 例发生急性肾损伤,生理盐水组则没有急性肾损伤病例发生($P<0.01$)[65]。在对于第一终点事件(术后 48 小时内最大血清肌酐上升值)的研究中发现,呋塞米组明显高于其他两组($P<0.001$),同时术后第 2 日和第 4 日的肌酐清除率也明显降低。呋塞

米组中有 2 例需要实施 RRT,而其他两组没有患者需要 RRT。Lombardi 等研究了 50 例接受 CPB 手术,基础血清肌酐值≤132.6 μmol/L(1.5 mg/dl)的成人患者。所有患者都在体外循环开始时给予呋塞米(1 mg/kg)和甘露醇(3 mg/kg)推注,并在术中发生少尿时继续给予呋塞米静脉推注[66]。经多变量分析,仅基础血清肌酐值和呋塞米剂量与术后 24 小时血清肌酐升高有关。

同样缺乏证据支持的还包括:利尿剂治疗对于心脏术后或其他情况下已发生 AKI 的患者是否有益。袢利尿剂通常被用来将少尿型 AKI"转变"为非少尿型 AKI,以期改善 AKI 病程和预后。对于已经发生的急性肾小管坏死(ATN),许多研究发现袢利尿剂是无益的[67],袢利尿剂既不能促进肾脏功能恢复,也不能减少透析的应用或降低死亡率,但这些研究的样本量和证据力度尚不足以服众。虽然有证据显示,对呋塞米有反应的少尿患者,死亡率低于无反应者,但前者与未利尿的非少尿型 AKI 在临床特点、肾衰竭的严重程度和死亡率方面都很相似,由此可以推测对呋塞米有反应的患者,其病情的好转是在于肾损伤的程度不如无反应者严重,而不是真正地从呋塞米的治疗中获益。

虽然呋塞米的利尿效果有利于液体管理,但最近一项有关 ATN 危重患者的回顾性研究引起了人们的关注,袢利尿剂可能对 AKI 患者有危害作用[68]。该研究发现,使用利尿剂可能增加死亡率和肾功能不能恢复的风险。此类风险多见于对大剂量利尿剂无反应的患者,借此也说明了他们的病情更为严重。与之相反,Bellomo 等在一项前瞻性多中心的国际性研究中发现,利尿剂的使用并不增加死亡的风险[69]。在"肾脏最初和最后的支持性治疗(the Beginning and Ending Supportive Therapy for the Kidney,B. E. S. T. Kidney)"研究中,陆续入选了 1 743 例接受 RRT 治疗或符合严重 AKI 标准的危重患者,并对其随访至出院或死亡。70%的患者入选后接受过利尿剂治疗,98.3% 为呋塞米。利尿剂治疗组的住院死亡率(62.4%)明显高于未接受利尿剂治疗者(57.1%,OR 1.25,$P=0.03$)。但是,用两种不同倾向的积分校正多变量模型和一种标准的共线性校正多变量模型进行校正后发现,利尿剂治疗与校正后的住院死亡率(受其他变量控制)没有关系。他们的结论是,需要一个经过平衡的临床试验来评估袢利尿剂在 AKI 治疗中的潜在优势。

最后,近期一项随机对照试验显示袢利尿剂对已经开始透析治疗的后期 AKI 的生存率没有益处[70]。Cantarovich 等将 388 例需要透析治疗的患者随机分为安慰剂组和呋塞米组[25 mg/(kg·d)静脉注射,或 35 mg/(kg·d)口服,每日最大剂量分别为 2 g 和 2.5 g]。呋塞米组每日尿量达到 2 000 ml 的患者明显多于安慰剂组(57% vs. 33%),呋塞米组的少尿期持续时间也少于安慰剂组(5.7 天 vs. 7.8 天)。两组在透析开始时间、透析持续时间、肾功能恢复率和生存率(第一终点事件)方面都没有显著差异。唯一显著增加的不良反应是多尿(呋塞米组 7 人,安慰剂组 0 人,$P=0.015$),虽然呋塞米组有更多低钾血症的趋势($P=0.07$)。呋塞米组有 3 例发生了听觉丧失,还有 3 例发生了胰腺炎;安慰剂组有 1 例同时发生了上述两种不良事件,但两组间没有显著差异。基于这些数据,似乎袢利尿剂对需要透析治疗的后期 AKI 没有益处。

21.4.3.1 心房利钠肽

一项预防造影剂肾病的临床试验和两项急性肾小管坏死患者的临床试验都显示,心房利钠肽(atrial natriuretic peptide,ANP)不能改善治疗结果。在一项颇具前景的新研究中,心脏术后立即使用 ANP 治疗 AKI,结果显示与安慰剂组相比,ANP 可以降低术后 RRT 使用率[71],遗憾的是该研究证据力度不足。研究中,Sward 等将 61 例心脏术后 AKI(定义为血清肌酐上升≥50%基础值,血清肌酐基础值<159.12 μmol/L)患者随机分为 ANP 治疗组和安慰剂组,治疗终点为血清肌酐降至入选时的基线值以下,患者死亡,或者患者符合预先制定的 4 种透析指征中的 1 种。所有接受呋塞米注射(20~40 mg/h)和少尿[定义为尿量≤0.5 ml/(kg·h),持续 3 小时以上]的患者被排除在外。主要终点事件是入选 21 日内的 RRT 使用率。ANP 治疗组患者的肌酐清除率在第 3 日明显升高($P=0.04$)。按预先规定的透析指征区分,ANP 治疗组 21%的患者和安慰剂组 47%的患者在 21 日内接受了透析治疗(危险指数 HR 0.28;95%可信区间 0.10~0.73;$P=0.009$)。综合次要终点事件即死亡或透析事件,ANP 治疗组(28%)也较安慰剂组(57%;HR 0.35;95%可信区间 0.14~0.82;$P=0.017$)有所改善。24 小时内低血压发生率,ANP 治疗组 59%,对照组 52%($P=NS$)。有趣的是,与以往大量 ANP 预防和治疗 AKI 的研究不同,此项研究获得了肯定治疗效果的结论。该如何分析产生该结果的潜在原因呢?除了假阳性、证据力度不足的可能性外,可能的原因还有:在 AKI 早期使用 ANP 及小剂量使用 ANP,可以避免以往研究中所见的低血压状态。此外,预先规定透析指征是该研究的另一可取之处。总之,该研究认为 ANP 对心脏术后早期 AKI 有一定的治疗作用,但还有待更多的前瞻性临床研究证实。

21.4.3.2 多巴胺受体激动剂

已有大量关于多巴胺用于预防和治疗心脏术后 AKI 的研究,但研究规模都较小,并且研究结果均为否定[72,73]。最近一项对 2 年内 1 731 例 CABG 患者的研究显示,肾脏剂量的多巴胺可使 CABG 术后房颤或房扑的发生率提高 1.74 倍[35]。这就证实了之前 Chiolero 等研究结果,即多巴胺治疗是心脏术后发生心律失常最重要的危险因素[36]。故此,在文献报道中关于小剂量多巴胺的使用仍存在争议。

非诺多泮甲磺酸是纯Ⅰ型多巴胺受体激动剂,其肾脏血流动力学效应与多巴胺相似,但没有体循环 α 或 β 肾上腺素能作用[74]。一些动物实验[75]和小规模人体试验(主要为 CABG 患者)[76,77]显示,非诺多泮可以预防或改善心血管外科患者 AKI 的病程。一项关于非诺多泮的小型前瞻性研究显示,在 28 例接受选择性主动脉手术的患者中,未使用非诺多泮患者的肌酐清除率从 83 ml/min 降到了 42 ml/min[77]。同样,Halpenny 等在一项 31 例患者的研究中发现,非诺多泮可以暂时改善心脏术后的肌酐清除率[76]。一项前瞻性随机双盲试验中,80 例心脏术后患者被随机分为围术期 24 小时接受低剂量非诺多泮治疗组和低剂量多巴胺治疗组[78]。两组在 AKI 发生率、血清肌酐水平或其他临床终点事件上都没有显著差异。需要注意的是,非诺多泮具有剂量依赖性体循环血管扩张作用[起始剂量 0.1 μg/(kg·min)],其肾血管扩张作用可能导致血压过低,因此在临床试验和治疗中都应非常小心,特别是应用在危重患者时。

21.4.4 肾替代治疗

心脏外科围术期常发生少尿、酸中毒或氮质血症,对此,许多团队都认为,通过积极使用 RRT 可以取得较好的疗效[30,31]。对心脏外科术后 AKI 患者何时开始 RRT,因缺乏循证医学的指导，目前仍主要基于临床判断。而这正是一个在许多医疗中心存在相当多争议的问题，相关的文献资料非常有限，仅有一些支持围术期积极使用 RRT 的非对照研究。近期一项研究发现，对存在慢性肾功能损害的患者给予一个阶段的"预防性"透析治疗，可以改善肾脏和全身的治疗结果[79]。该研究将 44 例伴有慢性肾功能衰竭（平均血清肌酐为 291.72 μmol/L）的 CABG 患者，随机分为预防性血液透析组和标准治疗组。结果，前者的死亡率、住院和 ICU 天数、术后 AKI 发生率都低于后者。特别是在 21 例术前 72 小时接受 2 次血液透析治疗的患者中，仅 1 例发生了 AKI。而没有预防性透析的 23 例患者中有 14 例发生了 AKI[79]。但是，这项研究规模较小，也没有详细描述非透析组的治疗细节，因此还需要进一步的研究。同样的，虽然许多研究显示了术中血液透析的生理学优点[30,80-82]，但没有在并发症和生存率层面证明其优越性。这些生理学优点包括：液体平衡的控制，减轻血液稀释和贫血，通过血液滤过清除炎症介质等。

众所周知，目前对于术后 AKI 行 RRT 治疗的指征还缺乏共识，结果导致出现了各种不同的治疗方案。一些非随机、非对照的研究声称，心脏术后 AKI 患者早期、积极使用 RRT 可以提高生存[31,82-85]，但是还需要可信的临床研究证实。不过笔者相信积极进行持续性肾替代治疗（CRRT）是非常必要的。尽管目前对于紧急 RRT 没有确凿的循证医学的指征，但许多明确的生理学指标被用来指导心脏外科围术期高危患者的 RRT 治疗。例如，患者，亚裔女性，25 岁，因先天性心脏病合并肺动脉高压、右心功能不全接受手术治疗，患者同时伴有慢性肾功能不全（血清肌酐基线值 221 μmol/L）。术中体外循环时间 4 小时，撤机较困难。带气管插管回到 ICU，经呋塞米 20 mg/h 治疗后，无尿。血压 80/50 mmHg，血管加压素、多巴胺和去甲肾上腺素静脉维持中。机械通气模式：FiO_2 0.6，PEEP 15 cmH_2O，NO 吸入治疗中，SaO_2 90%。CVP 35 mmHg，SvO_2 50%。患者体重较术前增加了 15 kg，由于严重水肿胸骨未缝合。术后血清肌酐 247.52 μmol/L（2.8 mg/dl），其他化验结果：钠 135 mEq/L，钾 4.5 mEq/L，氯 100 mEq/L，总 CO_2 12 mEq/L，血尿素氮 25 mmol/L（70 mg/dl），血糖 4.4 mmol/L（80 mg/dl），未做尿检。手术组计划输注 6 U 新鲜冰冻血浆后，返回手术室放置右心辅助装置并关胸。同时邀请肾脏科会诊，开始 RRT 治疗。

笔者认为，对于血流动力学不稳定、顽固性少尿（利尿剂治疗无效）、严重容量过负荷的患者，应当立即开始持续肾脏替代治疗（continuous renal replacement therapy，CRRT），也即持续静脉-静脉血液透析（continuous veno-venous hemodialysis，CVVHD）。持续性静脉-静脉血液滤过（continuous veno-venous hemofiltration，CVVH），或者持续性静脉-静脉血液透析和滤过（continous veno-venous hemodiafiltration，CVVHDF）是最正确的选择。容量负荷过重会造成肺功能不全、关胸困难（增加纵隔感染的风险），并加重右心心力衰竭的恶化，甚至出现休克。这种情况下，即便利尿剂发挥最大的利尿效果，也无法及时纠正容量过负荷，特别是该患者已经出现了对呋塞米 20 mg/h 注射丧失反应。缓慢的持续超滤（SCUF）无法纠正代谢性酸中毒或改善氮质血症（该无尿患者的肾小球滤过率为 0）。虽然该患者的血清肌酐还没有明显上升，但不能正确反映有慢性肾脏疾病基础的急性肾功能衰竭的病情演变。而此时开始 RRT 治疗，则具有能达到多个治疗目的的合理缘由。在迫切需要充足的前瞻性研究证实情况下，笔者建议在生理学原理和临床判断的指导下，适当放宽心脏外科围术期肾功能不全患者 CRRT 的指征（表 21.4）。

表 21.4　心胸外科 ICU 启动 CRRT 的指征[80]

少尿(尿量<200 ml/12 h)
无尿、极度少尿(尿量<50 ml/12 h)
高钾血症(血清钾>6.5 mEq/L)
严重代谢性酸中毒(pH<7.1 或 BE<−8 mEq/L)
氮质血症(尿素>30 mmol/L)
重要脏器水肿
疑似尿毒症性脑病
疑似尿毒症性心包炎
疑似尿毒症性肾病或肌病
严重血钠异常([Na^+]>160 或 <115 mEq/L)
高热(>40℃)
需要大量输血或血制品
心源性休克并需要机械性辅助支持

注：CRRT：持续性肾替代治疗；ICU：重症监护病房。

21.5　有手术并发症患者 ICU 停留时间延长

当病情危重的心力衰竭患者渡过了术后最初 48 小时的血流动力学不稳阶段后，病情会开始好转，而且这种恢复趋势进展迅速，甚至在一两天内患者即可转出 ICU。但还有一些患者仍处于危重状态，需要依靠正性肌力药物或机械性支持。他们只能缓慢地逐步撤离机械辅助，然后是正性肌力药物和升压药。这些患者与其他一些因某种急症需要长期接受深切监护的患者一样，要面临并发症的风险。虽然需探讨的问题众多，在这里只涉及一些尤为重要的问题。

首先，这些患者发生感染的风险极高，发生 ARF 的患者尤为明显[52]。部分是由于监测和机械性支持的有创性特质所致。危重患者常常带有多根静脉导管、监测动脉压的动脉导管、IABP 装置，有些患者还有机械性心脏辅助装置的大型管道。患者的纵隔内还会残留有血肿、血块，有时还包括胸腔引流管。许多患者由于多次大手术、低心排血量或肾功能衰竭导致的机体免疫功能低下，造成皮肤完整性破坏。这些患者一旦发生脓毒血症是会危及生命的，因此，必须十分警惕任何可能产生的感染。诸如常规进行痰细菌学检查；出现任何感染迹象后迅即更换导管(白细胞升高，C 反应蛋白改变，体温升高)；广谱抗生素的预防性覆盖等都应考虑周全。

如前所述，由于这些患者是急性呼吸窘迫综合征(ARDS)的高危人群，谨慎的液体管理是非常重要的。因此，应该严密监测液体平衡、利用利尿剂或血液滤过来避免液体负荷过重。机械通气应使用低潮气量[86]。

几乎所有这类患者都会出现贫血。虽然，输注红细胞对于各种手术期间显著的持续失血患者非常重要，但是根据一些随机对照研究的结果，危重患者更应优先考虑纠正贫血[87]。

此外，除了自身的其他问题以外，极危重患者还可能发生多神经病变，特别是使用了神经肌肉阻滞药物以后[88]。因此应谨慎使用该类药物。

最后，同时非常重要的是机械通气期间的镇静问题。镇静治疗对于保证患者的安全和舒适是必要的,这种功效有时也可通过运用肌松剂来实现。但与肌松剂相同,镇静治疗也是一把"双刃剑",它会导致不必要的机械通气时间延长以及之后所带来的并发症[89]。因此使用镇静药物应深思熟虑。需考虑肝肾功能不全时,镇静药物可能产生明显的蓄积效应,如咪达唑仑在停药后还能维持很长时间的镇静作用。所以,必须每天反复评估患者对镇静剂的需要,根据镇静深度调节镇静药物剂量,以避免镇静程度过深或过浅。

记忆要点

> - 有助于围术期处理的内容:心力衰竭的治疗;术中麻醉管理;体外循环管理;术后监护
> - 术前阶段主要是调整患者的一般情况和改善心力衰竭的治疗
> - 术后早期阶段极易发生波动,需要加强监护和积极干预
> - 关注心功能和循环状态非常重要
> - 对液体和肾功能的前瞻性管理是影响危重患者生存率的主要因素
> - 终末器官功能不全如肾功能衰竭,会增高心力衰竭患者心脏术后的并发症发生率和死亡率

参 考 文 献

1. Lalu MM, Pasini E, Schulze CJ, et al. Ischemia-reperfusion injury activates matrix metalloproteinases in the human heart. Eur Heart J. 2005;26:27-35.
2. Scarabelli TM, Pasini E, Ferrari G, et al. Warm blood cardioplegic arrest induces mitochondrialmediated cardiomyocyte apoptosis associated with increased urocortin expression in viable cells. J Thorac Cardiovasc Surg. 2004;128:364-371.
3. Boldt J, Hammermann H, Hempelmann G. What is the place of the phosphodiesterase inhibitors? Eur J Anaesthesiol. 1993;8:33-37.
4. Feneck RO, Sherry KM, Withington PS, Oduro-Dominah A, European Milrinone Multicenter Trial Group. Comparison of the haemodynamic effects of milrinone with dobutamine in patients after cardiac surgery. J Cardiothorac Vasc Anesth. 2001;15:306-315.
5. Polonen P, Ruokonen E, Hippelainen M, Poyhonen M, Takala J. A prospective, randomised study of goal-oriented haemodynamic therapy in cardiac surgical patients. Anesth Analg. 2000;90:1052-1059.
6. Lobato EB, Gravenstein N, Martin TD. Milrinone, not epinephrine, improves left ventricular compliance after cardiopulmonary bypass. J Cardiothorac Vasc Anesth. 2000;14:374-377.
7. Butterworth JF 4th, Prielipp RC, Royster RL, et al. Dobutamine increases heart rate more than epinephrine in patients recovering from aortocoronary bypass surgery. J Cardiothorac Vasc Anesth. 1992;6:535-541.
8. Myles PS, Buckland MR, Schenk NJ, et al. Effect of "renal-dose" dopamine on renal function following cardiac surgery. Anaesth Intensive Care. 1993;21:56-61.
9. Romson JL, Leung JM, Bellows WH, et al. Effects of dobutamine on hemodynamics and left ventricular performance after cardiopulmonary bypass in cardiac surgical patients. Anesthesiology. 1999;91:1318-1328.
10. Dupuis JY, Bondy R, Cattran C, Nathan HJ, Wynands JE. Amrinone and dobutamine as primary treatment of low cardiac output syndrome following coronary artery surgery: A comparison of their effects on hemodynamics and

outcome. J Cardiothorac Vasc Anesth. 1992; 6: 542-553.
11. Hurley J, McDonagh P, Cahill M, et al. The haemodynamic effect of prophylactic peri-operative dopexamine in coronary artery bypass patients. Eur Heart J. 1995; 16: 1705-1709.
12. Doolan LA, Jones EF, Kalman J, Buxton BF, Tonkin AM. A placebo-controlled trial verifying the efficacy of milrinone in weaning high-risk patients from cardiopulmonary bypass. J Cardiothorac Vasc Anesth. 1997; 11: 37-41.
13. George M, Lehot JJ, Estanove S. Haemodynamic and biological effects of intravenous milrinone in patients with a low cardiac output syndrome following cardiac surgery: Multicentre study. Eur J Anaesthesiol. 1992; 5: 31-34.
14. Follath F, Cleland JG, Just H, et al. Efficacy and safety of intravenous levosimendan compared with dobutamine in severe low-output heart failure (the LIDO study): A randomized double-blind trial. Lancet. 2002; 360 (9328): 196-202.
15. Labriola C, Siro-Brigiani M, Carrata F, Santangelo E, Amantea B. Hemodynamic effects of levosimendan in patients with low-output heart failure after cardiac surgery. Int J Clin Pharmacol Ther. 2004; 42: 204-211.
16. Kerstein J, Soodan A, Qamar M, et al. Giving IV and oral amiodarone perioperatively for the prevention of post-operative atrial fibrillation in patients undergoing coronary artery bypass surgery. Chest. 2004; 126: 716-724.
17. Bellomo R. Fluid resuscitation: Colloids vs. crystalloids. Blood Purif. 2002; 20: 239-242.
18. Finfer S, Bellomo R, Boyce N, French J, Myburgh J, Norton R. A comparison of albumin and saline for fluid resuscitation in the intensive care unit. N Engl J Med. 2004; 350: 2247-2256.
19. Van der Linden PJ, De Hert SG, Daper A, et al. 2.5% urea-linked gelatin is as effective as 6% HES 200/0.5 for volume management in cardiac surgery patients. Can J Anaesth. 2004; 51: 236-241.
20. Bellomo R, Uchino S. Cardiovascular monitoring tools: Use and misuse. Curr Opin Crit Care. 2003; 9: 225-229.
21. Reuter DA, Felbinger TW, Schmidt C, et al. Stroke volume variations for assessment of cardiac responsiveness to volume loading in mechanically ventilated patients after cardiac surgery. Intensive Care Med. 2002; 28: 392-398.
22. Bettex DA, Hinselmann V, Hellerman JP, et al. Transesophageal echocardiography is unreliable for cardiac output assessment after cardiac surgery compared with thermodilution. Anaesthesia. 2004; 59: 1184-1192.
23. Duncker DJ, Zhang J, Pavek TJ, et al. Effect of exercise on coronary pressure-flow relationship in hypertrophied left ventricle. Am J Physiol. 1995; 269: H271-H281.
24. Raman J, Kochi K, Morimatsu H, Buxton B, Bellomo R. Severe ischemic early liver injury after cardiac surgery. Ann Thor Surg. 2002; 74: 1601-1606.
25. Mekontso-Dessap A, Houel R, Soustelle C, et al. Risk factors for post-cardiopulmonary bypass vasoplegia in patients with preserved left ventricular function. Ann Thorac Surg. 2001; 71: 1428-1432.
26. Morimatsu M, Uchino S, Chung J, Bellomo R, Raman J, Buxton B. Norepinephrine for severe vasodilatation after cardiac surgery: Impact on renal function. Intensive Care Med. 2003; 29: 1106-1112.
27. Lechner E, Dickerson HA, Fraser CD Jr, Chang AC. Vasodilatory shock after surgery for aortic valve endocarditis: Use of low-dose vasopressin. Pediatr Cardiol. 2004; 25: 558-561.
28. Davies A, Bellomo R, Raman JS, Gutteridge G, Buxton B. An elevated lactate is a useful predictor of mortality during intra-aortic balloon pumping in cardiac surgical patients. Ann Thorac Surg. 2000; 71: 1415-1420.
29. Smith C, Bellomo R, Raman J, et al. The outcome of an integrated ECMO-based approach to post-cardiotomy cardiogenic shock in an older population. Ann Thorac Surg. 2000; 71: 1421-1427.
30. Raman J, Hata M, Bellomo R, Kochi K, Cheung H, Buxton B. Hemofiltration during prolonged cardiopulmonary bypass. Int J Artif Organs. 2003; 26: 753-757.
31. Bent P, Tan HK, Bellomo R, et al. Early and intensive continuous veno-venous hemofiltration for severe acute renal failure after cardiac surgery. Ann Thorac Surg. 2001; 71: 832-837.
32. Liu G, McNicol L, McCall P, et al. Prediction of the mediastinal drainage after coronary artery bypass surgery. Anaesth Intensive Care. 2000; 28: 420-426.
33. Kowey PR, Taylor JE, Rials SJ, et al. Meta-analysis of the effectiveness of prophylactic drug therapy in preventing

supraventricular arrhthmia early after coronary bypass surgery. Am J Cardiol. 1992; 69: 963-965.
34. Shiga T, Wajima Z, Inoue T, Oagawa R. Magnesium prophylaxis for arrhythmias after cardiac surgery: A meta-analysis of randomized controlled trials. Am J Med. 2004; 117: 325-333.
35. Argalious M, Motta P, Khandwala F, et al. "Renal dose" dopamine is associated with the risk of newonset atrial fibrillation after cardiac surgery. Crit Care Med. 2005; 33: 1327-1332.
36. Chiolero R, Borgeat A, Fisher A. Postoperative arrhythmias and risk factors after open heart surgery. Thorac Cardiovasc Surg. 1991; 39: 81.
37. Opdam H, Bellomo R. Oxygen consumption and lactate release by the lung after cardiopulmonary bypass and during septic shock. Crit Care Resusc. 2000; 2: 181-187.
38. Hayhoe M, Bellomo R. The pathogenesis of acidbase changes during cardiopulmonary bypass. Curr Opin Crit Care. 1999; 5: 464-467.
39. Hayhoe M, Bellomo R, Liu G, Kellum JA, McNicol L, Buxton B. The role of the splanchnic circulation in acid-base balance during cardiopulmonary bypass. Crit Care Med. 1999; 27: 2671-2677.
40. Liskaser F, Bellomo R, Hayhoe M, et al. Role of pump prime in the etiology and pathogenesis of cardiopulmonary bypass-associated acidosis. Anesthesiology. 2000; 93: 1170-1173.
41. Van den Berghe G, Wouters P, Weekers F, et al. Intensive insulin therapy in critically ill patients. N Engl J Med. 2001; 345: 1359-1367.
42. Brasher PA, McClelland KH, Denehy L, Story I. Does removal of deep breathing exercises from a physiotherapy program including pre-operative education and early mobilization after cardiac surgery alter patient outcomes? Aust J Physiother. 2003; 49: 165-173.
43. Davies A, Froomes P, French C, Bellomo R, et al. Randomized comparison of nasojejunal and nasogastric feeding in critically ill patient. Crit Care Med. 2002; 30: 586-590.
44. Mora Mangano C, Diamondstone LS, Ramsey JG, et al. Renal dysfunction after myocardial revascularization: Risk factors, adverse outcomes, and hospital resource utilization. Ann Intern Med. 1998; 128: 194-203.
45. Tuttle KR, Worrall NK, Dahlstrom LR, et al. Predictors of ARF after cardiac surgical procedures. Am J Kidney Dis. 2003; 41: 76-83.
46. Chertow GM, Lazarus JM, Christiansen CL, et al. Preoperative renal risk stratification. Circulation. 1997; 95: 878-884.
47. Lassnigg AL, Schmidlin D, Mouhieddine M, et al. Minimal changes of serum creatinine predict prognosis in patients after cardiothoracic surgery: A prospective cohort study. J Am Soc Nephrol. 2004; 15: 1597-1605.
48. Ryckwaert F, Boccara G, Frappier J-M, et al. Incidence, risk factors, and prognosis of a moderate increase in plasma creatinine after cardiac surgery. Crit Care Med. 2002; 30: 1495-1498.
49. Loef BG, Epema AH, Smilde TD, et al. Immediate postoperative renal function deterioration in cardiac surgical patients predicts in-hospital mortality and survival. J Am Soc Nephrol. 2005; 16: 195-200.
50. Leacche M, Rawn JD, Mihalijevic T, et al. Outcomes in patients with normal serum creatinine and with artificial renal support for acute renal failure developing after coronary artery bypass grafting. Am J Cardiol. 2004; 93: 353-356.
51. Conlon P, Stafford-Smith M, White W, et al. Acute renal failure following cardiac surgery. Nephrol Dial Transplant. 1999; 14: 1158-1162.
52. Thakar CV, Yared JP, Worley S, et al. Renal dysfunction and serious infections after open heart surgery. Kidney Int. 2003; 64: 239-246.
53. Thakar CV, Arrigain S, Worley S, et al. A clinical score to predict acute renal failure after cardiac surgery. J Am Soc Nephrol. 2005; 16: 163-169.
54. Schwann NM, Horrow JC, Strong MD, et al. Does off-pump coronary artery bypass reduce the incidence of clinically evident renal dysfunction after multivessel myocardial revascularization? Anesth Analg. 2004; 99: 959-964.
55. Ruel M, Khan TA, Voisine P, et al. Vasomotor dysfunction after cardiac surgery. Eur J Cardiothorac Surg. 2004; 26:

1002-1014.
56. Tang I, Murray PT. Prevention of perioperative ARF: What Works? Best Pract Res Clin Anaesthesiol. 2004; 18: 91-111.
57. Mackay JH, Feerick AE, Woodson LC, et al. Increasing organ blood flow during cardiopulmonary bypass in pigs: Comparison of dopamine and perfusion pressure. Crit Care Med. 1995; 23: 1090-1098.
58. O'Dwyer C, Woodson LC, Conroy BP, et al. Regional perfusion abnormalities with phenylephrine during normothermic bypass. Ann Thorac Surg. 1997; 63: 728-735.
59. Urzua J, Tronscoso S, Bugedo G, et al. Renal function and cardiopulmonary bypass: Effect of perfusion pressure. J Cardiothorac Vasc Anesth. 1992; 6: 299-303.
60. Andersson LG, Bratteby LE, Ekroth R, et al. Renal function during cardiopulmonary bypass: Influence of pump flow and systemic blood pressure. Eur J Cardiothorac Surg. 1994; 8: 597-602.
61. Gold JP, Charlson ME, Williams-Russo P, et al. Improvement of outcomes after coronary artery bypass: A randomized trial comparing intraoperative high versus low mean arterial pressure. J Thorac Cardiovasc Surg. 1995; 110: 1302-1314.
62. Aronson S, Boisvert D, Lapp W. Isolated systolic hypertension is associated with adverse outcomes from coronary artery bypass surgery. Anesth Analg. 2002; 94: 1079-1084.
63. Kulka PJ, Tryba M, Zenz M. Preoperative alpha-2 adrenergic receptor agonists prevent the deterioration of renal function after cardiac surgery: Results of a randomized, controlled trial. Crit Care Med. 1996; 24: 947-952.
64. Myles PS, Hunt JO, Holdgaard HO, et al. Clonidine and cardiac surgery: Haemodynamic and metabolic effects, myocardial ischaemia and recovery. Anaesth Intensive Care. 1999; 27: 137-147.
65. Lassnigg A, Donner E, Grubhofer G, et al. Lack of renoprotective effects of dopamine and furosemide during cardiac surgery. J Am Soc Nephrol. 2000; 11: 97-104.
66. Lombardi R, Ferreiro A, Servetto C. Renal function after cardiac surgery: Adverse effect of furosemide. Ren. Fail. 2003; 25: 775-786.
67. Schetz M. Should we use diuretics in acute renal failure? Best Pract Res Clin Anaesthesiol. 2004; 18: 75-89.
68. Mehta RL, Pascual MT, Soroko S, Chertow GM, and the PICARD Study Group. Diuretics, mortality, and nonrecovery of renal function in acute renal failure. JAMA. 2002; 288: 2547-2553.
69. Uchino S, Doig GS, Bellomo R, et al. Diuretics and mortality in acute renal failure. Crit Care Med. 2004; 32: 1669-1677.
70. Cantarovich N, Rangoonwala B, Lorenz H, et al. Highdose furosemide for established ARF: A prospective, randomized, double-blind, placebo-controlled, multicenter trial. Am J Kidney Dis. 2004; 44: 402-409.
71. Sward K, Valsson F, Odencrants P, et al. Recombinant human atrial natriuretic peptide in ischemic acute renal failure. A randomized placebo controlled trial. Crit Care Med. 2004; 32: 1310-1315.
72. Woo EBC, Tang ATM, El Gamel A, et al. Dopamine therapy for patients at risk of renal dysfunction following cardiac surgery: Science or fiction? Eur J Cardiothorac Surg. 2002; 22: 106-111.
73. Tang ATM, El-Gamel A, Keevil B, et al. The effect of "renal-dose" dopamine on renal tubular function following cardiac surgery: Assessed by measuring retinol binding protein (RBP). Eur J Cardiothorac Surg. 1999; 15: 717-722.
74. Murray PT. Use of Dopaminergic Agents for Renoprotection in the ICU. Yearbook of Intensive Care and Emergency Medicine. Springer-Verlag; 2003: 637-648.
75. Halpenny M, Markos F, Snow HM, et al. The effects of fenoldopam on renal blood flow and tubular function during aortic cross-clamping in anaesthetized dogs. Eur J Anaesth. 2000; 17: 491-498.
76. Halpenny M, Lakshmi S, O'Donnell A, et al. Fenoldopam: Renal and splanchnic effects in patients undergoing coronary artery bypass grafting. Anaesthesia. 2001; 56: 953-960.
77. Halpenny M, Rushe C, Breen P, et al. The effects of fenoldopam on renal function in patients undergoing elective aortic surgery. Eur J Anesth. 2002; 19: 32-39.

78. Bove T, Landoni G, Calabro MG, et al. Renoprotective action of fenoldopam in high-risk patients undergoing cardiac surgery. A prospective, double-blind, randomized clinical trial. Circulation. 2005; 111: 3230-3235.
79. Durmcaz I, Yagdi T, Calkaur T, et al. Prophylactic dialysis in patients with renal dysfunction undergoing on-pump coronary artery bypass surgery. Ann Thorac Surg. 2003; 75: 859-864.
80. Bellomo R, Raman J, Ronco C. Intensive care unit management of the critically ill patient with fluid overload after open heart surgery. Cardiology. 2001; 96: 169-176.
81. Oliver WC, Nuttall GA, Orszulak TA, et al. Hemofiltration but not steroids results in earlier tracheal extubation following cardiopulmonary bypass: A prospective, randomized double-blind trial. Anesthesiology. 2004; 101: 327-339.
82. Chew MS. Does modified ultrafiltration reduce the systemic inflammatory response to cardiac surgery with cardiopulmonary bypass? Perfusion. 2004; 19: S57-S60.
83. Demirkilic U, Kuralay E, Yenicesu M, et al. Timing of replacement therapy for acute renal failure after cardiac surgery. J Card Surg. 2004; 19: 17-20.
84. Elahi MM, Lim MY, Joseph RN, et al. Early hemofiltration improves survival in post-cardiotomy patients with acute renal failure. Eur J Cardiothorac Surg. 2004; 26: 1027-1031.
85. Sugahara S, Suzuki H. Early start on continuous hemodialysis therapy improves survival rate in patients with acute renal failure following coronary bypass surgery. Hemodial Int. 2004; 8: 320-325.
86. Bersten AD, Edibam C, Hunt T, et al. Incidence and mortality of acute lung injury and the acute respiratory distress syndrome in three Australian states. Am J Respir Crit Care Med. 2002; 165: 443-448.
87. Hebert PC, Wells G, Blajchman MA, et al. A multicentre, randomized controlled clinical trial of transfusion requirements in critical care. N Engl J Med. 1999; 340: 409-417.
88. Vanderheyden BA, Reynolds HN, Gerold KB, et al. Prolonged paralysis after long-term vecuronium infusion. Crit Care Med. 1992; 20: 304-307.
89. Koleff MH, Levy NT, Ahrens TS, et al. The use of continuous IV sedation is associated with prolonged mechanical ventilation. Chest. 1998; 114: 541-548.

22. 新疗法和新起点

Keiichi Tambara, Masashi Komeda

22.1 新疗法的范畴

近十年来,心力衰竭的外科治疗出现了几项新的治疗策略,其中一些是单纯的外科治疗方法,另一些则在外科治疗中使用了再生医学技术。于是,一些由外科与再生医学相结合的新兴治疗方法便应运而生。结合的再生医学包括细胞治疗、基因治疗、生长因子应用和组织工程。这一章将对心力衰竭治疗中一些新出现但相对熟悉的再生医学做一个概述,并且在最后一节,将介绍笔者在京都大学进行实验室研究及临床实验的"外科再生治疗"。

22.2 细胞治疗

从20世纪90年代早期开始,细胞移植治疗严重心力衰竭引起了大量基础及临床专家的关注。在这一领域已发表了大量的著作,其中绝大部分都报道了令人满意的治疗结果[1-18]。其治疗理念十分简单:通过细胞移植,在数量上和(或)功能上恢复损失的心肌。细胞来源分为两类:肌源性细胞和干细胞或前体细胞。

尽管临床上对细胞移植有强烈的期望和快速应用的需求,但细胞移植的确切作用机制和适用条件仍有待阐明。细胞移植作为终末期心力衰竭可靠的治疗方法是未来的挑战。

22.3 生肌细胞

用于细胞移植的生肌细胞来源有三种:心肌细胞[1-6]、骨骼肌成肌细胞[7-17](skeletal myoblasts,SMs)和平滑肌细胞[18]。在这一节,将简要回顾心肌细胞和骨骼肌成肌细胞治疗心力衰竭。

22.3.1 心肌细胞

细胞移植的最终目的是完全替代死亡或瘢痕化的心肌,所以,很自然地将心肌细胞作为供体细胞。实际上,这一细胞系是最早在实验中作为移植细胞来治疗病变心脏的。从20世纪90年代早期开始,绝大部分细胞移植治疗心力衰竭的研究都应用胚胎或新生儿的心肌细胞。

然而,这种细胞的来源在很大程度上限制了它的临床应用,具体原因阐述如下。

(1) 成年人心肌细胞增殖能力很弱,所以要从胚胎或新生儿获得足够数量的存活心肌细胞用于受体组织。这不仅在可行性上限制了其应用,同时引起了强烈的伦理问题。同样情况,因为大部分心力衰竭患者是成年人,故心肌细胞的异体移植应该多于自体移植。

(2) 与其他肌源性细胞比较,心肌细胞不能耐受缺血。尽管精确测量细胞数量比较困难,但心肌细胞移植的存活率可能<1%。在笔者所进行的大鼠结扎冠状动脉模型的实验研究中,将同等数量($5×10^6$)的移植心肌细胞和骨骼肌成肌细胞做比较,前者的存活组织不到后者的1/4(未发表)。

为了寻求这些问题的解决方法,一些研究者对心脏干细胞及胚胎干细胞(embryonic stem,ES)进行了研究。而另一些研究者则对这一细胞系丧失了兴趣,转向其他来源细胞的研究。

22.3.2 骨骼肌成肌细胞

2000年6月,Menasché和同事对人体应用骨骼肌成肌细胞治疗心力衰竭进行了首例报道,这也被视为是该种治疗方法的标志。现在,在应用单一细胞移植治疗心力衰竭的肌源性细胞中,骨骼肌成肌细胞被认为是最成功和最有希望的。所有的移植骨骼肌成肌细胞都表现为分化成多核肌管,虽然移植入肌管和宿主心肌细胞之间缺少偶联,但局部和整体的左心室(LV)功能仍得到改善[19]。

骨骼肌成肌细胞也被称为卫星细胞,以休眠状态存在于骨骼肌纤维的基膜下。当肌肉受到损伤,它们通过增殖和融合成肌管快速修补受损肌肉组织。结合临床需求,这一细胞系的几点特性有利于临床应用细胞移植。

(1) 骨骼肌成肌细胞可以从患者其他部位获得(比如:臀部),对血流动力学或身体状况影响很小。它们来源于自身,所以没有伦理和抗原问题。另外,操作的简单可行也是其优点。

(2) 骨骼肌成肌细胞比较能耐受严酷的条件,比如:缺血或富含酶的环境。在合适的培养条件下,它们有很高的增殖潜力。所以,细胞在体外扩增比较容易,而且可以在2周内进行细胞的收集。众所周知,快速而稳定的细胞扩增在自体细胞移植中是一个关键因素。另外,这些特性在移植入受体组织后能保持活力也是非常重要的。

(3) 骨骼肌成肌细胞移植后的结局:融合成肌管或仍维持骨骼肌肌源细胞形态。所以,骨骼肌成肌细胞移植致肿瘤的机会是很低的。

虽然骨骼肌成肌细胞移植改善心功能的机制仍不清楚,但已经证明心功能改善的程度与梗死区细胞移植的数量或生成的心肌数量成正相关[14,17]。至少,移植结构的弹性和被动收缩特性对受体心脏在形态和功能上的改善是很重要的。另一方面,一些研究者报道在骨骼肌成肌细胞移植后,在移植区内诱导血管生成[13]。然而,笔者应用针孔单光子发射计算机体层摄影术(SPECT)研究大鼠心肌梗死模型后,清晰显示骨骼肌肌源细胞的血管生成效应与基质成纤维细胞生长因子(bFGF)[20]的效应相比非常小。骨骼肌肌源细胞诱导血管生成可能不单是作用于移植过程。

为了避免移植前培养细胞,学界已投入大量的精力。Menasché 最近几年成肌细胞移植的经验表明,那些被认为培养细胞的缺点,如 2~3 周的培养时间、污染的风险和费用,其实要优于注射一种明确严格受控的细胞治疗产品[19]。

直到现在,至少已进行了 6 个自体骨骼肌成肌细胞移植的Ⅰ期临床试验,其中 4 个同期进行了冠状动脉旁路移植术,其余仅通过导管介入进行[19,21]。骨骼肌成肌细胞移植已在欧洲进行Ⅱ期多中心随机临床实验,自体成肌细胞移植治疗缺血性心肌病的研究(Myoblast Autologous Grafting in Ischemic Cardiomyopathy trial,MAGIC)检验其疗效。为了监护和终止致死性的室性心律失常,所有的患者都将接受心脏除颤电复律器的植入。

到目前为止,这些研究已经证明,自体成肌细胞移植在技术上是可行的,能够应用于临床,并且没有特殊的移植相关并发症。成肌细胞移植后可分化成肌管,而肌管的特性不会随时间迁移而发生改变。虽然未经证明,心肌内骨骼肌成肌细胞移植物有可能是导致心律失常的物质。骨骼肌成肌细胞移植修复瘢痕区细胞活性和功能,关键在于能改善整体左心室功能和患者的预后[19],其原因不明,有待更多研究证实。

22.4　干细胞或前体细胞

干细胞或前体细胞有体细胞所没有的独特可塑性,这种可塑性使其对仍未明了的器官特异性信号做出反应,改变其表型。所以它们可能会根据不同的器官特异性谱系分化,在受损伤的缺血性心肌组织,可以特异分化成心肌或内皮细胞[19]。这一节将讨论骨髓干细胞(bone marrow cells,BMCs)、内皮祖细胞、心肌前体细胞和胚胎干细胞(ES)。

22.4.1　骨髓干细胞和(或)内皮祖细胞

2001 年,Orlic 等报道在小鼠模型中注射特殊亚群的前体细胞(表现型为 lin$^-$ c-kit$^+$),并通过细胞因子诱导骨髓干细胞迁移,梗死的心肌出现再生。移植研究中,冠状动脉结扎 5 小时后注射细胞,9 天后评估结果[22]。趋化研究中,心肌梗死前给予细胞因子,并切除脾脏以限制其捕获游离细胞[23]。尽管这些特性与临床无关,但这些实验强化了这个观点:骨髓干细胞能够有效地修复梗死心肌。从那时起,骨髓干细胞移植引起了大家的纷纷讨论与研究,并被用于人体,而目前只有少量的临床前期数据。更多的数据资料现在正在积累[19]。

截至目前,至少已有 11 个试验进行了报道[21]。1999 年在日本,进行了首例采用骨髓干细胞进行血管再生的治疗。Hamano[24] 等在 5 例缺血性心肌病患者实施冠状动脉旁路移植术时,将自体骨髓干细胞直接注射在未再血管化的心肌缺血区。1 年后,心肌灌流闪烁照相术证实有 3 例患者的移植区心肌血流改善,且无细胞移植的副作用。在德国的 2 个早期研究中,从循环血液或骨髓中获得单核细胞[25]或内皮祖细胞[26],将之直接注射入急性心肌梗死患者的冠状动脉内。然而,这些移植区也受到了阻塞血管再血管化的影响,事实上,使评估细胞治疗的独立获益变得不可能。另外,还有两个外科研究在冠状动脉旁路移植手术中将单核细胞[24]或 CD133$^+$ 祖细胞直接注射至心外膜[27]。

虽然，骨髓干细胞或内皮祖细胞移植的作用机制仍未被完全阐明，但仍有几个假设被提出，其中包括供体细胞的分化转移或与心肌细胞相结合、心脏干细胞或祖细胞的迁移、血管生成[21]。

移植的安全性仍是关注的焦点。与骨骼肌成肌细胞相比，在接受骨髓干细胞移植的患者中未发现室性心律失常发生。然而，近来 Kang[28]重点提及，移植骨髓干细胞到心脏存在其他一些潜在副作用[21]。

22.4.2　心脏干细胞

2003 年，Beltrami 等报道存在于心脏的 c-kit$^+$ 细胞，在体外具有多种潜能和增殖能力[29]。这些细胞不仅能分化成心肌细胞，而且还能分化成平滑肌细胞和内皮细胞[30]。鼠心肌梗死模型中进行的细胞移植，证实了它们具有在体内分化成心肌细胞的能力，这提示了：与其他器官干细胞修复相类似，心脏存在心脏干细胞（cardiac stem cells，CSCs）组织修复机制。

在心肌内，心脏干细胞池以较低的基础水平不断参与凋亡心肌细胞的替换[31]。与分化末期的心肌细胞不同，心脏干细胞是不表达心肌标志物的小细胞，并且能够自我更新和增殖。几个表面标志不同但功能重叠的前体细胞种群（比如表达 Sca-1，c-Kit，c-Met 和 Abcg2-的种群），可以在体外被诱导并激活心肌特异基因。而且，表达 Sca-1 或 c-Kit 的细胞可以在体内分化成心肌细胞，促使急性心肌梗死后损伤心肌的修复。但由于内源性心脏干细胞数量很少，所以它们的潜力有限。绝大部分内源性心脏干细胞存在于房室沟区域。通过生长因子诱导来动员或扩充内源性前体细胞被认为有希望，但仍充满争议[6]。通过在胚胎发育期间正常前体细胞扩增数量和定向机制，再将这些细胞大量作用于心肌梗死区域，很有可能增强内源性干细胞的效能。在这些细胞应用于临床之前，应该建立诱导这一细胞系动员和扩增的方法。

22.4.3　胚胎干细胞

1981 年，Evans 建立了第一个小鼠胚胎干细胞（embryonic stem cells，ES）系，其优良的增殖能力和多潜能性使研究者建立了许多有发展前途的模型系统和基因敲除老鼠。在 20 世纪 90 年代中期，胚胎干细胞的研究慢慢转向细胞移植治疗的实验动物体内模型。1998 年，Thomson 和其他人建立了人类胚胎干细胞，虽然仍存在伦理问题，但作为一种再生治疗的细胞来源，很快吸引了大家的注意力。

2001 年，Wakayama 等应用来源于成体细胞核的核转移技术，建立了鼠的胚胎干细胞。这些发现增加了利用患者体细胞制造自体胚胎干细胞的可能性，并且这一技术可以避免人类的免疫排斥。

在同一年，有报道称，与鼠的胚胎干细胞相类似，在心脏特异结构和功能特性诱导下，人类胚胎干细胞可以分化成心肌细胞。同一研究团体透露，在人为造成完全房室传导阻滞的猪心室上移植入胚胎干细胞衍生的心肌细胞具有起搏作用。在这一研究中，人胚胎干细胞衍生的心肌细胞与大型动物的心肌细胞形成了成功的电偶联。

除了伦理问题,还有几个与胚胎干细胞相关的问题,包括致肿瘤性、异位分化和移植问题,对临床应用来说仍有待于克服[30]。

22.5　基因治疗

Losordo 等报道将编码的血管内皮生长因子(VEGF)(phVEGF165)的裸露质粒直接注射入有明显心肌缺血症状患者的缺血心肌,可改善心肌灌注[32],多个临床试验对传统治疗无效仍有顽固性心绞痛的缺血性心脏病患者行基因治疗。第一个缺血性心脏病的随机、双盲、安慰剂对照的试验报告是血管生成基因治疗试验(the Angiogenic Gene Therapy,AGENT),将腺病毒为载体的FGF-4注入慢性稳定性心绞痛患者的冠状动脉内[33],试验中虽已确认FGF-4具有抗缺血效应,但其临床获益仍未明确。

虽然基因治疗可能是一个非常有希望的治疗手段,但至少在目前,仍有几个问题需要解决。因为缺乏其活性能被完全调控的载体,所以治疗的安全性,特别是全身性副作用仍值得关注。另外,同样原因,基因表达的程度和时期也是很难被精确预测。

22.6　生长因子的应用

释放生长因子的另一方法是应用肽类物质。Schumacher 等[34]进行了第一个试验,他们将酸性成纤维细胞生长因子直接注射入冠状动脉搭桥手术患者的不能再血管化的缺血心肌内。其后的大量临床试验将肽类物质应用于缺血性心脏病患者。到目前为止,仍未有随机双盲试验清楚证明,经冠状动脉或静脉内给予 VEGF 或 bFGF 肽类是有益的。在一个临床试验中,将控制-释放 bFGF 与肝素-精氨酸颗粒混合注入心外膜下,可以缓解所有患者的心绞痛,并且双嘧达莫负荷心肌闪烁显像也证明治疗组 90 天后心肌灌注缺损区域明显减少[35]。

大规模应用控制-释放 bFGF 的临床研究还没有进行。根据笔者有限的基础和临床研究经验,通过生物技术以可调控的形式释放肽类是非常重要的。

22.7　新疗法——外科再生治疗

这一节将介绍一种新奇的治疗方法,外科手术与再生医学相结合并协同合作,其中一些方法已经在京都大学应用于临床试验。为了与其他应用外科技术进行再生治疗(比如,心外膜注射细胞或载体)相区分,将这方法称为外科再生治疗。这一治疗方式的目的是为了获取单独应用外科手术或再生治疗所不能获得的对衰竭心脏有益的作用,而协同效应则是这一新治疗方法的关键。

22.8 生长因子的控制-释放

最近几年,不同细胞因子或生长因子的作用机制已被逐一阐明。现在认为绝大部分的生物活性物质以自分泌和(或)旁分泌的方式工作,这些物质的生物半衰期通常很短(秒或分)。所以,为了维持局部浓度高于适当水平,需要一种装置或媒介来传递释放。为了这个目的,Tabata等用可生物降解的明胶水凝胶制造了针对不同生物活性肽类的控制-释放系统。在这一系统中,肽类通过静电力与水凝胶混合,然后由于明胶的水解作用逐渐在原位释放。这一方法的特点如下所列:

(1) 肽类控制释放的速度可以通过改变水凝胶的含水量来调节。控制-释放通常可以达到 2~4 周。

(2) 高浓度的肽类局限在治疗区域。

在放射性同位素动物实验中,给予控制-释放肽类 24 小时后,全身血液浓度几乎是 0,2 天以后,低于可检测水平。有不同形式的明胶水凝胶,通常选用被不同生长因子浸渍的微球体和薄层。

总之,这是一种应用生长因子治疗的安全有效的方法,因为它可以原位释放肽类,并几乎不丧失肽类活性和引起全身不良反应。

22.9 bFGF 动脉血管生成——与 BMC 和其他血管生成因子的比较

在讨论外科再生治疗这个话题之前,先介绍笔者所在团队进行的一个有趣的研究,使用猪的心肌梗死模型,分别将 bFGF 控制-释放和 BMC 移植生成血管的数量和质量进行比较。

首先,通过经导管栓塞左前降支建立 18 个猪的心肌梗死模型[8]。4 周后,它们被随机分成 3 组。第 1 组($n=6$)作为对照组,注射盐水溶液;第 2 组($n=6$)给予骨髓单核细胞移植[总计($1 \sim 2$)$\times 10^8$];第 3 组接受注射浸渍 bFGF 的明胶水凝胶微球颗粒(bFGF 200 μg)。在每个动物心肌梗死区周围的心外膜下或心肌内注射 5 个点,治疗 4 周后,超声心动图和心导管评价左心室功能。除此以外,还检测血浆脑利钠肽(BNP)的基础水平和 4 周时的水平。

治疗前,3 组的心功能没有明显差异。治疗 4 周后,与第 1 组相比,第 2 组和第 3 组的左心室舒张末内径较小(LVEDD: 56.7 ± 6.2 mm *vs.* 49.2 ± 4.6 mm *vs.* 49.1 ± 4.9 mm, $P < 0.05$),射血分数较高[EF(45.7 ± 9.1)% *vs.* (62.6 ± 12.0)% *vs.* (63.4 ± 10.1)%, $P < 0.05$],并具有较好的收缩末期弹回率(1.34 ± 0.26 mmHg/ml *vs.* 1.52 ± 0.83 mmHg/ml *vs.* 1.72 ± 0.65 mmHg/ml, $P < 0.01$)。第 2 组和第 3 组在各项参数上没有明显差异。血浆 BNP 水平第 1 组最高(1394 ± 383 pg/ml, 1031 ± 91 pg/ml, 934 ± 306 pg/ml, $P < 0.05$)。显微镜检查发现,第 2 组和第 3 组在心肌梗死周围区都有新生血管生成。值得注意的是直径超过 50 μm 的血管数量,第 3 组多于第 1 组和第 2 组($6.9 \pm 3.9/m^2$, $15.0 \pm 5.2/m^2$, $26.2 \pm$

7.1/m², $P<0.05$)(图 22.1)。在一个偶然的情况下,笔者所在团队发现 BMC 组有软骨形成。

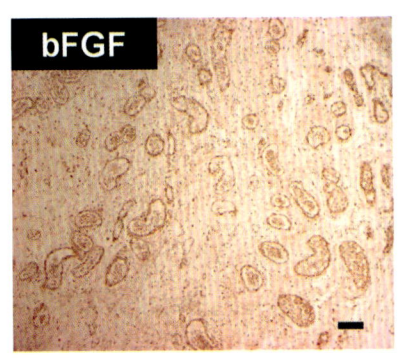 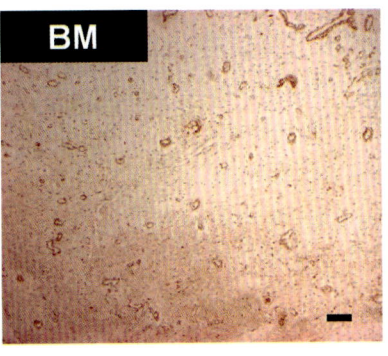

图 22.1 在心肌梗死区周围应用控制释放 bFGF(左图)和骨髓细胞(BMC)移植(右图)新生血管形成的对比。bFGF 组有大量直径>100 μm 的大的新生血管生成,而在 BMC 移植组绝大部分都是直径较细的血管。两组中的标尺长度为 100 μm。

应以谨慎的态度解释这些研究结果,因为不知道多少剂量的 bFGF 与规定剂量的 BMC 相等。然而,笔者的研究提示,bFGF 与 BMC 移植在生成血管的特性方面是明显不同的。换句话说,bFGF 诱导血管生成,而 BMC 则不能。

同样的,虽然将控制释放系统应用于各种生长因子,比如 bFGF、HGF、VEGF 和 IGF-1,以期待新生血管形成,bFGF 的效果可能是最优的,因为它是这些因子中唯一可生成动脉的血管生成因子。值得注意的是,缺血心肌侧支血流量的增加,主要是由动脉生成产生的,而不是毛细血管水平的血管生成。

22.10 bFGF 的控制释放和心脏手术

虽然,对缺血性心脏病来说,经皮冠状动脉介入(PCI)和冠状动脉旁路移植术已经被广泛接受为标准治疗方式,但对冠状动脉弥漫性病变和严重狭窄的患者来说,其疗效仍存有疑问或相对不足。因为这些常规的血运重建方法不能在细胞水平供给心肌足够的血液。从这个角度来看,血管生成治疗严重缺血性心脏,正引起越来越多的心内科和心外科医生的关注。笔者采用经 bFGF 浸渍的明胶水凝胶(bFGF:200 μg)来促进血管生成和动脉生成。

22.10.1 胸骨再生

绝大部分的心脏手术是经胸骨正中切口进行的。尤其对老年、严重心力衰竭或糖尿病患者来说,胸骨愈合不良或延迟愈合是胸骨正中切开的一个比较麻烦的并发症。胸骨愈合不良经常引起深部胸骨伤口感染,这可能导致外科手术的失败。由于原位移植物有着极好的通畅率,非体外冠状动脉旁路移植术中频繁使用内乳或胸廓内动脉(IMA 或 ITA)。所以如果能够保证胸骨的良好愈合,外科医师将会更加轻松地在非体外冠状动脉旁路移植高危患者中使用双侧胸廓内动脉。

因此笔者进行了一系列研究，将混合 bFGF 的明胶水凝胶薄片放置在剥离胸廓内动脉后的动脉床上。有利的是 bFGF 不仅仅可生成血管，还有成骨性。首先在健康大鼠模型中，笔者证明 bFGF 薄片可以改善胸骨缺血，并促使其愈合，这很可能是因为在剥离双侧胸廓内动脉的胸骨正中切开术后 bFGF 血管生成和骨生成的特性。同样结果在糖尿病大鼠及大型动物中也都能获得。

动物研究之后，笔者所在团队于 2004 年 11 月在京都大学医院开始应用 bFGF 控制-释放薄层（bFGF：200 μg）的胸骨再生治疗，至今已完成 2 例。第 1 例是一位行非体外循环冠状动脉旁路移植术的女性冠心病患者，术中使用左侧胸廓内动脉到前降支。第 2 例是一位行体外循环辅助下全动脉化旁路术的男性心绞痛患者，术中使用双胸廓内动脉（ITA）及胃网膜右动脉（GEA）移植。这 2 例患者胸骨正中切开部位的疼痛在术后 2 周消失，并且没有发现任何不良反应，所有桥血管均保持通畅。

22.10.2　增加冠状动脉旁路术的远端血流量

大鼠冠状动脉结扎模型中，在心肌梗死或梗死周围区，通过心肌内注射混合 bFGF 的明胶水凝胶微球体（bFGF：100 μg），结果显示左心室扩张受到抑制和左心室收缩功能改善。另外，术后通过灌注闪烁显像提示心肌梗死区周围的血流改善，组织学评估显示 bFGF 治疗后，在心肌梗死周围区有丰富的新生血管形成。

笔者对猪慢性心肌梗死模型（通过结扎前降支建立的前降支区域缺血）进行同样的研究。在研究中，将混合 bFGF 的明胶微球体（bFGF：200 μg）注射在心肌梗死周围的心肌内。手术后 4 周，冠状动脉造影显示在前降支结扎的远端区域充满了侧支血管，并且发现作为评价心力衰竭的指标——BNP 水平在治疗组也明显降低。在冠状动脉旁路手术时，将这一方法应用于靶血管弥漫性病变的心脏，可以提高移植血管的通畅率，因为 bFGF 控制-释放被期望能改善病变冠状动脉的远端血流量。

22.10.3　生物冠状动脉外科手术——"Bio-CABG"

在结扎钝缘支建立的大鼠急性心肌梗死模型中，将混合 bFGF 的明胶水凝胶薄片（bFGF：100 μg）放置在心肌梗死部位，并在其上覆盖包含胃网膜右动脉的网膜。4 周后，发现在 bFGF-网膜覆盖区有丰富的新生血管形成，并且通过胃网膜右动脉的侧支血流直接进入结扎的钝缘支。同样的结果也在慢性缺血性心脏中获得（图 22.2）。这一方法在血管生成治疗中是非常令人振奋的，因为它在如此细小而且被认为不能行旁路移植的动脉上创造了生物吻合，从而为缺血心肌带来了额外的心脏血液来源。缺血性心肌病患者中，冠状动脉病变可能是严重的弥漫性狭窄，血流从冠状动脉开口就受到限制。对于这样的患者，即使在广泛心肌内有血管生成，也很难提高整体的心肌血流。然而，通过"生物冠状动脉旁路移植"，新的血流可以从缺血心脏以外获得（胃网膜右动脉）。因此，至少在理论上，可以被期望大大改善缺血性心肌病患者的冠状动脉血流。事实上，笔者在慢性心肌缺血的兔模型中证实，大约 1/3 "生物冠状动脉旁路移植"区的血流来自胃网膜右动脉。

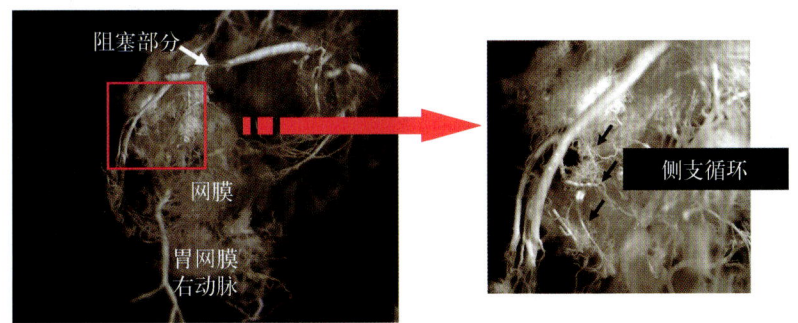

图 22.2 微血管铸型图。这张图片证实了网膜与闭塞的冠状动脉之间侧支形成。一些直径超过 100 μm 的新生血管形成，至少表明了动脉形成。

在 2006 年 7 月，这一促血管生成的新奇方法在京都大学医院进行第 1 例临床试验。这个病例是一名 56 岁男性患者，合并有 3 支血管病变。他的冠状动脉解剖呈左冠系统优势，狭窄的前降支是一支很好的目标靶血管，左回旋支粗大但弥漫性狭窄，被认为不合适作为旁路术治疗。因此，将左胸廓内动脉与前降支吻合，并应用血管生成的特别方法来治疗患者缺血的回旋支供血区域。应用浸渍 200 μg bFGF 的明胶水凝胶薄片，并将内含胃网膜动脉的有蒂网膜完全包裹它。

术后 2 周，应用 ^{201}Tl-双嘧达莫负荷单光子发射计算机体层摄影（SPECT）和磁共振成像（MRI）分别证实，回旋支区域的心肌灌注和收缩功能明显改善（图 22.3）。

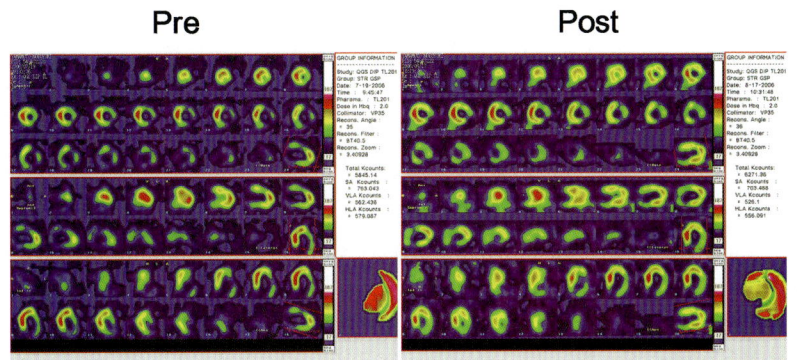

图 22.3 手术前后 ^{201}Tl-双嘧达莫负荷单光子发射计算机体层摄影。后外侧区是"生物冠状动脉旁路移植"的目标区，可以看到那些区域的心肌血流明显改善。Pre 代表术前负荷影像；Post 代表术后负荷影像。

22.11 未来展望

再生医学作为一种治疗终末期心力衰竭颇具潜力和希望的策略，虽然已有十余年的发展历史，但还没有一种治疗方式可以作为标准模式治疗任何疾病。比如，对于缺血性心肌病，PCI 和 CABG 仍是主要治疗方式，新近发展的血管生成治疗的疗效因为缺少适应证指南而得不到肯定。造成这种情况的一种原因是,对再生治疗作为一种单独形式的治疗方法来改变心力衰竭的治疗规范寄予太多期望。同样,对 PCI 和 CABG 而言,如果没有合适的药物治疗(比如阿司匹林),这些治疗的效果也不会十分突出。所以,再生治疗也应该合理地与其他治疗方法相结合,以取得最大疗效。

近来,微创手术的发展是令人鼓舞的,应用微创药物传输系统可以经胸腔反复地或连续给予心脏供体细胞或血管生成因子,从而起到治疗终末期心力衰竭的作用。

对于外科医生来说,设法使大多数再生治疗与外科相结合。其中一些努力已开始在临床上开花结果,在知道这些方法是否可作为临床治疗的选项之前,不得不等待临床试验的结果,而这些实验应该是理想的随机化、双盲、有安慰剂对照和多中心的研究。

记忆要点

> 细胞治疗是有希望的,但其应用前景仍需研究。一些令人鼓舞的研究提示注射心肌细胞、干细胞、基因治疗和应用生长因子可以使心功能得到一些改善,但没有一项治疗可以显著地改善心脏功能。细胞和再生治疗的主要作用可能是外科手术的辅助治疗

参 考 文 献

1. Li RK, Mickle DA, Weisel RD, et al. In vivo survival and function of transplanted rat cardiomyocytes. Circ Res. 1996; 78: 283-288.
2. Li RK, Jia ZQ, Weisel RD, et al. Cardiomyocyte transplantation improves heart function. Ann Thorac Surg. 1996; 62: 654-660.
3. Zhang M, Methot D, Poppa V, et al. Cardiomyocyte grafting for cardiac repair: Graft cell death and anti-death strategies. J Moll Cell Cardiol. 2001; 33: 907-921.
4. Sakakibara Y, Nishimura K, Tambara K, et al. Prevascularization with gelatin microspheres containing basic fibroblast growth factor enhances the benefits of cardiomyocyte transplantation. J Thorac Cardiovasc Surg. 2002; 124: 50-56.
5. Sakakibara Y, Tambara K, Lu F, et al. Cardiomyocyte transplantation does not reverse cardiac remodeling in rats with chronic myocardial infarction. Ann Thorac Surg. 2002; 74: 25-30.
6. Sakakibara Y, Tambara K, Lu F, et al. Combined procedure of surgical repair and cell transplantation for left ventricular aneurysm: An experimental study. Circulation. 2002; 106(suppl I): I193-I197.
7. Chiu RCJ, Zibaitis A, Kao RL. Cellular cardiomyoplasty: Myocardial regeneration with satellite cell transplantation. Ann Thorac Surg. 1995; 60: 12-18.
8. Murry CE, Wiseman RW, Schwartz SM, et al. Skeletal myoblast transplantation for repair of myocardial necrosis. J Clin Invest. 1996; 98: 2512-2523.
9. Taylor DA, Atkins BZ, Hungspreugs P, et al. Regenerating functional myocardium: Improved performance after skeletal myoblast transplantation. Nat Med. 1998; 4: 929-933.
10. Atkins BZ, Hueman MT, Meuchel JM, et al. Myogenic cell transplantation improves in vivo regional performance in infracted rabbit myocardium. J Heart Lung Transplant. 1999; 18: 1173-1180.
11. Hutcheson KA, Atkins BZ, Hueman MT, et al. Comparison of benefits on myocardial performance of cellular

cardiomyoplasty with skeletal myoblasts and fibroblasts. Cell Transplant. 2000; 9: 359-368.
12. Reinecke H, Murry CE. Transmural replacement of myocardium after skeletal myoblast grafting into the heart: Too much of a good thing? Cardiovasc Pathol. 2000; 9: 337-344.
13. Menasché P, Hagège AA, Scorcine M, et al. Myoblast transplantation for heart failure. Lancet. 2001; 357: 279-280.
14. Pouzet B, Vilquin JT, Hagège AA, et al. Factors affecting functional outcome after autologous skeletal myoblast transplantation. Ann Thorac Surg. 2001; 71: 844-851.
15. Jain M, DerSimonian H, Brenner DA, et al. Cell therapy attenuates deleterious ventricular remodeling and improves cardiac performance after myocardial infarction. Circulation. 2001; 103: 1920-1927.
16. Pouzet B, Ghostine S, Vilquin JT, et al. Is skeletal myoblast transplantation clinically relevant in the era of angiotensin-converting enzyme inhibitors? Circulation. 2001; 104(suppl I): I223-I228.
17. Tambara K, Sakakibara Y, Sakaguchi G, et al. Transplanted skeletal myoblasts can fully replace the infarcted myocardium when they survive in the host in large numbers. Circulation. 2003; 108(suppl 1): II259-II263.
18. Li RK, Jia ZQ, Weisel RD, et al. Smooth muscle cell transplantation into myocardial scar tissue improves heart function. J Mol Cell Cardiol. 1999; 31: 513-522.
19. Menasché P. Cellular transplantation: Hurdles remaining before widespread clinical use. Curr Opin Cardiol. 2004; 19: 154-161.
20. Tambara K, Ohba M, Hosokawa R, et al. Effects of skeletal myoblast transplantation, BFGF administration, and the combination on tissue blood flow and left ventricular remodeling in rat infarcted hearts: Comparison using pin-hole SPECT. Circulation. 2004; 110(17): 170. Abstract.
21. Fazel S, Tang GHL, Angoulvant D, et al. Current status of cellular therapy for ischemic heart disease. Ann Thorac Surg. 2005; 79: S2238-S2247.
22. Orlic D, Kajstura J, Chimenti S, et al. Bone marrow cells regenerate infarcted myocardium. Nature. 2001; 410: 701-705.
23. Orlic D, Kajstura J, Chimenti S, et al. Mobilized bone marrow cells repair the infarcted heart, improving function and survival. Proc Natl Acad Sci USA. 2001; 98: 10344-10349.
24. Hamano K, Nishida M, Hirata K, et al. Local implantation of autologous bone marrow cells for therapeutic angiogenesis in patients with ischemic heart disease: Clinical trial and preliminary results. Jpn Circ J. 2001; 65: 845-847.
25. Strauer BE, Brehm M, Zeus T, et al. Repair of infarcted myocardium by autologous intracoronary mononuclear bone marrow cell transplantation in humans. Circulation. 2002; 106: 1913-1918.
26. Assmus B, Schachinger V, Teupe C, et al. Transplantation of progenitor cells and regeneration enhancement in acute myocardial infarction (TOPCARE-AMI). Circulation. 2002; 106: 3009-3017.
27. Stamm C, Westphal B, Kleine HD, et al. Autologous bone-marrow stem-cell transplantation for myocardial regeneration. Lancet. 2003; 361: 45-46.
28. Kang J, Kim HS, Zhang SY, et al. Effects of intracoronary infusion of peripheral blood stem-cells mobilised with granulocyte-colony stimulating factor on left ventricular systolic function and restenosis after coronary stenting in myocardial infarction the MAGIC cell randomised clinical trial. Lancet. 2004; 363: 751-756.
29. Beltrami AP, Barlucchi L, Torella D, et al. Adult cardiac stem cells are multipotent and support myocardial regeneration. Cell. 2003; 114: 763-776.
30. Fukuda K, Yuasa S. Stem cells as a source of regenerative cardiomyocytes. Circ Res. 2006; 98: 1002-1013.
31. Srivastava D, Ivey KN. Potential of stem-cell-based therapies for heart disease. Nature. 2006; 441: 1097-1099.
32. Losordo DW, Vale PR, Symes JF, et al. Gene therapy for myocardial angiogenesis: Initial clinical results with direct myocardial injection of phVEGF165 as sole therapy for myocardial ischemia. Circulation. 1998; 98: 2800-2804.
33. Grines C, Rubanyi GM, Kleiman NS, et al. Angiogenic gene therapy with adenovirus 5 fibroblast growth factor-4 (Ad5FGF-4): A new option for the treatment of coronary artery disease. Am J Cardiol. 2003; 92: 24N-31N.
34. Schumacher B, Pecher P, von Specht BU, et al. Induction of neoangiogenesis in ischemic myocardium by human growth

factors: First clinical results of a new treatment of coronary heart disease. Circulation. 1998; 97: 645-650.
35. Laham RJ, Sellke FW, Edelman ER, et al. Local perivascular delivery of basic fibroblast growth factor in patients undergoing coronary bypass surgery: Results of a phase I randomized, double-blind, placebo-controlled trial. Circulation. 1999; 100: 1865-1871.